产科重症治疗学(第二卷)

Principles of Critical Care in Obstetrics（Volume Ⅱ）

原著主编:[印]阿佩思·甘地　　那仁达·马宏达　　雅迪普·马宏达

尼地·古朴塔　尼哈利卡·马宏达·宝拉

主　　译:朱建华　阮列敏

副 主 译:丁慧青　叶继辉　王娟娟

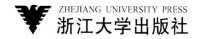

ZHEJIANG UNIVERSITY PRESS 浙江大学出版社

图书在版编目（CIP）数据

产科重症治疗学. 第二卷 / （印）阿佩思·甘地等主编；朱建华，阮列敏主译. — 杭州：浙江大学出版社，2019.1

书名原文：Principles of Critical Care in Obstetrics（Volume Ⅱ）

ISBN 978-7-308-17998-0

Ⅰ.①产… Ⅱ.①阿… ②朱… ③阮… Ⅲ.①产科病－险症－诊疗 Ⅳ.①R714.059.7

中国版本图书馆CIP数据核字（2018）第030938号

浙江省版权局著作权合同登记图字：11-2018-273号

Translation from the English language edition: Principles of Critical Care in Obstetrics（Volume Ⅱ）edited by Alpesh Gandhi, Narendra Malhotra, Jaideep Malhotra, Nidhi Gupta and Neharika Malhotra Bora. Copyright ©Springer India 2016. This Springer imprint is published by Springer Nature. The registered company is Springer（India）Private Ltd. All rights Reserved.

产科重症治疗学（第二卷）

Principles of Critical Care in Obstetrics（Volume Ⅱ）

原著主编：[印] 阿佩思·甘地　　　那仁达·马宏达　　　雅迪普·马宏达

　　　　　　尼地·古朴塔　　　尼哈利卡·马宏达·宝拉

主　　译：朱建华　　阮列敏

副 主 译：丁慧青　　叶继辉　　王娟娟

策划编辑　张　鸽

责任编辑　张　鸽

文字编辑　殷晓彤

责任校对　梁　容　陈静毅

封面设计　黄晓意

出版发行　浙江大学出版社

　　　　　（杭州市天目山路148号　邮政编码310007）

　　　　　（网址：http://www.zjupress.com）

排　　版　杭州兴邦电子印务有限公司

印　　刷　绍兴市越生彩印有限公司

开　　本　787mm×1092mm　1/16

印　　张　28.5

字　　数　576千

版 印 次　2019年1月第1版　2019年1月第1次印刷

书　　号　ISBN 978-7-308-17998-0

定　　价　319.00元

《产科重症治疗学(第二卷)》
译委会

主　　译　　朱建华　　阮列敏

副 主 译　　丁慧青　　叶继辉　　王娟娟

译　　者　（按姓氏笔画排序）

丁慧青　　王　磊　　王志宇　　王郁丹　　王娟娟

孔　红　　叶继辉　　乐健伟　　朱永定　　朱建华

阮列敏　　孙　敏　　李　洁　　李丹辉　　杨玉敏

吴相伟　　应央央　　张　洁　　张连筱　　陈　红

陈国栋　　范　震　　赵媛媛　　施瑜波　　姚锋祥

徐志勇　　徐玲燕　　董进中　　缪　频　　樊　恒

秘　　书　　姚锋祥　　孙　敏

译者前言

近年来，随着我国二孩政策的实施，妊娠妇女年龄的增长，孕产妇危重病的发生率和死亡率呈明显上升趋势。危重孕产妇的疾病谱也出现了显著的变化，由过去的产后大出血、重度子痫前期、羊水栓塞等产科原因为主，逐渐转变为产科原因与非产科原因并重，甚至非产科原因（如妊娠合并心脏病、重症胰腺炎、肺部与泌尿系统等部位感染、自身免疫性疾病、妊娠期肺栓塞、妊娠期糖尿病酮症酸中毒、甲亢危象、弥散性血管内凝血、妊娠期脑静脉血栓形成、急性肝肾功能障碍等）逐渐成为主要病因，而妊娠合并非产科疾病导致的危重状态往往病情更复杂，治疗难度也更大，死亡风险更高。我们在历年参加的孕产妇死亡病例评审中发现，80%以上的死亡病例是可以通过规范的孕期保健及相应救治水平的提高是或创造条件避免的。

危重孕产妇入住重症加强护理病房（Intensive care unit, ICU）监护治疗被认为是"生命挽救程序"，但目前国际上对于何时转入ICU监护治疗并没有明确的定义。同时由于学科的发展，专业细分化导致产科医生对危重孕产妇的诊治能力不足，难以做到早期鉴别而错失最佳转入ICU的救治时机；ICU医生对危重孕产妇特殊的病理生理改变理解不够深入，从而使危重孕产妇得不到合理有效的治疗。

随着我国二孩政策的实施，危重产妇增多必将给临床医生对危重孕产妇的救治带来极大的挑战。宁波市第一医院（浙江大学宁波医院）为宁波市危重孕产妇救治中心。笔者在多年大量的临床实践中体会到迫切需要专门针对危重孕产妇救治的可供ICU医生和产科医生共同参考的图书。《产科重症治疗学（第一卷）》自出版以来，得到了广大读者的鼓励与肯定，现组织重症和产科一线骨干医师进行翻译，出版《产科重症治疗学（第二卷）》。

　　本书的英文原著是由印度著名危重孕产妇专家、印度实用产科委员会主席阿佩思·甘地（Alpesh Gandhi）教授和美国生殖医学学会会员、印度大学超声医学那仁达·马宏达（Narendra Malhotra）教授等共同编写，是具有很高参考价值的专业著作。该书描述的有关危重孕产妇的疾病谱与我国现状较为相似，且内容叙述全面，救治理念前沿，特别有助于强化ICU医生的产科治疗观念和产科医生的ICU救治理念，最终让孕产妇获益。

　　但限于译者的水平，缺陷与不足在所难免，不妥之处敬请读者指正。

2019年1月

目 录

第一部分

第二部分

第三部分

第四部分

第五部分

第一部分

第一章　妊娠期哮喘

一、引　言

　　大多数患有哮喘的妇女都可以正常妊娠,只要控制好哮喘,妊娠并发症的发生风险也很小。

　　在妊娠期间,大约有4%的孕产妇会发生哮喘,尤其是有哮喘病史者;另外,有一些孕产妇则是首次出现哮喘。妊娠期哮喘的总体管理目标是有效地控制症状以避免胎儿缺氧,同时最大限度减少药物的使用,避免给胎儿带来相关风险[1]。

　　哮喘的诊断可依据患者的病史、体格检查和肺功能检查。常见的症状是发作性呼吸困难、气喘和胸闷。接触过敏原后出现症状、季节性发病和有哮喘家族史,这些情况都有助于哮喘的诊断。哮喘最典型的体征是肺部听诊可闻及哮鸣音。肺功能检测呼气峰值流速(Peak expiratory flow rate, PEFR)降低也有助于诊断。妊娠期哮喘患者肺活量与普通哮喘患者相似,用力肺活量(Forced vital capacity, FVC)、第1秒用力呼气容积(Forced expiratory volume in the first second, FEV1)、FEV1/FVC、最大呼气流量(Peak expiratory flow, PEF)等指标稳定或略有增加[2]。

二、妊娠对哮喘的影响

　　妊娠期由于孕激素水平的升高引起支气管扩张、潮气量增加,导致孕产妇出现过度通气,但呼吸频率并未发生明显改变。妊娠对哮喘的影响:约28%的孕产妇哮喘发作症状好转,33%保持不变,35%发生恶化,且恶化常发生在孕24～36周,而在孕37～40周哮喘症状反而会有所改善[3]。近期的14项荟萃分析研究的结果也得出相似的结论。

　　在分娩期,10%的哮喘患者会出现症状,而这其中只有一半的患者需要治疗。产后的哮喘情况可能又恢复到孕前的程度。一些研究表明,再次妊娠时孕产妇的哮喘发作过程与以往相似。

　　研究显示,在妊娠期哮喘的孕产妇中,有11%～18%的孕产妇至少有一次到急诊科治疗哮喘的就诊经历,这其中62%的患者需要住院治疗。妊娠期哮喘一般在妊娠中晚期症状加重,孕6个月时症状的严重程度达到高峰。一项大型队列研究发现,妊娠期哮喘最严重的症状出现在孕24～36周;而在妊娠最后4周,哮喘症状反而明显改善;分娩期间,90%的哮喘患者不出现症状[4]。

目前尚不清楚妊娠期间哪些因素在哮喘发病过程中起重要作用,但下述生理变化可能会加剧或改善哮喘的症状。

- 可能改善妊娠期哮喘的因素有如下几个方面:

(1) 孕激素促进支气管扩张。

(2) 雌激素和孕激素通过激活β-肾上腺素能受体引起支气管扩张。

(3) 妊娠期血组胺水平降低,从而减少由其所致的支气管痉挛。

(4) 血浆游离皮质醇水平增加能够促使支气管扩张。

(5) 糖皮质激素介导的β-肾上腺素能受体反应性增加。

(6) 前列腺素E介导支气管扩张。

(7) 心房利钠肽促进支气管扩张。

(8) 内源性或外源性支气管扩张剂的半衰期增加或与蛋白结合率降低。

- 可能恶化妊娠期哮喘的因素有以下几个方面:

(1) 孕激素、醛固酮或去氧皮质酮与糖皮质激素受体竞争性结合,导致支气管对糖皮质激素的反应性降低。

(2) 前列腺素F2α介导支气管收缩。

(3) 肺残气量下降。

(4) 病毒或细菌性呼吸道感染诱发哮喘发作[5]。

(5) 胃食管反流诱发哮喘发作。

(6) 应激性增加。

大多数影响因素都与孕产妇的激素水平变化有关。

例如,游离皮质醇的水平增加可以改善哮喘症状,而这种效应可能与妊娠相关的血清孕激素、醛固酮和去氧皮质酮的增加效应相抵消。

妊娠期间,若体内激素的平衡向皮质醇方向倾斜,则哮喘症状改善;若向另一方向倾斜,则哮喘症状恶化。在妊娠最后4周及分娩期间哮喘症状得到改善与血清游离皮质醇水平增高有关。

三、哮喘对妊娠的影响

在大多数孕产妇中,哮喘对妊娠的结局没有影响。然而,控制不良的哮喘可能导致胎儿早产、低体重儿、新生儿癫痫发作、新生儿短暂性心动过速和新生儿低血糖;也会导致孕产妇发生妊娠期高血压、子痫前期、剖宫产、高血糖、阴道出血和胎膜早破[6]。

患有严重哮喘的孕产妇会增加早产和低体重儿发生的风险,且需要住院治疗。在一项对哮喘妇女进行的大型队列研究中发现,FEV1和FEV1%＜预计值80%提示妊娠期高血压、早产、低体重儿的风险增高。相反,如果哮喘在妊娠期间得到良好的控制,孕产妇和胎儿并发症的发生风险就会降低[7]。因此,应优化治疗妊娠期哮喘,以减少急性哮喘发作和缺氧的发生风险。

四、妊娠期哮喘的监测 》》

应密切监测中重度哮喘孕产妇,使其症状得到良好的控制。建议在妊娠期间提高孕产妇对控制哮喘的重视程度,避免母胎出现不良结局,可进行以下几方面的监测和治疗:

（1）每4～6周进行一次正规的肺功能检查。

（2）使用药物治疗哮喘的孕产妇,需监测PEFR。

（3）如条件允许的话,待产孕产妇在入院后需常规监测PEFR,每隔12小时监测1次。

（4）如果哮喘症状持续进展,需要在治疗后监测PEFR,以便观察治疗反应。

（5）给予适当的静脉液体输注。

（6）适当的镇痛可以降低支气管痉挛的发生风险。

（7）胎儿监测:需要每天记录胎动、定期进行超声检查、完善无负荷试验和生物物理评分。

- 哮喘控制良好的指标包括以下几个方面:

（1）活动时无哮喘症状。

（2）哮喘不影响夜间睡眠。

（3）达到最佳PEFR。

五、妊娠期哮喘的治疗 》》

妊娠期急性哮喘发作的药物治疗,对母体和胎儿均可能产生副作用;但若哮喘控制不佳,其对母体和胎儿造成的损害远比药物治疗可能造成的副作用大得多。

（一）避免可能诱发哮喘的危险因素

（1）避免接触花粉、霉菌、油漆、宠物皮屑、尘螨或蟑螂等。

（2）避免处于有化学烟雾、强烈气味或污染等的环境中。

（3）在家里或工作场所杜绝饲养可能引起过敏的动植物。

（4）戒烟:吸烟有诱发哮喘的风险,并可能使胎儿血液中一氧化碳的浓度显著升高,进而影响胎儿的氧供。

（5）避免利用常规的皮肤试验进行过敏原识别,因其可能有触发潜在过敏反应的风险。

（6）如已接受免疫治疗的患者，可以继续进行，但不推荐从妊娠期开始进行免疫治疗。

（二）药物治疗原则[8,9]

为了防止孕产妇和胎儿缺氧，氧饱和度至少应维持在94%~98%。

同非妊娠期哮喘急性发作一样，妊娠期哮喘发作的患者应给予药物治疗，包括使用β_2受体激动剂和早期口服糖皮质激素。在严重情况下，可以静脉注射β_2受体激动剂和氨茶碱[10]。

当孕产妇哮喘症状控制欠佳或加重、胎儿评估不佳时，应持续进行胎儿监测。妊娠晚期孕产妇哮喘会引起通气功能受损、功能残气量下降、氧饱和度降低；同时由于妊娠期孕产妇解剖学的生理变化，可能会发生气管插管困难，特别是合并子痫前期的患者，建议尽早转入ICU。

妊娠期急性严重哮喘发作时，要立即到医院就诊，以得到积极治疗。一般来说，在妊娠期应用治疗哮喘的药物是安全的。英国一项大型病例对照研究发现，在妊娠期间接受哮喘治疗的孕产妇，其子女常见先天性畸形的发生风险没有增加。有严重哮喘或哮喘长期未得到治疗的孕产妇，其胎儿面临的风险反而会比使用药物进行哮喘治疗的风险更大。

（三）告知患者在妊娠期间继续服用药物的重要性和安全性

在激素的用药方式中，吸入优于口服，因为长期口服激素治疗会产生全身性副作用。

哮喘患者孕前应进行药物治疗，以防止哮喘的发作。使用最小维持剂量控制症状以避免妊娠期胎儿缺氧。如果哮喘症状在妊娠期间改善，应适当减少维持剂量。吸入型皮质类固醇激素被证明对常见先天性畸形或不良的围产期结局没有影响。

吸入类固醇如二丙酸倍氯米松、布地奈德和氟替卡松有助于预防哮喘发作。一般认为，吸入型β_2受体激动剂是安全的。短效β_2受体激动剂如沙丁胺醇和左旋沙丁胺醇，长效β_2受体激动剂如沙美特罗和福莫特罗，这些药物在妊娠期使用是安全的，其中短效β_2受体激动剂被证明对常见的先天性畸形或其他不良的围产期结局没有影响。

由于肾上腺素有导致胎儿发生先天性畸形的风险，因此在妊娠早期应避免注射肾上腺素。在即将分娩时，应避免全身性使用β_2受体激动剂，因为它可能会抑制宫缩，从而造成产程延长。

由于妊娠过程中药代动力学的改变，妊娠期茶碱的使用剂量可能需调整，并且由于茶碱可透过胎盘屏障，从而可能会导致新生儿出现神经过敏。但有研究证明，茶碱与常见的先天性畸形或不良的围产期结局没有明显的关联。

如果需要口服类固醇治疗哮喘，那么泼尼松和甲泼尼龙是首选药物，因为它们很难透过胎盘屏障，但应尽量减少口服皮质激素的剂量，缩短持续使用时间。

大量研究显示，类固醇片剂一般不会引起畸形，但是个别报道提示唇腭裂的发生可能与之有关，但关联尚不明确。此外，还有针对其他疾病需口服类固醇的妊娠患者的研究发现，患者需每日规律服用类固醇，而不是如哮喘那样的短疗程服用，在这种情况下也不会引起先天性畸形，因此认为妊娠期哮喘患者服用类固醇利大于弊。另外，泼尼松可被胎盘所含的酶类代谢清除，只有10%可透过胎盘屏障，所以用它治疗妊娠期哮喘是安全的。

与非妊娠期妇女相比，孕产妇急性哮喘发作口服类固醇进行治疗的可能性更小。但若有使用类固醇药物指征而未使用，则会增加哮喘发作对母体和胎儿的不良影响。

有研究发现，口服皮质类固醇片与妊娠期高血压、子痫前期、早产的发生有关，并有可能影响胎儿的生长，但严重的哮喘发作也会造成上述影响[12]。

关于白三烯受体拮抗剂在妊娠期使用的安全性研究报道有限。一项病例对照研究发现，与仅服用β受体激动剂的对照组相比，96例服用白三烯受体拮抗剂的孕产妇，其胎儿发生畸形的风险并没有增加。

六、分娩期哮喘的治疗

在分娩过程中，由于内源性类固醇的产生，产妇发作急性哮喘是非常罕见的。从理论上讲，孕产妇口服类固醇治疗哮喘，可能会抑制下丘脑-垂体-肾上腺轴。患有哮喘的孕产妇可以安全地使用各种缓解疼痛的药物，但在使用这些药物之前，必须询问是否对阿司匹林或其他非甾体类抗炎药（Non-steroidal anti-inflammatory drug, NSAID）过敏。

有研究发现，哮喘与剖宫产率的增加有关，但这可能与有计划地行剖宫产或分娩引产相关，而不是由哮喘直接造成的。数据显示，剖宫产术后的孕产妇产后哮喘的发生风险增加。这可能与她们哮喘的严重程度有关，而不是由剖宫产术后疼痛导致横膈活动幅度减小、低通气或肺不张引起的。

- 分娩期间应采取以下预防措施：

（1）告知孕产妇在分娩中发生急性哮喘是罕见的。

（2）建议孕产妇在分娩时继续使用常规的控制哮喘的药物。

（3）除急性严重哮喘外，一般哮喘不是剖宫产的手术指征。

（4）如果需要麻醉，硬膜外麻醉优于全身麻醉。

(5)使用前列腺素E2引产是安全的,因为它有支气管扩张作用。

(6)患有哮喘的孕产妇在使用前列腺素F2α时要谨慎,因为前列腺素F2α有诱发支气管收缩的风险。

(7)硫酸镁可用于早产的治疗。

(8)孕产妇在分娩前,应口服类固醇>7.5mg/d,持续服药2周以上;在分娩期间,应静脉应用100mg氢化可的松针,每6~8小时1次。

(9)使用催产素引产是安全的。

七、哺乳期哮喘的治疗

用于治疗哮喘的药物,包括类固醇类药物,目前已被证实在哺乳期间应用是安全的。茶碱进入乳汁的剂量少于1%,泼尼松可存在于乳汁中,但在母乳中泼尼松的浓度是血清中浓度的5%~25%。

鼓励患有哮喘的妇女持续进行母乳喂养,并且可在哺乳期正常使用治疗哮喘的药物。

参考文献

[1] Blaiss MS. Management of rhinitis and asthma in pregnancy. Ann Allergy Asthma Immunol. 2003, 90: 16-22.

[2] Mawhinnery H, Spector SL. Optimum management of asthma in pregnancy. Drugs. 1986, 32: 178-187.

[3] Schatz M, Harden K, Forsythe A. The course of asthma during pregnancy, post partum and with successive pregnancies: a prospective analysis. J Allergy Clin Immunol. 1988, 81: 509-517.

[4] G luck JC, Gluck PA. The effects of pregnancy on asthma a prospective study. Ann Allergy. 1976, 37: 164-168.

[5] Chien SJ, Mint ZS. Asthma in pregnancy in menses. In: Weiss EB, Stein M, editors. Bronchial asthma: mechanisms and therapeutics. Boston: Little Brown & Co, 1993.

[6] Schatz M. Asthma during pregnancy: a prospective study of 198 pregnancies. Thorax. 1988, 43: 12-18.

[7] Doucette JT, Bracken MB. Possible role of asthma in risk of preterm labour and delivery. Epidemiology. 1993, 4: 143-150.

[8] Demissie K, Breckenridie MB. Infant and maternal outcome in pregnancies of asth-

matics women. Am J Respir Crit Care Med. 1998, 158: 1091-1095.

[9] Lehrer S, Stone J, Lapinski R. Association between pregnancy induced hypertension and asthma. Am J Obstet Gynecol. 1993, 168: 1463.

[10] Global strategy for asthma management and prevention NHLB/WHO Workshop Report. NIH Publication, 2004.

[11] British Thoracic Society, Scottish Intercollegiate Guidelines Network. British guideline for management of asthma. Thorax. 2003, 58(S-1): 47-50.

[12] Nelson-Piercy C. Asthma in pregnancy. Throx. 2001, 56: 32.

第二章　妊娠期急性呼吸窘迫综合征

一、定　义))

急性呼吸窘迫综合征（Acute respiratory distress syndrome, ARDS）的定义是影像学上出现两肺渗出征象，合并呼吸氧合指数（PaO_2:FiO_2）下降至低于200mmHg，且无心力衰竭的依据。

为了临床实际工作需要，ARDS的诊断依据是PaO_2:FiO_2<300mmHg，合并呼吸困难、呼吸急促、低氧合状态，影像学提示肺部渗出。

- 2012年，ARDS柏林定义划分三个级别：轻度、中度、重度。

轻度：200mmHg<PaO_2:FiO_2≤300mmHg；

中度：100mmHg<PaO_2:FiO_2≤200mmHg；

重度：PaO_2:FiO_2≤100mmHg。

因妊娠期易出现高容量负荷、围产期心肌病，ARDS主要与心源性肺水肿、高容量负荷相鉴别[1]。

- ARDS的诊断标准：

（1）急性出现的呼吸困难。

（2）胸片提示两肺渗出性病变。

（3）肺动脉阻塞压（Pulmonary artery obstruction pressure, PAOP）<18mmHg，或无左心房压力增高的依据。

（4）无论PEEP水平如何，PaO_2:FiO_2<200mmHg。

二、流行病学))

因诊断标准难以统一，发病率在1/6000～1/3000。有研究报道，ARDS的发病率为1/6227，死亡率为45%～90%，如产前发生ARDS，死亡率会相应增加。

三、病因学))

孕产妇ARDS的病因有产科相关疾病和非产科相关疾病。

妊娠期低蛋白血症，血浆胶体渗透压下降，造成肺毛细血管压力降低，从而容易发展成肺水肿。

- 孕产妇急性肺损伤和呼吸衰竭病因有以下几方面：

（1）严重脓毒症：肾盂肾炎、流产合并感染、绒毛膜羊膜炎、产后感染。

（2）子痫前期。

（3）肺炎：细菌性肺炎、病毒性肺炎、吸入性肺炎。

（4）出血：休克、大量输血、输血相关的中毒性肺损伤。

（5）保胎治疗。

（6）羊水栓塞、滋养细胞栓塞。

（7）胎盘早剥。

（8）胎儿手术、药物过量、胰腺炎、创伤。

（一）脓毒症

ARDS最常见病因是肺内或肺外原因的脓毒症，占所有病因的50%以上。

绒毛膜羊膜炎是在妊娠期发生的感染，是导致ARDS的主要病因之一，临床表现为发热、胎儿心动过速、子宫压痛、羊水异味等。孕产妇ARDS如不能明确病因，且无绒毛膜羊膜炎表现，需要进行诊断性羊膜腔穿刺[4]。

超过7%患有肾盂肾炎的孕产妇可出现ARDS，妊娠导致的输尿管扩张、动力下降、未经治疗的菌尿可增加肾盂肾炎感染的发生风险[2]。

其他相关感染导致ARDS的原因有病毒性或细菌性肺炎、真菌感染、疟疾等。

（二）子痫前期和子痫

大约3%的重度子痫前期患者会出现ARDS，这其中超过70%的患者在产后即刻发病。高龄、经产妇、存在高血压等基础病都是ARDS的高危因素。肺毛细血管渗透压下降、血管通透性增高、肺血管静水压升高共同造成了子痫前期患者ARDS的发病。置入肺动脉导管有助于与液体超负荷、心源性肺水肿相鉴别，但不能改善ARDS的预后，因此置入肺动脉导管需根据临床需要给予个性化考虑。

目前，积极氧疗、机械通气、适当利尿是治疗的主要措施。

（三）保胎治疗诱发ARDS

以往在保胎治疗中应用β受体激动剂如特布他林和利托君，约10%的患者在药物应用过程中或停用药物12h内可能出现ARDS。除了妊娠相关心血管变化外，其他因素如药物相关心率增快、心排血量增加、感染导致毛细血管通透性增高、儿茶酚胺类药物持续使用后出现心功能不全、充分的液体复苏等均可导致ARDS。

多胎妊娠、母体感染、类固醇类药物的使用等情况会进一步恶化病情；由于这些情况的存在，硫酸镁取代了β受体激动剂应用于保胎治疗。

治疗包括立即停用相关药物、进行支持治疗和利尿处理。多数情况下，12h内病情会开始改善。

（四）胃内容物吸入

妊娠期胃内容物误吸是导致ARDS发生的重要原因，这是因为妊娠期和产后短期内孕产妇的生理和解剖上发生了改变。妊娠子宫增大引起胃内压力增加、食道下段括约肌张力降低、胃动力不足、胃排空能力下降，这些都是误吸的危险因素。众所周知，Mendelson's综合征是1946年发生在产科麻醉情况下而被报道出来的。目击误吸或者气管插管时喉镜下发现咽喉部有胃内容物有助于诊断。误吸量越大、吸入物质pH越低、吸入微粒越小，造成的肺损伤越严重。在剖宫产手术过程中，围手术期吸入性肺炎发生率约为0.11%，而阴道分娩过程中的发生率约为0.01%。

（五）羊水栓塞

羊水栓塞是另外一个重要的导致ARDS的与妊娠相关的病因，其死亡率极高。进入母体血液循环的羊水物质可触发促炎因子的释放。羊水栓塞的典型表现有急性低氧性呼吸衰竭、血流动力学恶化和弥散性血管内凝血（Disseminated intravascular coagulation, DIC），死亡率高达80%。

四、病程

- ARDS病程可划分为三期：

（1）急性渗出期。

（2）纤维-增生期：从第3或第4天开始，约持续3周。

（3）恢复期：又称纤维化期。

（一）急性渗出期

急性期以肺泡毛细血管通透性增加，引起肺泡内富含蛋白质的液体增多，从而导致肺损伤为主。肺泡上皮细胞损伤越重，预后越差。在ARDS的进展过程中，促炎因子和抗炎因子间平衡失控在疾病进展过程中占重要地位。由于凝血系统激活，血小板聚集进一步加剧了肺损伤。在多数患者中，急性渗出期损害可完全消退，但部分患者可进展到纤维-增生期。

（二）纤维-增生期

随着肺动脉高压的发展，肺顺应性进一步下降。该期具有肺间质纤维化与炎症改变的组织学证据。

（三）恢复期

若患者逐渐康复，肺顺应性和低氧血症会有所改善，影像学上的改变也会完全消退。症状消失6～12个月后患者的肺功能测试可接近正常。

五、临床表现

患者病情的变化取决于损伤程度、代偿能力、病程阶段。

发病起初患者存在过度通气情况，进而可因妊娠的生理变化而导致代谢性酸中毒，甚至加剧，如果进一步恶化可引起临床和影像学上出现肺水肿的表现。

胸部电子计算机断层扫描（Computerized tomography, CT）的影像学检查可以发现，在肺部重力依赖部分出现肺泡渗出、肺实变、肺不张等征象。

若肺水肿进一步恶化，则可出现明显呼吸困难、呼吸急促、低氧血症。

临床查体发现两肺啰音、肺水肿等体征，同时，需注意有无左心功能衰竭的临床表现如外周水肿、颈静脉怒张、S3心音。

过度通气

↓

妊娠导致的代谢性酸中毒

↓

临床和影像学上出现肺水肿的表现

↓

肺顺应性下降、肺内分流

↓

进行性肺泡和间质水肿

ARDS患者出现双肺实变和胸膜模糊的影像学改变，且无心脏扩大（图2.1）。

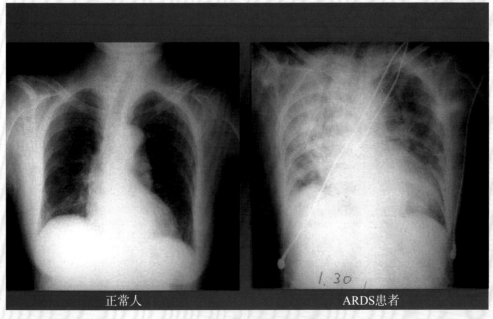

正常人　　　　　ARDS患者

图2.1　正常人与ARDS患者的胸片

当肺内分流超过30%,可能出现严重不可逆性低氧血症,引起代谢性和呼吸性酸中毒,进而导致心肌敏感性增强易激惹、心功能不全、心搏骤停等。

六、治 疗 ▶▶

ARDS需紧急处理,主要治疗手段是支持治疗:提供充足的氧气,保障血氧饱和度,同时治疗潜在的疾病如对脓毒症的抗感染治疗等。心脏、肺和血液研究所的临床研究显示,肺动脉导管置入术也未能改善患者的临床预后;改善患者的贫血状况可增加氧在组织中的输送;治疗目标是使患者动脉氧分压维持在60mmHg,但应注意患者吸入氧的浓度应低于50%,呼气末正压(Positive end-expiratory pressure, PEEP)<15mmHg。

ARDS的治疗原则是保持患者在妊娠期和非妊娠期的血氧饱和度一致,这是考虑到胎儿的因素。充足的母体血氧饱和度对于胎儿的发育至关重要。若母体存在碱中毒,会对胎盘灌注产生不良影响;同样,若母体存在酸中毒,胎儿也难以耐受。

(一) 机械通气

在早期阶段,通过面罩进行无创正压通气可能是有效的。产前,对ARDS孕产妇早期进行气管插管干预,有助于最大程度的优化胎儿内环境。若已发生胎盘灌注受损,应避免使PaO_2维持在较低的水平。

高频振荡通气在治疗ARDS中效果不佳[8]。

(二) 呼气末正压

采用PEEP的方法使塌陷的肺泡复张有助于减少肺内分流。维持在5~15mmHg内的PEEP对患者而言是安全的。若采用更高水平的PEEP可造成静脉回流减少,子宫胎盘血供下降,心排血量减少,肺泡过度膨胀,肺顺应性下降,继而产生气压伤[6]。

孕产妇需在气管插管的情况下进行正压机械通气。尽管无创正压通气可减少相关并发症的发生,但尚缺乏针对孕产妇的相关研究,因此应进一步开展孕产妇无创通气的相关研究。由于进行无创通气时,胃内容物误吸风险增大,因此需密切监测。

(三) 避免机械通气相关肺损伤

机械通气的最大潮气量和气道高压可导致正常的肺组织出现肺损伤[3,7]。除了肺泡的过度膨胀外,塌陷肺泡反复复张和闭合会消耗肺表面活性物质,从而导致肺损伤。肺损伤可进一步导致促炎因子释放,继而出现全身炎症反应综合征(Systemic inflammatory response syndrome, SIRS),甚至可导致多器官功能障碍综合征(Multiple organ dysfunction syndrome, MODS)的发生[8]。保护性肺通气的目的是避免肺泡过度膨胀以及塌陷肺泡的反复复张和闭合,从而减少肺部和全身的炎症反应的发生[9]。

美国国立卫生研究院(National Institutes of Health, NIH)发起的ARDS协作网进行

的随机对照研究发现,小潮气量保护性肺通气对患者是有效的。研究对比12mL/kg与6mL/kg的潮气量对861例患者的治疗效果,结果表明,小潮气量组患者的死亡风险下降了22%,同时这也是首个表明小潮气量可改善死亡率的随机对照试验(Randomized controlled trial,RCT)研究。遗憾的是,该RCT研究并未纳入ARDS的孕产妇,这是因为日前尚缺乏产科患者的相关临床试验。ARDS孕产妇的常规机械通气原则与普通人群一致:优化血气分析数据,避免机械通气所引起的相关性肺损伤。同时,我们需注意,与普通人群相比,孕产妇对酸中毒的耐受能力下降,因此需避免过度通气和低碳酸血症,这是因为在酸中毒的情况下,孕产妇子宫胎盘血管收缩,会引起胎盘血流减少,从而发生胎儿低氧血症和酸中毒[10]。

(四) 体外膜肺氧合

体外膜肺氧合(Extracorporeal membrane oxygenation,ECMO)已成功应用于新生儿发生胎粪吸入的情况,在流感病毒所致的ARDS的研究中也有应用。

(五) 胎儿血氧饱和度

胎儿血红蛋白与氧的结合能力强于成人,甚至在孕产妇发生严重ARDS和低氧血症时,也能保证优先供氧给胎儿。

(六) 液体管理

子痫前期,血管内皮细胞激活,毛细血管渗漏,白蛋白丢失,血浆白蛋白下降。这种情况下,若产前胶体渗透压为16mmHg,那么产后就会下降为14mmHg。正常情况下,产前与产后的胶体渗透压差>8mmHg;当差值<4mmHg时,孕产妇会发生肺水肿。

避免孕产妇液体过度负荷,适当使用利尿剂,限制液体输注是液体管理的原则。

(七) 胎儿分娩

目前,对于胎儿分娩能否改善母体氧合尚有争议。一些研究认为,分娩并未改善母体预后。

急性肺水肿并不是紧急终止妊娠的指征。

使用血管活性药物可能会损害子宫胎盘血流。因此,需综合产前、产后及胎儿的存活等因素慎重考虑。

(八) 其他治疗

人工合成表面活性物质替代治疗已被证实是无效的。

采用吸入一氧化氮的方式虽然早期有改善症状的作用,但是并未能降低患者的死亡率。

在心脏、肺和血液研究所的研究中发现,延长甲基强龙的使用不能降低患者的死亡率。

七、预　后

目前,尚无对妊娠ARDS患者的长期随访研究。在对非妊娠人群的5年随访研究中,Herridge及其合作者报道了ARDS患者的肺功能可以维持正常,但活动受到明显限制,患者的生理和心理活动能力降低,生活质量下降。Catanzarite及其同事报道了妊娠期ARDS的患者死亡率约为39%。妊娠期ARDS患者最常见的死亡原因是MODS。

八、总　结

积极治疗潜在病因和ICU支持治疗是妊娠期ARDS治疗的关键。机械通气和小潮气量保护通气、维护母体的氧分压、避免过度通气和高碳酸血症、加强液体管理、血流动力学支持、治疗脓毒症等措施需进一步关注。吸入一氧化氮、糖皮质激素,使用表面活性物质等措施是否具有治疗效果尚需进一步研究证实。

参考文献

[1] Critical care Obstetrics. Wiley Blackwell, 5th ed. Chapter 24, Acute Lung Injury and Acute Respiratory distress syndrome in Pregnancy. p. 338-347.

[2] Cole DE, Taylor TI, Mc Cullough TM, et al. Acute respiratory distress syndrome in pregnancy. Crit Care Med. 2005, 33: S269-278.

[3] Corbridge TC, Wood LD, Crawford G, et al. Adverse effect of large tidal volume. Am Rev Respir Dis. 1990, 142: 311-315.

[4] Lumley J, Wood C. Effect of changes in maternal oxygen & carbon dioxide, tension in the fetus. Clin Anesth. 1974, 10: 121-137.

[5] Petty TL: how we discovered the Acute respiratory distress syndrome. Am J Respir crit care ME. 2001, 163: 602-603.

[6] Mendelson C. The aspiration of stomach contents into lungs during obstetric anesthesia. AM J Obstet Gynecol. 1946, 52: 191-205.

[7] Selected topics in obstetrics and gynecology-4 Shirish N Daftary, Shyam V Deasi, Chapter 1- Respiratory disorders in pregnancy. p. 17.

[8] Slutsky AS, Trembly LN. Multi organ failure is mechanical ventilation a contributing factor? Am J Respir Crit Care Med. 1998, 157: 1721-1725.

［9］Ware LB, Matthay MA. The acute respiratory syndrome. N Engl J Med. 2000, 342: 1334-1349.

［10］William's obstetrics. 24th ed. Chapter 47 Critical care and Trauma, Acute Respiratory Distress syndrome. p. 943-946.

第三章　妊娠期 H1N1 感染

一、引　言

2009 年全球大流行新型甲型流感病毒(H1N1),这一病毒具有不同于以往对人体造成损害的病毒的特征。该病毒由人类、猪、家禽的流感病毒基因共同组成,且此种组合的病毒此前从未被发现过[1],患者死亡率与患者对病毒的免疫力、病毒本身的毒性作用及人群中传播特点显著相关[2,3]。孕产妇发生 H1N1 感染后,并发症的发生风险极高。孕产妇出现严重呼吸道感染的风险是非妊娠期妇女的 4～5 倍,严重并发症的发生率和 ICU 入住率也相应增加[4],这是由于在妊娠期为了适应胎儿的生长,孕产妇生理和激素水平都会发生相应的变化,从而引起免疫系统改变,最终导致疾病的发生[5]。因此,医护人员了解孕产妇感染 H1N1 的症状、治疗方法和预防措施至关重要。

流感病毒是一种 RNA 病毒,属于正黏病毒科。该病毒可以分为甲型、乙型、丙型。根据病毒基因的表达不同,可以将流感病毒进一步分为红细胞凝集素(介导病毒黏附)和神经氨酸酶(介导病毒释放)。红细胞凝集素有 16 个亚型,神经氨酸酶有 9 个亚型。H1N1 是甲型流感病毒的红细胞凝集素 1 和神经氨酸酶 1 的变种。乙型和丙型流感病毒没有任何亚型。甲型和乙型两种流感病毒可引起季节性感染,因此年度疫苗接种计划应包括接种流行病毒种。丙型流感通常只造成轻微的呼吸道症状。在 2009 年,最初发现甲型 H1N1 流感时,世界卫生组织(World Health Organization, WHO)称其为"猪流感",这是因为其遗传表型类似于北美猪的病毒。然而,进一步的研究显示,这种新病毒比之前认为的"猪流感"更为复杂。新型 H1N1 病毒是四重基因重组病毒,包括两种禽流感和猪流感病毒(北美和欧亚)[3,6,7]。

二、流行病学

从 2009 年流感大流行和之前的流感暴发文献中可以发现,妊娠中晚期的孕产妇比普通人群患 H1N1 的可能性高 4 倍,且死亡率也明显增高[4,5]。尽管孕产妇只占总人口的 1%[8],但是从美国 H1N1 感染造成的死亡病例中发现,孕产妇占死亡病例的 8%～16%。在 2009 年的巴西流感大流行期间,有研究报告发现,在 1632 例死亡病例中,孕产妇占 9.6%(156 例)[9]。

三、发病机制

2009年全球流行的甲型H1N1流感病毒在猪和人中都未曾发现过。因此,疾病控制中心(Centers for Disease Control, CDC)采用了"新型甲型H1N1感染"这一新术语,从命名上反映了病毒独特的基因构成,即多种猪流感病毒、一种人流感病毒、一种禽流感病毒的基因重组。与基因漂变形成对照,基因突变产生的是与旧病毒株类似的抗原变异,而基因漂移(重组)会导致一种全新的抗原产生,从而限制免疫系统去识别和破坏病毒[6,7]。基因漂变造成季节性流感和较小范围的流感流行,而基因漂移则导致了流感的大流行。新的H1N1病毒携带了类似于1918年西班牙流感病毒的基因片段。缺乏免疫力的患者更容易感染H1N1。最近的研究表明,猪H1N1病毒在人体内可以进行有效的复制,从而产生包括弥漫性肺泡损伤在内的更严重的肺部病理损伤。

四、临床表现

感染H1N1病毒的患者常有急性呼吸系统疾病的症状,如咽喉痛、咳嗽、流涕和发热,其他症状可有头痛、疲劳、呕吐和腹泻,可能并发细菌感染,如肺炎。一般患者在病毒感染1周后会出现症状,发生病毒感染8d内有传染性[10,11]。

孕产妇患流感的风险较高,H1N1流感病毒感染后会出现相关的并发症:包括发热和胎儿异常(最常见的是胎儿心动过速)。妊娠早期高热会导致胎儿神经管缺陷或先天性心脏病的发生;分娩期间发热是新生儿惊厥、新生儿脑病、脑瘫和新生儿死亡的危险因素。H1N1病毒感染可导致孕产妇发生流产、早产、胎膜早破等情况。

五、妊娠期 H1N1 感染的诊断和治疗

(一) 诊断

1. 疑似病例:伴有急性发热的呼吸系统疾病(发热>38℃),有流感(咳嗽、咽喉痛、气促)和类似肺炎的症状。

2. 可能病例:甲型流感病毒检测阳性,但是通过试剂检测不能区分季节性流感病毒感染的亚型。

3. 确诊病例:经实验室确诊的甲型H1N1感染。

病毒感染可通过以下一个或多个检测来确定:反转录PCR;病毒培养;2009年甲型H1N1感染流行期间,病毒特异性抗体升高达4倍以上。

收集呼吸系统标本进行实验室诊断,合适的实验室标本包括鼻腔及鼻咽部的分泌物和咽拭子。注意:如果患者患了肺炎,咽拭子标本可能为阴性,需要送支气管、肺泡

分泌物标本。如果孕产妇有上述临床表现，应立即向有资质的相关医生（无论是公立医院或私立医院）进行咨询。如果孕产妇有复杂流感或疾病进展的表现，应该入院接受专科治疗。

- 复杂流感或疾病进展的表现有如下几个方面：

（1）心肺不适的临床表现，如活动或休息时呼吸短促、呼吸困难、呼吸急促、低氧和低血压。

（2）下呼吸道疾病的影像学表现，如肺炎。

（3）出现中枢神经系统症状，如精神状态改变、意识不清、嗜睡、反复发作或持续的抽搐（癫痫）、精神错乱、重度乏力或瘫痪。

（4）重度脱水。

（5）持续高热和其他症状超过3d。

即使孕产妇没有出现上述并发症，也应该在3d内复诊。

如果孕产妇出现疾病恶化的征兆或症状等，或病情在72h内没有好转，则必须住院治疗。

（二）住院治疗

- 为患者提供一次性外科口罩。
- 让患者学习手卫生知识，经常洗手。
- 在与感染的孕产妇接触时，医务人员应佩戴口罩。
- 隔离：在产前病房规划隔离区域，以管理有症状的患者。
- 入院后应立即通知高年资医师。
- 相关医疗机构储备足够的奥司他韦，并在患者需要特殊治疗时进行转运。

如果早期予奥司他韦进行治疗，则大部分孕产妇可治愈。当怀疑H1N1感染时，应立即开始奥司他韦治疗，无需等待实验室检查结果确诊。

1. 抗病毒治疗

考虑H1N1感染，应立即开始抗病毒治疗。使用奥司他韦75mg/次，2次/d，持续治疗5d[12]。对于重症病例，可以考虑增加药物剂量、延长治疗时间。

在医院和（或）妇产科病房，应保证抗病毒药物24h供应。

即使妊娠早期使用这种抗病毒药物也是安全的。所有患有严重或复杂病毒感染性疾病的孕产妇，或病毒感染性疾病进展，甚至疑似病毒感染的孕产妇，都应使用抗病毒药物奥司他韦。抗病毒药物的治疗应尽快开始，不应等待收集标本或检查结果而延迟。

2. 支持治疗

应给患者提供必要的支持治疗,如充足的营养和口服补液,以及药物治疗,如退热药、抗生素等,尽可能利用脉搏血氧仪监测氧饱和度。低氧者给予氧疗,纠正低氧血症。重症患者可能需要在ICU进行监护治疗。

应避免使用NSAID。

由于孕产妇病毒感染后,胎儿窘迫和早产的发生风险高,在合适的情况下可给予糖皮质激素,以便促进胎肺成熟。

对于已经发生病毒感染的孕产妇,应在隔离区进行分娩,并提供常规的产时和产后护理。对于分娩、产后或新生儿相关的特殊并发症给予适当的干预措施。可考虑使用宫缩抑制剂,但应注意使用宫缩抑制剂有造成的心动过速、低血压及其他相关副作用发生的潜在风险。因为胎儿窘迫的发生风险高,所以需要与麻醉医师讨论经阴道分娩和剖宫产的利弊。重症孕产妇还需考虑麻醉风险。

在产妇和新生儿条件允许的情况下,可缩短产后的住院时间。

(三) 新生儿护理

目前认为,即使产妇感染了H1N1,也不支持与新生儿进行隔离,而是建议实行母婴同室。旧的护理观念是在新生儿出生后立即与H1N1阳性产妇隔离;但最近的指南认为,母婴同室和母乳喂养能获得更多的益处,因为这可以增强新生儿的免疫力,降低病毒易感性。

产后7d内,产妇应带一次性外科口罩,并在喂养和接触婴儿前做好手卫生。

支持产妇在分娩后1h内开始母乳喂养,按需哺乳。如果产妇虚弱,应协助排空乳汁、喂养婴儿。抗病毒药物治疗不是母乳喂养的禁忌。

- 应该观察新生儿的感染情况。

(1) 新生儿往往缺乏典型的流感感染症状,可表现为呼吸暂停、发热、呼吸急促、发绀、多睡、昏睡、喂养不足和脱水等。

(2) 新生儿重症患者,当病情出现恶化时,或有发展为更严重或复杂疾病风险时,应及时进行药物抗病毒治疗。

(3) 婴儿奥司他韦使用剂量:3mg/kg,2次/d,连续服用5d(可用糖浆剂型)。

(4) 产妇在接受奥司他韦治疗时,仍可继续母乳喂养。

(四) 出院标准

在治疗4d后孕产妇临床症状消失,则可考虑出院。医生需要根据临床表现来判断重症患者能否出院。若发现阳性病例,需及时向距离最近的公共卫生机构报告。

(五) 预防感染

(1) 对于无流感感染症状的孕产妇和育龄期妇女,应当提前告知她们,在2009年H1N1病毒流感大流行时,患者出现的早期临床表现,如发热、咳嗽、喉咙痛、流涕、头痛、肌肉疼痛和不适等。

(2) 尽可能避免不必要的旅行,远离拥挤的公共场所,避免搭乘公共交通。

(3) 如果有发热和流感样症状,应尽可能待在家里,并注意在咳嗽、喷嚏时,应捂住嘴鼻或者戴上口罩,避免传染给他人。

(4) 除了新生儿,产妇应避免接触类似流感疾病的患者。

(5) 在流感爆发期间,应减少产前检查次数,低危妊娠的女性应推迟妊娠早期的产前检查。

(6) 对于照顾孕产妇的医护人员,应尽可能采取所有预防感染传播的措施。

(7) 任何有呼吸系统症状的人都不应该护理孕产妇或新生儿。

(8) 有发热或流感样症状孕产妇,应尽可能隔离治疗。

(9) 妊娠期不建议进行药物预防。

参考文献))

[1] Machado AA. How to prevent, recognize and diagnose infection with the swine origin influenza A (H1N1)virus in humans. J Bras Pneumol. 2009, 35(5): 464-469.

[2] Picone O, Ami O, Vauloup-Fellous C, et al. Pandemic influenza A H1N1 2009 flu during pregnancy: epidemiology, diagnosis and management. J Gynecol Obstet Biol Reprod. 2009, 38(8): 615-628.

[3] Dawood FS, Jain S, Finelli L, et al. Emergence of a novel swine-origininfluenza A (H1N1) virus in humans. N Engl J Med. 2009, 360(25): 2605-2615.

[4] Jamieson DJ, Honein MA, Rasmussen SA, et al. H1N1 2009 influenza virus infection during pregnancy in the USA. Lancet. 2009, 374(9688): 451-458.

[5] Siston AM, Rasmussen SA, Honein MA, et al. Pandemic 2009 influenza A(H1N1) virus illness among pregnant women in the United States. JAMA. 2010, 303(15): 1517-1525.

[6] Greer LG, Abbassi-Ghanavati M, Sheffield JS, et al. Diagnostic dilemmas in a pregnant woman with influenza A (H1N1) infection. Obstet Gynecol. 2010, 115(2 Pt 2): 409-412.

[7] Shinde V, Bridges CB, Uyeki TM, et al. Triple-reassortant swine influenza A (H1) in

humans in the United States, 2005—2009. N Engl J Med. 2009, 360（25）: 2616-2625.

［8］ Jain S, Kamimoto L, Bramley AM, et al. Hospitalized patients with 2009 H1N1 influenza in the United States, April-June 2009. N Engl J Med. 2009, 361（2）: 1935-1944.

［9］ Secretariat of Health Surveillance. Epidemiological report pandemic influenza （H1N1） 2009. Year 1. http: //portal. saude. gov. br/portal/arquivos/pdf/boletim_influenza_se_47. pdf . Published 2009.

［10］ Lim ML, Chong CY, Tee WS, et al. Influenza A/H1N1 （2009） infection in pregnancy -an Asian perspective. BJOG. 2010, 117（5）: 551-556.

［11］ Louie J, Acosta M, Jamieson D,et al. Severe 2009 H1N1 influenza in pregnant and postpartum womenin California. N Engl J Med. 2010, 362（1）: 27-35.

［12］ Centers for Disease Control and Prevention. Updated interim recommendations for obstetric health careproviders related to use of antiviral medications in the treatment and prevention of influenza for the 2009—2010 Season. http: //www. cdc. gov/ h1n1fl u/pregnancy/antiviral_messages. htm. Published 2009.

第四章　妊娠期水痘

一、引　言

妊娠期发生水痘感染对孕产妇和胎儿均可造成灾难性的后果。在儿童早期,水痘是一种相对良性的疾病;但是,妊娠期的水痘感染造成的并发症治疗起来就非常困难。目前,水痘(图4.1)的相关问题仍存在争议,如胎儿的症状及其严重程度、水痘肺炎的发病率及其严重程度以及抗病毒药物的使用[1]。

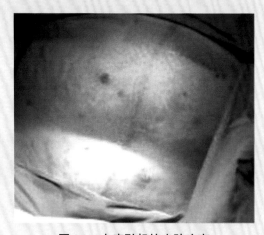

图4.1　水痘引起的皮肤病变

二、病毒学

水痘是由高度传染性的脱氧核糖核酸(Deoxyribonucleic acid, DNA)疱疹病毒引起的。引起水痘和带状疱疹的是水痘-带状疱疹病毒(Varicella-zoster virus, VZV)。VZV是疱疹病毒家族的成员。疱疹病毒包括单纯疱疹病毒(Herpes simplex virus, HSV)1型和2型、巨细胞病毒(Cytomegalo virus, CMV)、EB病毒(Epstein-Barr virus, EBV)和人类疱疹病毒(Human herpes virus, HHV),其中HHV包括HHV-6、HHV-7和HHV-8。水痘源于初次感染VZV,是一种常见的儿童疾病,伴有发热和全身瘙痒性水疱疹[2]。

三、发病率

93%～95%的育龄妇女的水痘血清反应呈阳性,血清中具有病毒特异性抗体IgG,故妊娠期水痘并不常见。孕产妇水痘的发病率为0.7/1000～3/1000[3]。

四、临床特点

水痘可通过飞沫、直接接触水疱液或间接接触污染物进行传播,其临床特征有发热、乏力、干咳、瘙痒性皮疹。成人感染VZV的危险性是儿童的25倍。水痘的潜伏期为10～21d[3]。

初次感染以发热、全身不适和皮疹瘙痒为特点。皮疹的出现会经历三个阶段。首先出现色红伴发痒的皮疹,类似昆虫叮咬,可出现在面部、头部、胸部和背部,然后演变成斑丘疹,再经过4～5d后,变成小水疱或结痂,最后痊愈。水疱性皮肤病变是该病的特征。头痛、全身不适、发热48h后开始出疹,全身可能会出现300～400个皮疹,皮疹可持续20d。第一周新的皮损逐渐出现,呈水泡丛集样,容易破裂,可有浆液渗出,形成凹陷状,通常在5d内结痂。直接接触皮损处的浆液是另一种疾病传播方式[4]。水痘感染的特点是,在同一时期可同时出现不同病变。因此,斑丘疹、水疱和结痂三者可同时存在。所有皮损在结痂前,都具有传染性[3]。

并发症包括皮肤感染、结疤、肺炎、脑水肿和死亡(后两种较少见)。

无论是否妊娠,根据患者临床病史、症状或临床体征可以很容易诊断水痘,甚至不需要实验室检查。而现有的实验室检测有病毒和抗原检测、病毒分离及鉴定或血清诊断,这些可能有助于对非典型病例的诊断。

五、妊娠期水痘

孕产妇与普通患者感染水痘的临床表现无明显差别。

孕产妇感染水痘病毒会出现高热,可持续一周左右。通常可根据临床表现诊断水痘。水疱液中可培养出病毒,但这是一个繁琐的过程。在不能确诊的情况下,血清学试验有助于确定是否存在急性感染以及孕产妇免疫力的情况。IgM可在症状出现3d后检测到,IgG可在水痘症状出现7d后检测到。抗体检测方法很多,如荧光抗膜抗体(Fluorescent anti-membrane antibody, FAMA)、乳胶凝集(Latex agglutination, LA)、酶联免疫吸附试验(Enzyme-linked immunosorbent assay, ELISA)、补体结合试验等[5]。

六、孕产妇的风险

- 孕产妇感染水痘比普通妇女病情更严重。
- 疾病的风险程度取决于妊娠期发生感染的时间。在妊娠中晚期发生感染,病情可能会更严重。
- 妊娠期初次感染带状疱疹病毒引起水痘的孕产妇,可能会造成孕产妇死亡或发生严重并发症,如肺炎、肝炎和脑炎[6]。在发生水痘感染的孕产妇中,肺炎发生率高达10%。在妊娠后期,病情的严重程度会进一步加重。即使既往体健的孕产妇,一旦感染水痘发生肺炎,也有死亡的风险。在抗病毒药物应用临床之前,患者死亡率可达20%~45%;在应用抗病毒药物治疗和重症监护治疗之后,死亡率下降到3%~14%[7]。

● 水痘感染导致早产率升高,其发病机制尚不清楚。我们推测可能是因为病毒血症产生的炎症介质而导致早产[5]。

(一)妊娠20周前感染

妊娠早期感染水痘的孕产妇,其胎儿感染的概率很低。如果感染发生在妊娠20周前,则胎儿患病风险约为2%;如果感染发生在妊娠13周前,则胎儿患病风险低于1%[11];如果妊娠早期出现水痘,自然流产的发生风险通常不会增加。

1947年Laforet和Lynch第一次描述了"水痘胚胎病"这一疾病。该胚胎病包括胎儿肢体发育不全、皮肤瘢痕、中枢神经系统受损和其他骨骼病变。虽然,此胚胎病最常出现在妊娠20周前,但也有孕26周患该病的报道。从怀孕伊始到妊娠13周,水痘胚胎病发病率为0.4%;妊娠13~20周,水痘胚胎病发病率为2.2%[10]。

(二)妊娠20~28周感染

妊娠20周后母体感染水痘可导致胎儿发生先天性水痘。

1%~2%感染水痘的孕产妇会有胎儿水痘综合征(Fetal varicella syndrome, FVS)。其特点是皮肤瘢痕、眼疾(白内障)、四肢发育不良、胃肠道和泌尿生殖道畸形、神经系统异常包括小脑发育不良(小头畸形、脑皮质萎缩、精神发育迟滞)以及膀胱、直肠括约肌功能障碍[11]。这些畸形大多数可通过超声观察到。

最令人关注的一个关于先天性水痘的理论是由Higa及其同事提出的[12]。他们假设皮肤病变、肢体缺陷和中枢神经系统病变都是子宫内带状疱疹病毒感染的表现;水痘胚胎病、宫内脑炎是胎儿反复感染带状疱疹病毒的后遗症。该理论可以解释胎儿出生后多种病变及频繁出现水泡的原因。

(三)妊娠28~36周感染

妊娠晚期感染水痘不会引起胎儿畸形。

胎儿出生后的前几年可能会出现因子宫内原发性感染病毒重新激活导致的带状疱疹感染。

(四)妊娠36周后至出生感染

在妊娠36周后至出生期间,若胎儿感染水痘病毒,出生后就伴有水痘。分娩前孕产妇感染水痘的时间(经胎盘接种传播病毒与母体保护性抗体之间的作用)决定了新生儿的患病风险。

（五）接近出生时间感染

母体在分娩前5d以上出现水痘,对新生儿基本没有危险,因为水痘抗体可能已转移到胎儿[11]。如果母体在分娩前7d内出现皮疹,由于出生前脐带血VZV IgG较低[13],胎儿尚未得到母体抗体保护,病毒经过胎盘屏障在胎儿体内的接种量非常大,从而会导致新生儿水痘的发生。

母体在最初感染水痘病毒的2～5d内,会产生IgG、IgM和IgA;2～3周后,这些免疫球蛋白数量达到最大值;然而,分娩前5d到分娩后第2天,若母体感染水痘会对新生儿生命构成重大威胁。新生儿水痘是一种严重的感染,临床表现为皮肤病变和肺炎,死亡率高达31%。新生儿出生后的前10d里受到感染的可能性高达50%。如果母体在胎儿出生前的第4天或出生后的第2天出现皮疹,那么新生儿患水痘的风险则更大。然而,这种情况极为罕见(孕产妇的发生率为1/17000)。此外,直接接触飞沫可导致出生后感染。

分娩前,母体发病超过7d的患者可以确保产生足够的特异性抗VZV抗体,这些抗体可以通过胎盘屏障,从而保护胎儿免受感染。分娩后立即给予新生儿水痘-带状疱疹免疫球蛋白(Varicella-zoster immune globulin, VZIG),被动免疫可以防止或减轻新生儿水痘,这一被动免疫对新生儿非常重要。

在孕妇皮疹发作后5～7d内,应避免择期分娩,以保证母体的抗体能充分转移到胎儿体内[13]。

新生儿水痘为全身性的水痘,病死率为30%。先天性水痘的特征是皮肤病变、肢体发育不全、眼疾和神经缺陷。伴有上述病变的新生儿约25%在其出生后的几个月内死亡。

（六）孕产妇水痘肺炎

水痘感染会造成严重危及生命的并发症,包括肺炎(高达20%的妊娠患者可能发生)和脑炎(高达1%的妊娠患者可能发生)。

有10%～20%感染水痘的孕产妇会并发肺炎,其发病率、死亡率均高于普通妇女。感染VZV肺炎的孕产妇需要住院观察并接受抗病毒治疗,这是由于高达40%的妇女可能需要机械通气[8]。在临床应用抗病毒药物前,严重病例(需要机械通气的患者)死亡率为20%～45%;经抗病毒药物治疗后,死亡率为3%～14%。1985—2002年,对英国孕产妇死亡进行的调查显示,9例孕产妇死亡与水痘肺炎间接有关,1例与水痘肺炎直接有关[9]。患水痘孕产妇并发肺炎的风险随着孕周的增加而增加。这可能与母体免疫抑制有关,但该论断尚未得到证实,也可能是单纯由于随孕周增加子宫增大横膈抬高所致。

七、胎儿和新生儿的风险 》》

在病毒血症期间,母体病毒传播给胎儿的概率约为25%。新生儿的发病形式取决于孕产妇的感染时间[10]。

(一)胎儿的发病形式

- 传统上,胎儿有以下三种发病形式:

(1)水痘胚胎病:母体于妊娠20周前发生水痘。

(2)先天性水痘:母体于妊娠20周到足月(通常是接近足月)发生水痘。

(3)新生儿水痘:母体于接近分娩期发生水痘。

据研究报道,胎儿感染率为12%~30%[3]。

(二)胎儿感染的诊断及产前有创检查的作用

- 发病机制尚不清楚,可能与宫内VZV再激活有关。通过详细的超声检查进行产前诊断,利用PCR方法检测羊水中VZV DNA。

- 无治疗作用。

- 详细的超声检查:在母体感染5周后,超声可显示胎儿有肢体畸形、小头畸形、脑积水、软组织钙化和胎儿宫内生长受限[14]。孕妇患有水痘可以造成新生儿肠梗阻、尿路异常和先天性小耳畸形等[15]。

- 胎儿磁共振成像(Magnetic resonance imaging, MRI):可用于鉴别胎儿畸形。

- 可以通过聚合酶链反应(Polymerase chain reaction, PCR)检测羊水中的VZV DNA[16]。检测VZV DNA的灵敏度高,但预测FVS的特异性低。

- 如果通过PCR方法检测出羊水VZV呈阳性反应,且孕17~21周超声检查正常,则患FVS的风险较低。

- 如果孕23~24周复查超声正常,则患FVS的风险非常小。

- 如果超声显示FVS特征性表现,且羊水呈阳性,则患FVS的风险非常高[16]。

八、孕期管理 》》

(一)一般管理

- 避免与易感个体接触。

- 对症治疗。

- 抗病毒药物是治疗带状疱疹的主要药物[17]。

- 在首发症状出现后的72h内口服抗病毒药物(阿昔洛韦、伐昔洛韦或泛昔洛韦),可以显著减少疱疹相关症状持续时间、减轻疱疹相关症状的严重程度和带状疱疹引起的疼痛。在治疗水痘感染孕产妇的研究中,使用最多的药物是阿昔洛韦,它也是治疗孕产妇感染 VZV 最常用的药物。

- 阿昔洛韦的治疗剂量为 800mg/次,5 次/d,连续服用 7d[17]。

- 所有 HIV 和免疫低下的孕产妇发生水痘感染都应住院,静脉注射阿昔洛韦。药物浓度为 25mg/mL。将每瓶 500mg、20mL 的阿昔洛韦,稀释至 500mL,每隔 8h 缓慢静脉滴注,连续 7d[4]。

- 动物实验尚未发现阿昔洛韦会对胎儿造成不良影响,且目前人类妊娠期播散性单纯疱疹的治疗也未发现会对胎儿造成明显的损伤[18]。然而,我们仍需权衡具体情况下使用阿昔洛韦的利弊。理论上,妊娠早期使用具有致畸的风险。

- 阿昔洛韦是一种安全且相对耐受性较好的药物,但如果没有经过足够的水化,仍可会造成患者肾功能损害[18]。

- 阿昔洛韦可以在病毒胸苷激酶的作用下,选择性地转化为一种单磷酸形式。在磷酸化的作用下,病毒胸苷激酶比细胞胸苷激酶更有效(3000 倍)。随后,经过细胞激酶的作用,单磷酸形式继续磷酸化为具有活性的三磷酸形式 aciclo-GTP。aciclo-GTP 是一种非常有效的病毒 DNA 聚合酶抑制剂,它对病毒的亲和力约为细胞聚合酶的 100 倍。阿昔洛韦的单磷酸形式也可以结合到病毒 DNA 中,从而终止病毒 DNA 链。有研究表明,病毒的酶类物质无法从 DNA 链中移除 aciclo-GMP,从而进一步抑制 DNA 聚合酶的活性。aciclo-GTP 在细胞内代谢相当迅速,可能是细胞磷酸酶的作用[18]。

- 阿昔洛韦口服生物利用度低,且由于耐药病毒株的存在,促使人们努力开发新的化合物以期能治疗 VZV 感染的个体。在新的化合物中,以阿昔洛韦前体形式——口服型的伐昔洛韦和喷昔洛韦(泛昔洛韦)最有前景。伐昔洛韦是一种 C 类药物,可以代谢成阿昔洛韦的前体药物。它是一种酯化的阿昔洛韦,其口服生物利用度(约55%)比阿昔洛韦(10%～20%)大。伐昔洛韦通过肝首过代谢变成缬氨酸,通过酯酶可转变成具有药物活性的阿昔洛韦。与阿昔洛韦本身一样,所有这些药物的细胞内激活(磷酸化)都依赖于病毒编码的胸苷激酶(Thymidine kinase, TK)。当这些药物经磷酸化转化为三磷酸形式后,它们的功能就是病毒 DNA 聚合酶抑制剂或替代底物。因此,那些缺乏 TK 的病毒突变体可能对这些药物具有交叉耐药性,也就是说对阿昔洛韦具有耐药性[18]。泛昔洛韦是一种 C 类药物,在孕产妇中还没有得到足够的研究。

- 依赖于病毒 TK 磷酸化、用于治疗 VZV 病毒感染的其他核苷类似药物包括索利夫定、溴夫定、非阿尿苷、非西他滨和奈替夫定等。在部分依赖于病毒 TK 的欧西塔霉素中,我们正在对洛布卡韦进行临床评定。膦甲酸钠不需要任何代谢就可以与病毒 DNA 聚合酶相互作用,当阿昔洛韦治疗过程中出现 TK 缺失型水痘病毒突变体时,我们就会选择使用膦甲酸钠。另外,α干扰素可能对阿昔洛韦耐药株有效[18]。

(二) 水痘-带状疱疹免疫球蛋白:保护胎儿免受感染

- 强烈建议对感染水痘且没有免疫力的孕产妇注射VZIG。VZIG可以减少(并不能根除)病毒血症,从而减轻孕产妇的临床症状。注射过VZIG的孕产妇即使在病毒"满载"的情况下,大多数胎儿也没有受到感染。因此,从生物学上看来,VZIG可能会降低胎儿接触的病毒载量,从而降低胎儿感染率[19]。

- 对于没有患过水痘,血清学试验反应为阴性(或暂未行血清学试验)的孕产妇,若过多接触VZV感染患者(即"和一个水痘或带状疱疹病毒活跃的人生活在一起,或者和有水痘或未遮掩带状疱疹的人面对面接触至少5min")后,也应注射VZIG[17]。

- 免疫功能低下者应在接触VZV感染患者后的72h内注射VZIG,以获得最大效果,即使在接触感染96h后注射该药物仍会起到一定的作用。2011年,美国食品药品监督管理局(Food and Drug Administration,FDA)已将给药时间延长至接触感染后10d,但如果一旦确诊且注射VZIG无效,则不必继续使用[20]。

- 如果母体在产前7d或产后28d以内感染水痘,可为新生儿注射VZIG。如果母体发现皮疹后的7d内分娩或产后7d内感染水痘,则应为新生儿注射VZIG[17]。

- VZIG的注射剂量:0~5岁的儿童推荐剂量为2mL,6~12岁为4mL,成人为6mL[17]。肌内注射给药,除局部不适感外,几乎不存在其他不良反应。在室温下进行VZIG肌内注射给药,可减少这种局部不适感,但决不允许进行VZIG静脉注射给药。

- 被动免疫可降低胎儿感染的风险,但没有证据表明可预防胎儿病毒血症。被动获得免疫也可能会降低新生儿发生水痘的严重程度。

- 母体带状疱疹病毒感染并不是新生儿注射VZIG的指征[17]。

- 妊娠28周后出生的新生儿,如果接触过大量水痘病毒感染,而母体血清试验反应为阴性,则只需要给新生儿注射VZIG。

- 所有妊娠28周前出生的新生儿或出生时体重不足1000g的新生儿,在接触大量水痘病毒感染后,无论母亲的血清检测结果如何,都应为其注射VZIG。

(三) 隔 离

- 处于水痘感染活跃期的母亲和(或)其新生儿应采取隔离措施;但受感染的母亲不需要与自己的新生儿隔离。

- 母亲出现感染的28d内,应监测新生儿是否具有感染迹象[17]。

- 必须隔离需要机械通气的肺炎患儿。如果病房中没有隔离设施,则应将患儿移至具有隔离设施的病房中。

- 在水痘结痂前,患者应一直处于隔离状态,目的是使所有需要医院隔离的患者都能尽快康复出院[17]。

- 母亲或新生儿在接触感染后的第7～21天进行隔离。
- 虽然我们建议隔离患者和被认为有水痘病毒大量接触史的患者,但这不应影响对患病新生儿的医疗和护理[17]。

(四) 初级预防

97%～99%有水痘感染史的患者,其血清中具有水痘病毒的抗体。因此,合理的策略就是询问是否之前感染过水痘或带状疱疹病毒,对那些没有感染史或不确定是否有感染史的女性提供初级预防建议。

- 初级预防:在孕前对母体进行有效的免疫接种。
- 二级预防:易感孕产妇在接触感染后,对其注射VZIG,这是一种针对VZV的特异性IgG抗体。
- VZV IgG血清学试验反应阴性的妇女必须在妊娠期间避免接触水痘和带状疱疹病毒,并立即告知医护人员其具有潜在感染的可能性。
- 水痘疫苗是减毒的活病毒。研究发现,注射疫苗使原发性感染(水痘)下降了90%,同时与该病情有关的死亡率减少了2/3。疫苗免疫可以持续存在20年[21]。由于水痘病毒对胎儿的影响尚不清楚,因此不应在妊娠期接种疫苗,接种疫苗的妇女也应该避免在注射后1个月内怀孕。对于没有接种过水痘疫苗被动免疫的人,有一个怀孕的家庭成员并不是疫苗接种的禁忌。
- 如果妇女在接种麻疹、腮腺炎和风疹(Measles mumps and rubella, MMR)的混合疫苗或水痘疫苗后4周内不慎怀孕,则应该从理论上告知可能存在其胎儿受到影响的风险;然而,不应因妊娠期接种了MMR或水痘疫苗而终止妊娠[22]。

(五) 水痘患者分娩和麻醉

- 水痘患者的分娩时间和方式:

(1) 分娩时间和方式因人而异。

(2) 在病毒血症期间进行分娩可能非常危险。

(3) 产妇可能存在的风险:出血、血小板减少、弥散性血管内凝血和肝炎。

(4) 新生儿患水痘的风险高、发生并发症可能性高、死亡率高。

(5) 建议静脉注射阿昔洛韦。

(6) 没有证据表明何种麻醉法对需要剖宫产的患病孕产妇最佳[17]。

- 全身麻醉可能加重水痘肺炎。
- 从理论上讲,蛛网膜下腔麻醉可能会将病毒从皮肤受损部转移到中枢神经系统;而硬膜外麻醉因硬脑膜未被穿透,可能比蛛网膜下腔麻醉更安全。

● 应选择无皮损的部位注射。

(六) 预防和改善对新生儿的影响

● 足月孕产妇感染水痘(图4.2):

(1) 发现水痘后,应将实际分娩日期推后5d。

(2) 如果在发生感染后5d内分娩,则应给新生儿注射VZIG。

(3) 如果母亲在分娩后2d内感染水痘,则也应给新生儿注射VZIG。

(4) 肌注VZIG不能预防新生儿感染,但可降低其死亡率。

对新生儿进行14~16d监测,观察其是否存在感染症状。如果新生儿受到感染,应使用阿昔洛韦治疗[21]。

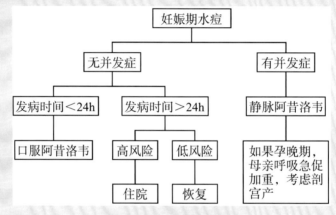

图4.2　妊娠期水痘治疗流程

(七) 母乳喂养

● 未在感染水痘的产妇的乳汁中发现水痘病毒[5]。

● 母乳中可能含有抗体,可以对新生儿起到抗病毒作用。

● 防止新生儿直接接触皮疹。

九、带状疱疹与妊娠

在发生原发感染后,病毒会潜伏在神经根节处,这就可能导致病毒被重新激活,从而导致局部皮节分布型的水疱性皮疹,称为带状疱疹或单纯疱疹。通常易感孕产妇在接触患带状疱疹的患者后会发生感染[2]。由于有母体抗体的存在,这种感染的发生并没有水痘病毒造成的影响严重,但对于免疫功能低下的患者,可能会造成非常严重的感染。患者发生感染的临床表现为发热、乏力和皮疹。通常皮疹仅限于皮损区,且疼痛明显。尚无证据表明,母体患带状疱疹会影响其胎儿的情况。在接近分娩期发生的带状疱疹感染一般不会危及新生儿,这是因为胎儿可以通过胎盘获得母体抗体,从而起到保护作用[17]。

- 保护可能接触到病毒的家庭成员、医护人员或新生儿；接种疫苗或注射VZIG。
- 医务人员：

（1）在新生儿病房或产后病房中，大量接触感染可以定义为：①与患水痘或带状疱疹的患者共享一个开放式病房；②与一位患水痘或带状疱疹的患者面对面接触至少5min；③与已发生水痘病变或将于48h后发生水痘的人（医务人员或患者）接触1h或更久[21]。

（2）所有与患者有过多接触、从未感染过水痘或没有接种过VZV疫苗的医务人员都应该进行血清学试验。如果试验显示VZV血清抗体反应呈阴性，则应在其接触患者后的第7～21天（如果注射了VZIG，则从第7～28天）停止一切临床工作[23]。

（3）体内无免疫抗体的医务工作人员，在大量接触水痘病毒后，应该提醒他们有感染水痘的可能，并为其重新分配工作，尽量避免其在与患者接触后的第8～21天内继续接触病毒。

（4）建议未获免疫的医务人员接种水痘疫苗。对于育龄期女性，应避免在接种疫苗后的3个月内怀孕。

十、总　结

在妊娠期感染水痘或带状疱疹都是非常罕见的。在妊娠期间，原发性水痘或水痘发病率为1/10000～5/10000。通常感染这种病毒后能获得终生免疫。目前已有的数据证实，在妊娠早期，发生垂直传播的风险极低（0～0.4%），且带状疱疹的发生传播的风险低于水痘。带状疱疹发生传播的风险较低的原因可能是：与水痘相比，对带状疱疹具有免疫力的患者很少发生病毒血症，从而减少了胎盘病毒传播的风险。孕前有过水痘感染病史的孕产妇，由于母体对于水痘病毒感染具有免疫力，因此其胎儿是安全的。对于有水痘感染症状的孕产妇，应告知其病毒传播对胎儿的风险以及可能有胎儿畸形的风险，同时还应告知其上述情况的发生风险是非常低的，即便发生也可以利用产前超声和MRI来观察患有水痘综合征的胎儿及其组织损伤的程度。若孕产妇在产前5d至产后2d发生水痘的急性感染，则新生儿的感染概率可达10%～20%。若在新生儿出生后的第5～10天出现症状，新生儿的临床表现可能为皮肤的病变或全身性疾病，如肺炎；而母体可能会出现严重问题，如致命的肺炎。综上所述，易感染水痘的育龄妇女需要进行适当的筛查和疫苗接种。

参考文献))

[1] Lamont RF, Sobel JD, Carrington D, et al. Varicella-zoster virus(chickenpox)infection in pregnancy. BJOG. 2011, 118: 1155.

[2] Arvin AM. Varicella-zoster virus. In: Fields B, editor. Virology. 3rd ed. New York: Raven, 1995. p. 2547-86.

[3] Straus SE, Ostrove JM, Inchauspé G, et al. NIH conference. Varicella-zoster virus infections. Biology, natural history, treatment, and prevention. Ann Intern Med. 1988, 108: 221.

[4] Tunbridge AJ, Breuer J, Jeffery KJ. British Infection Society. Chickenpox in adults - clinical management. J Infect. 2008, 57: 95-102.

[5] Pattanasuttinont S. Maternal chickenpox in peripartum period: a case report and review. J Med Assoc Thai. 2008, 91: 110-165.

[6] Sauerbrei A, Wutzler P. Herpes simplex and varicella-zoster virus infections during pregnancy: current concepts of prevention, diagnosis and therapy. Part 2: varicella-zoster virus infections. Med Microbiol Immunol. 2007, 196: 95-102.

[7] Department of Health. Report of confidential enquiries into maternal deaths in the United Kingdom 1985—1987, 1988—1990, 1991—1993, 1994—1996. London: HMSO.

[8] Cox SM, Cunningham FG, Luby J. Management of varicella pneumonia complicating pregnancy. Am J Perinatol. 1990, 7(4): 300-301.

[9] Harger JH, Ernest JM, Thurnau GR, et al. Risk factors and outcome of varicella-zoster virus pneumonia in pregnant women. J Infect Dis. 2002, 185(4): 422-427.

[10] Paryani SG, Arvin AM. Intrauterine infection with varicella-zoster virus after maternal varicella. N Engl J Med. 1986, 314: 1542-1546.

[11] Enders G, Miller E, Cradock-Watson J, et al. Consequences of varicella and herpes zoster in pregnancy: prospective study of 1739 cases. Lancet. 1994, 343: 1548-1551.

[12] Higa K, Dan K, Manabe H. Varicella-zoster virus infections during pregnancy: hypothesis concerning the mechanisms of congenital malformations. Obstet Gynecol. 1987, 69: 214-222.

[13] Katz VL, Kuller JA, McMahon MJ, et al. Varicella during pregnancy-maternal and fetal effects. West J Med. 1995, 163: 446-451.

[14] Skibsted L. Abnormal fetal ultrasound findings after maternal chickenpox infection. Ugeskr Laege. 2000, 162(18): 2546-2549.

[15] Sauerbrei A, Wutzler P. Neonatal varicella. J Perinatol. 2001, 21(8): 545-549.

[16] Mouly F, Mirlesse V, Meritet J, et al. Prenatal diagnosis of fetal varicella-zoster virus infection with polymerase chain reaction of amniotic fluid in 107 cases. Am J Obstet Gynecol. 1997, 177: 894-898.

[17] Royal College of Obstetricians and Gynaecologists. Green-top guideline no. 13. London: Royal College of Obstetricians and Gynaecologists, 2010. Chickenpox in Pregnancy. p. 1-11.

[18] Snoeck R, Andrei G, De Clercq E. Current pharmacological approaches to the therapy of varicella zoster virus infections: a guide to treatment. Drugs. 1999, 57(2): 187-206.

[19] Tan MP, Koren G. Chickenpox in pregnancy: revisited. Reprod Toxicol. 2006, 21: 410-420.

[20] CDC. General recommendations on immunization: recommendations of the Advisory Committee on Immunization Practices (ACIP). MMWR Recomm Rep. 2011, 60 (2): 26-27.

[21] Canadian Task Force on Preventive Health Care. New grades for recommendations from the Canadian Task Force on Preventive Health Care. CMAJ. 2003, 169: 207-208.

[22] Marin M, Güris D, Chaves SS, et al. Prevention of varicella: recommendations of the Advisory Committee on Immunization Practices (ACIP). MMWR Recomm Rep. 2007, 56: 1.

[23] Asano Y. Clinicopathologic understanding and control of varicella zoster virus infection. Vaccine. 2008, 26: 6487-6490.

第二部分

第五章 妊娠合并心脏疾病

一、引 言

在一般人群中,心脏疾病的发病率很高,因此妊娠合并心脏疾病的发病率高也就不足为奇,这一情况在印度的相关研究中更为明显。有1%～4%的孕产妇可能出现心脏病的临床表现,但真实的发病率可能更高。由于临床症状的不典型或隐匿性,很多患者未及时就诊或出现漏诊,从而可能导致严重的后果[1]。妊娠合并心脏疾病患者的数量逐渐增加,可能是由于原本存在先天性或后天性心脏问题的女性在接受了内科和外科相关手术治疗之后,现已到生育年龄并且处于妊娠阶段。妊娠会增加正常血流动力学的负荷,从而影响母体和胎儿的健康状况,使原本存在的心脏病发生恶化。无论妊娠合并心脏疾病患者的疾病程度严重与否,均需进行密切的临床观察和治疗,避免急性事件的发生,以确保母体和胎儿的良好结局。

二、正常妊娠的血流动力学变化

(一) 产前变化

孕妇的子宫需要增加近10倍的血流量以保障胎儿的生长,心搏出量从非妊娠状态的2%增加到17%,孕妇的血流动力学从孕5周开始就会发生极大的变化。母体血浆容量增加45%,血细胞比容增加20%～30%。这些变化会导致母体发生血液稀释和生理性贫血[2]。

妊娠期间孕妇心率和每搏输出量的增加导致心排血量增加30%～50%。每搏输出量在孕5周后逐渐增加,孕31周达到高峰,然后逐渐下降至基线水平。孕32周左右,心率较孕前每分钟增加15～20次,并且维持稳定直到分娩。但心动过速会导致每搏输出量下降,妊娠最后6周,心排血量会有轻微减少[2]。

在孕16～24周,全身血管阻力下降更为明显,降低20%左右,导致妊娠中期动脉血压下降[2]。

(二) 产时变化

第一产程时,孕妇的心排血量可增加12%～31%;第二产程进一步增加49%。一部分原因是疼痛引起交感神经高度兴奋,从而引发心动过速、血压升高和心肌耗氧量增加;另一部分原因是子宫每次发动收缩,都会引起向全身各处的自体输血。

第二产程时,Valsalva动作对母体血流动力学具有重要的影响。在分娩过程中,孕妇用力期间,胸腔内压力增加,从而导致静脉回流心脏的血量减少,同时全身血管阻力增加,使得平均动脉压保持恒定或轻微升高。Valsalva动作初始,孕妇会出现反射性的短暂心动过缓,持续几秒之后,交感神经兴奋,使前负荷减少,后负荷增加。一次Valsalva动作后,静脉回流迅速增加,从而导致心排血量增加,血压明显升高。接着发动下一个Valsalva动作,继而再次出现反射性的心动过缓。

(三)产后变化

分娩后,子宫不再压迫腔静脉,胎盘血液发生回流母体的自体输血,导致心排血量在短时间内进一步增加。在分娩后1h内,心排血量恢复到妊娠中期水平。产后的特点是血管外液体减少和尿量增多(见表5.1)。

表5.1　产后相关参数变化

参数	变化百分比	变化情况
心排血量	40%～50%	增加
每搏输出量	30%	增加
心率	15%～25%	增加
血容量	45%	增加
全身血管阻力	20%	降低
收缩压		极小
舒张压	20%	妊娠中期下降
CVP		无变化
氧耗	30%～40%	增加

三、心脏病诊断与评估

在孕前,一部分妇女已被诊断患有心脏病并进行了治疗;一部分可能是由于妊娠期间心脏负荷增加,继而首次出现临床症状,才被诊断为心脏病;还有一部分患者因为耐受性很好,所以在分娩或产后才首次出现急性症状而被诊断为心脏病,类似这样的病例在印度很常见。

心脏病的典型症状是心悸、呼吸急促和胸痛。这些症状也可出现在正常孕产妇中,因此需要仔细询问病史,进行详细的体格检查来确定是否有其他原因,或是否存在潜在的心脏病。

80%的孕产妇存在收缩期杂音,主要是由于主动脉和肺动脉的血流量增加。任何舒张期杂音、较明显的收缩期杂音（3级或更高）或辐射到颈动脉的任何收缩期杂音均可以被认为是病理性的。对疑似患有心脏病的妇女需要仔细评估颈静脉搏动、外周发绀或肺部干湿性啰音情况。为进一步评估可以首先考虑完善超声心动图，但在急性心脏事件中可能无法完善这项检查。如果怀疑慢性心力衰竭（Chronic cardiac failure, CCF），胸片具有一定的诊断价值：通过观察扩张的心影，伴或不伴肺淤血及大片渗出影来辅助诊断。心电图有助于发现潜在心脏病，但是由于妊娠晚期子宫增大，导致心脏位置改变，从而造成这项检查在辅助诊断中的作用受限。

对于妊娠期首次出现症状的就诊患者，想要确诊其为缺血性心脏病具有一定的挑战性。在妊娠期，由于胃食管反流病和口服铁剂而出现胸部的烧灼感、气促症状的患者并不少见，另外轻微的肌酸肌酶同工酶升高和心电图变化在正常孕产妇中均可出现，监测肌钙蛋白和心肌酶动态变化有助于诊断。

四、一般治疗

妊娠期间，孕产妇有发生潜在心功能恶化的可能，因此提早登记和定期进行妊娠期检查非常必要，同时需要注意心率、体重和氧饱和度的变化。妊娠是有基础心脏病患者心功能急性失代偿的原因之一。最常见的诱因是发热，建议患者在出现发热、上呼吸道感染和排尿烧灼感等情况时及时就医。及时补充铁剂和叶酸可能会减少心脏的工作负荷。

妊娠早期超声检查不仅有助于准确了解预产期（Estimated delivery date, EDD），而且可以动态监测胎儿的生长发育；对患有先天性心脏病的孕妇，详细的畸形扫描将有助于判定胎儿是否需要进一步检查，如观测胎儿心脏的超声心动图。胎儿宫内生长受限可能是由药物作用或缺氧引起；超声检查还有助于决定终止妊娠的时机和分娩方式。

- 分娩期的标准护理：

（1）准确诊断。

（2）密切监测孕妇和胎儿的健康状况。

（3）根据产科适应证选择分娩方式。

（4）预防性应用抗生素对患有心内膜炎、瓣膜性心脏病、假性心脏瓣膜、先天性结构心脏病、先前的感染性心内膜炎和肥厚型心肌病等基础性心脏病的患者具有实际意义。

（5）维持孕产妇血流动力学稳定性。

(6) 为避免产妇疼痛,可采用硬膜外镇痛。

(7) 为避免母体全程用力,可促进分娩的进程。

(8) 为避免孕产妇失血过多,应积极管理第三产程。

(9) 产后早期血容量的管理:应谨慎而积极进行利尿[3]。

- 妊娠期心脏疾病及相关的风险,表5.2。

表5.2 孕产妇心脏疾病相关的死亡率

组1:死亡率<1%
房间隔缺损 室间隔缺损;动脉导管未闭 肺动脉瓣/三尖瓣疾病 法洛四联症;生物假体瓣膜 二尖瓣狭窄,NYHA分级的Ⅰ级和Ⅱ级
组2:死亡率5%～15%
2A 二尖瓣狭窄NYHA分级的Ⅲ级和Ⅳ级;主动脉瓣狭窄 2B 主动脉缩窄,无瓣膜受累 未矫正的法洛四联症 陈旧性心肌梗塞 正常主动脉的马凡综合征 二尖瓣狭窄合并心房颤动 人工瓣膜
组3:死亡率25%～50%
原发性肺动脉高压或艾森曼格综合征 主动脉缩窄,瓣膜受累 马凡综合征合并主动脉夹层

- 纽约心脏协会(New York Heart Association,NYHA)心功能分级[4]如下:

Ⅰ级(轻度):体力活动无限制。一般活动不会引起过度疲劳、心慌或呼吸困难。

Ⅱ级(轻度):体力活动轻微受限。休息状态下无症状,但一般体力活动会出现症状。

Ⅲ级(中度):体力活动明显受限,休息状态下无症状,但小于正常活动会引起症状。

Ⅳ级(严重):无法进行任何体力活动。静息时也会出现症状。

对于高危心脏病变的患者,应建议其提前终止妊娠。因为这种情况下患者死亡率会增加,但即使低危患者也可能在妊娠期间出现病情加重。

妊娠合并心脏病Carpreg评分有助于评估妊娠期合并心脏病的发生率(表5.3)。

表5.3　妊娠合并心脏病(CARPREG)风险评分[6]

每项1分：	
心脏病史或心律不齐	
NYHA分级>Ⅱ级或发绀	
左心梗阻(二尖瓣区域<2cm²，主动脉瓣面积<1.5cm²或左心室流出道压差>30mmHg)	
左心室射血分数<40%	
发生心脏并发症的概率	0分=5% 1分=27% ≥2分=75%

五、瓣膜病

(一) 二尖瓣狭窄

二尖瓣狭窄(Mitral Stenosis, MS)是最常见的心脏疾病，多由风湿性心脏病(Rheumatic heart disease, RHD)引起。妊娠合并MS的并发症包括肺水肿、右心室衰竭以及房性心律失常(具有栓塞风险)，其发生风险与MS的严重程度、NYHA分级、肺水肿病史和栓塞现象的严重程度密切相关。

1. 妊娠合并MS可从多方面影响心功能：①妊娠血容量增加可增加肺淤血和肺水肿的发生风险。②妊娠生理性心动过速，一方面，通过减少左心室充盈时间，导致左房压升高，出现肺水肿；另一方面，通过减少每搏输出量，导致低血压、疲劳或晕厥的发生。

2. 根据瓣膜面积对MS的严重程度进行分类：瓣膜面积>1.5cm²为轻度；瓣膜面积在1.1~1.5cm²为中度；瓣膜面积≤1cm²为重度。

3. RHD合并MS的治疗包括：①预防性应用青霉素。②以保障胎盘血液灌注为前提，适当利尿预防肺水肿。③根据需要选择β受体阻断剂，预防心动过速：对于心房颤动的患者，可以通过复律进行治疗；地高辛或β受体阻断剂可用于控制心室率。④对于心房颤动的患者，应进行抗凝治疗以预防栓塞的发生。⑤二尖瓣狭窄最常见的手术治疗是经皮球囊二尖瓣扩张术，该手术最佳的手术时机是妊娠前。如果妊娠合并严重MS，最好在妊娠中期进行手术治疗，这样对胎儿产生不良影响的风险最小[2]。

(二) 主动脉瓣狭窄

年轻女性发生主动脉瓣狭窄(Aortic stenosis, AS)的最常见原因是先天性瓣膜病变，而RHD不是常见的病因。AS的严重程度可以通过瓣膜的平均面积或跨瓣压来评估，严重的AS可以定义为跨瓣压>50mmHg。严重AS的患者由于瓣膜狭窄，每搏输出量减少,从而使心排血量降低,因此心率是影响心排血量的关键因素。若心动过缓可引起心排血量减少和低血压;但是若发生心动过速,心室充盈时间减少,也可导致心排血量减少,增加心肌缺血的风险。因此,建议严重AS患者在孕前接受手术。猝死和不可逆的心力衰竭是妊娠合并AS的孕产妇死亡的最常见原因。

妊娠期间,轻中度AS可以选择保守治疗;对于有严重症状的AS患者,可行经主动脉球囊瓣膜成形术,其并发症相对较少。但AS合并明显的主动脉瓣反流(Aortic Regurgitation,AR)是该手术的禁忌证。患有先天性二叶型主动脉瓣的患者常合并AR,这是由于这些瓣膜不能正常的打开或关闭。在妊娠失代偿发生期间,也可以选择行开胸瓣膜置换术,但这一术式与胎儿死亡率密切相关。在分娩过程中,可选择硬膜外麻醉,同时适当补液,这样可以预防低血压和心律失常。阴道分娩助产术有助于缩短第二产程的时间。由于产后出血,前负荷急剧下降,应积极进行容量管理以预防产后休克[2]。

(三) 肺动脉瓣狭窄

单纯性肺动脉瓣狭窄(Pulmonary stenosis, PS)是临床上罕见的疾病。在妊娠期间,单纯性PS的患者耐受性较好,而患先天性心脏病相关PS的患者则预后较差。评估这些患者预后,主要是根据瓣膜跨瓣压所造成的流量阻塞程度。若跨瓣压＞50mmHg,则为严重的PS,应考虑行球囊瓣膜成形术[2]。

(四) 二尖瓣反流

妊娠期间二尖瓣反流(Mitral regurgitation, MR)最常见于二尖瓣脱垂患者。妊娠血流动力学变化对MR的患者是有益的,这是由于血容量增加,全身血管阻力降低,血液向瓣膜方向流动。妊娠期间,一般患者的耐受性良好。发生肺淤血的患者可以使用利尿剂。对于伴有高血压的孕产妇,可使用血管扩张剂如肼屈嗪,该药物可以有效缓解高血压症状。严重的MR可能导致明显的左心房扩大,随之出现心房颤动。在分娩期间,建议此类患者选择硬膜外麻醉。无论选择何种分娩方式,所有存在二尖瓣反流的患者均应预防感染性心内膜炎的发生。风湿性二尖瓣反流的患者应连续使用青霉素进行预防。对于已行经皮二尖瓣球囊扩张成形术的MS患者,可能会发生急性MR,从而引起左房压力快速上升,导致急性肺水肿,该疾病是妊娠的禁忌证[2]。

(五) 二尖瓣脱垂

二尖瓣脱垂(Mitral valve prolapse, MVP)是育龄妇女最常见的心脏病。这是一种良性病变,其特征是:在心脏收缩期,二尖瓣脱垂到心室中。MVP也可以继发于房间隔缺损、心内膜炎和MS[2]。

(六) 主动脉瓣反流

主动脉瓣反流(Aortic regurgitation, AR)的原因包括主动脉瓣环扩张、二叶型主动脉瓣和既往有心内膜炎的病史。与MR类似，妊娠合并AR的并发症不常见。对于有症状患者，可以使用利尿剂和血管扩张剂进行治疗。AR患者分娩时硬膜外麻醉是安全可行的[2]。

六、非瓣膜性先天性心脏病

（一）左向右分流的条件

在妊娠期间，如果发生心脏内血液从左向右的分流，一般患者的耐受性良好，但是由于分流会形成血栓，继而导致发生卒中的风险很高。发生从左向右分流的原因可能是由于室间隔缺损（Ventricular septal defect, VSD）、房间隔缺损（Atrial septal defect, ASD）或动脉导管未闭（Patent ductus arteriosus, PDA）。

轻微分流通常不会导致严重后果。

由于疼痛和儿茶酚胺的释放导致血管阻力（Systemic vascular resistance, SVR）增加，从而增加分流的可能。若SVR明显下降（例如脊髓阻滞），则会引起反向分流，进而可能导致缺氧。

严重分流（很可能来自VSD）可导致肺动脉高压。

应对所有室间隔缺损和PDA的患者进行预防性感染性心内膜炎的处理[5]。

（二）法洛四联症

法洛四联症（Tetralogy of Fallot, TOF）是最常见的发绀型心脏病。特征性表现有：严重的VSD、右心室流出道阻塞、右心室肥大和主动脉骑跨。

预后主要取决于手术干预程度。经手术干预后，TOF的孕产妇通常耐受性良好，但应该对其右心室的功能进行充分评估。近年来发现，由于心律失常而导致死亡的患者，常继发无法预计的右心衰竭。

（三）主动脉缩窄

对产科医生来说，妊娠合并主动脉缩窄是具有挑战性的情况。大多数情况下，主动脉缩窄发生在主动脉末梢靠近左锁骨下动脉处，从而导致右上肢出现高血压。若上下肢血压梯度＞20mmHg就属于异常情况，这对评估病变的严重程度有重要意义。由于妊娠合并主动脉缩窄的发病率及死亡率极高，因此应在妊娠前做好详细的病史询问（尽管大多数女性在妊娠前已进行了外科手术治疗）。

如果手术成功，那么分娩过程中出现并发症的可能性就会减小；但是也有可能出现妊娠晚期高血压，以及在先前手术部位发生主动脉再缩窄和动脉瘤形成。因此，所有既往行手术治疗的孕产妇应通过超声心动图和常规妊娠期血压进行密切监测（测量双臂的血压，因为左锁骨下动脉可能已被手术干预过）。

如果存在未经手术治疗的缩窄(原发性缩窄),这种情况下会发生难治性高血压,那么孕产妇和胎儿的风险都很高。

对主动脉缩窄孕妇,必须仔细进行局部麻醉及镇痛,密切监测血压,给予药物治疗(去氧肾上腺素、间乙二胺)以维持SVR。

在分娩过程中,由于第二产程血压波动极大,在严重的主动脉缩窄的情况下可能有发生主动脉破裂、剥离或左心室衰竭的风险。针对这种情况,可以将剖宫产作为首选分娩方式。另外,这部分患者在分娩时需要预防细菌性心内膜炎的发生[5]。

(四) 肺动脉高压

妊娠合并肺动脉高压(Pulmonary hypertension, PH)的患者死亡率极高,通常建议及时终止妊娠。由于肺血管阻力增大,右心室做功增加。PH可能为原发性或继发性。原发性PH的特征是肺动脉的厚度增加。由于内膜纤维化和纤维蛋白溶胀导致洋葱皮样的血管内皮增生。

继发PH的原因包括:心脏和呼吸系统疾病(慢性阻塞性病变、囊性纤维蛋白血症、阻塞性睡眠呼吸暂停、胸腔异常)、静脉血栓栓塞、血管炎、高凝血症、感染、门静脉高压、肝硬化和药物的使用(口服避孕药、猪屎豆茶、减肥药)。

患者难以耐受肺动脉高压源于右心室适应能力差,不能相应的增加心排血量,同时肺血管系统顺应性较差。

右心室失代偿症状包括:呼吸急促、疲劳、慢性咳嗽、咯血和晕厥;体征包括:心动过速、发绀、右心室起源的期前收缩、肉眼可见的颈静脉搏动和肝大。

不可逆转的右心室功能衰竭和心律失常可能导致死亡。

在妊娠期间,以舒张肺动脉血管为治疗目标对于患者可能会有一定的帮助(例如前列腺素类似物,包括伊洛前列素)。

终止妊娠的时间取决于妊娠过程中PH对孕产妇的影响。如果病情允许,最好在孕32～34周进行分娩。

尽量避免动脉血二氧化碳分压(Arterial partial pressure of carbon dioxid, $PaCO_2$)升高、动脉血氧分压(Arterial partial pressure of oxygen, PaO_2)及pH降低、低体温、高气道压和兴奋交感神经的药物的使用,以防止肺血管阻力(Pulmonary vascular resistance, PVR)进一步增加。

尽量保持正常的右心室前负荷、左心室后负荷和右心室收缩力。

对于妊娠合并PH的患者,选择使用低剂量硬膜外镇痛进行阴道分娩,以减少疼痛和血流动力学波动,同时最大限度地降低氧消耗,这可能是最安全的分娩方式。还需密切关注患者的情况,避免第二产程的挤压导致静脉回流减少,右心室前负荷降低。

择期剖宫产,特别是在发生早产分娩时进行剖宫产术的患者,选择区域麻醉可能是适当的麻醉方式,但对单次蛛网膜下腔麻醉导致的低血压,右心室不能做出有效的代偿性反应,因此应避免选择区域麻醉。如果选择全身麻醉,肺动脉压在气管插管期间可能会显著上升,应采取措施来减轻患者对喉镜检查的反应。

在分娩后,应谨慎使用缩宫素;还应密切监测产妇的情况,大多数患者在产后2～9d发生死亡,因此,应在产科高依赖病房至少观察72h[5]。

(五) 艾森曼格综合征

艾森曼格综合征是由于肺动脉高压而发生心脏内血液从左向右的分流,进而引起血管重塑,导致肺血管阻力升高,达到或超过全身阻力,最终出现右向左分流。

分流量取决于PVR/SVR的比值。

目前,对于艾森曼格综合征病理生理学的研究已明确,由于肺动脉高压持续存在,导致手术矫正无效。低血容量会导致分流逆转、心排血量减少和发绀加重。妊娠和分娩时发生右心室衰竭的患者死亡率很高。[5]

七、妊娠期心脏病的进展))

(一) 心肌病

围产期心肌病定义为既往无心脏病史及明确的病因,在妊娠最后一个月或分娩后的5个月内出现的心力衰竭。发病率为1/4000～1/1500。

危险因素包括围产期心肌病病史、高血压、子痫前期、肥胖症、糖尿病、非裔加勒比人血统、高孕龄和多胎妊娠等。

病因尚不清楚,可能与病毒性心肌炎、妊娠期间发生异常免疫反应或使用特布他林有关。

诊断相对困难,这是因为该病的临床症状与妊娠晚期出现的症状如四肢水肿、疲劳和呼吸急促类似。对于疑似病例,应通过超声心动图进行检查,这是因为心肌病有严格的诊断标准:①射血分数<45%和(或)M型超声下左心室短轴缩短分数(Fractional shortening,FS)<30%;②舒张末期内径>2.7cm/m^2。

支持治疗是稳定患者病情的基础。大多数患者在妊娠晚期出现症状,分娩后临床症状可能得到显著改善。

在硬膜外低剂量药物镇痛下进行阴道分娩可能是最好的方式,同时需密切监测血容量状态。产后患者仍需要在ICU进行密切监测。

治疗包括限钠、利尿剂、血管扩张剂、地高辛治疗心律失常和强心,存在血栓栓塞的高风险时需要进行抗凝治疗。

通常妊娠合并心肌病的患者在分娩后几个月可能会死亡,其死亡率为18%～56%。在严重的情况下,患者应在分娩后进行心脏移植。

特发性扩张型心肌病与围产期心肌病类似,但不符合上述诊断标准,且长期治疗的疗效较差。

合并肥厚型心肌病的患者往往耐受性良好,大多数患者能成功地进行阴道分娩。

心脏功能取决于前负荷和后负荷,因此如果使用区域麻醉,必须通过有创性血压监测来管理血容量。

合并扩张型心肌病的孕产妇可能在妊娠期间出现失代偿。妊娠合并扩张型心肌病会进一步加重左心室损伤,从而引发死亡,因此不建议这部分患者怀孕[5]。

(二)缺血性心脏病和心肌梗死

在英国,缺血性心脏病(Ischaemic heart disease, IHD)和心肌梗死是妊娠合并心脏疾病孕产妇的主要死亡原因。妊娠期死于缺血性心脏病的危险因素包括:肥胖、高龄、多次妊娠,以及既往有高血压病史、吸烟史、心脏病家族史、2型糖尿病病史等。

先前未发现的IHD通常在妊娠晚期、分娩时或产后出现症状,这是由于在上述阶段时孕产妇的心脏负荷最大。最常见的表现是胸痛、心电图缺血性改变和肌钙蛋白升高,有时可出现不典型的腹部或上腹部疼痛。任何怀疑有缺血性胸痛,特别是合并危险因素的孕产妇,均应完善心电图检查。

孕产妇合并IHD可能需行冠状动脉造影,继而采用支架和血管成形术来治疗冠状动脉闭塞或冠状动脉夹层。

在心肌梗死的情况下,应进行经皮腔内冠状动脉血管成形术(Percutaneous transluminal coronary angioplasty, PTCA)。如果PTCA不可行,建议给予溶栓治疗,但是保守治疗的风险更大。

麦角新碱可引起冠状动脉血管痉挛,因此使用子宫收缩剂需谨慎。如果有IHD病史,应该避免使用该类药物。

(三)主动脉夹层

主动脉夹层(Aortic Dissection, AD)与高血压密切相关,可由子痫前期、主动脉缩窄、结缔组织疾病(如马方综合征和Ehlers-Danlos综合征)引起。40岁以下妊娠相关AD占AD发生率的50%,由此引起的孕产妇死亡率高达25%。

AD通常发生在妊娠晚期或产后。其主要症状包括剧烈的胸痛、肩胛下疼痛、末端器官缺血或急性心肌梗死。检查方式包括胸部CT、MRI或经食道超声心动图(Transoesophageal echocardiogram, TOE)。

- 根据孕周采用不同的处理方式:

（1）如果在孕28周之前出现,推荐进行外科手术干预,若无手术干预,孕产妇死亡率可达80%。妊娠早期对孕产妇进行体外循环可能会造成胎儿先天性畸形,但是在妊娠中晚期则较为安全。

（2）孕32周后,建议先行剖宫产,然后予以外科手术治疗。

（3）孕28～32周,应尽可能利用药物来促胎肺成熟,除非存在严重不稳定的血流动力学。

麻醉管理的目标是通过区域麻醉和输注拉贝洛尔以积极控制血压,维持循环稳定。若在全麻下进行剖宫产,必须避免喉镜检查引起的高血压反应[5]。

（四）心脏移植的管理

如果心功能良好,妊娠期可耐受,可暂时不进行心脏移植。

心脏移植后涉及免疫抑制药物的使用,可能会引发很多副作用,从而导致许多问题。

阴道分娩是最好的分娩方式。

八、妊娠合并心脏疾病的一般处理方法

（一）监　测

妊娠合并心脏病患者在分娩前后的基本监测包括:血压、脉搏血氧饱和度和ECG。

对于存在较高风险的患者,建议持续进行有创血压监测。

中心静脉压（Central venous pressure, CVP）和肺动脉导管（Pulmonary artery catheter, PAC）监测目前仍存在争议,但是这些监测存在一定的风险,并且获益有限。

经肘窝置入中心静脉导管可用于测量CVP和血管活性药物的使用情况,这可能也是中心静脉插管更安全的方法。

（二）分　娩

对于大多数合并心脏病的孕产妇,适当镇痛下的阴道分娩是最安全的分娩方式。因为与剖宫产相比,阴道分娩失血量少,对孕产妇的血流动力学影响小。

对于合并心脏病的孕产妇,需在高年资医师指导下进行分娩,并持续进行有创动脉血压监测。在保证胎盘和胎儿循环血供的同时,尽量减小孕产妇循环系统的负荷。

有效的镇痛能缓解孕产妇心动过速,减少儿茶酚胺的释放,从而减少疼痛对血流动力学的影响。

对于第二产程的有效助产,可能会减少循环的波动。

在分娩早期应用低剂量硬膜外镇痛是有益的,能有效缓解疼痛,减少儿茶酚胺的

释放。如果由于产科适应证或基础疾病失代偿需要进行剖宫产,可以选择全麻或区域麻醉。

如果计划进行全身麻醉下剖宫产,必须抑制患者对喉镜的反应,例如使用阿芬太尼10~20μg/kg[5]。

如果计划进行区域麻醉下剖宫产,最好避免进行单次蛛网膜下腔麻醉。替代选择包括:硬膜外和腰硬联合或增加腰麻(通过脊髓导管),过程中应注意小心滴定。

影响局部或全身麻醉的因素有很多,其中需要全身麻醉的其他操作包括:直流电复律、产后心脏手术、吸入高浓度氧(肺动脉高压),术后机械通气及复杂手术。

通过区域麻醉(左侧狭窄病变和分流)可以有效降低SVR,较全身麻醉下造成的心肌收缩力损伤的风险低。

抗凝时应注意可能存在硬膜外血肿的风险。

评估孕产妇或胎儿的死亡风险,咨询孕产妇的意愿、全麻会引起气道异常、告知孕产妇不同麻醉方式的优缺点及了解患者的偏好。

(三) 抗生素预防心内膜炎

美国心脏协会(American College of Cardiology, ACC)2007发表的指南和英国国家卫生与临床技术优化研究所(National Institute for Health and Care Excellence, NICE)2008发表的指南,均不建议使用抗生素来预防妇科或产科手术患者的心内膜炎,这是因为没有循证医学证据的支持。

需要预防性应用抗生素的情况如下:人工心脏瓣膜、感染性心内膜炎病史、肥厚性心肌病、狭窄或反流的瓣膜性心脏病和结构性先天性心脏病(非复杂的ASD,完全矫正的VSD和PDA)。

高危患者:手术开始30min内,应用氨苄西林2.0g肌注或静滴联合庆大霉素1.5mg/kg。术后6h,应用氨苄青霉素1.0g肌注或静滴或口服阿莫西林1.0g。对于青霉素过敏的患者,推荐使用万古霉素1.0g(静滴时间1~2h)联合庆大霉素。

中危患者:手术前1h,给予口服阿莫西林2.0g;或术前30min,氨苄青霉素2.0g肌注或静滴。对于青霉素过敏患者,推荐在开始手术的30min内使用万古霉素1.0g(静滴时间1~2h)[4]。

(四) 抗 凝

在妊娠早期应用华法林抗凝可导致胎儿畸形,不推荐使用。在妊娠晚期避免使用,这是因为华法林可穿过胎盘屏障引起胎儿出血。在紧急情况下,如果选择区域麻醉进行分娩,由于华法林的副作用难以在短时间内被纠正,也应避免使用。

对接受华法林治疗的患者,保证其国际标准化比率(International standardized

ratio, INR）INR 在 2.0～3.0 的前提下，使用最小剂量，同时加用低剂量阿司匹林。如果在用华法林治疗期间发动产程，则应进行剖宫产。

在整个妊娠期间，可以使用低分子量肝素（Low molecular weight heparin, LMWH）替代华法林。在末次 LMWH 使用并代谢后，可以进行区域麻醉。

对于接受预防剂量 LMWH 的孕产妇，在最后一次注射 12h 后进行区域麻醉或拔除硬膜外导管。在硬膜外麻醉或腰麻术后，可以在 4h 后继续给予 LMWH。对于接受治疗剂量 LMWH 的孕产妇，可以在最后一次注射 LMWH 24h 后进行区域麻醉或拔除硬膜外导管。在硬膜外麻醉或腰麻术后，可在 4h 后继续给予 LMWH[5]。

（五）子宫收缩乏力

催产素对有基础性心脏病的患者会造成严重的不良后果，但术后不使用催产素可导致出血，因此需要权衡出血和对心脏副作用之间的利弊。

静脉注射负荷剂量的催产素可引起心动过速、血管扩张和低血压等不良反应，因此首选微泵缓慢注射（如 5U 稀释至 20mL，5～10min 泵入）。如果合并严重的心血管疾病（例如严重的主动脉瓣狭窄），最好避免使用。在分娩后可以进行 10U/h 低剂量输注，但需密切监测。

麦角新碱可引起肺血管收缩和高血压，因此对大多数心脏病尤其是肺动脉高压的患者应避免使用。前列腺素 F2α（欣母沛）可引起严重的支气管痉挛、高血压、急性心力衰竭和肺水肿，因此该药物在大多数情况下都不适用。

按摩子宫可促进宫缩，但可能需要充分镇痛。在子宫收缩乏力的情况下，可以采用的其他外科手术包括：在剖宫产或阴道分娩后 1～2d，放置宫腔内球囊，子宫压缩缝合（例如 B-Lynch 缝合线），髂内血管栓塞术或结扎术以及子宫切除术[5]。

（六）避孕方式推荐

屏障式避孕是最推荐的避孕方式，但是不正规使用会导致失败率增高。宫内节育器和激素避孕属于 WHO 的 C 类避孕方法，合并心脏病的患者使用的风险较大。心脏病随年龄的增长而进展，因此对于家庭来说，永久性避孕是最好的方法。女性输卵管切除术存在麻醉等相关的风险，因此男性输精管结扎术是最安全的永久性避孕方法。

九、总　结

低风险的妊娠妇女是指无或很少有妊娠合并的其他临床症状，心室功能良好，无血流动力学紊乱或危及生命的潜在心律失常。此类患者不存在严重的左心室流入或流出梗阻，无明显肺动脉或全身性的高血压，因此不需要抗凝治疗。

在进行全面的心脏评估后，低危患者可以在当地进行管理，同时要与产科心脏疾病中心保持密切联系。

中危患者需要在心脏疾病中心进行治疗，高危患者妊娠20周即应收住入院。

对于分娩方式和时间应该事先进行讨论，并做出决定。通常建议进行阴道分娩，除非是有马方综合征（主动脉根部扩张或主动脉夹层）、未矫正的主动脉缩窄、肺血管病（包括艾森曼格综合征）和（或）发绀以及人工瓣膜。这些患者应尽量缩短肝素停用时间。推荐使用硬膜外麻醉，但对于已有发绀、心排血量严重下降的患者应避免造成其血管扩张。充足的容量负荷非常重要，但对于患有左心室梗阻或严重肥厚性心肌病的患者，其容量负荷不宜过多。由于有创性监测固有的风险，使其很少被推荐使用。

酌情考虑在正常分娩过程中预防性应用抗生素。由于正常分娩中患者发生感染性心内膜炎的风险非常低，因此预防性抗生素的应用对患者而言并无益处；但对于手术分娩患者而言，任何类型的心内异物的置入和先前患有心内膜炎的，抗生素的预防性应用则是必要的。

妊娠合并肺动脉高压的高危患者，因产后病情危重、死亡风险最高，需在ICU中进行持续的脉搏血氧饱和度的监测。

参考文献 》

［1］Ray P, Murphy GJ, Shutt LE. Recognition and management of maternal cardiac disease in pregnancy. Br J Anaesth. 2004, 93: 428-439.

［2］Dob DP, Yentis SM. Practical management of the parturient with congenital heart disease. Int J Obstet Anaesth. 2006, 15: 137-144.

［3］Confidential Enquiry into Maternal and Child Health (CEMACH). Saving Mothers' Lives: Reviewing Maternal Deaths to Make Motherhood Safer 2003-2005. The Seventh Report on Confidential Enquiries into Maternal Deaths in the United Kingdom. London: CEMACH, 2007.

［4］Joubert IA, Dyer RA. Anaesthesia for the pregnant patient with acquired valvular heart disease. Update Anaesth. 2005, 19: 1-2.

［5］Wilson W. Prevention of infective endocarditis. Guidelines from the American Heart Association. Circulation. 2007, 16: 1736.

［6］Klein LL, Galan HL. Cardiac disease in pregnancy. Obstet Gynecol Clin N Am. 2004, 31: 429-459.

第六章　妊娠期急性肾功能衰竭

一、引　言

妊娠期急性肾功能衰竭(Acute renal failure, ARF,简称急性肾衰竭)或急性肾损伤(Acute kidney injury, AKI)的特征性临床表现是在几分钟或几天内肾小球滤过率(Glomerular filtration rate, GFR)迅速降低。妊娠期ARF的病因大多与非妊娠妇女相同。然而,在妊娠某些特殊变化的影响下可能会加剧ARF[1]。因此,了解妊娠期肾功能恶化的原因,对准确进行鉴别诊断和启动恰当的治疗是非常重要的。对临床治疗来说妊娠期间发生ARF是一项重要挑战,因为妊娠期ARF不仅会影响孕产妇,还会累及胎儿。因此,选择治疗方式时需要权衡对母体和胎儿的利弊。若要改善母体和胎儿的预后,需要早期预防、识别及恰当的治疗。妊娠期ARF是一种复杂的疾病,需要多学科协作,其中肾病专科医师扮演了一个很重要的角色。

二、发病率

虽然发达国家的妊娠期ARF发病率在下降(据报告为1%～8%)[1,2],但在像印度这样的发展中国家妊娠期ARF的发病率仍然居高不下,可达9%～25%[3-6]。

三、病　因

(一) 急性肾功能衰竭的常见病因

感染造成的急性肾小管坏死(Acute tubular necrosis, ATN)、与狼疮有关的肾小球肾炎、药物毒性,均有可能造成非妊娠期和妊娠期ARF[7]。

(二) 妊娠期急性肾功能衰竭的特殊病因

妊娠期ARF与妊娠期的两个阶段有关:妊娠早期和妊娠晚期[8]。产后出血和败血症也对妊娠期ARF的发病率有影响。

1. 妊娠早期病因

妊娠早期ARF通常与肾前性因素相关(表6.1)。最常见的原因有:妊娠剧吐、流产合并感染。

- 妊娠剧吐

妊娠剧吐会造成严重的血容量不足,从而可引起肾前性ARF。肾灌注量减少会造成血尿素氮和血清肌酐不成比例的增加[1]。输注适当的液体以纠正酸碱失衡和电解质紊乱。妊娠剧吐需要采取多种治疗方法,而止吐在多种治疗方法中发挥着重要作用。

- 流产合并感染

在像印度这样的发展中国家中,流产合并感染仍然是孕产妇发生ARF的主要原因。20世纪70年代,印度的流产后ARF的发病率为59.7%,目前已经下降至20%[9]。这是流产合法化和感染发生率下降的直接结果。

与西方国家不同的是,在印度,患者发生感染后继发双侧肾皮质坏死(Bilateral renal cortical necrosis, BRCN)的发生率非常高,据报道,其发生率为14.28%~28%[4,6,10]。双侧肾皮质坏死可能导致慢性肾脏疾病。

2. 妊娠晚期病因

妊娠晚期ARF的病因可分为肾前性和肾性,详见表6.1。

肾前性病因:出血(如:胎盘早剥)。

肾性病因:子痫前期、HELLP综合征、妊娠期急性脂肪肝、血栓性微血管病变,这些是产后发生ARF最常见的四个原因。

表6.1 妊娠期急性肾衰竭的常见原因

肾前性	妊娠早期	妊娠剧吐
		流产合并感染
	妊娠晚期	出血
		胎盘早剥
	产后	产后出血
肾性	妊娠晚期	子痫前期
		HELLP综合征
		妊娠期急性脂肪肝
		血栓性微血管病变
肾后性	任何妊娠时期	梗阻(如:肾结石)

- 子痫前期

子痫前期是妊娠期最常见的高血压疾病,可使妊娠患者的病情变得复杂。妊娠20周后新出现的高血压(140/90mmHg)伴蛋白尿可考虑子痫前期[11]。

当孕产妇有高血压,无蛋白尿,需结合以下标准以确认是否存在子痫前期[11]:

(1) 血小板减少症(血小板计数<100000/μL)。

(2) 肝脏功能受损(血转氨酶水平升高超过正常值的两倍)。

(3) 新出现的肾功能不全(排除肾脏其他疾病,血肌酐超过1.1mg/dL或超过基础值的2倍）。

（4）肺水肿。

（5）新出现的大脑功能受损或视觉障碍。

子痫前期可分为轻度和重度两种类型,有以下情况提示患者发生重度子痫前期[12]：血压≥160/110mmHg、显著的蛋白尿、多脏器功能受累。轻度子痫前期不会出现ARF,甚至在重度子痫病例中ARF也并不常见,发生率为1%～5%[13]。重度子痫前期可能出现轻度的血尿素氮升高,造成这种情况的部分原因是肾小球毛细血管壁的通透性降低[6]。

70%子痫前期患者的肾病可发展成肾小球内皮增生型肾病,并可持续至产后。然而,这些变化在大多数患者中是完全可逆转的。

子痫前期孕产妇身体发生的变化可能导致ARF,详见表6.2。

表6.2 子痫前期引起ARF的原因

类型	原因
原发性变化	肾小球内皮增生
	GFR下降
	肾血流量下降
继发性变化	血容量不足
	血管收缩
	炎症级联反应激活
	凝血级联反应激活

子痫前期合并以下妊娠期并发症可促进ARF的发生：

（1）大量出血致血流动力学不稳定。

（2）严重DIC。

（3）HELLP综合征（溶血、肝酶升高、血小板减少）[14]。

（4）重度子痫前期并发胎盘早剥。

- HELLP综合征

HELLP综合征是一种以溶血、肝酶升高和血小板计数减少为特征的疾病。虽然它与重度子痫前期有关,但15%～20%的HELLP综合征妇女不出现高血压或蛋白尿[15]。不同于子痫前期,经产妇发生HELLP综合征更为常见。

在HELLP综合征中,肝脏病变和溶血比子痫前期更严重。栓塞和出血更多,肝血肿和破裂的发生也更普遍。

7%～36%的HELLP综合征患者会发生ARF[15,16],重度子痫前期ARF可能是肾脏直接损伤的结果,也可能是胎盘早剥的结果。

HELLP综合征继发ARF后,10%～46%的孕产妇在急性期需要进行透析[17]。然而,即使是需要透析的孕产妇,其肾功能最终也可以完全恢复正常[18]。虽然患HELLP综合征的孕产妇发展成ARF的死亡率较低(1%),但围产儿死亡率较高(7%～34%)[15,19,20],尤其是早发型的孕产妇病情更重,且围产儿死亡更多见于早发型[15]。

- 妊娠期急性脂肪肝

妊娠期急性脂肪肝(Acute fatty liver of pregnancy, AFLP)与肝细胞脂质浸润有关,且无炎症或坏死表现,这是一种常染色体隐性遗传性疾病。若胎儿体内蓄积的过多的脂肪酸,并释放入母体血液,随着母体的血液循环进入肝脏,则会引起母体肝组织中长链脂肪酸的增加,最终导致肝脏功能受损。

虽然孕产妇发生AFLP比较罕见,但它可能是导致暴发性肝衰竭的一种产科急症。妊娠期超过60%的急性脂肪肝病例会发生急性肾衰竭[21-23]。这可能是由于肾灌注减少或急性肾小管坏死。

妊娠期急性脂肪肝早期阶段与重度子痫前期或HELLP综合征很难鉴别[24]。若子痫前期伴有以下症状,则应该考虑妊娠期急性脂肪肝[7]:

(1)低血糖症状。

(2)低纤维蛋白原血症。

(3)肝功能化验提示高胆红素血症。

(4)无胎盘早剥的情况下部分凝血活酶时间延长。

在终止妊娠后,大多数妊娠期急性脂肪肝的危重孕产妇的肝脏和肾脏功能可以完全恢复。然而,孕产妇妊娠期急性脂肪肝与其围产期发病率和死亡率相关[25]。

- 血栓性微血管病

血栓性微血管病是指血小板减少症并发微血管性贫血。该疾病罕见,孕产妇发病率约为1/25000,其特点是在患者多个器官的微血管中发现纤维蛋白和(或)血小板血栓[26]。由于重度子痫前期和血栓性微血管病有相似的临床表现和组织学特征,因此很难进行鉴别诊断[7]。如果存在高血压和蛋白尿的病史,可能对于诊断子痫前期有帮助。

可以根据血栓性微血管病的器官受累严重程度和发病时机,将其分为以下两种:

(1)血栓性血小板减少性紫癜(Thrombotic thrombocytopenic purpura, TTP):①以神经系统异常为主要表现,肾损伤不明显。②大多数在妊娠中、晚期诊断。

(2)溶血性尿毒症综合征(Hemolytic-uremic syndrome, HUS):①肾衰竭明显。②多数在产后诊断。

在临床实践中,由于两者的临床表现相似,因此鉴别诊断非常困难。TTP的特点是发热、血小板减少症(通常严重)、微血管性溶血性贫血、轻度肾衰竭(肌酐水平<1.4mg/dL)和神经系统症状(如定向障碍、共济失调、头痛、局灶性病变,癫痫,或失语症)[27]。溶血性尿毒症综合征的临床特征与其相似,肾损害严重而神经症状罕见。

血小板结合蛋白基序的解聚蛋白样金属蛋白酶13(ADAMTS-13)也被称为人血管性血友病因子裂解蛋白酶。这是由肝星状细胞、内皮细胞、血小板产生的一种酶,负责血管性血友病因子多聚体的裂解。ADAMTS-13存在缺陷(ADAMT-13活力<10%)会使得多聚体进入循环系统,导致血小板聚集和红细胞破碎。这种酶先天性缺陷罕见,多数是由于自身产生抗体而导致的[28]。该酶有助于鉴别特发性血小板减少性紫癜(Idiopathic thrombocytopenic purpura, ITP)和TTP。

重度子痫前期、HELLP综合征、妊娠期急性脂肪肝、血栓性血小板减少性紫癜、溶血性尿毒症综合征的鉴别,见表6.3。

表6.3　重度子痫前期、HELLP综合征、妊娠期急性脂肪肝、血栓性血小板减少性紫癜、溶血性尿毒症综合征的鉴别

	重度子痫前期	HELLP综合征	妊娠期急性脂肪肝	血栓性血小板减少性紫癜	溶血性尿毒症综合征
症状出现时期	妊娠晚期	妊娠晚期	妊娠晚期	妊娠中、晚期	产后
高血压	100%	80%	25%~50%	偶尔	+
急性肾衰竭	轻度	轻度/中度	中度	轻度/中度	严重
血小板减少	+/-	+	-	++	++
溶血性贫血	-	-	-/+	++	++
APTT延长	-/+	-/+	++	-	-
肝转氨酶升高	-/+	+	++	-	-
ADAMTS-13活动度<10%	-	-	-	++	+
肾功能转归	好	好	好	差	差

*APPT:活化部分凝血酶时间(Activated partial thromboplastin time, APTT)

- 子宫出血和ARF

妊娠并发以下情况常发生急性肾衰竭:

(1)胎盘早剥。

(2)DIC。

(3)产后出血。

孕产妇发生大出血则容易出现急性肾衰竭。如果出血合并重度子痫前期或HELLP综合征,则肾损害情况更严重[29]。重度子痫前期合并出血会加剧血容量不足,进一步加速ATN。

如果急性出血导致血容量减少且没有得到及时、恰当的治疗,可能会迅速导致ATN的发生。ATN是可逆的,一般采取支持性疗法,这样可以最大程度地减轻对肾脏的损害。妊娠可加剧炎症反应、影响患者的凝血状态。若缺乏及时的干预,ATN可迅速进展成BRCN。若发展为BRCN,通常就会造成永久和不可逆的肾损害。20%的产科急性肾衰竭的病例可发展成BRCN[10]。

急性肾小管坏死的诊断:

(1) 尿钠>25mmol/L。

(2) 尿液检查显示,肾小管细胞碎片和颗粒管型。

(3) 少尿(50%病例发生)。

(4) 肾皮质坏死的诊断。

(5) 无尿持续时间>1周。

(6) CT增强或选择性肾动脉造影(不是必须的):延迟填充;肾叶间动脉分支差;肾皮质灌注缺乏或不均匀。

(7) 肾活检诊断为肾小管坏死。

四、妊娠期急性肾衰竭的治疗 》》

由于妊娠期急性肾衰竭可能危及母体和胎儿,因此其治疗特别有挑战性,需要产科医师、肾脏科医师、新生儿科专家和其他相关科室专家组成一个多学科小组,从而提供最佳的治疗方案。

妊娠期急性肾衰竭处理的关键点包括:

(1) 纠正血容量不足。

(2) 防止进一步的损害。

(3) 具有肾脏替代治疗(透析)指征时,应尽早开始肾替代治疗。

(4) 治疗基础疾病。

(5) 尽早娩出胎儿和胎盘。

需要避免或谨慎使用肾毒性药物,治疗一切相关的感染,如尿路感染等[30]。常用肾毒性药物包括NSAID和氨基糖苷类抗生素,如阿米卡星和庆大霉素。血容量不足的患者需要静脉输液,以恢复和维持肾脏及子宫胎盘的灌注。孕产妇应尽量避免使用造影剂进行检查。

五、妊娠期急性肾衰竭的并发症

与其他人群相似,孕产妇急性肾衰竭的并发症包括高血压、电解质异常、代谢性酸中毒和贫血。

(一) 高血压

急性肾衰竭患者常出现高血压,但是对于血压升高的孕产妇开始进行降血压治疗的时机,目前还没有形成共识[12, 31, 32]。NICE 指南[33] 推荐:若孕产妇血压≥150/100mmHg,则应开始降血压治疗。起始的降压药物选择拉贝洛尔。血压控制的目标为收缩压<150mmHg,舒张压维持在80~100mmHg。

孕产妇使用甲基多巴、肼屈嗪、硝苯地平等降压药是安全的。若发现重度子痫前期的孕产妇出现高血压,则应静脉使用肼屈嗪[34]。然而,一项随机对照试验的荟萃分析,研究的是中度到重度妊娠高血压的治疗,其结果并不支持肼屈嗪的使用。这是因为孕产妇使用肼屈嗪的不良反应发生率增加,包括低血压、胎盘早剥、少尿等[35]。由于甲基多巴会增加产后抑郁症的风险,因此产后不宜使用[36]。其他常用降压药,如血管紧张素转换酶抑制剂和血管紧张素Ⅱ受体拮抗剂,孕产妇应避免使用。

(二) 电解质异常(高钾血症/低钙血症)

虽然血钾过高可以用胰岛素和葡萄糖或阳离子交换树脂治疗,但顽固性严重高血钾是肾脏替代治疗的指征之一[37]。鉴于母体和胎儿可能面临的风险,在使用胰岛素和葡萄糖治疗高钾血症时,应避免低血糖的发生。

(三) 代谢性酸中毒

孕产妇发生轻度代谢性酸中毒很常见,碳酸氢钠可用于纠正代谢性酸中毒,以免病情进一步恶化[38]。

(四) 贫　血

急性肾衰竭患者发生贫血也很常见,可予输血治疗。然而,输血可能加剧肾衰竭患者的高钾血症和导致容量超负荷[39]。孕产妇使用重组人促红细胞生成素是安全的,但是可能需要更高的剂量使血红蛋白达到预期目标[40]。

六、肾脏替代治疗或透析

肾脏替代治疗(Renal replacement therapy, RRT)或透析的指征与其他急性肾衰竭患者相似,肾脏替代治疗指征有:

(1) 电解质失衡。

(2) 代谢性酸中毒。

（3）容量超负荷。

（4）尿毒症相关症状(心包炎,神经病变,精神状态改变)。

目前,尚无专门指导孕产妇肾脏替代治疗的具体指南,单纯根据非妊娠妇女肾脏替代治疗的经验,不考虑妊娠带来的生理变化是不合理的[41]。

妊娠引起的生理使肾血流量增加,肾小球滤过率增加了50%[42]。从妊娠早期到妊娠终止,这些变化持续存在,导致妊娠期血清肌酐值比妊娠前下降20%～30%[43]。鉴于此,非妊娠妇女的RRT标准治疗剂量可能不适用于妊娠期急性肾衰竭患者。

现有证据表明,加强妊娠妇女的终末期肾病(End-stage renal disease, ESRD)透析方案,可以改善孕产妇和胎儿的预后[44,45]。一项比利时注册的大型研究还建议,延长透析时间可能更有利于增加妊娠成功的机会,但ESRD患者发生早产很常见[46]。最近一项报告,通过比较分析加拿大和美国进行血液透析的孕产妇的情况,也得出了类似的结论[47]。

当妊娠期急性肾衰竭出现以下情况时,需尽早透析:GFR≤20mL/min;血肌酐在3.5～5mg/dL之间。

- RRT模式的选择:

（1）间歇性血液透析。

（2）腹膜透析(Peritoneal dialysis, PD)。

（3）连续肾脏替代疗法(Continuous renal replacement therapy, CRRT)。

（4）缓慢低效透析(Slow low efficiency dialysis, SLED)。

若患者每日间歇透析,则建议每周总透析时间＞20h,维持透析前血尿素氮＜40mg/dL或血尿素水平＜60mg/dL[37,44,48]。

保证透析次数适当增多是至关重要的,因为每次超滤量低,透析相关低血压风险就会降低,从而就可以降低胎儿灌注不足及代谢情况发生显著变化的风险。

计算净体重需要考虑到妊娠的不同阶段,在妊娠中晚期,孕产妇每周体重可增加0.3～0.5kg,这点很重要。通常,如果孕产妇发生代谢性酸中毒就会引起代偿性呼吸性碱中毒,因此应该减少透析液中的碳酸氢盐的含量,以维持孕产妇血清碳酸氢盐浓度,使其维持在18～20mmol/L。频繁进行透析的患者水溶性维生素丢失增多,尤其是叶酸,因此建议额外补充叶酸[51]。孕产妇使用肝素和低分子量肝素是安全的,因为它们不能穿过胎盘屏障,所以可用于透析的抗凝治疗[48]。频繁透析可能导致低血钾和低磷酸盐血症,因此,在透析后应持续监测,并根据需要补充丢失的物质,此外,一些患者还需要补充营养制剂。

虽然目前尚无随机对照研究显示何种透析模式对患者更有利,但血液透析优于

PD,这是因为血液透析效率更高;孕产妇可能很难插入PD导管[49];孕产妇妊娠子宫会限制腹膜透析中液体的交换;PD则会增加腹膜炎的潜在风险[50]。

尽管腹膜透析存在诸多不足,但对发展中国家农村地区的患者而言,这可能是唯一的选择。危重患者血流动力学不稳定和(或)多器官功能衰竭都可以从连续肾脏替代疗法(Continuous renal replacement therapy, CRRT)中受益。然而由于CRRT价格昂贵,因此不能被广泛使用,特别是在发展中国家。当不能使用CRRT时,可以选择其他模式作为替代,如低流量透析(Slow low efficiency dialysis, SLED)。现有证据表明,在非妊娠ARF患者中,SLED治疗能维持CRRT类似的血流动力学稳定,所以在不能使用CRRT时选择SLED是恰当的[52]。表6.4列出了孕产妇透析的注意事项。

表6.4　孕产妇透析的注意事项

参数	注意事项
血流动力学	避免发生低血压、容量变化、液体波动
透析前血尿素氮	保持血尿素氮<40mg/dL
血碳酸氢盐水平	通常,孕产妇发生代谢性酸中毒会引起代偿性呼吸性碱中毒,因此应减少透析液中碳酸氢盐的含量,以维持孕产妇血清碳酸氢盐的低浓度
叶酸和维生素补充	血清中叶酸和其他水溶性维生素在透析过程中被清除,需要补充
贫血	如果需要,可以适度增加孕产妇的红细胞生成素治疗剂量
血清钙、钾、磷酸盐	注意高钙血症、低钾血症、低磷酸盐血症
子宫收缩	注意透析有关的子宫收缩和早产
孕产妇体重增加	计算净体重需要考虑到,妊娠中晚期孕产妇每周体重增加0.3~0.5kg

七、病因治疗

(一) 妊娠剧吐

在妊娠早期,通常ARF患者由于妊娠剧吐可以使用含有或不含钾的生理盐水来补充血容量,并且可以使用止吐药。由妊娠剧吐导致的严重ARF并需要透析的病例很罕见[53]。

(二) 流产合并感染

ARF患者因流产合并感染,治疗方法包括使用广谱抗生素和去除子宫内容物。一些流产合并感染的患者发展成急性肾皮质坏死时,需要进行肾脏替代治疗。

(三) 子痫前期和HELLP综合征

如前所述,子痫前期是一种进行性发展的多系统疾病。迄今为止,最有效的治疗策略是终止妊娠。因此,一旦出现子痫前期相关的急性肾衰竭,则提示患者需要终止妊娠。终止妊娠的方式(经阴道或剖宫产)需要根据临床的具体情况进行选择。

若孕周≥34周,应该立即终止妊娠;若孕周<34周,可使用糖皮质激素促进胎肺成熟。

若孕产妇出现致命的并发症,如严重难治性高血压、肺水肿、急性肾损伤、肝破裂和子痫时,则提示需要即刻终止妊娠。虽然通过引产分娩并不增加新生儿死亡率,但孕周<28周的重度子痫前期的孕产妇很少可以通过引产分娩成功[54]。

子痫前期导致的急性肾衰竭及其并发症的处理原则以支持治疗为主,同时根据临床具体情况综合治疗。具体治疗包括[55]:血液制品补充、维持血容量、肾脏替代治疗等。

子痫前期孕产妇死亡的主要原因是脑血管意外和肺水肿。因此,控制血压和产后液体管理至关重要[56,57]。

重度子痫前期患者输注过多的液体可导致肺水肿,尤其是产后,所以密切监测患者的症状和体征,限制静脉输液很重要[58](表6.5)。急性肺水肿可能导致孕产妇死亡。如果没有持续的液体丢失,建议限制输液量(<80mL/h)。避免大量输注液体。当出现肺水肿的特征表现时,则提示需要使用静脉注射利尿剂,如呋塞米;还可以使用硝酸甘油,有效地降低患者的血压。发生少尿的患者若对以上治疗无反应,则需要考虑肾脏替代治疗。

表6.5 重度子痫前期患者的液体管理

情况	管理
输液	限制输液量(输注速度<80mL/h)
大量液体	应避免
肺水肿	速尿
	硝酸甘油
持续少尿	肾脏替代治疗

硫酸镁是治疗子痫的主要药物[59]。由于硫酸镁通过肾脏排泄,所以肾衰竭患者需要调整硫酸镁的使用剂量,避免发生镁中毒。血镁过高可能会导致呼吸抑制、肌腱反射减弱或消失。肾衰竭患者需要密切监测血镁含量,及时发现镁中毒。应用葡萄糖酸钙和利尿剂可逆转血镁过高的不良影响。

(四)妊娠期急性脂肪肝

同子痫前期、HELLP综合征一样,合并AFLP的孕产妇病情一旦稳定,需要紧急终止妊娠。大多数患者预后良好,主要存在的问题是低血糖和凝血功能障碍。若患者发生低血糖,则需要葡萄糖连续输液进行治疗;若发生凝血功能障碍,则需要输注血液制品进行纠正,如输注 FFP、冷沉淀物或血小板。虽然肾功能恢复需要较长时间,但大多数患者在终止妊娠后通过支持性治疗,可以恢复肾功能,很少需肾替代治疗[55]。

（五）肾皮质坏死

大多数 BRCN 患者需要进行透析,相关治疗以支持治疗为主,无特效治疗方法。一些患者可以通过透析恢复部分肾功能,而少数无需透析的患者生存时间也可长达12年之久[60]。

（六）血栓性微血管病

2/3 的血栓性微血管病患者会发生急性肾衰竭[61]。TTP/HUS 的标准治疗方案是血浆置换,可以将死亡率从 90% 降至 10%～20%[62]。糖皮质激素也可以用作辅助治疗 ADAMTS-13 缺陷的血栓性微血管病,但没有确凿证据肯定类固醇治疗该病的效果[63]。在自身抗体滴度较高时,血浆置换或输血浆可能无法缓解疾病症状[64]。美罗华是一种 B 细胞消耗抗体,但对胎儿有潜在的毒性作用,目前已被作为二线治疗药物。在妊娠晚期,美罗华通过 Fc 受体主动的跨胎盘转运导致药物在胎儿体内积累[63]。胎儿娩出后,积累在新生儿血液循环中的美罗华,还需要 3～4 个月才能被清除[65]。一项针对孕产妇接受美罗华治疗淋巴瘤或自身免疫性疾病等的回顾性研究表明,60% 的孕产妇可以成功分娩活婴,但是存活的新生儿中有 2.2% 的新生儿存在先天性异常[66],不到 10% 的新生儿存在 B 细胞耗竭的证据。虽然短期数据结果看起来尚令人满意,但仍需要长期的前瞻性研究来评估美罗华对新生儿免疫系统的影响。

尽管行血浆置换和 FFP 输注,还是有 80% 妊娠相关的 HUS 患者肾功能未能恢复,多数是由于患者存在补体异常情况[28]。依库丽单抗是一种单克隆人 IgG 抗体,能有效抑制补体的激活。它通过抑制 C5 分裂,阻碍 C5a 和 C5b 的产生,从而可以阻断三条补体激活通路[67]。已有一些个案报告显示,依库丽单抗能有效治疗 HUS 和非典型溶血尿毒综合征,但是对自身和移植的肾脏均有影响[68,69]。此外,补体基因突变与否似乎并不影响依库丽单抗的效果。有报道称,依库丽单抗可以用于治疗阵发性夜间血红蛋白尿的孕产妇,但缺乏胎儿安全性的报告[70]。然而,依库丽单抗治疗的费用约为每人每年 50 万美元,在发展中国家大多数患者都承担不起如此昂贵的费用。

八、胎儿注意事项

妊娠期急性肾衰竭会增加围产儿的不良结果。发生这一情况的主要原因是子宫胎盘的血流动力学发生改变。血液透析增加了早产的发生风险。因此,必须注意胎儿的血容量状态、孕产妇使用的治疗药物和孕产妇容量超负荷对胎儿的不良影响[55]。可以通过无应激试验和生物物理评分来反复评估胎儿状态。对于血流动力学不稳定的孕产妇,其胎儿发生早产的风险也会增加,因此需加强监护。综上所述,胎儿在娩出前需确保孕产妇血流动力学稳定,以使胎儿受益。如果计划在孕28～34周终止妊娠,应该使用类固醇激素促进胎肺成熟。

九、结 论))

与发达国家相比,发展中国家孕产妇急性肾衰竭的发病率、病因和预后是不同的。在发展中国家,流产合并感染和产褥期感染仍是急性肾衰竭的重要病因。在发达国家,每年需要进行RRT的孕产妇比例＜1/15000～1/10000[71];而在发展中国家,60%妊娠期急性肾衰竭的妇女需要进行RRT[72]。腹膜透析和间歇性血液透析是发展中国家能够负担且性价比较高的RRT模式。

参考文献))

[1] Krane NK. Acute renal failure in pregnancy. Arch Intern Med. 1988, 148(11): 2347.

[2] Stratta P, Besso L, Canavese C. et al. Is pregnancy-related acute renal failure a disappearing clinical entity? Ren Fail. 1996, 18: 575-584.

[3] Prakash J, Kumar H, Sinha DK, et al. Acute renal failure in pregnancy in a developing country: twenty years of experience. Ren Fail. 2006, 28: 309-313.

[4] Prakash J, Tripathi K, Pandey LK, et al. Spectrum of renal cortical necrosis inacute renal failure in eastern India. Postgrad Med J. 1995, 71: 208-210.

[5] Kumar KS, Krishna CR, Siva Kumar V. Pregnancy related acute renal failure. J Obstet Gynecol India. 2006, 56: 308-310.

[6] Goplani KR, Shah PR, Gera DN, et al. Pregnancyrelated acute renal failure: a single-center experience. Indian J Nephrol. 2008, 18(1): 17-21.

[7] August P, George JN. Acute kidney injury (acute renal failure) in pregnancy. Lockwood CJ, Palevsky PM, editors. In: Up To Date. Waltham: Up To Date, 2014. Accessed 14 Nov. 2014.

[8] Machado S, Figueiredo N, Borges A, et al. Acute kidney injury in pregnancy: a clinical challenge. J Nephrol. 2012, 25(01): 21-30.

[9] Chugh KS, Singhal PC, Sharma BK. ARF of obstetric origin. J Obstet Gynecol. 1976, 108: 253-261.

[10] Prakash J, Tripathi K, Pandey LK, et al. Renal cortical necrosis in pregnancy related acute renal failure. J Indian Med Assoc. 1996, 94: 227-229.

［11］ Report of the ACOG Task Force on Hypertension in Pregnancy. Obstet Gynecol. 2013, 122(5).

［12］ Leeman L, Fontaine P. Hypertensive disorders of pregnancy. Am Fam Physician. 2008, 78(1): 93-100.

［13］ Lafayette RA, Druzin M, Sibley R, et al. Nature of glomerular dysfunction in pre-eclampsia. Kidney Int. 1998, 54: 1240.

［14］ Sibai BM, Ramadan MK. Acute renal failure in pregnancies complicated by hemolysis, elevated liver enzymes, and low platelets. Am J Obstet Gynecol. 1993, 168: 1682.

［15］ Picinni P, Gallo G. Diagnosis and management of HELLP syndrome. In: Ronco C, Bellomo R, Kellum J, editors. Critical care nephrology. 2nd ed. Philadelphia: Saunders, 2009. p. 337-340.

［16］ Baxter JK, Weinstein L. HELLP syndrome: the state of the art. Obstet Gynecol Surv. 2004, 59(12): 838-845.

［17］ Haram K, Svendsen E, Abildgaard U. The HELLP syndrome: clinical issues and management: a Review. BMC Pregnancy Childbirth. 2009, 9(1): 8. 65.

［18］ Drakeley AJ, Le Roux PA, Anthony J, et al. Acute renal failure complicating severe preeclampsia requiring admission to an obstetric intensive care unit. Am J Obstet Gynecol. 2002, 186(2): 253-256.

［19］ Gul A, Aslan H, Cebeci A, et al. Maternal and fetal outcomes in HELLP syndrome complicated with acute renal failure. Ren Fail. 2004, 26(5): 557-562.

［20］ Sibai BM. Diagnosis, controversies, and management of the syndrome of hemolysis, elevated liver enzymes,and low platelet count. Obstet Gynecol. 2004, 103(5Pt 1): 981-991.

［21］ Castro MA, Fassett MJ, Reynolds TB, et al. Reversible peripartum liver failure: a new perspective on the diagnosis, treatment, and cause of acute fatty liver of pregnancy, based on 28 consecutive cases. Am J Obstet Gynecol. 1999, 181: 389.

［22］ Santana L, Hernández Medina E, O'Shanahan G, et al. Acute renal failure in acute fatty liver of pregnancy: apropos of a case. Nefrologia. 2005, 25(4): 453-454.

［23］ Koroshi A, Babameto A. Acute renal failure during acute fatty liver of pregnancy. Nephrol Dial Transplant. 2002, 17(6): 1110-1112.

［24］ Guntupalli SR, Steingrub J. Hepatic disease and pregnancy: an overview of diagnosis and management. Crit Care Med. 2005, 33(10 Suppl): S332-329.

[25] Nelson DB, Yost NP, Cunningham FG. Acute fatty liver of pregnancy: clinical outcomes and expected duration of recovery. Am J Obstet Gynecol. 2013, 209: 456. e1.

[26] Fakhouri F, Frémeaux- Bacchi V. Does hemolytic uremic syndrome differ from thrombotic thrombocytopenic purpura? Nat Clin Pract Nephrol. 2007, 3(12): 679-687.

[27] George J. The thrombotic thrombocytopenic purpura and hemolytic uremic syndrome: evaluation, management and long-term outcomes experience of the Oklahoma TTP-HUS registry, 1989-2007. Kidney Int. 2009, 112: S52-S54.

[28] Fakhouri F, Roumenina L, Provot F, et al. Pregnancyassociated hemolytic uremic syndrome revisited in the era of complement gene mutations. J Am Soc Nephrol. 2010, 21(5): 859-867.

[29] Drakely AJ, Le Roux PA, Anthony J, et al. Acute renal failure complicating severe preeclampsia requiring admission to an obstetric intensive care unit. Am J Obstet Gynecol. 2002, 186: 253-256.

[30] Prakash J, Niwas SS, Parekh A, et al. Acute kidney injury in late pregnancy in developing countries. Ren Fail. 2010, 32(3): 309-313.

[31] Kellum JA, Lameire N. Diagnosis, evaluation, and management of acute kidney injury: a KDIGO summary (Part 1). Crit Care. 2013, 17: 204.

[32] Podymow T, August P. Update on the use of antihypertensive drugs in pregnancy. Hypertension. 2008, 51: 960-969.

[33] Visintin C, Mugglestone MA, Almerie MQ, et al. Management of hypertensive disorders during pregnancy: summary of NICE guidance. BMJ. 2010, 341: c2207.

[34] Vidaeff AC, Carroll MA, Ramin SM. Acute hypertensive emergencies in pregnancy. Crit Care Med. 2005, 33: S307-S312.

[35] Magee LA, Cham C, Waterman EJ, et al. Hydralazine for treatment of severe hypertension in pregnancy: meta-analysis. BMJ. 2003, 327: 955-960.

[36] Chandiramani M, Shennan A. Hypertensive disorders of pregnancy: a UK-based perspective. Curr Opin Obstet Gynecol. 2008, 20: 96-101.

[37] Machado S, Figueiredo N, Borges A, et al. Acute kidney injury in pregnancy: a clinical challenge. J Nephrol. 2012, 25: 19-30.

[38] Acharya A, Santos J, Linde B, et al. Acute kidney injury in pregnancy-current status.

Adv Chronic Kidney Dis. 2013, 20: 215-222.

［39］Tanhehco YC, Berns JS. Red blood cell transfusion risks in patients with end-stage renal disease. Semin Dial. 2012, 25: 539-544.

［40］Jungers P, Chauveau D. Pregnancy in renal disease. Kidney Int. 1997, 52: 871-885.

［41］Barraclough K, Leone E, Chiu A. Renal replacement therapy for acute kidney injury in pregnancy. Nephrol Dial Transplant. 2007, 22: 2395-2397.

［42］Davison JM, Dunlop W. Renal hemodynamics and tubular function normal human pregnancy. Kidney Int. 1980, 18: 152-161.

［43］Sturgiss SN, Dunlop W, Davison JM. Renal haemodynamics and tubular function in human pregnancy. Baillieres Clin Obstet Gynaecol. 1994, 8: 209-234.

［44］Bagon JA, Vernaeve H, De Muylder X, et al. Pregnancy and dialysis. Am J Kidney Dis. 1998, 31: 756-765.

［45］Gangji AS, Windrim R, Gandhi S, et al. Successful pregnancy with nocturnal hemo-dialysis. Am J Kidney Dis. 2004, 44: 912-916.

［46］Okundaye I, Abrinko P, Hou S. Registry of pregnancy in dialysis patients. Am J Kidney Dis. 1998, 31: 766-773.

［47］Hladunewich MA, Hou S, Odutayo A, et al. Intensive hemodialysis associates with improved pregnancy outcomes: a Canadian and United States cohort comparison. J Am Soc Nephrol. 2014, 25: 1103-1109.

［48］Krane NK, Hamrahian M. Pregnancy: kidney diseases and hypertension. Am J Kidney Dis. 2007, 49: 336-345.

［49］Davenport A. Peritoneal dialysis in acute kidney injury. Perit Dial Int. 2008, 28: 423-424.

［50］Briones-Garduno JC, Diaz de Leon-Ponce MA, Rodriguez-Roldan M, et al. Perito-neal dialysis in obstetric patients. Cir Cir. 2006, 74: 15-20.

［51］Hou S. Modification of dialysis regimens for pregnancy. Int J Artif Organs. 2002, 25: 823-826.

［52］Fieghen HE, Friedrich JO, Burns KE, et al. The hemodynamic tolerability and feasi-bility of sustained low efficiency dialysis in the management of critically ill patients with acute kidney injury. BMC Nephrol. 2010, 11: 32.

［53］Hill JB, Yost NP, Wendel GDJ. Acute renal failure in association with severe hyper-emesis gravidarum. Obstet Gynecol. 2002, 100: 1119-1121.

[54] Blackwell SC, Redman ME, TomLinson M, et al. Labor induction for the preterm severe pre-eclamptic patient: is it worth the effort? J Matern Fetal Med. 2001, 10: 305-311.

[55] Gammill HS, Jeyabalan A. Acute renal failure in pregnancy. Crit Care Med. 2005, 33 (10 Suppl): S372-S384.

[56] Bushnell C, Chireau M. Preeclampsia and stroke: risks during and after pregnancy. Stroke Res Treat. 2011, 2011: 858.

[57] Dennis AT, Solnordal CB. Acute pulmonary oedema in pregnant women. Anaesthesia. 2012, 67: 646-659.

[58] Churchill D, Duley L, Thornton JG, et al. Interventionist versus expectant care for severe preeclampsia between 24 and 34 weeks' gestation. Cochrane Database Syst Rev. 2013, (7): CD003106.

[59] Group TETC. Which anticonvulsant for women with eclampsia? Evidence from the Collaborative Eclampsia Trial. Lancet. 1995, 345: 1455-1463.

[60] Chugh KS, Jha V, Sakhuja V, et al. Acute renal cortical necrosis-a study of 113 patients. Ren Fail. 1994, 16: 37-47.

[61] Esplin MSM, Branch DW. Diagnosis and management of thrombotic microangiopathies during pregnancy. Clin Obstet Gynecol Ambul Gynecol. 1999, 42: 360-367.

[62] Rock G, Shumak KH, Buskard MA, et al. Comparison of plasma exchange with plasma infusion in the treatment of thrombotic thrombocytopenic purpura. Canadian Apheresis Study Group. N Engl J Med. 1991, 325: 393-397.

[63] Fakhouri F, Vercel C, Fremeaux-Bacchi V. Obstetric nephrology: AKI and thrombotic microangiopathies in pregnancy. Clin J Am Soc Nephrol. 2012, 7: 2100-2106.

[64] Kremer Hovinga JA, Vesely SK, Terrell DR, et al. Survival and relapse in patients with thrombotic thrombocytopenic purpura. Blood. 2010, 115: 1500-1511, quiz 1662.

[65] Gall B, Yee A, Berry B, et al. Rituximab for management of refractory pregnancy-associated immune thrombocytopenic purpura. J Obstet Gynaecol Can. 2010, 32: 1167-1171.

[66] Chakravarty EF, Murray ER, Kelman A, et al. Pregnancy outcomes after maternal exposure to rituximab. Blood. 2011, 117: 1499-1506.

[67] Kaplan M. Eculizumab (Alexion). Curr Opin Investig Drugs. 2002, 3: 1017-1023.

[68] Mache CJ, Acham-Roschitz B, Fremeaux-Bacchi V, et al. Complement inhibitor ecu-

lizumab in atypical hemolytic uremic syndrome. Clin J Am Soc Nephrol. 2009, 4: 1312-1316.

[69] Legendre CM, Licht C, Muus P, et al. Terminal complement inhibitor eculizumab in atypical hemolyticuremic syndrome. N Engl J Med. 2013, 368: 2169-2181.

[70] Kelly R, Arnold L, Richards S, et al. The management of pregnancy in paroxysmal nocturnal haemoglobinuria on long term eculizumab. Br J Haematol. 2010, 149: 446-450.

[71] Clark SL. Handbook of critical care obstetrics. Boston: Blackwell Scientific Publications, 1994.

[72] Najar MS, Shah AR, Wani IA, et al. Pregnancy related acute kidney injury: a single center experience from the Kashmir Valley. Indian J Nephrol. 2008, 18(4): 159-161.

第七章　妊娠期急性脂肪肝

一、引言

妊娠期急性脂肪肝(Acute fatty liver of pregnancy, AFLP)是孕产妇在妊娠晚期或产后早期所发生的罕见但可能致命的疾病[1-3]。Sheehan于1940年首次将其描述为"急性黄色肝萎缩"。AFLP病理特征为肝细胞的微囊泡状脂肪浸润,且没有任何炎症或坏死。AFLP的发病率为1/15000～1/7000。在过去,孕产妇和围产儿因AFLP所导致的死亡率高达75％～85％。随着诊疗技术的提高,目前孕产妇和围产儿的死亡率已大大降低。AFLP确切的发病机制尚未阐明,支持治疗和尽早终止妊娠仍然是目前最好的治疗方法[1-3]。

二、发病机制

研究表明,AFLP可能是由于线粒体功能障碍所致。AFLP与长链-3-羟酰基辅酶A脱氢酶(Long-chain 3-hydroxyacyl-CoA dehydrogenase, LCHAD)的缺陷有关,这是一种公认的常染色体隐性遗传病,即胎儿出现先天性代谢异常。线粒体脂肪酸β氧化由一系列酶反应组成,当糖原贮存耗尽时,则由游离脂肪酸(Free fatty acids, FFA)为重要器官提供能量。在一些AFLP孕产妇中发现,LCHAD的缺陷可以导致中长链脂肪酸的堆积[1,4-6]。

LCHAD基因中最常见的突变发生在三功能蛋白α亚单位基因(1528G→C),该基因474位氨基酸由谷氨酸突变为谷氨酰胺(E474Q)。65％～90％的LCHAD缺陷患者与这种突变有关。假设这种突变是隐性突变,携带这种隐性突变基因的母亲在正常生理条件下是不会出现异常的脂肪酸氧化的表现。但是,当父母双方都是这种突变的杂合子时,胎儿就有可能成为纯合突变体,继而不能氧化长链脂肪酸。这样一来,未代谢的FFA回到母体循环,加重了母体肝脏负担导致AFLP。胎儿分娩后,不仅消除了母体肝脏的压力,而且也解释了母体产后脂肪酸氧化恢复正常的原因。

目前的研究不能确定患者发生AFLP与LCHAD缺陷之间的关联,虽然有许多突变可以导致LCHAD缺陷,但是只有特定的遗传缺陷会导致AFLP发生风险增加,也有可能在LCHAD基因中存在着当前未知的突变。

在AFLP患者的肝细胞内存在进行性的脂质积聚。正常人体的肝脏脂肪含量约为5％,而AFLP患者的肝脏脂肪含量为13％～19％。进行性脂质积聚以及肝细胞产生的氨都会导致凝血功能障碍和低血糖,随着病情进展,逐渐演变为肝功能衰竭。由于肝细胞溶解和肝细胞萎缩,AFLP患者的肝脏通常质软、色黄、体积萎缩。肾脏、胰腺、脑和骨髓也可出现微囊泡状脂肪浸润。

三、危险因素

有LCHAD缺陷的女性易患AFLP。

● AFLP的其他已知危险因素包括:

(1) 首次妊娠。

(2) 子痫前期。

(3) 男性胎儿。

(4) 多胎妊娠。虽然理论上多胎较单胎会产生更多的脂肪酸代谢产物,因此多胎妊娠的孕产妇患AFLP的风险增加,但迄今为止,尚未发现多胎妊娠与AFLP之间有确定的因果关系。

(5) 药物也可能与AFLP有关,有报道发现阿司匹林与AFLP发病相关。非甾体消炎药包括水杨酸,可以通过抑制线粒体中的三功能蛋白酶,从而导致线粒体长链脂肪酸氧化功能障碍,导致孕有纯合子胎儿的杂合子(LCHAD突变)母体发生AFLP。

(6) 目前尚无种族与AFLP有关联的报道。

四、临床表现和检查

(一) 临床表现

1. 大多数AFLP发生在妊娠晚期,平均发病孕周为35～36周,发病的时间范围为28～40周。个案报道AFLP发病时间范围可以从孕22周到产后即刻。

2. AFLP的临床表现不一,这是因为不同的严重程度所引起的临床表现不同,同时由于伴有其他妊娠晚期症状,使AFLP早期诊断更加困难。

3. 患者经常存在非特异性症状,如厌食、恶心、呕吐、身体不适、疲劳、头痛和腹痛等。

4. 发热和黄疸最常见,70%以上的AFLP患者都会发生。查体可能存在右上腹或中上腹压痛。通常肝脏因发生萎缩而不可触及。

5. 严重情况下,可出现多系统受累,包括急性肾衰竭、肝性脑病、胃肠道出血、胰腺炎和凝血功能障碍。

6. 有些患者也可能患子痫前期,同时伴有水肿和高血压。有学者认为,HELLP综合征、子痫前期、血栓性血小板减少性紫癜和AFLP可能具有相同的发病机制。

7. 短暂的尿崩症也可能发生,但非常罕见(表7.1)。

表7.1 AFLP的常见体征和症状及其发生率[3-5,7,8]

AFLP的常见体征和症状	发生率(%)
恶心、呕吐、黄疸	70
腹痛	60~70
神经系统(感觉改变、混乱、定向障碍、精神错乱、躁动、抽搐、昏迷)	60~80
弥散性血管内凝血	55~80
胃肠道出血	20~60
急性肾衰竭	50
少尿	40~60
心动过速	50
迟发性发热	50

(二) AFLP的实验室检测结果[4-9]

1. 血常规(表7.2)

表7.2 AFLP的血常规检测结果

检查项目	结果
血红蛋白	正常(除非出血/溶血)
红细胞压积	正常(除非出血/溶血)
白细胞	轻度升高
血小板	正常至轻度下降

2. 肝功能(表7.3)

表7.3 AFLP的肝功能检测结果

检查项目	结果
天门冬氨酸氨基转氨酶	中等至显著升高
丙氨酸氨基转移酶	中等至显著升高
γ-谷氨酰转移酶	轻度升高
碱性磷酸酶	中等至显著升高
乳酸脱氢酶	正常或轻度下降
总胆红素	中等至显著升高
直接胆红素	中等至显著升高
血氨	轻度升高
乳酸	轻度升高
葡萄糖	中等至显著下降
胆固醇	轻度下降
甘油三酯	轻度下降

3. 凝血功能（表7.4）

表7.4 AFLP的凝血功能检测结果

检查项目	结果
国际标准化比率	中等至显著升高
凝血酶原时间	轻度升高
部分凝血活酶时间	轻度升高
纤维蛋白原	中等至显著下降
纤维蛋白裂解产物	存在
抗凝血酶Ⅲ	中等至显著下降

4. 肾功能（表7.5）

表7.5 AFLP的肾功能检测结果

检查项目	结果
尿酸	中等至显著升高
血尿素氮	轻度升高
肌酐	中等至显著升高

（三）影像学

虽然超声和CT可发现肝脏发生脂肪浸润改变，但其敏感性或特异性不足以对AFLP作出诊断，假阴性结果较常见。

（四）组织病理学

在诊断AFLP时通常不需要进行肝活检。在大多数情况下，通过病史、临床表现和实验室及影像学检查足以作出诊断。在鉴别诊断AFLP与重度子痫前期时，不应进行肝活检，因为两种情况的治疗是相同的。若产后肝功能无法恢复正常，则可能需要肝活检。组织病理学特征是小叶周围区出现微泡样脂肪小滴，还可能出现片状肝细胞坏死，一般不会发生广泛的坏死或炎症。

五、诊 断

AFLP的诊断具有挑战性，这是因为疾病最初的临床表现可能是非特异性的。

在其他原因所导致的病理性肝功能损害中，AFLP较子痫前期和HELLP综合征罕见。

AFLP的病史、临床特征和生化异常，均可能与急性病毒性肝炎、子痫前期、

HELLP综合征、产科胆汁淤积或其他原因导致的肝功能障碍相似。

AFLP发病罕见。因此,对患有肝功能障碍的孕产妇最好的方法是迅速排除其他可能的疾病。

AFLP与其他原因导致的妊娠期病理性肝功能障碍的鉴别[3-9]。

1. 子痫前期和子痫

(1) 发病时间:妊娠中期或妊娠晚期。

(2) 发病率:5%~10%。

(3) 特征:恶心、呕吐、上腹疼痛、水肿、高血压、精神状态改变、黄疸(晚期特征)。

(4) 实验室检查:ALT<500U/L、蛋白尿和DIC(7%)。

(5) 孕产妇并发症:高血压危象、肾损害、肝破裂或梗死、神经系统异常(癫痫、脑血管意外)。

(6) 胎儿并发症:胎盘早剥、早产、胎儿宫内发育迟缓及围产儿的发病率和死亡率升高。

(7) 子痫前期和子痫是最常见的妊娠晚期累及多器官的疾病之一。

(8) AFLP孕产妇也可能合并子痫前期,但子痫前期的孕产妇通常不会出现黄疸或低血糖,因此可以认为这是AFLP的特征。

(9) AFLP通常表现为急性起病,而子痫前期则在几天或几周内发生。

(10) 子痫前期很少出现严重的凝血功能障碍。

2. HELLP综合征

(1) 发病时间:妊娠晚期。

(2) 发病率:0.10%(4%~12%的孕产妇合并子痫前期)。

(3) 特征:子痫前期的症状(高血压、头痛、视力模糊)、上腹部或右上腹疼痛、恶心、呕吐、血尿和黄疸(晚期特征)。

(4) 实验室检查:溶血、ALT<500U/L、血小板<100×10⁹/L、乳酸脱氢酶(Lactate dehydrogenase, LDH)升高和DIC(20%~40%)。

(5) 孕产妇并发症:癫痫发作、急性肾功能衰竭,肝破裂、血肿或梗死,死亡率高(1%~3%)。

(6) 胎儿并发症:胎盘早剥、早产、胎儿宫内发育迟缓及围产儿的发病率和死亡率升高。

3. 产科胆汁淤积症(Obstetric cholestasis, OC)

(1) 发病时间:妊娠中期或晚期。

（2）发病率：0.1%～0.2%。

（3）特征：剧烈瘙痒、黄疸（20%～60%，约发生在皮肤瘙痒后1～4周）和脂肪泻。

（4）实验室检查：ALT＜500U/L、ALP和GGT显著升高、胆汁酸增加、胆红素＜103μmol/L。

（5）孕产妇并发症：再次妊娠时，易再发胆汁淤积。

（6）胎儿并发症：死胎（发生率为3.5%）、早产。

（7）OC可引起黄疸，显著特征是剧烈瘙痒和碱性磷酸酶升高。

（8）OC与腹痛、恶心、呕吐、肝功能衰竭或DIC无关。

4. 病毒性肝炎

（1）发病时间：整个妊娠期。

（2）发病率：与一般人群相同。

（3）特征：恶心、呕吐和发热，病毒性肝炎中无子痫前期的症状。

（4）实验室检查：血清转氨酶较高（通常＞1000U/L）、胆红素升高、病毒血清学试验阳性，急性重型肝炎中尿酸很少升高。

（5）孕产妇并发症：戊型肝炎死亡率增加。

5. 药物性肝炎

（1）发病时间：整个妊娠期。

（2）发病率：不定。

（3）特征：恶心、呕吐、瘙痒、黄疸（胆汁淤积性肝炎）。

（4）实验室检查：不定。

（5）孕产妇和胎儿并发症：不定。

6. 妊娠急性脂肪肝

（1）发病时间：妊娠晚期（很少在妊娠中期）。

（2）发病率：0.01%。

（3）特征：精神萎靡、上腹疼痛、恶心、呕吐、黄疸（非常常见）和肝性脑病（后期特征）。

（4）实验室检查：ALT＜500U/L、高胆红素血症、低血糖、血氨升高、白细胞增多和DIC（＞75%，表现为血小板减少，凝血酶原时间延长和纤维蛋白原降低）。

（5）孕产妇并发症：急性肾功能衰竭、肝性脑病、腹水、脓毒症、切口血肿、胰腺炎和死亡。

（6）胎儿并发症：窒息、早产、胎儿宫内发育迟缓和LCHAD缺陷。

六、治 疗[3-12]

(一)孕产妇管理

1. 早期诊断、及时分娩和加强支持护理是AFLP治疗的基本原则。

2. AFLP实验室结果不能反映病情的严重程度。对高度怀疑AFLP的门诊患者应推荐患者进行住院监测,如果患者有多器官衰竭和死亡的高风险,建议转入ICU。

3. 在分娩前,应稳定孕产妇病情,包括气道管理,高血压控制,纠正低血糖、电解质和凝血异常。

4. 合理使用静脉输液和血液制品,多次评估孕产妇的生命体征和精神状态是至关重要的。

5. 反复的胎儿评估非常必要。

6. 多学科管理,涉及不同专业,如重症监护科、消化科和围产医学科是必不可少的。

(二)胎儿娩出

1. 若孕妇病情稳定,则应及时进行胎儿分娩。

2. 若病情允许,最好选择阴道分娩,但由于母体和胎儿的状态会迅速恶化,而经常选择剖宫产。

(三)产后治疗

1. 在产后恢复期间,由于凝血功能障碍导致出血风险高,因此持续的血流动力学监测非常必要。

2. 可能需要输液和输注血液制品。

3. 若患者有发生低血糖的风险,可能需要输注葡萄糖。

4. AFLP的潜在并发症通常在肝、肾功能障碍发生后出现。假性囊肿继发感染或出血性胰腺炎伴发腹膜后出血,会造成病情发展难以控制,特别是当患者有凝血功能障碍时,需要在肝功能障碍之后连续监测血清脂肪酶和淀粉酶。

5. 影像学检查如CT或MRI,对假性囊肿或出血性胰腺炎的病情评估是有价值的。

6. 需要评估血浆置换对AFLP治疗的安全性和效果。

7. AFLP的患者很少需要进行肝移植。应在合并下列情况时考虑原位肝移植:暴发性肝衰竭或多器官衰竭、分娩和有创支持治疗仍不可逆的肝衰竭、肝性脑病、严重的代谢性酸中毒、恶化的凝血功能障碍或CT显示肝脏坏死所致的肝破裂。

七、预　后[3-12]

（一）孕产妇预后

1. AFLP的死亡率约为18%。

2. 患者死亡通常是继发于脓毒症、肾衰竭、循环衰竭、胰腺炎或消化道出血。

3. 在幸存者中，肝功能可能会持续恶化1周，产后逐渐恢复。CT显示肝脏体积缩小，最终在产后恢复正常。

4. 若肝功能得到改善，则表示该病好转。肝酶、血氨和凝血功能将逐渐恢复正常，只要没有永久性肾损害，血肌酐会逐渐下降。

5. 完全的临床恢复通常在几周内发生，通常没有远期后遗症。肝脏的组织学变化可能持续数月。

（二）AFLP复发

1. AFLP可在再次妊娠中复发。

2. 对于曾孕有纯合子突变体或本身复合杂合子胎儿的妇女，若再次妊娠，那么复发风险为25%，这种情况较罕见，只有少数病例被报道。然而，这种情况的概率可能被低估，因为许多妇女在初次发病后可能不再妊娠。

3. 受累的孕产妇应进行产前咨询，必要时需进行新生儿和母亲LCHAD缺陷检测。

4. 如果患者决定再次怀孕，应密切监测急性脂肪肝的任何早期症状。

5. 应告知复发的风险，即使基因突变检测阴性，下次妊娠期间也应定期监测。

（三）胎儿预后

1. 既往新生儿死亡率高达85%。目前由于得到迅速确诊和治疗，患者死亡率急剧下降，约为20%。

2. 虽然围产期存活率有所改善，但胎儿受累并不罕见，甚至病情稳定的孕产妇也可以存在胎儿受累。

3. 密切进行胎儿监护和新生儿护理是必要的。

4. 在孕产妇无临床失代偿的情况下，胎儿窘迫和新生儿死亡增加的原因并不十分清楚，可能是由于早产。

5. 若继发母体代谢性酸中毒的患者乳酸清除障碍，则将会影响胎儿酸碱状态。因此，及时纠正孕产妇代谢性酸中毒对胎儿健康至关重要。

八、婴儿LCHAD缺陷

1. 线粒体中有毒代谢物的积聚导致肌肉纤维变性和脂肪浸润,从而影响骨骼肌和心肌。肝细胞内脂质沉积导致胆红素代谢受损和进行性黄疸。

2. 遗传性LCHAD缺陷通常存在于新生儿期或儿童早期,可能不会立刻被识别,而是在经过一段时间禁食或病毒性疾病后出现。新生儿有严重的肝功能衰竭,严重的心肌病和难以逆转的低酮酸、低血糖脑病可以诊断。应注意有LCHAD缺陷的患者可能会突然致命。

3. 分子检测遗传缺陷应在新生儿和受累父母中进行。尽管LCHAD缺陷有许多突变,但仅E474Q的检测可能已足够,因为受累孕产妇的胎儿至少有一个等位基因具有E474Q突变。

4. 建议低长链脂肪酸饮食,补充中链甘油三酯。饮食疗法可能会改善长期预后,尽管难以预防不可逆的眼科变化,如眼底色素沉着。

九、结　论

1. AFLP是一种发生于妊娠晚期或产后早期的罕见的、危及生命的疾病。

2. 早期诊断有时很困难,这是因为AFLP与其他常见疾病如子痫前期、病毒性肝炎或妊娠期胆汁淤积症有共同的特征。

3. 仔细询问病史、完善体格检查、完善实验室和影像学检查,这些证据往往足以诊断AFLP,一般无需肝活检。

4. 及时分娩胎儿和强化支持治疗仍然是AFLP的主要治疗方法。

参考文献

[1] Ko H, Yoshida EM. Acute fatty liver of pregnancy. Can J Gastroenterol. 2006, 20(1): 25-30.

[2] Castro MA, Fassett MJ, Reynolds TB, et al. Reversible peripartum liver failure: a new perspective on the diagnosis, treatment, and cause of acute fatty liver of pregnancy, based on 28 consecutive cases. Am J Obstet Gynecol. 1999, 181(2): 389-395.

[3] Treem WR, Shoup ME, Hale DE, et al. Acute fatty liver of pregnancy, hemolysis, elevated liver enzymes, and low platelets syndrome, and long chain 3-hydroxyacyl-coenzyme A dehydrogenase deficiency. Am J Gastroenterol. 1996, 91(11): 2293-2300.

[4] Paul S, Sepehr GJ, Allison HV. Abnormal liver function tests in the third trimester: a

diagnostic dilemma. Acute fatty liver of pregnancy. Gastroenterology. 2014, 146(4): 910.

[5] Mjahed K, Charra B, Hamoudi D, et al. Acute fatty liver of pregnancy. Arch Gynecol Obstet. 2006, 274(6): 349-353.

[6] Loganathan G, Eapen CE, Chandy RG, et al. Acute fatty liver of pregnancy: a report of two cases. Natl Med J India. 2002, 15(6): 336-338.

[7] Sheehan HL. The pathology of acute yellow atrophy and delayed chloroform poisoning. J Obstet Gynaecol Br Emp. 1940, 47: 49-62.

[8] Usta IM, Barton JR, Amon EA, et al. Acute fatty liver of pregnancy: an experience in the diagnosis and management of fourteen cases. Am J Obstet Gynecol. 1994, 171 (5): 1342-1347.

[9] Papafragkakis H, Singhal S, Anand S. Acute fatty liver of pregnancy. South Med J. 2013, 106(10): 588-593.

[10] Nelson DB, Yost NP, Cunningham FG. Acute fatty liver of pregnancy: clinical outcomes and expected duration of recovery. Am J Obstet Gynecol. 2013, 209(5): 456.

[11] Goel A, Jamwal KD, Ramachandran A, et al. Pregnancy-related liver disorders. J Clin Exp Hepatol. 2014, 4(2): 151-162.

[12] Yu CB, Chen JJ, Du WB, et al. Effects of plasma exchange combined with continuous renal replacement therapy on acute fatty liver of pregnancy. Hepatobiliary Pancreat Dis Int. 2014, 13(2): 179-183.

第八章　暴急性重型肝炎

一、引　言

尽管印度的卫生条件、健康意识和社会经济状况都有改善，但急性病毒性肝炎仍然是印度社会的一个公共卫生问题。印度是甲型肝炎及戊型肝炎高流行区域[8]。

戊型肝炎病毒属肝炎病毒成员之一[10]，经肠道传播。据报道，在亚洲、非洲及拉丁美洲等发展中国家都有大规模流行，并且在这些国家中，戊型肝炎病毒是除甲型和乙型肝炎病毒外主要的肝炎病毒类型[13]。有研究表明妊娠合并戊型肝炎病毒感染所引起的死亡率极高[8,9]。

二、定　义

急性重型肝炎或急性肝衰竭是指患者原来无肝脏病史，但在4周内发展为肝性脑病的急性肝炎[1]。

急性病毒性肝炎是指主要累及肝脏的感染性疾病。肝炎病毒A、B、C、D、E和G是相关的致病因子[5]。

急性病毒性肝炎一般属于急性自限性疾病，患者的天冬氨酸氨基转移酶升高至少5倍，伴或不伴有黄疸。

在暴发性肝衰竭的分类中（表8.1），一般都包含肝性脑病。肝性脑病可造成病情的进一步加重，甚至危及生命。进展到肝性脑病的患者，其临床症状或黄疸情况具有相似的病因、临床特征和预后。妊娠期肝功能异常的病因众多，但急性重型肝炎是最需警惕的疾病。

急性肝衰竭包括暴发性肝衰竭和亚急性或亚慢性肝衰竭（或迟发性肝功能衰竭）。暴发性肝衰竭是指原肝功能正常，突然出现肝功能显著异常，并在首发症状出现后8周内发生肝性脑病的一种综合征。迟发性肝衰竭是在慢性肝病持续26周以上进展至肝衰竭。

三、病　因

急性重型肝炎最常见的病因是病毒性肝炎。由于病毒具有不同的地理分布，在远东地区乙型肝炎病毒是常见的类型，而印度最常见的类型是戊型肝炎病毒（Hepatitis

E virus, HEV）[14]。

　　研究发现，在印度、伊朗、非洲和中东地区，妊娠期急性重型肝炎发病率更高[3,4]。虽然，病毒性肝炎患者发生暴发性肝功能衰竭（Fulminant hepatitis failure, FHF）十分罕见（甲型肝炎为 0.2%～0.4%，乙型肝炎为 1%～4%）[15]，但是如果孕产妇合并 HEV 感染似乎更易发展成 FHF。

表8.1　不同暴发性肝衰竭分类

分类	定义
Trey 和 Davidson[1]	肝功能衰竭：发病后 8 周内出现戊型肝炎
英格兰[10]	急性肝衰竭（仅包括肝性脑病患者）。根据黄疸进展至戊型肝炎时间间隔进行亚组分类。超急性肝衰竭：0～7d。急性肝衰竭：8～28d。亚急性肝衰竭：29～72d。晚发性急性肝衰竭：56～182d。
法国[13]	急性肝衰竭（快速进展的肝功能损害）。严重急性肝衰竭：凝血酶原时间或因子 V 浓度低于正常值的 50%，伴或不伴有戊型肝炎。亚组分类暴发性肝衰竭：出现黄疸后 2 周出现戊型肝炎。亚急性肝衰竭：出现黄疸后 3～12 周出现戊型肝炎。
国际肝脏研究协会第 15 版急性肝衰竭（发病后 4 周内出现戊型肝炎）[11]	亚组急性肝衰竭。超急性：10d 内，急性肝衰竭。暴发性：10～30d，急性肝衰竭，未另外规定。亚急性肝衰竭（发病 5～24 周出现腹水，伴或不伴有戊型肝炎）。根据病毒类型进行亚组分类。

四、流行病学

　　在某些国家，戊型肝炎病毒感染高度流行。在许多国家，大约 50% 的急性病毒性肝炎与频发的洪水相关，同时快速城市化也造成安全饮用水紧张、食物的获得不便和卫生设施有限，也增加了感染的风险。东南亚地区急性和慢性病毒性肝炎造成重大的疾病负担，导致该地区每年约有 50 万人死亡。由于肝炎病毒感染率、病毒相关临床疾病发病率和死亡率等数据有限，可能无法反映真实情况。此外，由于该区域肝炎病毒感染的社会和经济影响，医疗保健支出等方面的数据也难以获得[12]。

　　戊型肝炎由 HEV 感染引起。该病毒是一种无囊膜的单股正链 RNA 病毒[16,18]，分 1、2、3、4 四种基因型。每个 HEV 基因型具有特定的地理分布（图 8.1）。亚洲和非洲部分区域戊型肝炎高度流行，而这些地区流行和散发的戊型肝炎病例中已经分离出 HEV 1 型。在印度次大陆、中国、东南亚、中亚、中东和非洲北部和西部地区，经常出现数百甚至数千人暴发感染 HEV[2,19]。

　　妊娠合并戊型肝炎爆发发病率高。此外，感染的孕产妇更易进展至急性重型肝炎（15%～22%）或其他预后不良的情况[19-23]。据报道，40.3% 的暴发性戊型肝炎的孕产妇合并有慢性乙型肝炎[24-26]。妊娠合并戊型肝炎也与早产儿、低体重儿、婴儿围产期死亡风险增加有关[22]。戊型肝炎具有自限性,占FHF总体死亡率的1%~3%;在孕产妇中的死亡率可达15%~25%。

五、病理生理学

1. 肝性脑病

肝性脑病是急性或慢性肝衰竭引起的可逆性中枢神经系统功能障碍的综合病症,常由前期的易激惹、运动失常、妄想迅速进展至昏迷。肝性脑病分期见表8.2。

诱因包括胃肠道出血、自发性腹膜炎、脓毒症、药物、蛋白过敏、碱中毒、利尿剂、脱水、便秘和氮质血症等。

表8.2 肝性脑病分期

分期	症状
Ⅰ期	轻度性格改变和行为失常,可有扑翼样震颤
Ⅱ期	以意识错乱、睡眠障碍、行为失常为主,扑翼样震颤++
Ⅲ期	昏睡可被声音唤醒,可引出扑翼样震颤,反射亢进
Ⅳ期	昏迷,对疼痛刺激有或无反应,无姿势反射

2. 脑水肿

75%的Ⅳ期肝性脑病患者可有脑水肿,脑水肿是导致肝性脑病患者死亡的主要原因,常继发于细胞膜和血-脑屏障的破坏。晚期表现为库欣反应、肌张力增高、被动体位和呼吸节律改变等。

3. 凝血功能障碍

- 凝血因子Ⅱ、Ⅴ、Ⅶ、Ⅸ和Ⅹ减少。
- 血小板减少。
- 在无出血的情况下输注FFP是无益。

4. 肾脏和血容量

- 血流动力学分布性异常。
- 低血压、外周血管阻力减低。
- 肝肾综合征。

5. 氧输送和氧消耗

严重的外周分流:可能由外周循环血小板栓子形成、间质性水肿和血管张力异常进而导致严重的外周分流-氧摄取减少。

6. 代谢变化

- 常见低血糖(糖原产生异常,糖原储备减少),可能需补充10%葡萄糖液。

- 低钾血症。

- 低钠血症。

- 低磷血症。

7. 感染

高危因素：意识水平下降，免疫抑制（调节功能减弱，中性粒细胞吞噬功能减退、固有免疫及体液免疫功能受损）。门静脉旁路的出现导致细菌可以绕过肝网状内皮系统，因此出现菌血症和真菌血症是常见的。革兰氏阳性球菌（金黄色葡萄球菌、表皮葡萄球菌、链球菌）、革兰氏阴性杆菌感染的患者均不能从预防性抗感染中受益。如果存在脓毒症表现，需经验性使用广谱抗生素治疗。最常见的感染是肺炎和尿路感染，且约有26%的患者存在菌血症。

六、发病机制

目前，对于妊娠合并戊型肝炎并发严重肝功能损害的机制仍不明确。

1. 免疫因素

妊娠期间免疫变化特点是，通过抑制T细胞介导免疫来调整胎儿同种异体移植排斥反应。细胞免疫明显改变了Th1/Th2细胞比例，且与正常妊娠相反，Th1细胞数目明显多于Th2细胞。Th2细胞的增加对于胎儿的存活是必需的，这也解释了急性重型肝炎在胎儿中发病率更高的原因。HEV感染时，在Th2细胞偏倚的孕产妇中可能会引起细胞毒性免疫应答（Th1）。急性肝功能衰竭与HEV载荷量高相关，其需要Th1发生强烈应答。如果升高的Th1免疫应答仍不足以对抗高负载HEV感染，Th1应答可能会进一步增加，随着细胞毒性免疫应答增加，可能导致胎儿保护降低，甚至死亡。病毒性肝炎对孕产妇和胎儿导致不同的免疫应答反应。产前保健缺乏和孕产妇营养不足会增加感染的严重程度。

2. 激素因素

妊娠期间应用高剂量类固醇激素加速了病毒复制。类固醇激素具有免疫抑制功能。由于类固醇激素对肝细胞的免疫功能具有直接抑制作用，故而在肝脏面临感染性病原体时，易导致肝功能障碍或肝衰竭的发生[27]（图8.2—图8.4）。

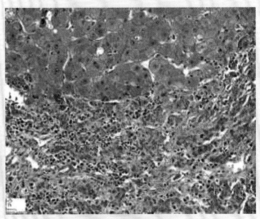

图8.2　暴发性肝衰竭

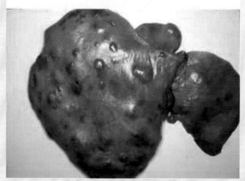

图8.3　次广泛性肝坏死

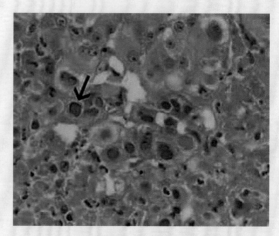

图8.4　戊型肝炎严重肝损伤的病理特点

七、暴发性肝炎的治疗

急性肝功能衰竭的治疗需要重症医学科的团队和专家参与。妊娠期间,子宫增大导致肝脏触诊困难。在妊娠期雌激素的作用下,60%的正常孕产妇有诸如毛细血管扩张或肝掌等肝脏病变的迹象。急性肝衰竭需要与妊娠期急性脂肪肝、HELLP综合征、肝出血、肝破裂、肝梗死、单纯疱疹病毒感染及其导致的肝炎进行鉴别。妊娠合并戊型肝炎死亡率为20%,血清学有助于明确诊断。

1. 印度产科危重症患者的管理

就目前的情况而言,孕产妇重症监护是产科讨论最少的领域。孕产妇死亡的数据分析显示,在许多情况下,孕产妇死亡的次要原因就是缺少良好的监护。需理解高依赖性病房和重症监护病房的概念及这两者的区别[6]。

产科重症监护在"综合重症监护"中首先被定义,随后于2009年更新[6]。

确定孕产妇所需的监护水平取决于需要支持的器官数量以及由重症监护协会制定的"监护级别"类型[6]。支持水平分级方法(表8.3)已被证明是有用的,有助于危重疾病某些方面的管理,特别是2级监护。

2. 预防和控制HEV感染

HEV主要经消化道传播,污染的饮用水和食物是其传播媒介。在开始发病前几天病毒由感染个体的粪便排出。之后,病毒可以到达各种地表水源,如河流、池塘、浅水井、沟渠等,从而导致疾病暴发。这种情况在大雨和洪水期间特别常见。此外,夏季水流量减少,导致溪流和流水中粪便污染物的浓度增加,从而增加疾病流行的风险。据报道,城市地区的管道处于低水压期间,污水会被吸入管道,进而出现间歇管道供水系统污染事件。通过改善整体卫生条件(包括适当的污水处理、确保饮用水安全)可以有效预防HEV感染。如果不能确保饮用水的安全性,可以通过煮沸和氯化饮用水方式使HEV失活,上述措施可以在戊型肝炎爆发期间使用。对于高风险人群(如孕产妇或既往存在慢性肝病的人群),积极进行预防是有益的。目前已研发了两种有前景的重组亚单位疫苗,通过临床试验发现,其具有良好的免疫原性和短期保护作用;但在暴露情况下,患者完成疫苗接种后的长期保护作用或疗效尚无研究数据。这两种疫苗,一种尚未经商业开发,另一种疫苗仅在中国被批准使用,而在其他国家未批准使用。目前这种疫苗的确切公共卫生作用尚不清楚,需要进一步的研究数据来确定可能受益的群体和环境条件[12]。

表8.3　支持水平分级

分级	支持水平
0级	低危患者,可以在普通病房进行治疗
1级	患者病情发生恶化,且需要更密切观察及治疗(如需催产素输注,轻度子痫前期需降压治疗)
2级	需要侵入性监测/干预的患者,包括: 单一器官衰竭(不包括高级呼吸支持) 神经功能支持 输注镁剂以控制癫痫发作(非预防) 颅内压监测 肝脏系统支持 急性暴发性肝衰竭,例如HELLP综合征或急性脂肪肝或等待移植 需要基本呼吸支持 需心脏支持
3级	需要高级呼吸支持(机械通气)或基本呼吸支持加上一个以上其他器官的辅助支持。 高级呼吸支持,需要两个或以上器官的辅助支持

3. 并发症治疗

• 肝性脑病

抗感染和其他相关因素治疗。由于暴发性肝衰竭患者存在高钠血症和麻痹性肠梗阻的风险,因此应谨慎使用乳果糖。在肝性脑病晚期,对患者精神状态的评估与进一步对预后的评估、镇静剂的使用和气管插管的应用都非常重要。

• 脑水肿

肝性脑病患者的脑水肿和颅内高压进展迅速。在Ⅲ期和Ⅳ期肝性脑病的患者中,动脉血氨水平＞200g/dL是脑疝的强预测因子[29]。颅内压应保持在15 mmHg以下,脑灌注压应维持在50mmHg以上。颈静脉导管监测颈静脉血氧饱和度可用以指导治疗,并能有效避免颅内高压。颈静脉血氧饱和度降低(＜55%)表明存在脑缺血;饱和度高(＜85%)表明脑代谢需求降低或存在脑充血,在临床上后者更常见。建议保持患者的头部抬高20°,以改善颈静脉回流。颅内高压时可静脉使用0.5～1g/kg甘露醇,必要时可重复使用,直到血浆渗透压达到310mOsm/L。少尿和肾衰竭的患者可能需要进行血液透析以避免发生高渗。过度换气通常可使脑血管收缩,导致脑血流量减少,但效果持续时间较短暂。新的疗法如轻度低体温可使颅内压降低、脑血流量减少,从而改善FHF患者的脑灌注压[30]。实验证明,吲哚美辛亦可减少脑血流量,从而可预防脑水肿,个别案例报道取得令人鼓舞的成果[31]。在最近的一项临床对照试验中,预防性输注苯妥英降低了亚临床癫痫发作的发生率,对于预防脑水肿也有一定作用[32]。

- 肝衰竭治疗

肝移植是唯一能够彻底治疗暴发性肝衰竭的措施。然而,成本问题限制了其在印度的应用。同时肝移植手术风险高、死亡率高;术后需长期服用免疫抑制剂也是限制其应用的因素。

此外,与发生暴发性肝衰竭而需要肝移植的患者相比,其他原因造成的需要移植的患者预后更差,导致这一情况的部分原因是手术时后者全身情况差。

因此,在进行原位肝移植手术前,早期明确哪些患者的死亡风险高非常重要。

肝移植是肝衰竭的最终治疗方法。在等待合适的供体的过程中,可以考虑使用生物人工肝脏进行支持治疗,直到找到合适的供体肝脏再进行移植。但是,没有对照研究显示这样做可以长期获益。

生物人工肝脏辅助装置、肝细胞移植和辅助性肝移植是其他可供选择的治疗措施。但是,这些都是短期措施,只有当肝脏自发恢复或更换后,患者才能长期生存。

非生物体外肝脏支持系统如血液透析、血液滤过、活性炭吸附血液灌注、血浆置换等可作为临时肝脏支持手段,直到找到合适的供体肝脏。但目前没有对照研究可以显示这样做可以长期获益。

八、总 结

在印度HEV感染是妊娠期暴发性肝衰竭常见的病因。妊娠期间发生HEV感染,孕产妇和胎儿预后更差。感染的患者检验常出现较高的IL-12/IL-10比例及Th1失衡,而正常妊娠情况下Th2增加,这种免疫转变对于戊型肝炎相关的妊娠暴发性肝衰竭的患者具有一定影响。由于NK细胞活性升高可能导致胎儿得到的母体保护减少,甚至导致胎儿死亡。与急性病毒性肝炎相比,暴发性肝衰竭的病毒载量相对较高。在上述两种情况下,胎儿死亡率高,这表明病毒载量与疾病严重程度有关。快速的城市化、过度拥挤的城市、清洁饮用水和卫生设施的缺乏、财力和人力资源配置不足以及公共支持监督措施的不足是预防和控制戊型肝炎的主要障碍,同时这也是引起妊娠合并暴发性肝衰竭的主要原因之一[12]。

良好的重症监护对于患者的生存至关重要。原位肝移植是一种具有明确临床效果的治疗方案。重症医学科医师的参与和重症监护室对患者的治疗是暴发性肝衰竭的中心管理计划。在印度,鼓励农村和城市人口进行产前保健和早期明确病毒性戊型肝炎,可有效降低病毒性肝炎孕产妇发病率和死亡率。

参考文献

[1] Trey C, Davidson CS. The management of fulminant hepatic failure. Prog Liver Dis. 1970, 3: 282-298, Trey C, Davidson LS. The management of FHF. In: Popper H, Schafnner F, editors. Progress in liver disease. New York: Grune&Stration, 1970. p. 282-298.

[2] Bhatia V, Singhal A, Panda SK, et al. A 20-year single-centre experience with acute liver failure during pregnancy: is the prognosis really worse? Hepatology. 2008, 48: 1577-1585. PubMed PMID: 18925633.

[3] Kamat SK. Prognosis of infective hepatitis in pregnant women. In: Vakil BJ, Shah SG, editors. Hepatitis. Bombay: Adoni Printers & Publishers, 1975. p. 50-53.

[4] Borhanmanesh F, Haghighi P, Hekmat K, et al. Viral hepatitis during pregnancy: severity and effect on gestation. Gastroentrology. 1973, 64: 304-312.

[5] Aggarwal R, Krawczynski K, Hepatitis E. An overview and recent advances in clinical and laboratory research. J GastroenterolHepatol. 2000, 15(1): 9-20.

[6] Levels of critical care for adult patients. Standards and guidelines. ICS: London. 2009. www. ics. ac. uk/intensive_care_professional/standards_and_guidelines/levels_of_critical_care_for_adult_patients.

[7] McCashland TM, Shaw BW, Tape E. The American experience with transplantation for acute liver failure. Semin Liver Dis. 1996, 16: 427-433.

[8] Khuroo MS, Teli MR, Skidmore S, et al. Incidence and severity of viral hepatitis in pregnancy. Am J Med. 1981, 70: 252-255.

[9] Nayak NC, Panda SK, Datta R, et al. Aetiology and outcome of acute viral hepatitis in pregnancy. J GastroenterolHepatol. 1989, 4: 345-352.

[10] O'Grady JG, Schalm SW, Williams R. Acute liver failure: redefining the syndromes. Lancet. 1993, 342: 273-275.

[11] Tandon BN, Bernauau J, O'Grady J, et al. Recommendations of the International Association for the Study of the Liver Subcommittee non nomenclature of acute and

subacute liver failure. J GastroenterolHepatol. 1999, 14: 403-4. 2000, 15: 9-20.

［12］ Regional strategy for prevention and control of viral hepatitis. WHO Regional office for South East Asia.

［13］ Bernuau J, Rueff B, Benhamou JP. Fulminant and subfulminant liver failure: definitions and causes. Semin Liver Dis. 1986, 6: 97-106.

［14］ Acharya SK, Dasarathy S, Kumer TL, et al. Fulminant hepatitis in a tropical population: clinical course, cause, and early predictors of outcome. Hepatology. 1996, 23: 1448-55.

［15］ Hoofnagle JH, Carithers RL, Shapiro C, et al. Fulminant hepatic failure: summary of a workshop. Hepatology. 1995, 21: 240-252.

［16］ Lu L, Li C, Hagedorn CH. Phylogenetic analysis of global hepatitis E virus sequences: genetic diversity, subtypes and zoonosis. Rev Med Virol. 2006, 16: 5-36.

［17］ Huang CC, Nguyen D, Fernandez J, et al. Molecular cloning and sequencing of the Mexico isolate of hepatitis E virus（HEV）. Virology. 1992, 191: 550-558.

［18］ van Cuyck-Gandre H, Zhang HY, Tsarev SA, et al. Characterization of hepatitis E virus（HEV）from Algeria and Chad by partial genome sequence. J Med Virol. 1997, 53: 340-347.

［19］ Pal R, Aggarwal R, Naik SR, et al. Immunological alterations in pregnant women with acute hepatitis E. J GastroenterolHepatol. 2005, 20: 1094-1101.

［20］ Navaneethan U, Al Mohajer M, Shata MT. Hepatitis E and pregnancy: understanding the pathogenesis. Liver Int. 2008, 28: 1190-1199.

［21］ Kar P, Jilani N, Husain SA, et al. Does hepatitis E viral load and genotypes influence the final. Outcome of acute liver failure during pregnancy?Am J Gastroenterology. 2008, 103: 495-501.

［22］ Mamun-Al-Mahtab, Rahman S, Khan M, et al. HEV infection as an aetiologic factor for acute hepatitis: experience from a tertiary hospital inBangladesh. J Health PopulNutr. 2009, 27（1）: 14-19.

［23］ Ippagunta SK, Naik S, Sharma B, et al. Presence of hepatitis E virus in sewage in Northern India: frequency and seasonal pattern. J Med Virol. 2007, 79: 1827-1831. ?

［24］ Husain MM, Srivastava R, Akondy R, et al. Evidence of hepatitis E virus exposure among seronegative healthy residents of an endemic Area. Intervirology. 2011, 54（3）: 139-143.

［25］ Shrestha MP, Scott RM, Joshi DM, et al. Safety and efficacy of a recombinant hepatitis E vaccine. N Engl J Med. 2007, 356: 895-903.

［26］ Zhang J, Liu CB, Li RC, et al. Randomized-controlled phase II clinical trial of a bacterially expressed recombinant hepatitis E vaccine. Vaccine. 2009, 27: 1869-1874.

［27］ McGovern BH, Ditelberg JS, Jeremy S, et al. Hepatic Steatosis is associated with fibrosis, nucleoside analogue use, and hepatitis C virus genotype 3 infection in HIV-seropositive patients. Clin Infect Dis. 2006, 43: 365-372.

［28］ Mellor AM, Munn DH. Tryptophan catabolism and T-cell tolerance: immunosuppression by starvation? Immunol Today. 1999, 20: 469-473.

［29］ Clemmesen JO, Larsen FS, Kondrup J, et al. Cerebral herniation in patients with acute liver failure is correlated with arterial ammonia concentration. Hepatology. 1999; 29: 648-653.

［30］ Jalan R, Damink SW, Deutz NE, et al. Moderate hypothermia for uncontrolled intracranial hypertension in acute liver failure. Lancet. 1999; 354: 1164-1168. This study shows the efficacy of hypothermia to reduce cerebral blood flow, restore cerebral blood flow auto regulation, and control intracranial hypertension in the clinical setting. It also confirms previous.

［31］ Clemmesen JO, Hansen BA, Larsen FS. Indomethacin normalizes intracranial pressure in acute liver failure: a twenty three-year-old woman treated with indomethacin. Hepatology. 1997; 26: 1423-1425.

［32］ Ellis AJ, Wendon JA, Williams R. Subclinical seizure activity and prophylactic phenytoin infusion in acute liver failure: a controlled clinical trial. Hepatology. 2000; 32: 536-541.

第九章　妊娠期急性胰腺炎

一、引　言

急性胰腺炎(Acute pancreatitis, AP)被定义为胰腺及胰周组织的炎症。妊娠期 AP 较少见,但妊娠期 AP 患者的病情非常严重。妊娠期 AP 发病率为 1/12000～1/1000。在妊娠中晚期或产后早期 AP 常见[1-3]。妊娠早期 AP 较少见,但也可能发生,且与妊娠剧吐较难鉴别[4]。妊娠期 AP 患者的病情严重程度,从轻度到重度不等。重症胰腺炎的发生与组织坏死、脓肿、假性囊肿以及多器官功能障碍相关[5]。在临床内窥镜普遍应用之前,妊娠期 AP 造成孕产妇及胎儿的死亡率较高。因为同时涉及母体和胎儿安全,所以应给予更多的关注。诊断方法包括内镜超声、磁共振胰胆管造影和内镜逆行胰胆管造影;治疗方法包括内镜下括约肌切开术、胆道支架术、胆总管取石术和腹腔镜胆囊切除术。这些诊疗方法是胃肠病学发展的重要里程碑。经过适当的治疗,妊娠期 AP 患者的预后较之前有很大改善[4]。

二、病理生理

妊娠期 AP 主要的发病原因有胆囊结石(65%～100%)、酒精成瘾、高甘油三酯血症[6]等,其中最重要的是胆囊结石和胆汁淤积所引起的胆道疾病。胆囊结石的发病情况因种族而异,亚洲人、非洲人比美洲原住民要少。妊娠期 AP 罕见的发病原因有甲状旁腺机能亢进、结缔组织疾病、腹部损伤和药物诱发(利尿剂、抗高血压药)[3,4]。妊娠并不会造成孕产妇患胰腺炎的可能性增加,但会增加胆石症和胆汁淤积的风险[3,5](图9.1)。

三、临床表现

妊娠期 AP 与非妊娠期 AP 的临床表现相似。因妊娠期 AP 又与许多急腹症的表现相似,所以诊断困难。通常在胰腺炎的症状和体征发生之前,会先出现胆囊疾病的症状和体征,如急性发作的腹痛,并且疼痛常常放射到右侧肋腹部、肩胛骨及肩部,10～20min 疼痛达最大强度,这是胆囊疾病的典型症状。此外,还包括食欲缺乏、恶心、呕吐、消化不良、低热及脂肪食物不能耐受等症状。

体格检查中,中、重症急性胰腺炎的患者常表现为屈膝体位,以缓解疼痛。由于液体进入第三间隙导致液体丢失,患者可出现发热、心动过速、呼吸困难和低血压。在腹部检查中,可能出现腹部压痛、腹肌紧张和肠鸣音减弱或消失等体征。酸碱平衡的紊乱可导致胎儿缺氧,严重而持续的低氧血症可能导致胎儿死亡[3,4]。

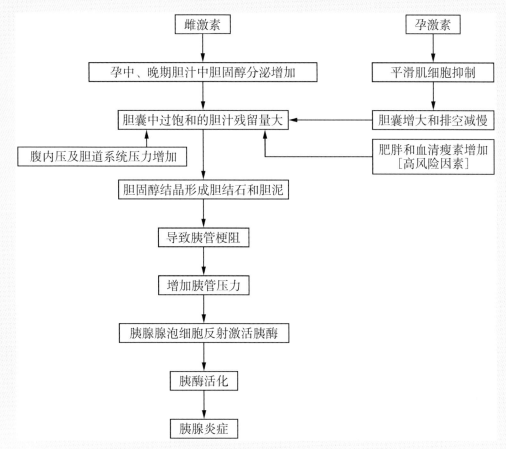

图9.1　妊娠期间胆囊结石和胆汁淤积风险增加的机制

四、急性胰腺炎的诊断

急性胰腺炎通常可通过症状、实验室检查和影像学检查进行诊断。

1. 实验室检查

（1）血淀粉酶和脂肪酶增加3倍及以上。在疾病发生的6～12h内,血淀粉酶开始上升,持续升高3～5d,但该指标的特异性较差。在发病1h内,血脂肪酶开始上升,比血淀粉酶持续时间更长,因此更具有特异性[5,7]。

（2）血淀粉酶和血肌酐清除率比值（若比值>5％,则考虑急性胰腺炎）,对妊娠期急性胰腺炎的诊断可能有帮助[7]。

（3）血转氨酶水平升高（超过3倍）作为一种生物化学标志物,高度提示胆源性胰腺炎[4,5]。

（4）肝酶和胆红素的变化提示胆道病因[5]。

2. 影像学检查

（1）腹部超声：对孕产妇和胎儿进行超声检查是安全的，能够发现扩张的胰管、假性囊肿和局部超过2～3cm的液体聚集，同时能够检测胆囊结石，但对发现胆总管的结石和胆泥不敏感。

（2）超声内镜（Endoscopic ultrasound, EUS）：可以检测到胆总管中直径＜2mm的结石或胆泥，具有很高的检查价值。该检查可以在轻度镇静的情况下完成，对于孕产妇和胎儿是安全的。在行经内镜逆行、性胰胆管造影术之前进行EUS是可取的。

（3）磁共振胰胆管造影（Magnetic resonance cholangiopancreatography, MRCP）：如果超声无法辅助诊断，则可以考虑使用MRCP。但是，目前尚缺乏对于妊娠早期应用MRCP安全性的数据。

（4）经内镜逆行性胰胆管造影术（Endoscopic retrograde cholangiopancreatography, ERCP）：由于存在辐射风险，故在妊娠期不推荐使用ERCP，只能用于胆总管结石或胆泥的特殊病例。对于重症胆源性急性胰腺炎的病例，建议在24h内进行ERCP，清除胆管结石，并行十二指肠乳头肌切开术，以减轻胆总管压力。ERCP应由有经验的内镜医师和放射科医师同时进行操作。在手术过程中，胎儿应始终保持处于屏蔽状态，以尽量减少射线暴露[5]。

五、治 疗

急性胰腺炎治疗前需考虑：

- 诊断是否明确。
- 严重程度。
- 是否有胆道疾病。
- 孕周。

（一）一般治疗

1. 常规治疗：主要包括液体复苏、镇痛、止吐、生命体征监测和胎心监测，同时注意应给予患者吸氧。

2. 营养：通过鼻空肠管对重症急性胰腺炎患者进行肠内喂养优于全胃肠外营养（Total parenteral nutrition, TPN），并且持续禁食可能增加感染的风险。肠内营养符合生理需求，有助于保护肠道黏膜屏障，减少细菌移位，同时可以避免TPN的所有风险[5]。

3. 抗生素：使用抗生素治疗急性胰腺炎具有争议。抗生素的使用对非胰腺感染可能有预防作用。因此,应给予对妊娠期患者相对安全的抗生素,同时根据血培养结果和患者的临床状况对抗感染的治疗方案进行调整[5]。

　　轻症胰腺炎通常可在7d内恢复。10%的急性胰腺炎患者病情严重,最好在ICU进行治疗。在重症急性胰腺炎患者中,由于液体进入到第三间隙而丢失、血容量不足,从而导致组织灌注不足,并发多器官功能衰竭[8]。因此,重症急性胰腺炎患者应在ICU中进行精细的容量管理。

(二) 病因治疗

1. 治疗胆囊结石

外科治疗适合于对保守治疗无效的患者。对于外科治疗,需考虑到:

- 手术方式选择。
- 胆囊切除的时间和方法。

影响外科手术的因素包括患者的孕周,是否存在胆总管扩张、胆管炎和胰腺炎的严重程度等。胆囊切除术可以在任何孕周进行,首选在妊娠中期。研究表明开腹手术和腹腔镜手术结果相似,但是腹腔镜胆囊切除术的并发症发生率较低[3,5]。美国胃肠内镜与外科医师协会对妊娠腹期进行腔镜手术的指导(2011年)如下:

- Trochar安全放置。
- 避免腹腔高压。
- 左侧卧位防止主动脉压迫。
- 术中避开子宫,以免电灼伤。

建议轻症急性胆源性胰腺炎的患者,早期进行胆囊切除术;建议重症急性胰腺炎和胆管炎的患者,在4~6周内完成手术。对于胆总管结石患者,需ERCP行十二指肠乳头括约肌切开取石,手术时注意避蔽胎儿。也有研究报道主张胆道支架置入,而不行十二指肠乳头括约肌切开取石,这样可以避免发生括约肌切开术的并发症。然而,支架置入可能造成支架闭塞和胆管炎,进而存在二次手术的风险。若胰腺发生无菌坏死,可预防性应用抗生素,并进行坏死组织清除治疗[5]。

2. 治疗高脂血症性胰腺炎

高甘油三酯血症是引起急性胰腺炎的第二大常见原因。当血清甘油三酯水平>1000mg/dL时,考虑高脂血症胰腺炎。妊娠晚期,在雌激素作用下,甘油三酯的合成和极低密度脂蛋白的分泌增加,可引起血清甘油三酯水平升高3倍及以上。家族性高脂血症患者的高甘油三酯血症可能更严重,从而易诱发胰腺炎。高脂血症性胰腺炎主要的治疗方法是对症治疗[5]。

临床表现:急性腹部疼痛、恶心、消化不良、发热、呼吸困难等。

实验室检查:血淀粉酶和血脂肪酶升高3倍及以上。

妊娠期急性胰腺炎诊断和治疗流程图,见图9.2。

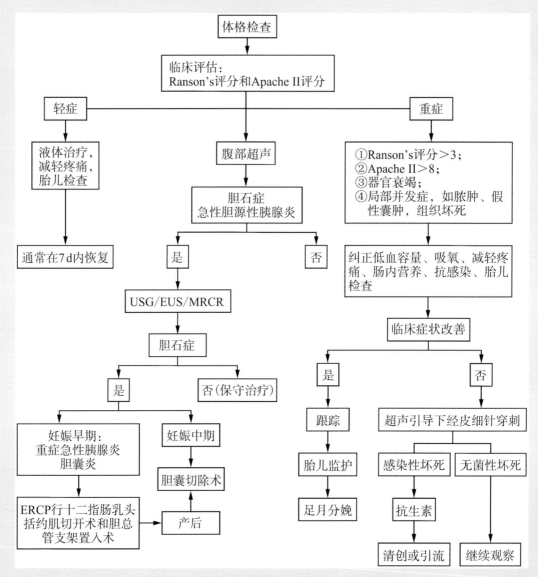

图9.2 妊娠期急性胰腺炎诊断和治疗流程图

六、预 后

轻症急性胰腺炎经保守治疗后,患者预后良好。重症急性胰腺炎会增加孕产妇和围产儿死亡风险。Wilkinson等1973年报道了在重症急性胰腺炎患者中30%孕产妇和60%胎儿会死亡[10]。导致胎儿死亡的主要原因包括胎盘早剥和严重代谢紊乱导致的酸中毒。近几十年来,随着新生儿重症监护和支持治疗的进步,围产儿发病率和死亡率有所降低。2005年,Sunil Kumar等[4]通过2年的研究观察,报道了8例妊娠期急性胰腺炎患者,其中3例患者接受腹腔镜下胆囊切除术,5例患者保守治疗,所有患者恢复良好,且新生儿结局良好。

在Talukdar和Vege 2009年的一项研究中,急性胰腺炎围产期死亡率<17%,与印度产妇的死亡率相近[11]。随着影像技术和内镜治疗的进展,妊娠期急性胰腺炎患者的结局显著改善。

七、结 论

妊娠期急性胰腺炎虽然罕见,但病情严重。急性胰腺炎通常发生在妊娠晚期和产后早期,最常见的原因是胆结石(65%～100%病例的发病原因)。妊娠期急性胰腺炎的诊断和普通患者相似。在疾病早期,急性胆源性胰腺炎的患者可能出现的临床表现有腹痛、恶心、呕吐和消化不良等。通常基于临床表现、实验室检查和影像学检查对患者做出临床诊断。对于轻症急性胰腺炎,采用保守治疗,通常7d内可恢复。重症急性胰腺炎患者需在ICU进行治疗,必要时需进行内镜和外科干预。目前,ERCP、胆道支架置入术、胆总管取石术和腹腔镜胆囊切除术是妊娠期重症急性胰腺炎治疗的主要方式。如果治疗得当,妊娠期急性胰腺炎的预后良好。

参考文献

[1] Ducarne G, Maire F, Chatel P, et al. Acute pancreatitis in pregnancy a review. J Perinatol. 2014, 34: 87-94.

[2] Hernandez A, Petrov MS, Brooks DC, et al. Acute pancreatitis inpregnancy: a 10 years single centre experience. J Gastrointest Surg. 2007, 11(12): 1623-1627.

[3] Ramin KD, Ramin SM, Richey SD, et al. Acute pancreatitis in pregn-ancy. Am J ObstetGynecol. 1995, 173(1): 187-191.

[4] Juneja S, Gupta S, Virk Singh S, et al. Acute pancreatitis in pregnancy: a treatment paradigmbased on our hospital experience. Int J ApplBasic Med Res. 2013, 3(2): 122-125.

[5] Pitchumoni C, Yegneswaran B. Acute pancreatitis inpregnancy. World J Gastro-enterol. 2009, 15(45): 5641-5646.

[6] Wang GJ, Gao CF, Wei D, et al. Acutepancreatitis: etiology and common pathogenesis. World J Gastroenterol. 2009, 15(12): 1427-1430.

[7] Augustin G, Majerovic M. Non obstetrical acuteabdomen during pregnancy. Eur J

Obstet Gynecol Reprod Biol. 2007, 131: 4-12.

[8] Gardner TB, Vege SS, Pearson RK, et al. Fluidresuscitation in acute pancre-atitis. Clin Gastroenterol Hepatol. 2008, 6(10): 1070-1076.

[9] Sahu S, Raghuvanshi S, Bahl D, et al. Acute pancreatitisin pregnancy. Inter J Surg. 2006, 11(2). Cited on 22/11/2015/ispub. com/IJS/11/2/8706.

[10] Wilkinson EJ. Acute pancreatitis in pregnancy a seriesof 98 cases and a report of 8 new cases. ObstetGynecol Surv. 1973, 28: 281-303.

[11] Talukdar R, Vege SS. Recent development in acutepancreatitis. ClinGastroenter-ol Hepatol. 2009, 7(11): 53-59.

第十章　妊娠合并复杂性疟疾和登革热

一、复杂性疟疾

疟疾仍然是全球的一个重大健康问题,世界上40%以上的人口有感染疟疾的风险。据印度国家传染媒介病防控计划报道,至2013年,印度实验室每年报告的确诊病例约150万。复杂性疟疾也称为凶险型疟疾,其特点为合并重要器官功能障碍或实验室检查结果异常。

疟疾是由疟原虫属的疟原虫引起,其中有五种分型可使人类感染。复杂性疟疾通常由恶性疟原虫感染引起,但也可由间日疟原虫和诺氏疟原虫引起[1]。疟疾可通过感染的雌性蚊子传播,蚊子是疟原虫的寄生宿主,而人类是中间宿主。

疟疾的发病机理:①疟原虫感染后可使人类宿主的红细胞破裂,从而导致溶血性贫血。②在脾脏,破裂红细胞的清除增加。③感染的红细胞可作为抗原,进而产生能引起溶血的自身抗体。④疟原虫可降解人类宿主细胞内的蛋白质,特别是血红蛋白,并可改变红细胞膜的通透性。

(一) 临床表现

孕产妇患疟疾和妊娠之间相互影响,妊娠的生理变化和疟疾的病理变化之间具有协同作用。与一般人群相比,孕产妇更容易患疟疾。这可能是孕产妇发生免疫抑制和获得性免疫缺陷所造成[2]。非复杂性疟疾的患者通常会出现发热、寒战、头痛、身体酸痛、疲劳、厌食和恶心等症状。对于妊娠期合并疟疾的患者,其临床表现往往不典型,这可能与孕产妇的激素、免疫和血流动力学变化有关。在同一地区,孕产妇感染复杂性疟疾的可能性是非妊娠妇女的三倍。初产妇和免疫低下的孕产妇感染恶性疟原虫的风险将会增加[3]。感染恶性疟原虫的孕产妇体内寄生虫含量往往是普通人群十倍以上,因此,在孕产妇中复杂性疟疾的并发症更常见。复杂性疟疾的临床特征除严重贫血和反复发作的重度低血糖外,还包括意识障碍、乏力、抽搐、深大呼吸、呼吸窘迫、急性肺水肿、循环衰竭、急性肾损伤、黄疸和异常出血等情况。

复杂性疟疾会增加孕产妇和围产儿并发症的发病率和死亡率。妊娠合并复杂性疟疾的死亡率(50%)显著高于普通妇女(15%~20%)[4]。围产儿并发症包括流产、早产、宫内生长受限、胎儿宫内窘迫、死胎和先天性疟疾[5]。患先天性疟疾的新生儿可能不伴疟疾的典型症状如发热,但可有其他临床表现如黄疸和溶血性贫血等[6]。

(二) 诊 断

1. 显微镜检查

外周血涂片是诊断的金标准,厚涂片比薄涂片诊断的敏感性更高。这在低密度疟疾血症尤其在恶性疟原虫的诊断中特别重要。薄涂片有利于了解寄生虫的种类和患者的感染程度。

当无显微镜时,快速诊断检测(Rapid diagnostic test, RDT)可以辅助诊断疟疾。利用RDT可以检测出寄生虫产生的抗原。最广泛使用的RDT主要是检测恶性疟原虫的HRP2抗原。RDT方法比血涂片敏感性差[7],不能用于诊断感染类型,也不能量化感染的红细胞数。

2. PCR

通过PCR可检测疟原虫的核酸,其敏感性和特异性比利用显微镜目测诊断更好,但仅用于高级的实验室中。PCR是确定疟原虫种类和检测耐药突变的非常有效的工具。

3. 复杂性疟疾的实验室诊断

- 低血糖:血糖浓度<40mg/dL。
- 代谢性酸中毒:血浆碳酸氢盐浓度<15mmol/L。
- 严重的贫血:糖化血红蛋白含量<5g/dL,血细胞比容<20%。
- 血红蛋白尿。
- 高乳酸血症:乳酸含量>5mmol/L。
- 疟原虫血症:血涂片发现寄生红细胞量>2%。
- 肾损害。
- 影像学确诊肺水肿。

(三) 治 疗

孕产妇合并复杂性疟疾是医疗紧急事件之一,患者应送至ICU并由主管医师根据病情严重程度和相关并发症给予相应的治疗。迅速诊断和积极的抗疟疾治疗对于降低复杂性疟疾孕产妇的死亡率至关重要。不管该地区的氯喹耐药性如何,也无需考虑疟疾的种类,都应常规胃肠外使用青蒿素衍生物或奎宁。复杂性疟疾的初始治疗不推荐口服用药。近期,印度国家传染媒介病防控计划给予的建议如下(表10.1和表10.2)。

WHO建议,青蒿琥酯是成人包括孕产妇在内的所有复杂性疟疾患者的首选药物[8]。与奎宁相比,青蒿琥酯降低了35%的成年患者死亡率[9]。虽然尚无足够的证据支持妊娠早期使用青蒿素,但当孕产妇的生命受到威胁时,应考虑使用该药物[10]。过

表10.1 复杂性疟疾的治疗

初始肠外治疗 至少48h:选择以下四种药物中的一种	后续治疗 当患者肠外治疗后可以接受口服药物治疗
奎宁:入院时负荷奎宁20mg/kg(IV或IM),然后维持剂量为10mg/kg,维持输注8h,输注速度不得超过5mg/kg·h。如果患者已经在接受奎宁治疗,则无需负荷剂量。	奎宁10mg/kg,3次/d 克林霉素 10mg/kg,q12h,治疗疗程7d
青蒿琥酯:入院后立即给予2.4mg/kg,IV或IM,然后q12h,24h后,qd。 蒿甲醚:入院时予3.2mg/kgIM,维持剂量1.6mg/kg·d 蒿乙醚:每日150mg,IM,连续3d	口服ACT: 在印度东北地区:ACTAL治疗3d 在其他地区:用ACT-SP治疗3d

*ACTAL:基于青蒿素的联合治疗(蒿甲醚＋兰美芬汀);ACT-SP:青蒿素联合疗法(青蒿琥酯＋磺胺多辛＋乙胺嘧啶)

表10.2 复杂性疟疾的支持治疗

症状或并发症	治疗
昏迷(脑疟疾)	使用格拉斯哥昏迷评分评估。保持气道通畅,陪护,排除其他昏迷原因(如低血糖、脑膜炎)。
发热	温水擦拭,电扇,退热的药物。
抽搐	保持气道通畅,及时静脉注射安定。
低血糖	定期监测血糖,纠正低血糖(血糖浓度<40mg/dL时,应使用含葡萄糖液体)。
重度贫血	输红细胞悬液。
急性肺水肿	床位抬高45°,吸氧,利尿剂,限制液体,气管插管,并在必要时增加PEEP/CPAP。
肾衰竭	排除肾前性原因;评估液体出入量平衡和尿钠含量;肾衰竭时,予血液滤过或血液透析。

去疟疾死亡率高的原因之一是有效的抗疟药物使用延迟[11]。青蒿琥酯耐受性良好,无局部或全身不良反应。由于奎宁可刺激胰岛素分泌,故妊娠期使用奎宁进行治疗,可导致孕产妇反复发生严重的低血糖[12]。虽然奎宁不会导致流产或早产,但是奎宁有轻度的副作用,被称为奎宁中毒,包括耳鸣、听力下降、眩晕、恶心、烦躁不安和视力模糊。

因此,为患者提供良好的护理非常重要,尤其是对昏迷患者。应避免使用NSAID,因为其可增加胃肠道的出血风险。注意患者体内的容量平衡,尿量应以超过1mL/(kg·h)为目标。如果出现严重的贫血,则应输注红细胞悬液。尚无证据证明换血疗法可治疗严重疟原虫血症。

早期剖宫产在复杂性疟疾中的作用尚未得到证实。但在分娩过程中,应缩短第二产程。

为预防疟疾,应采取个人防护措施,如穿防护服、使用蚊香和身体保护剂(喷雾剂和洗剂),并在窗户上安装纱窗。应该鼓励孕产妇使用蚊帐或长效杀虫剂。Meta分析数据表明,若成功实施以上措施,可将孕产妇感染致发生重度贫血的风险降低38%,低体重儿减少43%,初产妇的围手术期死亡率降低27%[13]。

RTS.S是最新研发的疟疾重组疫苗。经Ⅲ期临床试验发现,其对疟疾的感染有保护作用,将在不久后应用于临床。

二、登革热

登革热是通过蚊子传播的一种病毒感染性疾病,类似于流感的发热性疾病,有时严重登革热会导致潜在致死性并发症的发生。登革热主要流行于包括印度在内的热带和亚热带国家。在过去50年中,登革热的发病率增加了30倍,由城市化、人口增长、境外旅行人数增加和全球变暖等诸多因素引起。目前世界上大约有一半的人正处于感染的风险之中[14]。印度国家传染媒介病防控计划于2013年进行过报道,自2007年以来,印度平均每年新增20474例登革热病例和132例登革热相关死亡事件[15]。登革热在儿童和青少年中较为常见,孕产妇的感染风险也在增加。报道指出,孕产妇病情更严重,死亡率更高[16]。

登革热病毒是黄病毒科,黄病毒属RNA病毒。最初发现四种血清型病毒:DENV-1、DENV-2、DENV-3和DENV-4,2013年发现了第五种类型。埃及伊蚊是登革热的主要载体,登革热病毒主要通过感染该病毒的雌性伊蚊叮咬人类进行传播,伊蚊主要在早晨和黄昏之前活动,通过叮咬将病毒传播给人类。被感染的人群是病毒的主要载体和媒介,也可作为感染源将病毒传播给未感染的伊蚊。

在一种血清型病毒感染得到治愈后,机体仅对该特定的血清型病毒终生免疫,但对其他血清型病毒仅产生部分和暂时性免疫,其他血清型病毒感染也会增加已有的严重登革热的风险。

登革热在人与人之间的传播主要通过感染的血液制品和器官捐赠。另外,也有母婴垂直传播的报道[17]。

1997年,WHO颁布的登革热分型仍在使用,该分型将登革热分为:非典型登革热、登革热和登革出血热(Dengue haemorrhagic fever, DHF)。DHF分为Ⅰ~Ⅳ级。Ⅰ级是在发热的基础上出现瘀斑或束臂试验阳性;Ⅱ级是皮肤和其他地方存在自发性出血;Ⅲ级是具有休克的临床表现;Ⅳ级是出现非常严重的休克,血压和脉搏均可能测不出。其中,Ⅲ级和Ⅳ级被称为"登革热休克综合征"。

2009年,WHO最新的分型[14]将登革热分为非重症和重症两种类型。重症登革热与严重出血、严重的器官功能障碍或严重的毛细血管渗漏相关;除此之外,归为非重症登革热。

(一) 临床特点

通常在感染后4～6d出现临床症状,并可持续10d。可能的症状包括突发高热、严重头痛、眼眶痛、关节痛和肌痛,也可能出现恶心呕吐。皮疹也可作为首发症状出现,感染3～4d后可出现麻疹样皮疹。口腔或鼻腔黏膜可能出现轻度出血。部分患者热退后可能会进展到危重期。血管的血浆渗漏通常持续1～2d,可引起胸腔积液、腹水。血小板的消耗可导致胃肠道严重出血,称为DHF。

循环容量的丢失和出血导致严重低血压和休克,称为登革热休克综合征。存在免疫系统缺陷的患者和再次发生登革热感染的患者出现DHF的风险较大。近5年来,随着诊断和治疗水平的提高,发生DHF的患者比例从20%降至10%以内。

除早产以外,如果孕产妇在高病毒血症期分娩,产后大出血的风险也明显增加[18]。Carles等报道妊娠期登革热早产儿、胎儿死亡率明显增加[19],这可能与高热有关。研究报告发现,有10.5%的病例是垂直传播引起的。垂直传播率可能取决于孕产妇登革热的严重程度。只有当接近足月或分娩时感染登革热,而孕产妇未能及时产生保护性抗体,继而发生重症登革热才会影响新生儿。大多数新生儿如果在出生4～5d内出现发热、血小板减少,则需要输注血小板[20]。Fernandes等通过一项5年随访研究发现,垂直感染登革热的新生儿无长期后遗症[21]。

在孕产妇出现子痫前期的情况下,登革出血热可能与HELLP综合征混淆,但HELLP综合征的全身症状不明显,血清学检查呈阴性[22]。

(二) 诊　断

通过回顾病史发现,孕产妇来自登革热流行地区或处于登革热流行期间,并有相应临床表现可以高度怀疑登革热,这是诊断的关键。登革热可以通过血清学检查来定性诊断。IgM检测:ELISA是一种快速、简单、广泛使用的方法。若IgM和IgG显示阳性,则表明患者发生继发感染,应在发病后5～10d内采集患者的血清样本。虽然细胞培养中的病毒分离和PCR核酸检测更精确,但由于成本高而不能广泛使用。病毒抗原检测在原发性感染中敏感性达90%。

(三) 治　疗

通常,登革热是一种自限性疾病,目前还没有特定的抗病毒治疗方法。大多数病例只需要保守治疗[23],如支持治疗、退热、卧床休息、适当的补液和维持电解质平衡。对乙酰氨基酚可以作为首选药物,但是若有出血风险,则应避免使用NSAID。静脉补充生理盐水优于林格氏乳酸盐。

登革出血热、登革热休克综合征的患者应入住ICU,并及时定期监测血液状态和人血白蛋白水平。正常妊娠的生理性血液稀释可以掩盖DHF的血红蛋白浓度。不推荐预防性输注血小板或FFP。只有严重血小板减少的患者在需要分娩或手术时,才应考虑输注血小板[24]。活动性出血登革热患者需要给予红细胞悬液和FFP。有报道称,对于DHF的普通患者,使用γ-球蛋白进行治疗是有益处的,但在孕产妇中并未有研究进行过评估[25]。皮质类固醇在治疗中没有任何作用。

无相关并发症的孕产妇,在发生感染后,可能并不需要产科干预。

(四) 预 防

登革热可以通过消灭蚊虫和避免蚊虫叮咬进行预防,也可以通过改变环境来控制蚊虫,并推荐使用个人保护措施。

(五) 研究方向

目前正在研究、开发针对登革热的疫苗、抗登革热病毒的药物、制定新的载体控制方法。

三、结 论

1. 在疟疾和登革热流行地区和流行病期间发现高度怀疑的相关症状,有助于早期诊断。

2. 复杂性疟疾和重症登革热是医疗紧急情况,患者应入住ICU进行治疗。

3. 对复杂性疟疾患者,应立即胃肠外使用青蒿素衍生物或奎宁。

4. 在没有特定的抗病毒药物治疗登革热时,应使患者保持正常体温,维持液体和电解质平衡等。支持治疗是治疗的基本原则。

5. 应该向孕产妇提供预防策略,以避免蚊虫叮咬。

参考文献

[1] Kantele A, Jokiranta S. Review of cases with the emerging fifth human malaria parasite, Plasmodium knowlesi. Clin Infect Dis. 2011, 52: 1356-1362.

[2] Kakkillaya, BS. Updated 11 Mar 2015. www. malariasite. com/pregnancy.

[3] Singh N, Shukla MM, Sharma VP. Epidemiology of malaria in pregnancy in central India. Bull World Health Organ. 1999, 77(7): 567-72.

[4] Royal College of Obstetricians & Gynecologists. The diagnosis and treatment of malaria in pregnancy. Green-top Guideline No. 54b. 2010. p. 7

［5］ Poespoprodjo JR, Fobia W, Kenangalem E, et al. Adverse pregnancy outcomes in an area where multidrug-resistant plasmodium vivax and plasmodium falciparum infections are endemic. Clin Infect Dis. 2008, 46: 1374.

［6］ Valecha N, Bhatia S, Mehta S, et al. Congenital malaria with atypical presentation: a case report from low transmission area in India. Malar J. 2007, 6: 43.

［7］ Chilton D, Malik AN, Armstrong M, et al. Use of rapid diagnostic tests for the diagnosis of malaria in UK. J Clin Pathol. 2006, 59: 862-866.

［8］ World Health Organization. Guidelines for the treatment of Malaria. 2nd ed. Geneva: WHO, 2010.

［9］ Jones KL, Donegan S, Lalloo DG. Artesunate versus quinine for treating severe malaria. Cochrane Database Syst Rev. 2007,（4）: CD005967.

［10］ Dondrop A, Nosten F, Stepneiwska K, et al. Artesunate versus quinine for treatment of severe falciparum malaria: a randomized trial. Lancet. 2005, 366: 717-725.

［11］ Shukla MM, Singh N, Singh MP, et al. Cerebral malaria in Jabalpur. Indian J Malariol. 1995, 32: 70-75.

［12］ LooareesuwanS PRE, White NJ, Kietinun S, et al. Quinine and severe falciparum malaria in late pregnancy. Lancet. 1985, 2: 4-8.

［13］ Desai M, ter Kuile FO, Nosten F, et al. Epidemiology and burden of malaria in pregnancy. Lancet Infect Dis. 2007, 7: 93-104.

［14］ World Health Organization. Dengue and severe Dengue. Fact sheet No. 17. Geneva: WHO, 2014.

［15］ National Vector Borne Disease Control Programme. Dengue/dengue hemorrhagic fever. 2013. http: //www. nhp. gov. in/nvdcp

［16］ Machado CR, Machado CS, Rohloff RD, et al. Is pregnancy associated with severe dengue? A review of data from the Rio de Janeiro surveillance information system. PLoS Negl Trop Dis. 2013, 7（5）: e2217.

［17］ Pouliot SH, Xiong X, Harville E, et al. Maternal dengue and pregnancy outcomes: a systematic review. Obstet Gynecol Surv. 2010, 65: 107-118.

［18］ Mitra N, Kannan N, Kavita G, et al. Neonatal dengue. Pediatric oncall.［serial online］2012［cited 2012 July 1］, 9. Art #44. Available From: http: //www. pediatriconcall. com/Journal/Article/FullText. aspx?artid=494&type=J&tid=&imgid=&reportid=40&tbltype= .

[19] Carles G, Talarmin A, Peneau C, et al. Dengue fever and pregnancy. A study of 38 cases in French Guiana. J Gynecol Obstet Biol Reprod. 2000, 29: 758-762.

[20] Fernandez R, Rodriguez T, Borbonet F, et al. Study of the relationship dengue-pregnancy in a group of Cuban mothers. Rev Cubana Med Trop. 1994, 46: 76-78.

[21] Singh N, Sharma KA, Dadhwal V, et al. A successful management of dengue fever in pregnancy. Indian J Med Microbiol. 2008, 26(4): 377-380.

[22] Malhotra N, Chanana C, Kumar S. Dengue infection in pregnancy. Int J Gynaecol Obstet. 2006, 94(2): 131-132.

[23] Chitra TV, Panicker S. Maternal and fetal outcome of dengue fever in pregnancy. J Vector Borne Dis. 2011, 48(4): 210-213.

[24] Agrawal P, Garg R, Srivastava S, et al. Pregnancy outcome in women with Dengue infection in Northern India. Ind J Clin Pract. 2014, 2(11): 1053-1056.

[25] Ostronoff M, Ostronoff F, Florencio R, et al. Serious thrombocytopenia due to dengue hemorrhagic fever treated with high dosages of immunoglobulin. Clin Infect Dis. 2003, 36: 1623-1624.

第十一章　妊娠期神经系统急症

一、引　言

妊娠期的神经系统急症包括以下情况：

（1）既往疾病的恶化，如癫痫或多发性硬化症。

（2）与妊娠无关的新发疾病，如脑肿瘤。

（3）妊娠期特有的急性新发疾病。

如果没有及时发现和治疗神经系统急症，可能会导致高死亡率。

妊娠本身相关的某些病理生理变化可引起神经系统问题，这些可能引起神经系统状态改变的生理变化包括：

（1）雌激素水平升高，刺激凝血因子的产生，从而增加了血栓栓塞的发生风险。

（2）血浆和总血容量增多，从而增加了高血压的发生风险。

（3）妊娠晚期孕激素增多，从而促进静脉扩张和小血管渗漏。

二、神经影像学[1]

CT和MRI为诊断和治疗神经系统急症开辟了新的天地，临床医生应和放射科医师进行有效的沟通，从而可以从影像中获得最多的信息。

头部普通CT对胎儿辐射量最小，对于诊断近期出血非常敏感。

MRI对于诊断脱髓鞘疾病、动静脉畸形和脊髓损伤安全有效，但应注意选择合适的MRI序列。

妊娠期间一般应避免使用静脉造影剂，若必须进行静脉造影，应清楚CT中的碘化造影剂优于MRI中的钆造影剂。对于妊娠期间曾暴露于碘化造影剂的婴儿，应检查其甲状腺功能。

三、引起神经系统急症的疾病

- 子痫的神经并发症。
- 急性头痛。
- 癫痫。
- 可逆性脑血管收缩综合征（Reversible cerebral vasoconstriction syndrome, RCVS）。

- 可逆性后部脑病综合征(Posterior reversible encephalopathy syndrome, PRES)。
- 颅内出血(Intracranial haemorrhage, ICH)和蛛网膜下腔出血(Subarachnoid hemorrhage, SAH)。
- 急性缺血性脑卒中(Acute ischemic stroke, AIS),病因包括动脉血栓形成(栓塞)、脑静脉血栓形成(Cerebral venous thrombosis, CVT)或子痫前期。
- 罕见情况:羊水栓塞、气体栓塞、转移性绒毛膜癌、韦尼克脑病、垂体卒中和妊娠舞蹈病。

(一) 子痫的神经并发症

强直-阵挛发作是子痫的特征性症状。在子痫发作之前可能有头痛、视力模糊、上腹痛和精神状态改变等。子痫发作确切的机制尚不清楚,可能是由以下两个原因所导致的神经元水肿进一步引发,即脑动脉血管痉挛和局部缺血导致细胞毒性水肿;内皮功能障碍引起毛细血管渗漏和血管性水肿。

这种血管病变也可导致 PRES、梗死和出血。90%的子痫发生于产前,而产后子痫患者 CVT、ICH 和 AIS 的发生率则高于产前子痫。

产后子痫出现以下情况需要进行全面的诊断检查和 MRI 检查:

(1) 局部神经功能缺损。

(2) 持续的视觉障碍。

(3) 难治性镁中毒和难治性高血压。

子痫患者按以下原则处理:

(1) 使用硫酸镁控制抽搐。

(2) 控制高血压。

(3) 限制静脉输液。

(4) 适时终止妊娠。

(二) 妊娠期急性头痛[2]

原发性头痛在妊娠期很常见。

1. 紧张性头痛的特征是头部轻至中度疼痛,伴随肌肉紧张,可不伴随神经症状或恶心等,治疗方法包括休息、按摩、热敷、使用抗炎药和轻度镇静等。

2. 在妊娠期间,偏头痛症状通常会改善,但在产后偏头痛症状恢复。头痛通常与自主神经功能障碍有关。治疗包括使用 NSAID、静脉补液、胃肠外止吐剂和曲坦类(5-羟色胺受体激动剂)。麦角胺衍生物是强力的血管收缩剂,因此妊娠期应避免使用。

3. 丛集性头痛是一种可以辐射至单侧面部和眼眶的严重疼痛,与自主神经功能障碍相关,治疗包括吸氧联合皮下注射舒马曲坦 6mg。

4. 椎管内麻醉后可发生腰麻后头痛,这是脑脊液渗漏引起颅内压下降所致,疼痛部位位于枕部和颈部,通过平躺休息、止痛剂和补液可以缓解。对于一些难治病例,可考虑硬膜外自体血充填法。

5. 雷击样头痛是一种突然发作的严重异常头痛,需要及时和全面的评估来排除SAH。胎儿娩出过程中的阵发性宫缩引起的血压升高,可使动脉瘤破裂进而导致SAH。计算机体层血管成像(CT angiography, CTA)、磁共振血管成像(Magnetic resonance angiography, MRA)和腰椎穿刺可明确诊断。

(三) 妊娠期癫痫

妊娠期癫痫可见于以下三种情况:

1. 孕前已有癫痫病史的妇女。癫痫是妊娠神经科急症中最常见的疾病,妊娠期患者癫痫的发作频率和死亡率增加。已知抗惊厥药如苯妥英钠、苯巴比妥和丙戊酸钠具有致畸作用。孕前补充叶酸、及时治疗恶心呕吐和避免应激刺激,这些措施对于预防癫痫发作至关重要。最小剂量单一药物治疗以尽量避免先天性畸形,目前的新型药物如拉莫三嗪和奥卡西平更易用于临床孕产妇的监控。

2. 非妊娠相关的新发癫痫,如低血糖和脑肿瘤。

3. 妊娠相关的子痫、ICH、CVT、RCVS、血栓性血小板减少性紫癜。通常PRES的患者无前驱症状,而CVT患者通常在头痛之后,出现癫痫发作,需行MRI检查做出正确诊断。

(四) 可逆性脑血管收缩综合征

可逆性脑血管收缩综合征(Reversible cerebral vasoconstriction syndrome, RCVS)也称为产后血管病或Call-Fleming综合征,在产褥期发病,不伴有高血压。临床表现为突发性雷击样头痛和多灶性可逆性脑血管收缩,常出现呕吐、意识混乱和视力模糊。并发症有脑出血、脑梗死和非动脉瘤性SAH。无脑梗死的患者经2~3个月症状可缓解。CT、MR血管造影和经颅多普勒超声有利于诊断。

(五) 可逆性后部脑病综合征

可逆性后部脑病综合征(Posterior reversible encephalopathy syndrome, PRES)也称为可逆性后部白质脑病综合征,妊娠期最常见的两个临床表现是癫痫和失明。PRES不是原发性疾病,而是由血管异常引起的临床和影像学异常综合征。在子痫前期、急性高血压、肾脏疾病、脓毒血症和使用免疫抑制剂的患者中,表现为头痛、癫痫、脑病和视觉障碍。PRES无前驱症状,可在12~48h内迅速起病。由于血压急速升高,大脑血压自动调节功能失代偿,而大脑后部的血压自动调节能力相对较差,继而发生血管性水肿。CT检查也表现为血管性水肿。通常视觉障碍可完全缓解,控制血压是主要的治疗方法。

(六) 颅内出血和蛛网膜下腔出血

ICH和SAH可导致出血性中风,症状与缺血性卒中相似。慢性高血压会导致小血管损伤破裂,ICH可并发于子痫。由于发病部位不同,ICH的发病率和死亡率均高于SAH。SAH是由脑血管畸形引起的。80%SAH病例的病因是囊型或浆果型动脉瘤破裂,其他原因有动静脉畸形破裂、凝血病、药物滥用、创伤和感染,其死亡率可高达35%。动脉瘤破裂导致突发性严重头痛,同时伴有视力变化、颅神经异常和意识改变。患者通常会出现脑膜刺激征、恶心、心动过速和短暂性高血压,这种情况下必须立即行CT和MRI进行诊断。治疗包括卧床休息、镇痛、镇静和控制血压,不推荐患者强行忍受症状。动脉瘤可通过手术切除或血管内栓塞进行治疗。

(七) 急性缺血性卒中

颅内血管的急性闭塞或栓塞导致脑缺血。可引起AIS的疾病有子痫前期、动脉和静脉血栓形成、抗磷脂综合征、镰状细胞病和血管炎。AIS患者可表现为突发性严重头痛、偏瘫或其他神经功能缺损。检查评估包括超声心动图、CT和MRI。子痫前期引起的AIS与妊娠期高血压(Pregnancy-induced hypertension, PIH)的部分症状相似。脑栓塞通常累及大脑中动脉,于妊娠后期和产后常见。如果确定了栓塞来源,诊断将更明确。栓塞性卒中的治疗包括支持治疗和抗血小板治疗。脑动脉血栓形成见于高龄孕产妇,主要由颈内动脉粥样硬化引起。排除出血的可能后,应在发病后3h内进行重组组织型纤溶酶原激活剂溶栓治疗。

(八) 脑静脉血栓形成

CVT常见于妊娠晚期和产后,在子痫前期、脓毒症或血栓形成的患者中,常发现血栓累及横窦和上矢状窦。危险因素包括腰椎管狭窄症、脱水、贫血、高半胱氨酸血症和硬脑膜穿刺。在发展中国家,CVT更常见的原因是营养不良、感染和脱水。患者出现严重弥漫性雷击样头痛,其他表现有头晕、恶心、抽搐和视盘水肿。利用MRI静脉造影可确诊。治疗包括抗癫痫和抗感染。目前抗凝治疗的疗效仍有争议。妊娠期CVT患者的预后比非妊娠患者好。PRES、RCVS、CVT、子痫的临床和影像学特征,见表11.1。

(九) 罕见情况

1. 羊水栓塞:发生于分娩期间或在分娩后即刻起病。患者出现烦躁、意识障碍、癫痫、脑病以及心血管和呼吸衰竭。

2. 转移性绒毛膜癌:肿瘤导致占位效应、出血,并侵入脑血管,其临床表现和影像检查具有多样性。

表11.1　PRES、RCVS、CVT、子痫的临床和影像学特征

	PRES	RCVS	CVT	子痫
发病方式	迅速,产后	突发,产后	呈渐进性,妊娠后期	产前、产时或产后
主要表现	癫痫,可伴有昏迷、视力丧失或幻觉;头痛,可为钝痛和搏动性头痛	雷击样头痛、癫痫较少见、可逆性局灶功能缺损	头痛常见,呈渐进性和弥漫性。40%患者可并发癫痫	癫痫、频发视觉障碍、腹痛、反射亢进、高血压和蛋白尿
病情进展	如果血压控制好,可在短期内恢复	随时间变化。第2周,脑出血;第3周,缺血并发症	在几天内进展,可能出现非动脉性脑梗死和脑出血	可逐渐进展(从子痫前期)或突然进展
脑脊液改变	正常	可为正常,50%患者有脑脊液细胞增多和蛋白升高	80%的患者颅内压增高,30%～50%的患者蛋白升高、细胞数增多	通常正常,除非合并脑出血
影像学表现	约50%的患者CT检查结果是阳性;MRI显示T2加权和FLAIR异常,病灶多在枕叶,但也可涉及其他脑区域;约15%的患者有脑出血	CT通常正常(如无SAH);20%的患者MRI显示为局部凸面的SAH;CTA和MRA显示,脑动脉收缩呈典型的串珠样改变;DSA更敏感;可能伴有颈动脉夹层;初始动脉造影可能为阴性	CT通常阴性;MRI可能显示非动脉性梗死;出血较常见;MRV可显示管腔内血流空信号消失;虽然MRV是首选,但CTV检查也很敏感	与PRES相同,一些患者同时患有急性缺血性脑卒中或脑出血

源自 Edlow JA. Diagnosis of acute neurological emergencies in pregnant and post-partum women. LancetNeurol. 2013, 12: 175-185.[3]。

3. 气体栓塞:分娩期间,空气进入静脉循环和右心室,导致心排血量降低、癫痫和认知异常。视网膜静脉检查发现存在空气以及心脏听诊发现磨轮样杂音可协助诊断。

4. 韦尼克脑病:见于妊娠剧吐,通常存在异常眼球运动,静脉注射硫胺素可使病情好转,从而确诊。

5. TTP:妊娠晚期常见,经典五联征包括血小板减少、微血管病性溶血性贫血、发热、肾功能障碍和神经功能障碍。超过一半的患者存在波动性头痛、癫痫和局灶性或广泛性神经缺陷。必须正确区分TTP和HELLP综合征,并给予恰当的治疗。因此,请血液科会诊具有重要意义。

6. 妊娠舞蹈病:特征是出现不规律的、短暂的、不可预测的、急促的多个身体部位的活动。该疾病的出现通常与风湿热、抗磷脂综合征、肝豆状核变性和甲状腺功能亢进有关。通常于妊娠早期之后发病,症状可在几周到几个月内自发缓解。

四、结　论

早期诊断和特异性治疗对于降低妊娠期神经系统急症的发病率和死亡率具有重要作用。预测、预防、多学科治疗和早期转诊至关重要。

参考文献

［1］ Cunningham F, Cunningham FG. Williamsobstetrics. 24th ed. New York: Mc Graw Hill, 2014. p. 1187-1203.

［2］ Autumn K, Evans RW. Neurologic clinics, vol. 30. 3rd ed. New York: Elsevier, 2012.

［3］ Edlow JA. Diagnosis of acute neurological emergencies in pregnant and post-partum women. LancetNeurol. 2013, 12: 175-185.

第三部分

第十二章　妊娠期糖尿病酮症酸中毒

一、引　言

　　糖尿病酮症酸中毒(Diabetic ketoacidosis, DKA)属于临床急症,是1型糖尿病的常见并发症,可危及生命,因此必须予以快速准确处理。另外,在DKA治疗中普遍存在问题,且这些问题与致残率、病死率显著相关。

二、病理生理学

　　DKA是以高血糖、酸中毒及酮症为特点的复杂性代谢紊乱。通常是由胰岛素相对或绝对不足,伴随与胰岛素作用相反的调节激素(胰高血糖素、皮质醇、生长激素、肾上腺素)升高所致。这种激素间的失衡增强了肝糖原再生和分解,从而导致严重的高血糖。脂肪分解增加引起血浆游离脂肪酸水平升高,且游离脂肪酸可在酮体代谢时作为替代能量来源。大量酮体包括丙酮、3-β羟丁酸和乙酰乙酸的累积导致代谢性酸中毒。

三、妊娠期糖尿病酮症酸中毒

　　DKA是危及生命的急症,5%～10%孕前伴有糖尿病的孕妇会出现DKA。DKA是由绝对或相对的胰岛素缺乏导致的,所以1型糖尿病孕产妇最常发生。胰岛素抵抗增强是导致妊娠期DKA高发生率的另外一个重要因素,会造成孕妇更快发展为DKA,甚至在血糖水平不太高或正常时,也容易发生DKA。

　　妊娠期DKA常见的危险因素包括新发糖尿病、感染(如尿路感染和流行性感冒)、患者依从性差、胰岛素泵衰竭、应用β受体激动剂、保胎药物治疗、为促胎肺成熟使用糖皮质激素等。

四、临床表现

- 临床表现:腹痛、恶心、呕吐、感觉异常。
- 异常化验结果:血酮体浓度 $>3mmol/L$,尿酮体浓度 $>2+$;血糖浓度 $>11mmol/L$ 或已确诊糖尿病;$HCO_3^- <15mmol/L$ 和(或)合并血 $pH<7.3$。
- 持续监测胎心率(Fetal heart rate, FHR)常出现反复晚期减速。随着母体情况的改善,FHR变异改善,较少发生需要终止妊娠的情况。

五、治 疗 》》

（一）一般治疗

妊娠期DKA患者需要收住2级护理单元或HDU,置入中心静脉导管。DKA患者管理包含糖尿病专家的治疗组及床旁监护,这对患者而言非常重要。目前治疗的重点是通过液体复苏、注射胰岛素来降低血糖。现在,随着便携式血酮仪的出现,床旁血酮监测大大提高了DKA的管理水平。同时,血气分析和血电解质监测也相对容易可行。因此,对血糖、血酮、电解质(包括碳酸氢盐等)及pH都应该进行床旁监测。

DKA治疗过程中常出现低血糖和低血钾等并发症,因此必须监测血糖和血钾的浓度。目前,通过恰当的治疗,孕产妇死亡率很低,但是胎儿死亡率仍可高达10%～35%。

（二）严重程度评估

出现下列1项以上情况提示可能出现了严重DKA,孕产妇必须收住2级护理单元或产科高依赖病房并置入中心静脉导管(请上级医师会诊):

- 心或肾功能衰竭。
- 静脉血pH<7.1。
- 其他严重并发症。
- 入住时血钾浓度<3.5mmol/L。
- 符合以下标准考虑严重DKA:血酮体>6mmol/L、静脉血HCO_3^-<5mmol/L。
- GCS<12、收缩压<90mmHg、脉搏>100次/min或脉搏<60次/min、阴离子间隙>16。

（三）诊断0～60min立即治疗。

1. 目 标

- 临床和生化评估。
- 0.9%生理盐水静滴扩容。
- 纠正水、电解质、酸碱平衡紊乱。
- 开始胰岛素治疗纠正高血糖。
- 监测:每小时监测血糖、血酮,每2小时监测血钾,每4小时监测血电解质。
- 糖尿病专家团队早期加入。

2. 快速初始评估

若患者被诊断为DKA,应尽早完成呼吸频率、体温、血压、脉搏、氧饱和度这些项目的评估。

如果患者昏睡,则可以使用鼻胃管保护气道,避免误吸。建立大口径静脉通路开始进行液体复苏。如果收缩压＜90mmHg,应在15～20min内快速输注生理盐水500～1000mL。

严重循环障碍或休克的患者应予给氧。

发热患者应在留取培养标本后,开始使用抗生素。

如果患者昏迷或不能自行排尿,需留置导尿。

- 初始检查:血酮体、毛细血管血糖、静脉血糖、尿素氮、电解质、血气、血常规、血培养、心电图、胸片、尿液分析及培养。
- 连续心脏监测。
- 连续脉搏血氧饱和度监测。
- 确定糖尿病药物治疗方案。

3. 液体管理

最重要的初始步骤是合适的液体疗法,主要目标为扩充循环血容量、清除酮体、纠正电解质失衡。

推荐晶体液而非胶体液,首选0.9％生理盐水,并且对孕妇的液体管理应更加谨慎。一个体重为70kg的孕妇,丢失约7L液体时会出现临床症状。孕产妇液体管理的初始目标是纠正低血压、补充丢失的血容量及纠正渗透性利尿引起的电解质紊乱。表12.1列出了经典的液体输注替代方案。

表12.1　液体输注替代方案

液体	复苏容量及时间
含钾的0.9％氯化钠1L	第1小时,1000mL
含钾的0.9％氯化钠1L	之后2小时(第2～3小时),1000mL
含钾的0.9％氯化钠1L	之后2小时(第4～5小时),1000mL
含钾的0.9％氯化钠1L	之后4小时(第6～9小时),1000mL
含钾的0.9％氯化钠1L	之后4小时(第10～13小时),1000mL
含钾的0.9％氯化钠1L	之后6小时(第14～19小时),1000mL
液体管理12h,后必须重新评估心血管容量状态	

4. 补钾治疗

低钾和高钾均是威胁生命的状态,且在DKA中常见。DKA孕产妇入院时血钾通常过高(尽管体内总钾含量降低),但是在胰岛素应用后会急速下降,必须常规监测血钾水平,及时进行补钾治疗(表12.2)。

表12.2　补钾治疗

第一个24小时内血钾水平	输注液体中钾离子浓度（mmol/L）
＞5.5mmol/L	0
3.5～5.5mmol/L	40
＜3.5mmol/L	根据专家意见额外补充钾

5. 持续静脉内输注胰岛素

- 记录患者体重，以公斤为单位（孕妇要记录当前的体重）。
- 液体复苏治疗1～2h后开始输注胰岛素。
- 50U胰岛素化入50mL生理盐水中，以0.1U/（kg·h）输液泵输注，如70kg体重患者可以采用的输注速度为7mL/h。
- 为防止因设置输液泵而延迟输注，可先给予0.1U/kg胰岛素肌注。
- 病情稳定后胰岛素应当给予常规剂量。

（四）继续监测1～6h

1. 目　标

- 清除血酮体，抑制酮体生成，使酮体下降速度至少为0.5mmol/（L·h）。
- 碳酸氢盐增加3mmol/（L·h），血糖下降3mmol/（L·h）。
- 维持血钾在正常范围内。
- 避免低血糖。

2. 再评估

监测生命体征；若无尿或尿失禁，留置导尿管；若持续呕吐，留置鼻胃管；若氧饱和度下降，需行血气分析。

3. 评估代谢指标

- 每小时监测血酮体和毛细血管血糖。如果毛细血管血糖高，则每小时监测静脉血糖。
- 通过酮体、血糖下降水平和碳酸氢盐的上升程度，来观察患者对治疗的反应，酮体下降至少为0.5mmoL/L·h，碳酸氢盐上升3mmoL/L·h，血糖下降3mmoL/L·h。如果目标未达到，胰岛素输注速度应增加1U/h。
- 持续输注胰岛素直至酮体＜0.3mmol/L、血pH＞7.3和（或）血碳酸氢盐＞18mmol/L。
- 需监测钾浓度，根据需要补钾，因为血钾可能快速下降。
- 若血糖＜14mmol/L，应输注10％葡萄糖125mL/h，同时输注生理盐水。
- 应同时纠正诱因。

（五）第6～12小时治疗及监测

1. 目　标

- 继续液体输注。
- 继续胰岛素管理。
- 评估因治疗而出现的并发症,如液体超载、脑水肿。
- 避免低血糖。
- 确保临床及生化指标改善。

2. 执　行

- 持续监测生命体征。
- 第6小时检查血pH、碳酸氢根、血钾、酮体和血糖。
- 争取使酮体<0.3mmol/L,血pH>7.3。
- 一旦患者生化指标稳定,可予经口进食,则可在糖尿病专家指导下完成皮下胰岛素的注射。
- 出院时,加强对患者的健康指导,减少DKA再次发生的可能,提高患者依从性。

（六）第12～24小时监测

- 患者如果未能进食,继续液体输注。
- 再评估液体超负荷和脑水肿等并发症。
- 停用静脉胰岛素前,应予皮下注射胰岛素。
- 确保临床及生化指标正常。
- 第12小时检测pH、碳酸氢根、血钾、酮体和血糖。
- 24h内酮血症及酸中毒将得到改善。

（七）DKA改善后治疗

患者能自主饮食,并且恢复使用常规剂量胰岛素。如果DKA未缓解,明确并治疗疗效不佳的病因。这种情况并不常见,需要高年资的医生指导。

当患者生化指标稳定(酮体<0.3mmol/L,pH>7.3)且能够进食时,改用皮下注射胰岛素。皮下注射短效胰岛素30min后可停用持续静注胰岛素泵。应在糖尿病专家指导下改为皮下注射胰岛素进行治疗。如果医院没有组建专家团队的能力,可根据当地的具体指南进行管理。如果患者是新诊断病例,有必要在出院之前请专家会诊,并安排后期随访。

1. 低钾及高钾血症

- 治疗DKA过程中,若出现低钾血症或高钾血症,会危及患者生命。

- 肾前性急性肾衰竭风险与严重的脱水相关,如果液体复苏后,血钾浓度仍高于5.5mmol/L,则不需要补钾。

- 胰岛素治疗DKA的过程中,会发生血钾下降,因此专家推荐只要血钾浓度<5.5mmol/L,且尿量正常的情况下,建议在患者输注的生理盐水中加入40mmol/L的钾。

- 如果血钾浓度<3.5mmol/L,应补充含钾离子的溶液。

- 如果需要限制液体,可输注高浓度的钾。

2. 低血糖

- 酮体纠正后血糖会快速下降,要注意避免出现低血糖。

- 严重的低血糖与心律失常、急性脑损伤及死亡相关。

- 低血糖也可通过激素反向调节使酮体反弹。

- 一旦血糖降到14mmol/L,可静脉注射10%葡萄糖以预防低血糖。

3. 脑水肿

- 儿童脑水肿较成人更为常见。

- 使用胰岛素治疗1h、液体治疗4h,会造成患者发生脑水肿的风险增加。

- DKA发生脑水肿的相关临床症状不常见,以无症状性脑水肿为主。

- 亚临床水肿是DKA的特点还是DKA的治疗结果,仍然存在争议。

- 脑水肿的具体原因不清楚,近期研究提示患者发生脑低灌注及后续再灌注,可能是脑水肿进展的原因。

(1)诊断标准

- 疼痛刺激后异常活动或言语。

- 去大脑强直姿势。

- 颅神经麻痹(尤其是Ⅲ、Ⅳ、Ⅵ)。

- 异常神经呼吸节律(打鼾、呼吸急促、陈-施呼吸、长呼吸)。

(2)治 疗

- 液体复苏限制到约2/3的目标量,并保证在72h内补足丢失的血容量,而不是24h。

- 经30min～2h的初始治疗无反应后,给予甘露醇0.5～1g/kg(20% 2.5mL/kg)输注20min,6h内可重复使用。

- 高钠盐水(3%)5～10mL/kg于30min内输注,可作为甘露醇的替代治疗。

- 抬高床头。

- 对呼吸衰竭的患者,给予气管插管,但不推荐过度通气。

- 头颅CT平扫用于排除其他神经问题。

4. 肺水肿

DKA 患者很少发生肺水肿。肺水肿通常是在发生 DKA 的数小时内短时快速输注晶体液后发生，因此认为短时快速输注晶体液可能增加肺水肿的发生风险。

六、结　论

应告知患者 DKA 的可能病因和早期预警症状。对于已发生 DKA 的患者，明确其诱因，如感染、胰岛素输注过程发生渗漏，应指导患者避免复发的可能。由于可能存在患者的胰岛素过期或变质情况，因此使用之前要仔细检查，并告知其保存及使用方法。

脑水肿是导致 DKA 患者致残率高和死亡率高的危险因素，因此需快速确诊和处理。

参考文献

［1］ ACOG Practice Bulletin. Clinical Management Guidelines for Obstetrician-Gynec ologists. Number60, 2005.

［2］ INTECH ⓒ 2013 Abdelghaffar. Diabetic Ketoacidosis: clinical practice guidelines. Chapter 11. http://dx. doi. org/10. 5772/53020.

［3］ National Institute for Health & Clinical Excellence（NHS）. Diabetes in Pregnancy, Management of diabetes& its complications from pre-conception to the postnatal period. 2008. Last modified July 2008.

［4］ National Institute for Health & Clinical Excellence（NHS）. Joint British Diabetes Societies Inpatient Care Group. 2010.

第十三章 妊娠期甲状腺功能障碍和危象

一、引 言

在年轻女性中,甲状腺功能障碍是很常见的疾病。孕产妇的甲状腺功能和胎儿的甲状腺功能密切相关,影响孕产妇甲状腺的药物也会影响胎儿的甲状腺。孕产妇甲状腺功能障碍和甲状腺自身免疫性疾病可能与不良妊娠结局有关。积极治疗甲状腺功能亢进和甲状腺功能减退可明显改善孕产妇的预后。迄今为止,通过有限的证据发现,应用左甲状腺素片治疗亚临床甲状腺功能减退、单纯性低甲状腺素血症或甲状腺自身免疫性疾病,有益于妊娠结局。甲状腺自身抗体增高与早期妊娠流产增加相关,未治疗的甲状腺功能亢进和甲状腺功能减退均与不良妊娠结局相关[1]。

二、妊娠期甲状腺功能的生理变化

妊娠的生理变化导致甲状腺分泌甲状腺激素较未妊娠时增加40%～100%,以此满足孕产妇和胎儿的需要[2]。

妊娠期甲状腺功能的生理变化,详见图13.1。从妊娠早期开始,主要载体蛋白——甲状腺素结合球蛋白的水平增加,约在孕20周达到顶峰,随后的妊娠期内稳定在基线两倍左右的水平。在孕6～9周,患者总血清甲状腺素(Thyroxine, T4)急剧增加,孕18周达到高峰并维持在此水平。妊娠期游离血清T4缓慢上升,随人绒毛膜促性腺激素(Human chorionic gonadotropin, HCG)水平达到高峰,随后恢复正常。妊娠期总三碘甲状腺原氨酸(Triiodothyronine, T3)迅速上升,孕18周达到高峰并稳定在此水平。正常情况下促甲状腺激素释放激素(Thyroidreleasing hormone, TRH)在妊娠期间不增加,但可穿过胎盘屏障,刺激胎儿脑垂体分泌促甲状腺素[3](图13.2)。

研究显示,每个孕产妇的T3和T4分泌水平都不尽相同[4]。虽然血清促甲状腺激素水平正常,但大约1/3的孕产妇有过相对的低甲状腺素血症的经历,而T3分泌相对较高。因此,在正常妊娠期间,不同个体的甲状腺激素分泌水平可能有相当大的差异。

目前,在许多甲状腺疾病的筛查和诊断中,TSH起着核心作用。由于HCG有微弱的类似TSH刺激甲状腺的功能效应,从而可以引起妊娠早期血清TSH水平降低[5]。TSH不能透过胎盘屏障。同时,在孕12周HCG达到高峰,游离甲状腺素水平升高,从而抑制脑垂体分泌TSH。因此,TRH在母体血清中难以检测到。胎儿血清TRH从妊娠中期可以检出,但不随着时间的增加而升高。

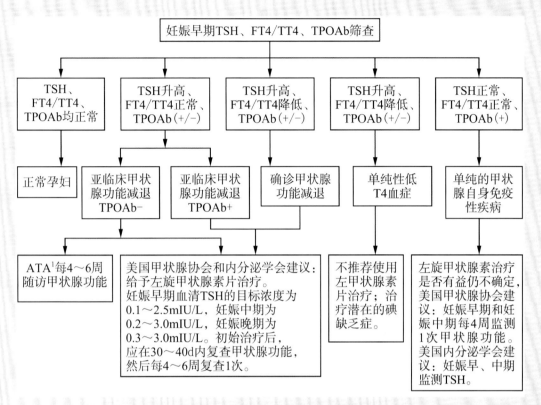

图 13.1 T₃、T₄和 TSH 值与甲状腺功能障碍的关系

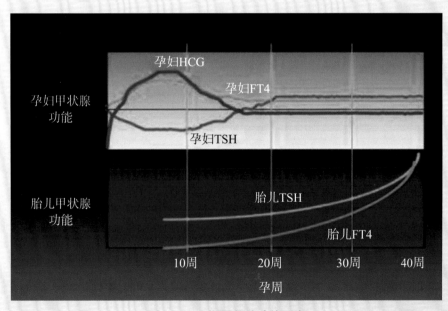

图 13.2 孕期甲状腺功能改变

妊娠期间,母体甲状腺激素可转移给胎儿[6]。尤其是在胎儿甲状腺发育之前[7],母体甲状腺激素对于胎儿正常的脑发育极其重要。即使在孕12周后,胎儿甲状腺开始浓缩碘和合成甲状腺激素,母体甲状腺激素对胎儿发育仍然起着很重要的作用。事实上,直到足月,母体甲状腺激素仍占胎儿血清甲状腺激素水平的30%[8](图13.3)。

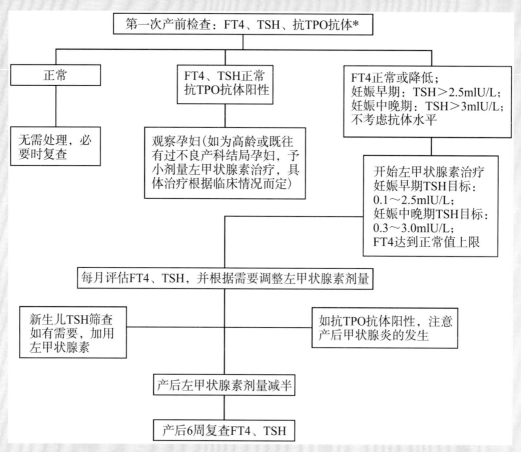

*对高危孕产妇需严格执行,也适用于所有女性。

图13.3 筛选的流程图

在不同妊娠时期,TSH的正常值范围[1]:

- 妊娠早期为0.2~2.5mlU/L。
- 妊娠中期为0.3~3.0mlU/L。
- 妊娠晚期高达3.5mlU/L。

游离T4随着白蛋白和T4结合球蛋白的改变而变化。

妊娠期妇女的许多激素和代谢发生了变化,而这些变化对甲状腺功能产生了复杂的影响(表13.1)。

表 13.1　妊娠对甲状腺功能产生的影响

妊娠期的生理变化	与甲状腺功能相关结果
肾脏碘清除增加	24h RAIU 增加
血清碘减少、胎盘碘向胎儿转运	在碘缺乏的孕产妇中,T4降低、TSH升高及甲状腺肿
孕期氧耗增加	基础代谢率增加
妊娠早期HCG增高	游离T4和T3升高、基础TSH降低(垂体-甲状腺轴功能减弱)
血清TBG增加	总T4和T3增加
血容量增加	T4和T3含量增加
T4、T3在胎盘脱碘	加速了T4和T3的降解与合成

三、甲状腺功能亢进

妊娠合并甲状腺功能亢进的发生率为0.2%～0.4%,其中大部分甲状腺功能亢进是由Grave病引起,还有一些不太常见的原因,如毒性结节和甲状腺炎,也会导致甲状腺功能亢进[9]。有时仅临床评估可能不足以鉴别甲状腺功能亢进与妊娠高代谢状态。Grave病特有的临床特征包括眼病、弥漫性甲状腺肿和胫前黏液性水肿。此外,由于β-HCG对甲状腺的刺激作用可引起自限性甲状腺功能亢进。因此,甲状腺功能亢进必须与妊娠期一过性甲状腺毒症相鉴别。且鉴别两者对治疗很重要,因为后者通常症状轻微,不需要特异性抗甲状腺治疗。Grave病引起的甲状腺功能亢进在妊娠早期可能加重,随后出现缓解,产后会再次复发(图13.4)。

实验室检查发现,TSH显著降低、游离T4(Serum free thyroxine, FT4)水平升高,极少数甲状腺功能亢进是由T3甲状腺毒症(异常的高血清三碘甲状腺原氨酸)引起(图13.5)。

妊娠合并未控制的甲状腺功能亢进增加了重度子痫前期的发生风险,亦使分娩低体重胎儿的发生风险增加至4倍。在妊娠期首次被诊断为甲状腺功能亢进的孕产妇,更易产生这些不利的结局。

由于刺激性促甲状腺激素受体抗体(TSH-receptor antibodies, TRAb)能通过胎盘屏障[11],故在妊娠合并甲状腺功能亢进控制不佳、治疗不充分时,也可能导致胎儿或新生儿甲状腺功能亢进[10]。在由患Graves病的孕产妇分娩的新生儿中,约1%会合并甲状腺功能亢进。在由患Graves病甲状腺功能亢进的孕产妇分娩的新生儿中,也有极少数能观察到新生儿甲状腺功能减退的情况,这可能是由母体循环中抗甲状腺药物经胎盘转运至胎儿和母体,使甲状腺素升高,从而引起胎儿垂体-甲状腺轴抑制所致。

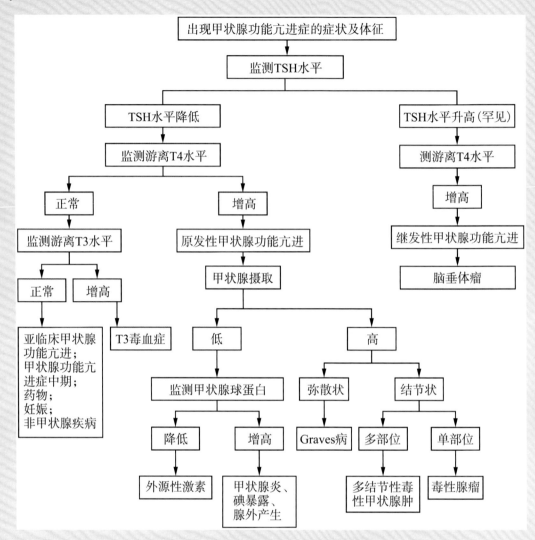

图13.4 甲状腺功能亢进的症状及体征

妊娠期间甲状腺功能亢进控制不佳与以下因素相关：

- 孕产妇

（1）妊娠期高血压疾病[12]。

（2）子痫前期。

（3）心力衰竭。

（4）早产[12]。

（5）甲状腺危象。

（6）胎盘早剥。

- 胎儿或新生儿

（1）高流产率与高甲状腺激素和促甲状腺激素水平相关(不是由于自身免疫引起)。

（2）宫内生长受限[12]。

（3）低体重儿[12]。

（4）死胎。

（5）甲状腺功能障碍。

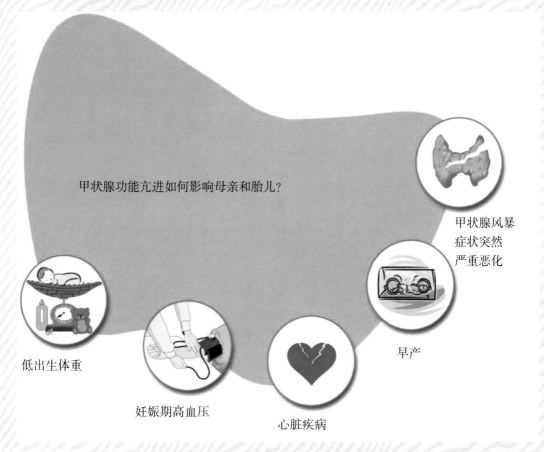

图13.5　甲状腺功能亢进对孕产妇及胎儿的影响

（一）实验室检查

血清 TSH 可用来辅助诊断原发性甲状腺功能亢进，结合游离 T4 水平可确诊。若缺乏既往病史，经检查发现 TSH 被抑制，但游离 T4 水平正常，则需要游离 T3 水平协助诊断（5%的患者会发生 T3 型甲状腺功能亢进）。既往治愈的 Graves 病与妊娠期间异常甲状腺功能检查不相关[13]。需注意的是，孕产妇的 TSH、T3 和 T4 范围与普通人群不同[14]。

1. 孕妇孕前都应进行甲状腺功能亢进的咨询[15]。

- 对于所有女性建议孕前提前治疗，如服用叶酸。

- 孕前提前治疗可提供确定性治疗方案，如放射消融治疗，理想情况下，左旋甲状腺激素剂量达优化3～6个月后才能考虑怀孕。

- 监测TSH和促甲状腺激素受体刺激抗体(TRAb在手术后逐渐消失,通常放射治疗后先升高,12个月后下降)。
- 因此,手术通常是计划怀孕的妇女首选的治疗方法。
- 经过治疗后,可能需要在妊娠早期增加左甲状腺素片的用量(T4需求增加)。
- 如果不考虑确定性治疗,则必须强调坚持服药的重要性,否则会增加母体和胎儿发生多种并发症的风险。
- 美国关于抗甲状腺药物致肝毒性的研究正在进行[16]。丙硫氧嘧啶穿过胎盘屏障的能力较卡米马唑弱,被认为是首选的抗甲状腺药物。这些关于用药的争议问题应提前告知患者。目前,最安全的用药选择可能是在妊娠早期使用丙硫氧嘧啶,随后更换为卡比马唑。
- 在孕24～28周,密切监测TRAb,以评估胎儿和(或)新生儿发生甲状腺功能亢进的风险。
- 妊娠早期或产后早期存在疾病恶化的风险。研究发现,实际上,女性在妊娠期可以更好地控制甲状腺功能亢进。
- 服用抗甲状腺药物后母乳喂养是安全的。

2. 在妊娠期先前得到控制的甲状腺功能复发亢进的原因:

- 妊娠早期TRAb增加。
- 高浓度的HCG刺激甲状腺。
- 呕吐影响药物吸收。
- 分娩、感染和剖宫产也可能不利于甲状腺疾病的控制。

(二) 管 理[17,18]

当妊娠合并甲状腺功能亢进时,患者需定期检查甲状腺功能,当患者表现为妊娠剧吐或者甲状腺危象时,需紧急入院[19]。

1. 妊娠剧吐与甲状腺功能异常相关,当甲状腺功能改善时,症状随之改善。妊娠过程中,特别是在妊娠后期控制甲状腺功能特别重要。甲状腺功能控制不佳可导致母体甲状腺素进入胎盘,从而抑制胎儿垂体-甲状腺轴。

2. 妊娠期甲状腺功能亢进的治疗

新发或先前得到控制的甲状腺功能亢进再次恶化。

- 抗甲状腺药物是所有治疗的基础。
- 禁忌放射性碘治疗。
- 要求患者先行药物治疗,必要时进行手术治疗。
- 所有病例均应咨询专科医生。

- 如果存在甲状腺危象,则需要紧急转诊。
- 出现甲状腺危象时,可短期应用β受体阻滞剂,如普萘洛尔,但使用超过几周可能会对胎儿造成不良影响,不建议长期使用。
- 抗甲状腺药物。

(1) 丙硫氧嘧啶可能较卡比马唑不易透过胎盘屏障,丙硫氧密啶是妊娠和哺乳期首选药物。目前的观点主张在妊娠早期应用丙硫氧嘧啶,随后更换为卡比马唑[17]。

(2) 在极少数情况下,卡比马唑与致畸有关。

(3) 然而,在一些国家,卡比马唑可能是妊娠期甲状腺功能亢进患者的唯一选择,未经治疗的甲状腺功能亢进对孕产妇的风险将远远超过卡比马唑对胎儿的潜在致畸性。

(4) 目标是将孕产妇甲状腺激素保持在参考范围的1/3以上。一旦达标,那么丙硫氧嘧啶就可以减量,以防止对新生儿甲状腺功能的影响(可能会产生新生儿甲状腺功能减退)。对于妊娠期Graves病,可使用类似的策略。

(5) 不推荐使用限制和替代方案,分娩时也应继续服用药物,即使是较小剂量的药物。

(6) 注意抗甲状腺药物可能会引起新生儿甲状腺功能减退。因此,抗甲状腺药物应为使孕产妇甲状腺激素水平保持在正常范围1/3以上的最小剂量。

- 孕产妇的所有监测应在二级保健中心进行,但当甲状腺功能正常时,可将监测降至初级保健。每4～6周监测一次甲状腺功能。
- 胎儿超声检查(宫内生长受限、胎儿脑积水、晚期骨龄、甲状腺肿、心动过速和心力衰竭)。
- 检查TRAb。

绝大多数孕产妇甲状腺功能亢进的病因是Graves病。Graves病是一种通常与甲状腺刺激性抗体相关的器官特异性免疫性疾病。在妊娠期间,甲状腺刺激性抗体活性下降,在妊娠晚期则可能检测不出[20]。

(三) 治 疗

硫脲类药物基本上可控制妊娠期甲状腺功能亢进。一些临床医生更倾向于应用丙硫氧嘧啶(Propylthiouracil, PTU),因为它部分地抑制T4向T3的转化,并且比甲巯咪唑更不易穿过胎盘屏障。尽管没有明确的证据,但妊娠早期使用甲巯咪唑与胎儿罕见的甲巯咪唑类胚胎病(以食管或后鼻孔闭锁为特征)及先天性皮肤缺损相关[21,22]。虽然这些畸形在用甲巯咪唑治疗的孕产妇中很少见,也缺乏流行病学研究证明PTU是否更安全,但在美国PTU仍然是硫脲类药物的首选[23]。

临床发现,高达10%服用抗甲状腺药物的妇女并发白细胞减少症,但这种情况下一般不需要停止治疗。0.3%～0.4%的患者会因为进展迅速的粒细胞缺乏症而需立即停药。粒细胞缺乏症的发生率与抗甲状腺药物剂量无关,并且由于其急性发作,无需连续监测白细胞计数。但如果出现发热或咽痛,患者应立即停药并完善血常规检查[23]。肝毒性是另一种严重副作用,发生率为0.1%～0.2%。约20%接受PTU治疗的患者可产生抗中性粒细胞胞质抗体,但只有一小部分患者会发生严重的血管炎[24]。虽然硫脲类药物有潜在引起严重胎儿并发症的可能,但并不常见。因为促甲状腺激素受体的抗体可穿过胎盘屏障,刺激胎儿甲状腺,导致胎儿出现甲状腺功能亢进和甲状腺肿,在这种情况下,硫脲类药物甚至可起到治疗作用。

丙硫氧嘧啶初始剂量的掌控是经验性用药。对于非妊娠患者,美国甲状腺协会推荐PTU的初始日剂量为100～600mg,甲巯咪唑为10～40mg[25]。每日平均服用600mg PTU,可使一半的女性患者病情得到缓解,并在8周内将每日剂量减至小于300mg。然而,有三分之一患者需要增加剂量。在甲状腺功能亢进治疗的第2～3个月内,血清游离T4被认为能比TSH更好地反映甲状腺状态[26]。

大部分甲状腺切除术可在甲状腺功能亢进得到控制后进行。很少在妊娠期行甲状腺切除术,仅少数不能接受药物治疗或药物治疗中毒的孕产妇可以选择使用[27]。妊娠是放射性碘消融治疗的禁忌证。孕产妇甲状腺疾病的治疗也可能造成胎儿甲状腺被破坏。因此,如孕产妇无意中接受了放射性碘治疗,大多数临床医生建议流产。临床医生必须仔细评估一切可能造成胎儿发生甲状腺功能减退情况的风险[28]。胎儿甲状腺功能减退发生的可能性取决于胎龄和放射剂量[29]。没有任何证据表明,孕前给予放射性碘治疗会导致胎儿异常,但是需要给予妇女足够长的怀孕间隔时间使辐射效应消失,并且使其甲状腺功能恢复正常[30,31]。国际放射防护委员会建议,妇女在放射治疗后6个月内避孕[23]。

(四) 甲状腺危象

仅有1%～2%接受硫脲类药物治疗的甲状腺功能亢进的患者会进展为甲状腺危象,但这却是一个可能致命的并发症[32]。

甲状腺危象是一种罕见的、危及生命的内分泌系统的急重症,可导致心搏骤停,甚至死亡,死亡率高达20%～30%[33]。目前,因甲状腺危象导致的死亡约占孕产妇死亡率的3%。甲状腺功能亢进的孕产妇发生流产、充血性心力衰竭、甲状腺炎、早产、子痫前期的风险增加,胎儿宫内生长受限的发生风险增加,孕产妇围产期发病率和死亡率均增加。患者可能出现不典型的症状和体征。通常心动过速与体温不成正比,血压通常正常,但脉压增大。这些不典型的症状和体征通常会影响临床医师对甲状腺危象的判断,导致临床医师无法做出正确诊断。手术、感染、创伤、分娩均可诱发甲状腺危象的发生[35,36]。甲状腺危象患者需要收住ICU进行评估和治疗,监测心脏功能、水电解质平衡以及控制高热[37]。必须确定和去除诱发甲状腺危象的因素。

1. 临床表现

- 高热。
- 恶心。
- 腹痛。
- 呕吐。
- 情绪激动。
- 出汗。
- 脱水。
- 心动过速。
- 充血性心力衰竭。
- 心律失常。
- 烦躁不安。
- 心血管性虚脱。
- 恶性凸眼症。

2. 治 疗

甲状腺危象的患者应收住ICU以密切监测生命体征,并在必要时进行有创监测和器官功能支持(表13.2)。器官失代偿的基础治疗措施如下:

- 如果需要,应立即予吸氧、通气支持和静脉补液。葡萄糖溶液是首选的静脉注射液,因其可补充高代谢需要的能量。
- 纠正电解质紊乱。
- 治疗心律失常。
- 通过应用冰袋、冰毯,使用对乙酰氨基酚(15mg/kg口服或直肠给药4h/次)积极控制体温。
- 迅速使用抗肾上腺素能药物(如普萘洛尔),以尽量减少交感神经症状。
- 纠正甲状腺功能。应用抗甲状腺药物以阻止甲状腺激素的进一步合成。
- 高剂量PTU是首选方案,因为其起效迅速且能抑制血清T4向T3转化。但FDA在药物包装上增加了一个涉及PTU的处方信息警告,也是FDA发布的最强警告。

(1) 药物包装上的警告强调了PTU可致严重肝损伤和急性肝衰竭等副作用,这其中的一些副作用是致命的。警告还指出,PTU可用于不能忍受其他治疗如甲巯咪

表13.2　甲状腺危象治疗步骤

步骤	目标	治疗	疗效
第一步	阻止甲状腺激素作用于受体	持续静脉内输注β受体阻滞剂	减慢心率、增加舒张期充盈和减少震颤
第二步	阻止甲状腺激素的生成	抗甲状腺药物(PTU或者甲巯咪唑)及地塞米松	抗甲状腺药物减少了甲状腺激素在甲状腺内的合成,PTU及地塞米松降低了外周组织中的T4向T3的转化速度
第三步	抑制激素分泌	抗甲状腺药物治疗后1～2h后给予复方碘治疗	甲状腺释放甲状腺激素减少

唑、放射性碘或手术的患者。

(2) 药物包装上的警告是基于FDA对包括美国甲状腺协会、国家儿童健康与人类发展研究所和儿科内分泌临床社区对上市后安全报告和会议审查的结果而定的。

(3) FDA已确定32例严重肝损伤患者与服用PTU相关。在22例成人病例中,12例患者死亡和5例患者肝移植;在10例儿童病例中,1例患者死亡和6例患者肝移植。PTU适用于Graves病导致的甲状腺功能亢进。甲巯咪唑也导致5例患者发生严重肝损伤(3例死亡)。这些报告表明,与甲巯咪唑相比,PTU的肝毒性风险更大。

(4) 除了对甲巯咪唑过敏、不耐受的患者或妊娠早期的妇女(有报道妊娠早期患者使用甲巯咪唑可导致罕见的胚胎病,包括皮肤发育不全),一般认为PTU是二线治疗药物。FDA建议开具PTU处方需考虑以下标准[38]:

①在妊娠早期或对甲巯咪唑过敏或不耐受的患者中使用。

②密切监测PTU治疗是否发生了肝损害的症状和体征,特别是治疗的前6个月。

③如怀疑肝损伤,应及时停止服用PTU,并根据临床证据评估肝损伤情况,给予支持治疗。

④PTU不应用于儿科患者,除非患者对甲巯咪唑过敏或不耐受,且无其他治疗可供选择。

⑤建议患者如出现以下症状或体征时积极联系自己的家庭医生:疲劳、虚弱、定位不准的腹痛、食欲不振、瘙痒、眼睛或皮肤容易瘀伤或黄染。

● 经口或鼻胃管服食碘化合物(卢戈碘或碘化钾)以阻止甲状腺素的释放(开始抗甲状腺药物治疗后至少1h)。如果能获得放射碘剂,静脉注射放射碘剂(如碘泊酸盐和碘酸)对患者可产生很好的疗效,特别对于阻止外周T4向T3的转化。

● 糖皮质激素可以降低外周T4向T3的转化,也可用于预防甲状腺功能亢进引起的相对肾上腺功能不全。

- 积极应对任何可能存在的潜在并发症。如治疗甲状腺危象、排除糖尿病酮症酸中毒和肾上腺功能不全等。合并感染时,应积极应用抗生素抗感染治疗。
- 作为一种抢救措施,血浆置换术可用于治疗成年人的甲状腺危象[33],但在实际工作中很少使用。

一旦渡过急性期,患者体温、心脏和神经系统恢复正常后,应立即停止服用碘制剂和糖皮质激素,并调整硫脲类药物的剂量,使甲状腺功能维持在正常水平。甲状腺功能正常后,停止使用β受体阻滞剂。

如果在甲状腺危象治疗期间给予患者PTU,则在出院时应将其改为甲巯咪唑,除非患者对甲巯咪唑存在禁忌。如果使用甲巯咪唑是禁忌证,应考虑治疗甲状腺功能亢进的替代方法,如放射性碘或手术。

3. 治疗目的

治疗目的是使用β受体阻滞剂(如普萘洛尔、拉贝洛尔)改善甲状腺激素外周组织的拟肾上腺作用;用抗甲状腺药物(如PTU、甲巯咪唑)减少甲状腺激素的进一步合成;使用碘化物降低甲状腺激素释放;使用糖皮质激素或放射碘阻止外周T4向T3转化,同时阻止甲状腺进一步分泌甲状腺激素。

(五)预 防

预防甲状腺危象是治疗甲状腺功能亢进的基本目标。预防甲状腺危象需要认真控制和管理甲状腺功能亢进。Graves病的标准治疗方案包括放射性碘、抗甲状腺药物和甲状腺手术治疗[25]。然而,妊娠限制了这些治疗方案的选择。放射性碘可能破坏胎儿甲状腺,因此不推荐使用放射性碘进行治疗;而手术治疗导致流产或早产的发生风险增加,因此禁用于孕产妇。

因此,妊娠期的标准治疗方案是使用抗甲状腺药物来抑制甲状腺激素的生物合成。由于妊娠的免疫抑制作用,孕产妇的抗甲状腺药物服用量可低于非妊娠患者。同时这些药物可穿过胎盘屏障,影响胎儿的甲状腺,故应尽可能降低抗甲状腺药物的剂量。

即使PTU是妊娠期可选择药物,但若无密切监测,则不推荐使用,因为高达5%的患者会出现药物不良反应,包括发热、皮疹、荨麻疹、关节痛和白细胞减少。罕见的不良反应有粒细胞缺乏症(绝对粒细胞缺乏为特征的急性病症),通常表现为发热和咽喉肿痛。如果出现发热和咽喉肿痛,应立即监测患者的血常规,如果确诊为粒细胞缺乏症,应停止使用PTU[39]。

PTU起始剂量通常为300～450mg/d,分3次口服。如果使用甲巯咪唑,起始剂量为20mg,每日2次。密切行实验室检查,一旦患者甲状腺功能恢复正常,药物可逐渐减量。许多患者每日只需要50mg进行维持,在妊娠晚期有些患者可能都不需要继续进行药物治疗;然而,药物剂量(PTU 50~200mg/8h或甲巯咪唑10~60mg/d)取决于患者的症状、体征和实验室检查结果[40,41]。治疗目标是使血清总T4保持在154~193nmol/L(12~15μg/dL)、血清游离T4的水平保持在正常参考范围(在不同实验室中参考值不尽相同[41])。

硫脲类药物可穿过胎盘屏障导致胎儿和新生儿甲状腺功能减退以及甲状腺肿[40]。在妊娠早期,抗甲状腺药物穿过胎盘屏障可影响胎儿的甲状腺发育。胎儿暴露于抗甲状腺药物的环境中,可产生胎儿甲状腺功能减退和生长受限[42]。

PTU成为妊娠期可选择药物的另一原因是[43]孕产妇使用甲巯咪唑可能导致胎儿皮肤发育不全(头皮顶叶区域的局部病变,以先天性皮肤缺失为特征,表现为穿孔"溃疡"样病变,通常可自行愈合)。药物治疗目标是通过使用尽可能少的药物剂量来控制孕产妇的甲状腺功能亢进,以避免胎儿甲状腺功能的抑制[44]。

妊娠剧吐与甲状腺功能异常相关,一旦甲状腺功能稳定,妊娠剧吐就会得到改善(图13.6)。在妊娠期间,特别是妊娠中晚期,激素的控制特别重要。当甲状腺功能亢进控制不佳时,孕产妇甲状腺激素可通过胎盘屏障,从而抑制胎儿垂体-甲状腺轴。

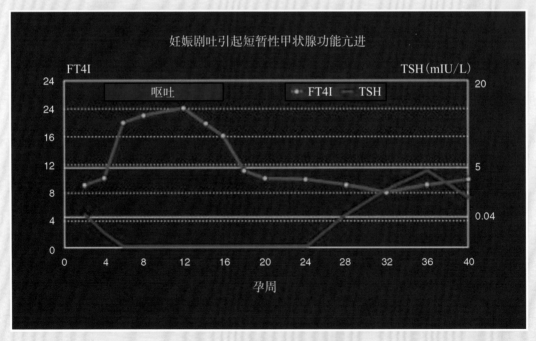

图13.6　妊娠剧吐与TSH的关系

（六）亚临床甲状腺功能亢进和妊娠结局

亚临床甲状腺功能亢进长期存在可能导致多种并发症,包括骨质疏松症、心血管病发病率增高以及甲状腺功能亢进或甲状腺功能衰竭[45]。

亚临床甲状腺功能亢进的特征是 TSH 低于正常范围,而血清甲状腺激素水平正常[46]。诊断主要依赖于实验室检查结果,根据"正常"TSH 水平来定义。2002 年确立了血清 TSH 的参考范围为 0.45~4.5mIU/L。

在解释血清 TSH 水平时,应考虑到妊娠生理变化以及隐匿性甲状腺疾病的存在,包括年龄、性别、种族和体重指数等,这些变量会对循环中 TSH 水平产生明显影响[47-49]。另外,正确解释 TSH、T4 和 T3,应考虑其他因素,如服药情况、妊娠或伴随疾病。

此外,临床医生在考虑甲状腺功能结果[50]的同时应该考虑三个重要现象:TSH 分泌遵循昼夜节律,早晨检测值较高,下午检测值较低;TSH 呈脉冲式分泌;TSH 半衰期约为 15min。

最近提出了亚临床甲状腺功能亢进的分类,按血清 TSH 水平轻度降低(0.1~0.4mIU/L;Ⅰ级或轻度)与血清 TSH 水平明显降低(<0.1mIU/L;Ⅱ级或严重)来区分[51]。发生Ⅰ级亚临床甲状腺功能亢进的人数是Ⅱ级的 3~4 倍。从Ⅰ级亚临床甲状腺功能亢进进展到甲状腺功能亢进的风险非常低。然而,每年有 2%~5% 的Ⅱ级亚临床甲状腺功能亢进最终进展为具有临床症状的疾病[51]。

某些情况下,亚临床甲状腺功能亢进的患者 FT4 水平可能正常,而血清 T3 水平则高于参考范围。这种异常的实验室检测被称为"T3 型甲状腺毒症",在疾病的最初阶段可能会出现这种检测结果,通常是由甲状腺结节的自主功能引起[46]。所有这些分类在临床实践中都可以见到。

亚临床甲状腺功能亢进与轻度(或亚临床)甲状腺毒症的患者临床表现相似,但严重程度不同。未经治疗的亚临床甲状腺功能亢进可能合并众多潜在并发症,包括体重减轻、骨质疏松症、心房颤动、栓塞事件和认知改变。临床发现亚临床甲状腺功能亢进对心血管系统[52]和骨骼影响最大[53]。

一般来说,Ⅰ级亚临床甲状腺功能亢进的患者可能无需治疗。应强烈推荐Ⅱ级(TSH 水平 <0.1mIU/L)亚临床甲状腺功能亢进的高风险个体进行治疗[51]。

摄入碘量 ≥200μg/d 的女性,其 TSH 水平 >3mIU/L 的风险明显高于碘摄入量 <100μg/d 的女性(校正 OR 值为 2.5,95% 的可信区间为 1.2~5.4)。妊娠前半期补充碘剂可能导致碘正常或碘轻度缺乏的孕产妇甲状腺功能异常。

四、甲状腺功能减退 》》

妊娠甲状腺功能减退最常见的原因是桥本甲状腺炎,其特点为甲状腺的腺体被患者自身抗体破坏,特别是抗甲状腺过氧化物酶抗体。妊娠期间诊断甲状腺功能减退特别困难,因为其大多症状和体征也是妊娠期间孕产妇的生理改变。因此,对于有症状或是有甲状腺疾病史的妇女应进行甲状腺功能筛查[54]。妊娠严重的甲状腺功能减退并不常见,这可能是因为它通常与不孕症和流产率增加有关[55](表13.3)。

表13.3　甲状腺功能减退的症状与体征

器官或系统	病状与体征
一般症状	疲劳、体重增加、畏寒、声音嘶哑、眶周水肿
心血管系统	心动过缓、舒张期高血压、外周水肿、高脂血症、心包积液
肺部	呼吸困难、胸腔积液
胃肠道	便秘
泌尿生殖	肾小球滤过率降低、肌酐升高、不孕、月经量过多
神经系统	记忆力下降、注意力不集中、共济失调、肌无力、肌痉挛、腕管综合征、腱反射降低、感觉异常、听觉受损、精神异常
皮肤	干燥粗糙、脱屑、肤色发黄

妊娠期甲状腺功能减退是常见的。据流行病学调查发现,亚临床和临床甲状腺功能减退的患病率分别为2%～3%和0.3%～0.5%[56]。在世界范围内,大部分孕产妇发生甲状腺功能减退的原因为地方性碘缺乏,而在碘富足地区,孕产妇甲状腺功能减退最常见原因是慢性自身免疫性甲状腺炎[57]。妊娠期甲状腺功能减退的临床表现并不总是很典型,有时可能难以与正常妊娠的生理变化相鉴别。因此,特别是对于有甲状腺疾病个人史或家族史、发生甲状腺肿或合并原发性自身免疫性疾病(如1型糖尿病)的孕产妇,需高度怀疑其是否合并甲状腺疾病。

(一)甲状腺功能减退对胎儿和孕产妇的影响(图13.7)

实验室检查发现患者T4减低、TSH增高可诊断为甲状腺功能减退。亚临床甲状腺功能减退(Subclinical hypothyroidism, SCH)的实验室检查表现为TSH高,但T4处于正常范围,但通常是正常范围的下限。SCH是妊娠期最常见的甲状腺功能减退,通常是自身免疫性甲状腺疾病引起甲状腺功能进行性破坏所致。许多回顾性研究显示,甲状腺功能减退与胎儿及其他产科不良结局明显相关[58]。孕产妇合并甲状腺功能减退可能发生流产、妊娠期贫血、子痫前期、胎盘早剥和产后出血。合并甲状腺功能减退的新生儿易出现早产、低体重和新生儿呼吸窘迫[59]。亚临床甲状腺功能减退的孕产妇也

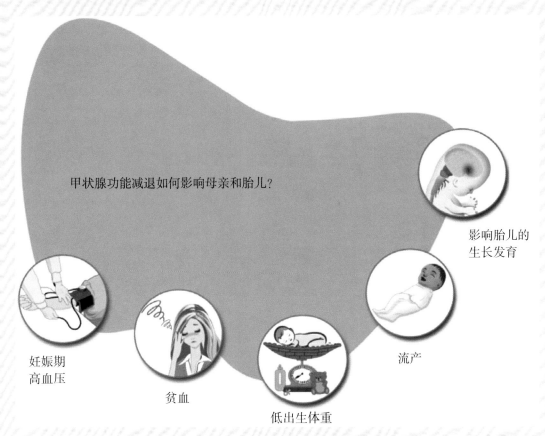

甲状腺功能减退如何影响母亲和胎儿？

影响胎儿的
生长发育

妊娠期
高血压

贫血

低出生体重

流产

图13.7　甲状腺功能减退对孕产妇和胎儿的影响

会发生上述类似的并发症。亚临床甲状腺功能减退的孕产妇发生胎盘早剥的风险是普通孕产妇的3倍，发生早产的风险是普通孕产妇的2倍[60]。另外一项研究将孕产妇早产（孕32周之前）与孕产妇足月产进行对照发现，早产组的孕产妇患亚临床甲状腺功能减退的患病率较足月组高[61]。孕产妇发生甲状腺自身免疫性疾病所引起的甲状腺功能异常与不良产科结局相关，治疗甲状腺功能减退可降低胎儿及其他产科不良结局的发生风险。对150例孕产妇的回顾性研究表明，治疗甲状腺功能减退可减少流产和早产的发生率；另外，一项前瞻性研究表明，对甲状腺抗体阳性的孕产妇进行治疗的组别，其流产发生率低于未经治疗的对照组[62]。

众所周知，碘缺乏地区出生胎儿极易出现呆小症，这是因为母亲不能将T4转运给胎儿（特别是在妊娠早期）。目前有研究收集了7～9年前妊娠期甲状腺功能减退（未诊断和未经治疗的）和妊娠期甲状腺功能正常的母亲，通过对其生产的儿童进行智商评分后发现，对照组女性所生育的儿童评分平均高7分[63]。在碘充足的地区（美国）也通过研究证实了这种情况。另一项研究表明，与甲状腺功能正常的孕产妇所生育的儿童相比，妊娠12周发生持续性低T4血症的孕产妇，其婴儿心理和运动功能评分下降

8~10分[64]。通常认为,在甲状腺功能正常的孕产妇体内,其甲状腺过氧化物酶SS抗体与后代的智力发育有关[65]。然而,在美国两项大型研究中,孕产妇低T4血症与不良围产期结局之间没有发现存在独立关联,尽管这些研究未测试儿童的行为结果[66,67]。

(二) 妊娠合并甲状腺功能减退的治疗

左甲状腺素钠片可用于治疗妊娠期甲状腺功能减退。对于存在甲状腺疾病的妇女,应在妊娠前调整好甲状腺的功能。一旦确定怀孕,甲状腺素剂量应增加30%~50%,根据患者妊娠期甲状腺功能(FT4和TSH水平)再调整随后的剂量,建议每4~6周监测一次甲状腺功能,直至甲状腺功能恢复正常。妊娠早期TSH水平保持在2.5mIU/L以下,妊娠晚期应低于3mIU/L[68]。妊娠期推荐的甲状腺素维持剂量为每日2.0~2.4μg/kg。妊娠晚期甲状腺素需求可能会增加,分娩后大多数妇女甲状腺素需求量会恢复到孕前水平。孕产妇合并亚临床甲状腺功能减退(FT4正常和TSH升高)也应接受治疗。因为补充左甲状腺素钠片的治疗组孕妇与不治疗组对比分娩率明显升高,校正OR值为2.76[69]。

(三) 亚临床甲状腺功能减退

一般来说,妊娠期合并甲状腺功能减退对胎儿和母亲均会造成不良影响,因此需要进行治疗。现有证据表明妊娠期合并SCH也需治疗。在世界范围内,南亚是SCH发病率最高的地区。

在妊娠期,甲状腺激素对胎儿脑发育起重要作用。在妊娠期SCH是最常见的甲状腺疾病,因此,在妊娠早期应排除SCH。

妊娠期合并甲状腺疾病,尤其是妊娠合并SCH会导致胎儿神经发育受损[63,70]。此外,已有报告证实SCH与早产、子痫前期和产后甲状腺炎相关[60,71]。

根据TSH和FT4的阈值范围,在被筛查的妇女中发现SCH的患病率为2%~5%,这表明大多数患者可通过常规筛查来确诊甲状腺功能不全[60]。在印度北部,甲状腺功能减退的患病率高达14.3%,因此在妊娠早期,大部分临床症状不明显的患者需要进行常规筛查[72]。导致SCH的原因很多,在一般人群中,慢性自身免疫性甲状腺炎(如桥本病,甲状腺炎)患病率为3%~8%,这可以被认为是SCH最常见的病因[73]。还有一些其他的原因,比如高雌激素状态(妊娠可导致FT4降低)[74]、慢性应激[75]以及其他能影响垂体或下丘脑的疾病(如糖尿病,特别是1型糖尿病)均可导致SCH[76]。甲状腺功能减退或有自身免疫性疾病家族史的妇女患SCH的风险增加。血清TSH是妊娠期甲状腺功能的敏感指标,因此建议孕产妇在妊娠12~16周筛查甲状腺功能。筛查的高危人群包括:既往有甲状腺功能障碍或甲状腺手术史、年龄>30岁、已出现甲状腺功能障碍的症状、甲状腺肿、甲状腺过氧化物酶抗体(Thyroid peroxidase antibody,

TPOAb）阳性、1型糖尿病或其他自身免疫性疾病史、流产史或早产史、头颈部辐射史、甲状腺功能障碍家族史、病态肥胖（BMI≥40kg/m²）、使用胺碘酮或锂或近期进行碘放射治疗、不孕不育史、在中度至重度碘缺乏地区居住。

甲状腺功能减退症状不易被发觉，如抑郁、体重增加[77]、皮肤干燥脱屑、身体虚弱或畏寒、脉搏减慢、低体温、易疲劳等。伴随循环减慢、心动过缓，一些女性运动减少、思考和学习[78]后会觉得精神紧张、烦躁不安和焦虑。

在血清TSH超出正常范围的情况下，应测定抗甲状腺抗体[79]（母体甲状腺过氧化物酶）。其他重要的检查包括检测红细胞中硒的含量、尿液中T3含量（最近的研究表明，甲状腺功能减退症状与24h尿FT3密切相关）[80]、尿碘浓度、甲状腺超声、血清胆固醇（甲状腺功能减退可能升高）、血清泌乳素（可用垂体功能监测）、贫血相关项目和基础体温等。因为甲状腺机能减退或SCH引起并发症的风险非常高，所以上述这些检查很重要。SCH的孕妇发生胎盘早剥的概率是普通孕妇的3倍，早产的发生风险是普通孕妇的2倍[60]。

在SCH患者中，出现神经肌肉功能障碍很常见，可以通过左甲状腺素片进行治疗[81]。在亚临床甲状腺功能亢进组、甲状腺功能正常组和亚临床甲状腺功能减退组中，妊娠高血压发生率分别为6.2%、8.5%和10.9%[82]。SCH还与重度子痫前期有显著的关联。因此，建议每个重度子痫前期患者检测甲状腺功能。随着促甲状腺激素水平的升高，妊娠期糖尿病的发生风险增加。这也证实了SCH与妊娠期糖尿病之间的联系。每年2%～5%的妊娠期糖尿病病例可能进展为临床甲状腺功能减退[73]。与一般人群（7.6%）相比，子痫前期、子痫和妊娠期高血压患者的SCH发病率明显增高（15%；n=7/45）[83]。

在甲状腺自身抗体阳性的患者中，其神经肌肉功能障碍[82]与产后甲状腺功能障碍的发病率显著增加，发病率为1.1%～16.7%，平均发病率为7.5%[84]。这些孕妇还可能发生产后抑郁症，但与正常孕产妇相比，结果没有显著性差异[65]。

在合并复杂性血管疾病史的孕产妇中，19.6%的患者被发现患有SCH，特别是在32周之前结束妊娠的孕产妇（P=0.008）[85]，其SCH发生率更高。对于胎儿可能造成的远期风险，与甲状腺功能正常组相比，SCH孕产妇组7～9岁儿童的智商低7%。然而，即使甲状腺功能减退的孕产妇在使用治疗剂量不充分的左甲状腺素之后，其后代的智商评分与正常对照组相比也没有显著差异。

SCH孕产妇的新生儿患病率及死亡率均高于正常组[55]。患儿收住新生儿重症监护室（RR：1.8；95%可信区间为1.1%～2.9%）、发生呼吸窘迫综合征（定义为需呼吸机辅助时间＞24h)的风险是普通患儿的2倍[60]。甲状腺激素是线粒体活性的调节因子，因此可以假设SCH中的所有并发症可能都是由线粒体功能障碍引起的。所有妊娠和哺乳期妇女每天至少摄入250μg碘,这样可以预防SCH并发症的发生。孕前每天摄入150μg碘,同时对可能存在甲状腺功能减退的患者进行筛查,这样可预防SCH主要并发症的发生[86]。治疗的目的是使孕产妇血清TSH值保持在参考范围内(根据妊娠期的不同阶段,TSH参考值范围也不同)。如果当地实验室缺乏TSH的妊娠期三阶段参考范围,可应用美国预防服务工作组[79]推荐的以下参考范围:妊娠早期0.1~2.5mIU/L、妊娠中期0.2~3.0mIU/L和妊娠晚期0.3~3.0mIU/L。

口服型左甲状腺素钠片是首选的A类药物,半衰期长7d,部分可在体内转化为T3每日单次给药,使得T3和T4的生理水平恒定。开始剂量为12.5~25mg/d(小剂量),维持剂量应为2~2.4mg/(kg·d)。

在南亚,特别是印度SCH发病率高于世界其他地区,SCH主要是由自身免疫性甲状腺炎和营养不良所导致的。流产、早产、体重增加、产后甲状腺炎、进展为临床型甲状腺功能减退等并发症的代价将超过筛查成本。SCH孕产妇的后代可能出现智商低下、记忆力下降和注意力不集中。由于可能出现这种情况,因此建议所有妊娠早期孕产妇都要进行筛查,筛查项目包括血清TSH、FT4和抗甲状腺抗体,从而可以明确诊断。这种筛查是必须的,即使单身母亲也不能被剥夺获得筛查的权利。若发现抗体阳性病例,应立即进行治疗,因为并发症通常与抗体阳性相关。

1. 妊娠期碘摄入[87]

妊娠期适量的碘摄入对于母体甲状腺激素合成和胎儿大脑正常发育至关重要。妊娠前半期补充碘剂可能导致碘正常或碘轻度缺乏的孕产妇甲状腺功能异常(图13.8)。

2. 黏液性水肿昏迷(表13.4)

关于黏液性水肿昏迷病史有关问题的评价

- 甲状腺疾病的病史?
- 甲状腺功能减退的症状:体重增加、脱发、疲劳、皮肤干燥、声音改变、抑郁、便秘、月经不调等是否存在?
- 经量过多是否为药物治疗引起的改变?
- 生理和心理应激:感染、创伤、受凉、生活环境的显著改变?

高龄妇女合并长期存在、未确诊或未经治疗的甲状腺功能减退,最常发生黏液性水肿昏迷或危象。发病的诱发因素包括应激(如感染)、全身性疾病、使用某些药物和着凉。

当长期存在甲状腺功能减退时,机体会从生理上逐步适应。通过降低代谢率和降

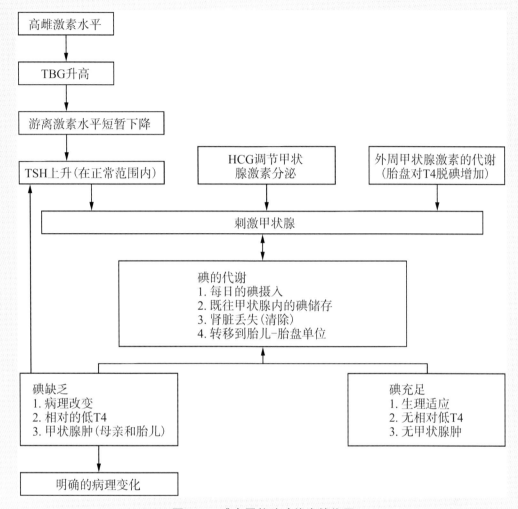

图13.8　碘在甲状腺功能中的作用

低氧耗,使周围血管收缩以维持体温。减少β肾上腺素能受体的数量,而保留α肾上腺素能受体和循环中儿茶酚胺,从而引起β/α肾上腺素能不平衡、舒张期高血压和总血容量减少。

　　黏液性水肿昏迷或危象是甲状腺功能减退失代偿[88]的一种表现。基本上所有器官和系统都会受到影响。

　　3. 新陈代谢

　　甲状腺激素对细胞代谢和器官功能至关重要。甲状腺激素供应不足,会引起组织器官生长或发育成熟受限、能量产生不足,并且其他激素的作用也会受到影响。

　　虽然甲状腺功能减退引起体重增加是常见现象,但严重肥胖很少仅继发于甲状腺功能减退。不过,未经治疗的甲状腺功能减退的患者可能是由于长期以来不喜欢运动,最终导致体重增加。

由于甲状腺功能减退的患者药物代谢功能降低,可能会引发药物过量(如吗啡、催眠药、麻醉剂、镇静剂)的情况,甚至会引起黏液性水肿危象。

4. 神经系统

虽然疾病名称为黏液性水肿昏迷,但未发生昏迷也并不能排除这种疾病的诊断。虽然患者呈现的意识状态可能是嗜睡或昏迷,但是导致意识状态改变的确切机制尚不清楚。脑血流量供应和氧气输送减少、T4和T3缺乏及氧气和葡萄糖消耗降低,这些因素均可能造成脑功能受损。肾功能不全引起的低钠血症可能是意识状态改变的另一个因素。

5. 肾　脏

黏液性水肿昏迷的患者,其肾功能可严重受损,部分原因是心排血量降低和血管收缩导致肾小球滤过率降低。通常黏液性水肿昏迷患者的钠钾ATP酶的活性降低,引起钠的再吸收减少、水排泄减少,从而导致低钠血症。

6. 消化系统

严重甚至轻度甲状腺功能减退也可降低肠动力。患有黏液性水肿昏迷的患者可以出现胃张力降低、巨结肠或麻痹性肠梗阻,也有吸收不良的报道。腹水虽然不常见,但毛细血管通透性增加、充血性心力衰竭或其他机制均可导致腹水的发生。

7. 治　疗

黏液性水肿昏迷或危象是一种危及生命的状况,因此,合并这种疾病的患者必须收住ICU进行治疗。患者发生黏液性水肿昏迷的第一个24~48小时是至关重要的。如果考虑该疾病的可能,则需要立即积极采取多种干预措施,以降低死亡率。主要治疗包括:

- 如果存在明显的呼吸性酸中毒、高碳酸血症或缺氧,应给予机械通气。

- 如果仅有疑似黏液性水肿昏迷诊断,应立即静脉注射甲状腺激素替代治疗,同时等待检查结果(T4和TSH)。

- 若胃肠道吸收受损,推荐静脉注射药物。对于单独使用T4,还是联合使用T4和T3或单独使用T3,目前仍有争议。在黏液性水肿昏迷的患者中,脱碘酶将T4转化为活性T3的能力降低,因此,建议给予T3治疗。然而,由于T3的作用直接和半衰期较短的特点,因此直接给予T3很可能会引起心律失常,特别是心肌功能受损。通常静脉注射的T4剂量为口服剂量的1/2~2/3。

- 静脉注射左甲状腺素钠,负荷剂量为500~800μg,随后每日静脉注射剂量为50~100μg;每日静脉注射直至患者可以口服药物。老年人、冠状动脉疾病或心肌梗死患者应谨慎使用左甲状腺素钠,因为全剂量T4治疗可能会导致心肌耗氧量增加,从而加重心肌缺血[89]。有些学者主张,所有患者尤其是心血管风险低的年轻患者,加用T3静脉注射,剂量为每8～12小时10～20μg。

- 由于研究入选的病例少,比较不同治疗方法的随机试验缺乏有效性。观察性研究对于低剂量[90,91]或高剂量T4或T3替代治疗能否降低死亡率[92]的结果尚不一致。

- 鉴于有可能出现肾上腺功能不全,因此在测定皮质醇水平后,应加用类固醇替代治疗[93]。

- 确定基础皮质醇水平后,加用氢化可的松5～10mg/h。持续应用激素治疗,除非入院时随机检测皮质醇水平,而未发现有肾上腺功能异常的情况,否则不能停用氢化可的松。

- 使用普通毯子,并在温暖的房间里进行复温(禁忌快速外部复温)。

- 治疗相关感染。

- 通过输注盐水、限制水的摄入来纠正严重低钠血症(钠水平<120mEq/L)。

- 根据培养结果调整抗生素方案,广谱抗生素降阶梯治疗。

- 静脉注射葡萄糖,以纠正低血糖。

- 如存在严重低血压,给予葡萄糖盐水复苏(如果严重低钠血症,即钠水平<120mEq/L,予高渗盐水)治疗。

- 药物剂量应根据肾功能、药物代谢等因素调整。

- 感染。

(1)明显或隐匿的细菌感染极易诱发黏液性昏迷或危象。

(2)尽管可以观察到白细胞核左移,但通常不存在发热和白细胞计数升高。

(3)给予经验性广谱抗生素治疗,并送培养,一旦确定病原菌,予抗生素降阶梯治疗。

(4)如果培养结果为阴性,可根据情况停用抗生素。

- 心肌缺血[94]。

(1)对高龄患者而言,心肌缺血可诱发心肌梗死。

(2)肌酸激酶动态复查有助于急性冠状动脉事件的诊断、分级和治疗。黏液性水肿昏迷或危象的患者查肌酸激酶水平,其结果往往是升高的,但通常是肌源性的。

(3)如果诊断出缺血或梗死,或者患者有明显的冠状动脉疾病危险因素,应以低剂量甲状腺素替代治疗。

- 容量状态

(1)静脉注射葡萄糖和生理盐水时应慎重,因为甲状腺功能减退的患者心功能减退,一旦容量超负荷,容易发生充血性心力衰竭。如果发生严重低钠血症(血钠水平<120mEq/L),应考虑给予少量高渗盐水,然后静脉注射呋塞米,以改善容量状态。

(2)一般来说,低血压对常规药物不敏感,可以通过加用甲状腺激素和糖皮质激素(如果缺乏)进行替代治疗。如果通过谨慎补液不能纠正低血压,可给予输血纠正。最后可谨慎使用多巴胺。

8. 随 访

需要进行后续随访,以确保患者规范使用甲状腺激素替代治疗。

- 如果诊断为原发性甲状腺功能减退,则每6周评估一次TSH水平,并调整T4剂量。一旦TSH水平正常,可以每年监测一次。如果患者治疗的依从性不佳,可每3~6个月检查一次。

- 继发垂体功能障碍的甲状腺功能减退患者,需要监测FT4水平。TSH水平并不能准确反映甲状腺功能。

- 尽量避免诱因。

- 对于合并有冠状动脉疾病危险因素的患者,应予密切监测,确保不会诱发黏液性昏迷或危象,同时也要排除由治疗黏液性昏迷或危象导致的危险因素。

五、产后甲状腺炎))

产后甲状腺炎是产后发生的疾病[95],可能与甲状腺功能亢进、甲状腺功能减退或两者都相关。产后一年内发病率约为5%。第一阶段通常是甲状腺功能亢进,之后甲状腺功能恢复正常或发生甲状腺功能减退。在与产后甲状腺炎相关的甲状腺功能减退的患者中,1/5的患者将发展为需要终身治疗的永久性甲状腺功能减退。

产后甲状腺炎被认为是由妊娠期间患者的免疫系统发生改变引起,而组织学上则呈亚急性淋巴细胞性甲状腺炎表现。该过程通常是自限性的,但是抗体产生时,有发生甲状腺功能减退持续存在的可能性。产后甲状腺炎是甲状腺炎的一种,被称为无痛性甲状腺炎。

(一) 症状和体征

产后甲状腺炎初始阶段表现为甲状腺功能亢进,这一阶段持续时间短暂,发生于产后2~6个月[84],典型症状包括疲劳、烦躁、紧张、心悸和怕热。与甲状腺功能减退阶段相比,这一阶段的激素紊乱往往不易被发现[84]。因此,甲状腺功能亢进阶段可能无法检测出来。甲状腺功能减退过程同样是短暂的,可在产后3~12个月内随时发生[84]。这一阶段的妇女主要表现为精力不济、记忆力减退、集中力下降、粗心大意、皮肤干燥、不耐受寒冷以及疼痛等。产后1年,甲状腺功能恢复。若甲状腺功能减退症状超过产后 1 年,则不认为是发生了产后甲状腺炎[84]。

甲状腺抗体阳性的妇女与甲状腺抗体阴性的妇女相比,产后抑郁症相关的风险可能会增加[96]。

(二)流行病学

产后甲状腺炎的发病率全球报道不一。这种差异可能是由评估患者疾病的方法学不同而引起[97]。导致这些差异的因素包括分娩后随访时间、诊断标准、产后复查频率和甲状腺激素测定方法等[98]。综合来说,碘充足人群该病的发生率为 5%～7%[97]。

与同一地区的非糖尿病妇女相比,1 型糖尿病妇女的产后甲状腺炎患病率增加了3 倍[84]。

(三)病　因

妊娠期免疫抑制增强了母体对胎儿存在的耐受性[97]。若没有这种抑制,胎儿会被母体免疫系统排斥,从而造成流产[97]。因此,在分娩后,若发生免疫系统抑制反弹,将导致易感患者的甲状腺抗体水平升高[98]。

具体来说,易感的患者的免疫组织学特征为[97]:

- 甲状腺球蛋白抗体发生改变;
- TPOAb 发生改变;
- TPOAb 亚类 IgG1～IgG3 增加;
- 甲状腺淋巴细胞浸润和滤泡形成(桥本甲状腺炎);
- T 细胞发生变化(CD4:CD8 比例增加);
- TSH 受体抗体发生改变。

(四)诊　断

由于疾病相对罕见,或症状不典型,导致这种疾病通常难以诊断[99]。常规筛查应先评估 TSH 水平。TSH 降低可能代表机体处于甲状腺功能亢进阶段,但需要进一步检查排除 Graves 病[99]的可能。TSH 正常但症状持续存在可能代表两相之间存在转变,需要 4～6 周后进行复查。TSH 升高可能表明机体处于甲状腺功能减退阶段[99]。

(五)治　疗

对于大多数女性来说,若甲状腺功能亢进阶段症状非常轻微或无症状,通常是不需要干预的。如果有症状,则可以短期使用 β 受体阻滞剂进行治疗,会有明显效果[84]。

甲状腺功能减退的治疗更为复杂。对于有症状或 TSH 水平较高或两者都有的患者,通常予左甲状腺素钠[84]治疗。对于备孕的 TSH 水平稍高的无症状妇女应考虑采取一系列治疗方法,直至分娩,以避免未来孩子发生相关的并发症[84]。

六、结 论

妊娠对健康妇女和患甲状腺疾病妇女的甲状腺功能调节均有很大的影响。我们需重视这些影响,对妊娠期妇女进行准确评估、仔细分析和正确治疗。对于居住在碘摄入量受限地区的健康孕产妇,经常发生相对低 T4 血症和甲状腺肿,这表明妊娠期甲状腺的功能状态受经济水平影响。

2%～3% 的孕产妇合并明确的甲状腺功能障碍,但亚临床甲状腺功能障碍(甲状腺功能亢进和甲状腺功能减退)可能更为普遍,且经常并未确诊,除非在妊娠早期就开始进行特异性筛查,以明确甲状腺功能情况。碘缺乏导致母体甲状腺功能改变,母体甲状腺功能亢进和甲状腺功能减退对胎儿或新生儿的结局有重要的影响。近年来发现,妊娠早期亚临床甲状腺功能减退对胎儿发育具有潜在的风险,包括产科问题和胎儿神经发育受损。

妊娠增加代谢率、血容量、心率和心排血量以及各种主观感觉(如疲劳、怕热等),这些情况表明孕妇可能合并甲状腺毒症。推测认为,出现这一合并症是由于胎盘脱碘酶增加,以及其他代谢变化,如 HCG 升高直接刺激母体甲状腺,进而影响下丘脑-垂体-甲状腺系统,使甲状腺素代谢加速引起。

对在妊娠期间甲状腺功能减退的患者而言,外源性甲状腺素的治疗需求应平均增加 50%。在临床管理这些患者时应考虑到这一点。

妊娠期甲状腺毒症主要原因包括 Graves 病(不常见,但有潜在的危险)和妊娠期非自身免疫性暂时性甲状腺功能亢进(较常见,但通常症状轻微)。随着妊娠的发展,Graves 病自然转归如下:妊娠早期急性发作,中期和晚期改善,产后出现反弹。这些变化部分是因为妊娠期间孕产妇自身免疫抑制作用,产后免疫抑制解除,从而产生反弹。治疗甲状腺毒症孕产妇时,应充分认识到这一点,因为所有的抗甲状腺药物都会穿过胎盘屏障,并可能影响胎儿的甲状腺功能。目前推荐的 PTU 仅适用于妊娠早期,妊娠中后期应用甲巯咪唑。

母体 TRAb 可通过胎盘屏障,从而引起胎儿和新生儿甲状腺功能亢进。通常胎儿(或新生儿)甲状腺功能亢进的诊断是基于胎儿心动过速、骨龄加速和宫内生长受限。合并 Graves 病的孕产妇和曾有手术或放射性碘治疗病史,但 TRAb 滴度较高的孕产妇,其娩出的新生儿极易发生甲状腺功能亢进。因此,对妊娠合并 Graves 病患者进行恰当的内分泌方面的管理,目前仍然是一个艰巨的挑战。

若妊娠期发现甲状腺结节,应行针刺细胞学检查。如果为恶性肿瘤,应在妊娠期或分娩后立刻进行手术。妊娠本身不会对分化型甲状腺癌的自然病程产生不利影响。

在分娩后几个月,患者甲状腺功能减退和甲状腺功能亢进的情况经常会加剧,所以产后应特别关注合并有甲状腺自身免疫性疾病的患者。

目前,甲状腺协会正在讨论是否需要产前筛查甲状腺功能障碍。现已有的循证研究非常有限,且不支持这一策略。然而,如今全世界许多医院已给予产前孕产妇甲状腺功能障碍的筛查。对于开展产前甲状腺功能障碍筛查工作,需要内分泌学家和产科医生之间密切沟通,这是非常重要的,并需等待进一步的随机试验结果。

参考文献 》》

[1] Mannisto T, Vaarasmaki M, Pouta A, et al. Perinatal outcome of children born to mothers with thyroid dysfunction or antibodies: a prospective population based cohort study. J Clin Endocrinal Metabol. 2009, 94: 772.

[2] Smallridge RC, Glinoer D, Hollowell JG, et al. Thyroid function inside and outside of pregnancy: what do we know and what don't we know? Thyroid. 2005, 15: 54. Fig 1 http: //www. houstonendocrine. com/.

[3] Thorpe-Beeston JG, Nicolaides KH, Snijders RJM, et al. Fetal thyroid stimulating hormone response to maternal administration of thyrotropin releasing hormone. Am J Obstet Gynecol. 1991, 164: 1244.

[4] Glinoer D, de Nayer P, Bourdoux P, et al. Regulation of maternal thyroid during pregnancy. J Clin Endocrinol Metab. 1990, 71: 276.

[5] Grossman M, Weintraub BD, Szkudlinski MW. Novel insights into the molecular mechanisms of human thyrotropin action: structural, physiological and therapeutic implications for the glycoprotein family. Endocr Rev. 1997, 18: 476.

[6] Calvo RM, Jauniaux E, Gulbis B, et al. Fetal tissues are exposed to biologically relevant free thyroxin concentrations during early phases of development. J Clin Endocrinol Metab. 2000, 160: 526.

[7] Bernal J. Thyroid hormone receptors in brain development and function. Nat Clin Pract Endocrinol Metab. 2007, 3(3): 249.

[8] Thorpe-Beeston JG, Nicolaides KH, Snijders RJM, et al. Thyroid function in small for gestational age foetuses. Obstet Gynecol. 1991, 77: 701. Table-1 www. thyro id-manager. org/chapter/thyroid-regulation-and-dysfunction-in-thepregnant-patient/.

[9] Marx H, Amin P, Lazarus JH. Hyperthyroidism and pregnancy. BMJ (Clin Res Ed). 2008, 336(7645): 663-667. DOI: 10. 1136/bmj. 39462. 709005. AE. PMC 2270981.

［10］ Zimmerman D. Fetal and neonatal hyperthyroidism. Thyroid. 1999, 9: 727-33.

［11］ Polak M, Le Gac I, Vuillard E, et al. Fetal and neonatal thyroid function in relation to maternal Graves' disease. Best Pract Res Clin Endocrinol Metab. 2004, 18: 289-302.

［12］ Luewan S, Chakkabut P, Tongsong T. Outcomes of pregnancy complicated with hyperthyroidism: a cohort study. Arch Gynecol Obstet. 2010, 20.

［13］ Luton D, Le Gac I, Noel M, et al. Thyroid function during pregnancy in women with past Graves' disease. BJOG. 2005, 112(11): 1565-1567.

［14］ Gartner R. Thyroid diseases in pregnancy. Curr Opin Obstet Gynecol. 2009, 21(6): 501-507.

［15］ Patil Sisodia K, Mestman JH. Graves hyperthyroidism and pregnancy: a clinical update. Endocr Pract. 2010, 16(1): 118-129.

［16］ Glinoer D, Cooper DS. The propylthiouracil dilemma. Curr Opin Endocrinol Diabetes Obes. 2012, 19(5): 402-7. DOI: 10. 1097/MED. 0b013e3283565b49.

［17］ Marx H, Amin P, Lazarus JH. Hyperthyroidism and pregnancy. BMJ. 2008, 336 (7645): 663-667.

［18］ Azizi F, Amouzegar A. Management of hyperthyroidism during pregnancy and lactation. Eur J Endocrinol. 2011, 164(6): 871-876. Epub 2011 Mar 9.

［19］ Maguire D. Hyperemesis gravidarum and gestational hyperthyroidism. Endocr Abstr. 2007, 13: 342.

［20］ Kung AWC, Jones BM. A change from stimulatory to blocking antibody activity in Graves' disease during pregnancy. J Clin Endocrinol Metab. 1998, 83: 514.

［21］ Diav-Citrin O, Ornoy A. Teratogen update: antithyroid drugs-methimazole, carbimazole, and propylthiouracil. Teratology. 2002, 65: 38.

［22］ Di Gianantonio E, Schaefer C, Mastroiacovo PP, et al. Adverse effects of prenatal methimazole exposure. Teratology. 2001, 64(5): 262.

［23］ Brent GA. Graves' disease. N Engl J Med. 2008, 358: 2594.

［24］ Helfgott SM. Weekly clinicopathological exercises: case 21-2002. N Engl J Med. 2002, 347: 122.

［25］ Singer PA, Cooper DS, Levy EG, et al. Treatment guidelines for patients with hyperthyroidism and hypothyroidism. Standards of Care Committee, American Thyroid Association. JAMA. 1995, 273: 808-812.

［26］National Academy of Clinical Biochemistry, NACB. Laboratory support for the diagnosis and monitoring of thyroid disease. Washington: National Academy of Clinical Biochemistry, 2002. p. 125.

［27］Davison S, Lennard TWJ, Davison J, et al. Management of a pregnant patient with Graves' disease complicated by thionamide induced neutropenia in the first trimester. Clin Endocrinol. 2001, 54: 559.

［28］Berg GEB, Nystrom EH, Jacobson L, et al. Radioiodine treatment of hyperthyroidism in a pregnant woman. J Nucl Med. 1998, 39: 357.

［29］Berlin L. Malpractice issues in radiology: Iodine-131 and the pregnant patient. AJR Am J Roentgenol. 2001, 176: 869.

［30］Ayala C, Navarro E, Rodriguez JR, et al. Conception after iodine-131 therapy for differentiated thyroid cancer. Thyroid. 1998, 8: 1009.

［31］Casara D, Rubello D, Saladini G, et al. Pregnancy after high therapeutic doses of iodine-131 in differentiated thyroid cancer: potential risks and recommendations. Eur J Nucl Med. 1993, 20: 192.

［32］Weetman AP. Graves' disease. N Engl J Med. 2000, 343: 1236-48 (Level III).

［33］Tietgens ST, Leinung MC. Thyroid storm. Med Clin North Am. 1995, 79: 169-184.

［34］Wing DA, Leung AS. Low birth weight and preeclampsia in pregnancies complicated by hyperthyroidism. Obstet Gynecol. 1994, 84: 946-949.

［35］Sherwen LN, Scoloveno MA, Weingarten CT. Maternity nursing: care of the childbearing family. 3rd ed. Stamford: Appleton & Lange, 1999.

［36］Gabbe SG, Niebyl JR, Simpson JL. Obstetrics: normal and problem pregnancies. 3rd ed. New York: Churchill Livingstone, 1996.

［37］Cunningham FG, Leveno KJ, Gilstrap LC, et al. Williams obstetrics. 21st ed. New York: McGraw-Hill, 2000.

［38］Fisher D. Fetal thyroid function: diagnosis and management of fetal thyroid disorders. Clin Obstet Gynecol. 1997, 40: 16-21.

［39］American College of Obstetrics and Gynecology. ACOG practice bulletin: thyroid disease in pregnancy. No. 37, Aμgust 2002. American College of Obstetrics and Gynecology. Int J Gynaecol Obstet. 2002, 79: 171-180.

［40］Mestman JH. Hyperthyroidism in pregnancy. Endocrinol Metab Clin North Am. 1998, 27: 127-149.

[41] Levin RM. Thyroid disease in pregnancy [on-line course]. January 15, 2001. Available at: http://www. bumc. bu. edu/www/busm/cme/modules/thyroid_10- 99/bcs. htm. Accessed 2 July 2002.

[42] Mestman JH. Diagnosis and management of maternal and fetal thyroid disorders. Curr Opin Obstet Gynecol. 1999, 11: 167-175.

[43] Mazzaferri EL. Evaluation and management of common thyroid disorders in women. Am J Obstet Gynecol. 1997, 176: 507-514.

[44] Ecker JL, Musci TJ. Treatment of thyroid disease in pregnancy. Obstet Gynecol Clin North Am. 1997, 24: 575-589.

[45] http: //www. ncbi. nlm. nih. gov/pubmed/16449121.

[46] Bahn Chair RS, Burch HB, Cooper DS, et al. Hyperthyroidism and other causes of thyrotoxicosis: management guidelines of the American Thyroid Association and American Association of Clinical Endocrinologists. Thyroid. 2011, 21(6): 593-646. DOI: 10. 1089/thy. 2010. 0417.

[47] Fatourechi V. Upper limit of normal serum thyroidstimulating hormone: a moving and now an aging target? J Clin Endocrinol Metab. 2007, 92(12): 4560-4562. DOI: 10. 1210/jc. 2007-2285.

[48] Surks MI, Hollowell JG. Age-specific distribution of serum thyrotropin and antithyroid antibodies in the US population: implications for the prevalence of subclinical hypothyroidism. J Clin Endocrinol Metab. 2007, 92 (12): 4575- 4582. DOI: 10. 1210/jc. 2007-1499.

[49] Galofré JC, Frühbeck G, Salvador J. Obesity and thyroid function: pathophysiological and therapeutic implications. Hot Thyroidal. 6/10, Online ISSN: 2075-2202, p 7.

[50] Brabant G, Prank K, Ranft U, et al. Physiologic regulation of circadian and pulsatile thyrotropin secretion in normal men and women. J Clin Endocrinol Metab. 2013: 70 (2). DOI: 10. 1210 cem-70-2-403.

[51] Mitchell AL, Pearce SH. How should we treat patients with low serum thyrotropin concentrations? Clin Endocrinol (Oxf). 2010, 72 (3): 292- 296. DOI: 10. 1111/j. 1365-2265. 2009. 03694. x.

[52] Klein I, Danzi S. Thyroid disease and the heart. Circulation. 2007, 116(15): 1725-1735. DOI: 10. 1161/ CIRCULATIONAHA. 106. 678326.

[53] Wartofsky L. Management of subclinical hyperthyroidism. J Clin Endocrinol Metab.

2011, 96（1）: 59-61. DOI: 10. 1210/jc. 2010-2409.

[54] American College of Obstetricians and Gynecologists. Thyroid disease in pregnancy. Practice Bulletin No. 37. London: COLLEGE Publication, 2002.

[55] Abalovich M, Gutierrez S, Alcaraz G, et al. Overt and subclinical hypothyroidism complicating pregnancy. Thyroid. 2002, 12: 63.

[56] Klein RZ, Haddow JE, Faix JD, et al. Prevalence of thyroid deficiency in pregnant women. Clin Endocrinol（Oxf）. 1991, 35（1）: 41-46. DOI: 10. 1111/j. 1365-2265. 1991. tb03494. x.

[57] Mandel SJ. Hypothyroidism and chronic autoimmune thyroiditis in the pregnant state: maternal aspects. Best Pract Res Clin Endocrinol Metab. 2004, 18（2）: 213-224. DOI: 10. 1016/j. beem. 2004. 03. 006.

[58] Glinoer D, Soto MF, Bourdoux P, et al Pregnancy in patients with mild thyroid abnormalities: maternal and neonatal repercussions. J Clin Endocrinol Metab. 1991, 73（2）: 421-427. DOI: 10. 1210/jcem-73-2-421. PMID 1906897.

[59] Davis LE, Leveno KJ, Cunningham FG. Hypothyroidism complicating pregnancy. Obstet Gynecol. 1988, 72（1）: 108-112.

[60] Casey BM, Dashe JS, Wells CE, et al. Subclinical hypothyroidism and pregnancy outcomes. Obstet Gynecol. 2005, 105（2）: 239- 245. DOI: 10. 1097/01. AOG. 0000152345. 99421. 22. PMID 15684146.

[61] Stagnaro-Green A, Chen X, Bogden JD, et al. The thyroid and pregnancy: a novel risk factor for very preterm delivery. Thyroid: Off J Am Thyroid Assoc. 2005, 15（4）: 351-357. DOI: 10. 1089/thy. 2005. 15. 351. PMID 15876159.

[62] Negro R, Formoso G, Mangieri T, et al. Levothyroxine treatment in euthyroid pregnant women with autoimmune thyroid disease: effects on obstetrical complications. J Clin Endocrinol Metab. 2006, 91（7）: 2587-2591. DOI: 10. 1210/jc. 2005-1603.

[63] Haddow JE, Palomaki GE, Allan WC, et al. Maternal thyroid deficiency during pregnancy and subsequent neuropsychological development of the child. N Engl J Med. 1999, 341（8）: 549-555. DOI: 10. 1056/NEJM199908193410801.

[64] Pop VJ, Brouwers EP, Vader HL, et al. Maternal hypothyroxinaemia during early pregnancy and subsequent child development: a 3-year follow-up study. Clin Endocrinol（Oxf）. 2003, 59（3）: 282-288. DOI: 10. 1046/j. 1365-2265. 2003. 01822. x.

[65] Pop VJ, de Vries E, van Baar AL, et al. Maternal thyroid peroxidase antibodies dur-

ing pregnancy: a marker of impaired child development? J Clin Endocrinol Metab. 1995, 80(12): 3561-3566. DOI: 10. 1210/jcem. 80. 12. 8530599.

[66] Casey BM, Dashe JS, Spong CY, et al. Perinatal significance of isolated maternal hypothyroxinemia identified in the first half of pregnancy. Obstet Gynecol. 2007, 109(5): 1129-1135. DOI: 10. 1097/01. AOG. 0000262054. 03531. 24.

[67] Cleary-Goldman J, Malone FD, Lambert-Messerlian G, et al. Maternal thyroid hypofunction and pregnancy outcome. Obstet Gynecol. 2008, 112(1): 85-92. DOI: 10. 1097/AOG. 0b013e3181788dd7.

[68] Abalovich M, Amino N, Barbour LA,et al. Management of thyroid dysfunction during pregnancy and postpartum: an Endocrine Society Clinical Practice Guideline. J Clin Endocrinol Metab. 2007, 92(8 Suppl): S1-47. DOI: 10. 1210/jc. 2007-0141. PMID 17948378.

[69] Velkeniers B, van Meerhaeghe A, Poppe K, et al. Levothyroxine treatment and pregnancy outcome in women with subclinical hypothyroidism undergoing assisted reproduction technologies: systematic review and meta-analysis of RCTs. Hum Reprod Update. 2013, 19(3): 251-258. DOI: 10. 1093/ humupd/dms052.

[70] Pop VJ, Kuijpens JL, van Baar AL, et al. Low maternal free thyroxine concentrations during early pregnancy are associated with impaired psychomotor development in infancy. Clin Endocrinol (Oxf). 1999, 50(2): 149-155.

[71] Stagnaro-Green A, Chen X, Bogden JD, et al. The thyroid and pregnancy: a novel risk factor for very preterm delivery. Thyroid. 2005, 15(4): 351-357.

[72] Dhanwal DK, Prasad S, Agarwal AK, Dixit V, et al. High prevalence of subclinical hypothyroidism during first trimester of pregnancy in North India. Indian J Endocrinol Metab. 2013, 17(2): 281-284.

[73] Fatourechi V. Subclinical hypothyroidism: an update for primary care physicians. Mayo Clin Proc. 2009, 84(1): 65-71.

[74] Steingold KA, Matt DW, DeZiegler D, et al. Comparison of transdermal to oral estradiol administration on hormonal and hepatic parameters in women with premature ovarian failure. J Clin Endocrinol Metab. 1991, 73(2): 275-280.

[75] Sapolsky RM, Krey LC, McEwen BS. The neuroendocrinology of stress and aging: the glucocorticoid cascade hypothesis. Endocr Rev. 1986, 7(3): 284-301.

[76] Ongphiphadhanakul B, Fang SL, Tang KT, et al. Tumor necrosis factor-alpha de-

creases thyrotropin-induced 5'-deiodinase activity in FRTL-5 thyroid cells. Eur J Endocrinol. 1994, 130(5): 502-507.

[77] Yeum CH, Kim SW, Kim NH, et al. Increased expression of aquaporin water channels in hypothyroid rat kidney. Pharmacol Res. 2002, 46(1): 85-88.

[78] Samuels MH. Cognitive function in untreated hypothyroidism and hyperthyroidism. Curr Opin Endocrinol Diabetes Obes. 2008, 15(5): 429-433.

[79] Gharib H, Cobin RH, Dickey RA. Subclinical hypothyroidism during pregnancy: position statement from the American Association of Clinical Endocrinologists. Endocr Pract. 1999, 5(6): 367-368.

[80] Baisier WV, Hertoghe J, Eeckhaut W. Thyroid insufficiency. Is TSH measurement the only diagnostic tool? J Nutr Environ Med. 2000, 10(2): 105-113.

[81] Christ-Crain M, Meier C, Huber PR, et al. Effect of l-thyroxine replacement therapy on surrogate markers of skeletal and cardiac function in subclinical hypothyroidism. Endocrinologist. 2004, 14(3): 161-166.

[82] Wilson KL, Casey BM, McIntire DD, et al. Subclinical thyroid disease and the incidence of hypertension in pregnancy. Obstet Gynecol. 2012, 119(2 Pt 1): 315-320.

[83] Wier FA, Farley CL. Clinical controversies in screening women for thyroid disorders during pregnancy. J Midwifery Womens Health. 2006, 51(3): 152-158.

[84] Stagnaro-Green A. Postpartum thyroiditis. Best Pract Res Clin Endocrinol Metab. 2004, 18(2): 303-316. DOI: 10. 1016/j. beem. 2004. 03. 008.

[85] van der Zanden M, Hop-de Groot RJ, Sweep FC, et al. Subclinical hypothyroidism after vascular complicated pregnancy. Hypertens Pregnancy. 2013, 32(1): 1-10.

[86] Stagnaro-Green A, Abalovich M, Alexander E, et al. , American Thyroid Association Taskforce on Thyroid Disease During Pregnancy and Postpartum. Guidelines of the American Thyroid Association for the diagnosis and management of thyroid disease during pregnancy and postpartum. Thyroid. 2011, 21(10): 1081-1125.

[87] http: //www. ncbi. nlm. nih. gov/pubmed/19940773.

[88] Nicoloff JT, LoPresti JS. Myxedema coma. A form of decompensated hypothyroidism. Endocrinol Metab Clin North Am. 1993, 22(2): 279-290.

[89] Rehman SU, Cope DW, Senseney AD, et al. Thyroid disorders in elderly patients. South Med J. 2005, 98(5): 543-549.

[90] Yamamoto T, Fukuyama J, Fujiyoshi A. Factors associated with mortality of myx-

edema coma: report of eight cases and literature survey. Thyroid. 1999, 9 (12): 1167-1174.

[91] Hylander B, Rosenqvist U. Treatment of myxoedema coma - factors associated with fatal outcome. Acta Endocrinol (Copenh). 1985, 108(1): 65-71.

[91] Rodríguez I, Fluiters E, Pérez-Méndez LF, et al. Factors associated with mortality of patients with myxoedema coma: prospective study in 11 cases treated in a single institution. J Endocrinol. 2004, 180(2): 347-350.

[93] Jordan RM. Myxedema coma. Pathophysiology, therapy, and factors affecting prognosis. Med Clin North Am. 1995, 79(1): 185-194.

[94] Taguchi T, Iwasaki Y, Asaba K, et al. Myxedema coma and cardiac ischemia in relation to thyroid hormone replacement therapy in a 38-yearold Japanese woman. Clin Ther. 2007, 29(12): 2710-2714.

[95] Muller AF, Drexhage HA, Berghout A. Postpartum thyroiditis and autoimmune thyroiditis in women of childbearing age: recent insights and consequences for antenatal and postnatal care. Endocr Rev. 2001, 22(5): 605-630. DOI: 10. 1210/er. 22. 5. 605.

[96] Bokhari R, Bhatara VS, Bandettini F, et al. Postpartum psychosis and postpartum thyroiditis. Psychoneuroendocrinology. 1998, 23 (6): 643- 650. DOI: 10. 1016/ S0306-4530(98)00034-1.

[97] Premawardhana LDKE, Parkes AB, Lazarus JH. Thyroiditis, postpartum. In: Martini L, editor. Encyclopedia of endocrine diseases. New York: Elsevier, 2004. p. 509-14. DOI: 10. 1016/B0-12-475570-4/01299-1293.

[98] http: //www. thyroidmanager. org/Chapter6/Ch-6-2.

[99] Stagnaro-Green A. Recognizing, understanding, and treating postpartum thyroiditis. Endocrinol Metab Clin N Am. 2000, 29(2): 417-430. DOI: 10. 1016/ S0889-8529 (05)70140-7.

第十四章　妊娠期其他内分泌急症

一、引　言

孕产妇若缺乏良好的产科保健,则易发生妊娠期内分泌急症,而一般妊娠期内分泌急症较少见。一般人群中甲状腺疾病和糖尿病有较高的发生率,妊娠期发生较多的是这两种疾病的相关并发症;而甲状旁腺、垂体、肾上腺激素异常引起的并发症相对较少发生。因此,一旦发生,往往难以及时发现并诊断,从而增加了孕产妇和胎儿死亡率。早期高度警惕对早期明确诊断非常重要,首先保证孕产妇血流动力学稳定是临床治疗的关键。内分泌专家、母婴专家和重症医学医师之间的有效沟通对最大限度保证母婴的预后是十分重要的。本文简要描述孕产妇甲状旁腺、垂体、肾上腺急症的流行病学、病因学、临床特点、诊断和治疗。

二、甲状旁腺功能亢进

在妊娠期很少发生原发性甲状旁腺功能亢进。由于在无并发症的孕产妇中,易忽视发生原发性甲状旁腺功能亢进的可能,导致确诊困难,所以原发性甲状旁腺功能亢进的实际发生率并不清楚。妊娠期甲状旁腺功能亢进可使母胎相关并发症的发生率升高。据报道,67%的孕产妇和80%的胎儿及新生儿会出现原发性甲状旁腺功能亢进的并发症[1]。

妊娠期诊断甲状旁腺功能亢进很困难,因为正常妊娠会引起血清钙浓度下降,从而抑制甲状旁腺素。大多数病例中血清钙离子和甲状旁腺素水平升高则提示原发性甲状旁腺功能亢进。

(一)病因学

在一项100例明确诊断为甲状旁腺功能亢进的妊娠或分娩后患者中,89%是甲状旁腺腺瘤患者,9%是甲状旁腺增生,2%是甲状旁腺癌[2]。

(二)孕产妇的临床表现和并发症

主要症状包括恶心、呕吐、腹痛、肾绞痛、肌无力和精神改变,其他表现包括妊娠剧吐、体重减轻、抽搐,其中多数表现可能是由妊娠本身引起的。客观的证据包括肾结石、肾钙沉着、泌尿系感染、胰腺炎、X片提示骨病变。胰腺炎常发生在妊娠中晚期,可能伴随高血钙危象[3]。据报道妊娠期和产后发生甲状旁腺危象可能是致命的[4,5]。骨折倾向明显增加。目前已有发生双侧股骨颈骨折和肋骨骨折的报道[6,7]。

（三）胎儿并发症

甲状旁腺功能亢进发生的严重并发症中,最多见的是死胎、流产和新生儿抽搐。然而在过去十年中,由于早期识别诊断孕产妇疾病能力提高和良好的管理,这些并发症的发生率下降。在未识别出妊娠期甲状旁腺功能亢进的患者中多发生新生儿抽搐。

（四）治　疗

妊娠期甲状旁腺切除术能够有效预防胎儿和新生儿发病。最好选择妊娠中期进行外科手术,因为此时胎儿器官已发育完全,同时可避免妊娠晚期相关外科手术的不良后果[8,9]。对于妊娠晚期轻度无症状的患者,应当动态观察,直至分娩结束。

治疗包括充分的水化和纠正电解质紊乱[1]。降钙素属于FDA批准的妊娠B类药物,不能穿过胎盘屏障,因此妊娠患者应用降钙素是安全的[1]。口服磷酸盐属于妊娠C类药物,也可以应用于妊娠患者;最常见的副作用是腹泻和低钾血症。因有引起软组织钙化的风险,故尽量避免在肾衰和高血磷患者中应用[1]。妊娠期使用药物治疗的患者,推荐产后行甲状旁腺切除术。对于未治疗的甲状旁腺功能亢进的患者,哺乳并非治疗的禁忌证,但应考虑到进行性加重的高血钙和骨质流失。

一般情况下,若母亲甲状旁腺功能亢进,则其新生儿继发甲状旁腺功能减退是暂时的。治疗主要是补充钙和骨化三醇。应当予以新生儿高钙低磷奶粉喂养,以减少低钙血症的发生。

随着对此疾病认识的提高,实施有效的监测、及时的干预,且进行外科手术和麻醉技术水平提高,甲状旁腺功能亢进的母亲和新生儿并发症的发生率降低,疾病严重程度降低[10]。

三、垂体疾病

垂体腺瘤在育龄妇女中很常见,占颅内肿瘤的(恶性和良性)5.7%[11]。垂体腺瘤可引起激素分泌过多,也可引起垂体功能减退。垂体腺瘤引起的激素紊乱,可影响生育能力和妊娠结果。此外,妊娠本身也会改变激素分泌水平和垂体功能,造成脑垂体瘤患者病情评估复杂化。

妊娠期间,雌激素介导的泌乳细胞增生和肥大会使得正常的腺垂体增大[12,13]。同时,在整个妊娠期泌乳素水平也是逐渐增加的[14]。

MRI提示,妊娠期间垂体增大继发于泌乳素细胞的增生,在产后三天达到最大[15,16]。对于备孕的高泌乳素血症患者而言,妊娠期发生的生理变化对垂体的刺激作用有着重要意义。

（一）泌乳素瘤

妊娠期的激素水平会促使泌乳素瘤明显增大。在一项376例患者的报道中,仅有1.3%的泌乳素微腺瘤患者出现了肿瘤增大的症状。在大腺瘤病例中,出现肿瘤增大症状的患者占23.2%。据报道,在既往外科手术治疗的病例中,出现有肿瘤增大症状的患者仅占2.8%[17-19]。当肿瘤增大时,患者可出现急性严重的头痛和视觉障碍。

当发现肿瘤增大的证据时,使用溴隐亭和卡麦角林进行治疗,这对减小肿瘤体积非常有效。如果内科治疗无效时,应当考虑外科治疗或终止妊娠[20,21]。

（二）肢端肥大症

报道显示,垂体瘤患者出现肢端肥大症并不常见。30%～40%高泌乳素血症患者存在肢端肥大症[22]。给予这些患者溴隐亭治疗,在纠正高泌乳素血症后,患者可以正常妊娠[23]。

妊娠期间胎盘会分泌多种激素,这就给妊娠肢端肥大症的诊断造成了困难。脑垂体生长激素(Growth hormone, GH)脉冲式的释放和机体对促甲状腺激素释放激素(TRH)的反应,有助于鉴别诊断[24]。

1. 肿瘤大小对于妊娠期肢端肥大症的影响

肿瘤增大引起的临床表现与高泌乳素瘤的临床表现相似。对于有肢端肥大症的患者,应当密切监测,注意是否有肿瘤增大的迹象。在少数的病例中发现,妊娠会使肢端肥大症恶化[23],但是这种风险不足以禁止肢端肥大症患者妊娠。

2. 肢端肥大症对妊娠的影响

约50%的肢端肥大症患者存在糖耐量异常,这其中的10%～20%会被诊断为糖尿病[22];25%～30%的患者会出现水钠潴留和高血压;1/3肢端肥大症的患者会累及心脏,主要发生心肌病和冠心病[22]。

3. 治　疗

用于高泌乳素血症的溴隐亭和卡麦角林也可用于肢端肥大症患者。大多数患者在妊娠时应当停用以上两种药物。对于妊娠患者,还应当停用奥曲肽和其他生长激素抑制素类似物。妊娠期间的并发症应尽早发现并及时治疗。

四、库欣综合征

库欣综合征在妊娠期并不多见,目前为止报道过的病例少于100例[25]。

（一）病因学

不到50%的病例是由垂体瘤引起的;少于50%的病例是由肾上腺肿瘤造成的;超过10%的病例是肾上腺癌导致的;其余为异位ACTH综合征[26,27]。在很多病例中,妊娠期皮质醇增多症更加明显，产后得到改善。罕见的情况，如妊娠期库欣综合征复发，在分娩后可以完全缓解。

（二）诊　断

妊娠期合并库欣综合征的诊断十分困难。因为孕产妇和库欣综合征患者都会出现体重增加、疲劳、水肿、情绪改变、糖耐量异常和高血压。正常孕产妇随着体重的增加，皮肤出现白色的妊娠纹；而库欣综合征患者则出现红色或紫色妊娠纹。正常孕产妇总皮质醇、游离皮质醇，促肾上腺皮质激素（Adrenocorticotrophic hormone, ACTH）水平和尿游离皮质醇水平均升高，而库欣综合征的妊娠患者皮质醇持续分泌的变化规律消失。脑垂体MRI和肾上腺超声有助于诊断。

（三）库欣综合征对妊娠的影响

很多妊娠期合并库欣综合征的病例同时合并高血压，糖尿病、肌病以及剖宫产术后的切口感染和裂开也较常见[27,28]。

孕产妇库欣综合征与胎儿死亡密切相关，可导致高达25%的胎儿死亡，主要表现为自然流产、死胎、极度不成熟导致新生儿死亡[25,29]。各种原因导致的早产发生率超过50%[25,29]。

（四）治　疗

妊娠期合理治疗可提高新生儿的生存率。药物治疗并不十分有效。有少数病例报道提示美替拉酮治疗有效[25]；一些病例在妊娠中期采取经蝶窦垂体瘤切除术治疗较为成功[25]。对于处于妊娠期库欣综合征的患者，采取非手术治疗的风险高于外科手术操作的风险[30]。

五、席汉综合征

席汉综合征是分娩后数小时因垂体缺血坏死导致的疾病[31,32]，一般继发于低血容量和产后失血性休克。妊娠期间垂体增大，易发生垂体动脉痉挛后缺血。现代产科技术很少引起席汉综合征[33]。

急性垂体坏死可能的产科急症表现为，即使经过充分的输血复苏，患者仍存在持续低血压和心动过速。这些患者不能泌乳同时可能出现低血糖[31,32]。

实验室检查包括ACTH、皮质醇、泌乳素和游离甲状腺素。因为激素半衰期为7d，早期患者甲状腺素水平正常，泌乳素水平可能降低。

应及时给予治疗，而不要等到实验室报告出来再治疗。尽快开始输注生理盐水和负荷剂量的皮质类固醇激素。

尿崩症可能继发于血管闭塞，血管闭塞导致神经垂体的萎缩和瘢痕形成[34]。

六、肾上腺疾病 》》

肾上腺是由分泌皮质类固醇激素的肾上腺皮质和分泌儿茶酚胺类激素的肾上腺髓质组成。下丘脑-垂体轴控制皮质醇激素的分泌,而肾素-血管紧张素系统对醛固酮分泌的调节也起到重要作用。

在正常妊娠时,下丘脑-垂体-肾上腺轴(Hypothalamic-pituitary-adrenal axis, HPA)和肾素-血管紧张素系统(Renin-angiotensin system, RAS)均上调。皮质醇增多是母体HPA和胎儿-胎盘相互作用的结果,RAS保证体内液体容量和电解质的平衡。

妊娠期肾上腺疾病可导致孕产妇和胎儿并发症发病率明显升高。肾上腺疾病作为急性紧急事件,可发生在妊娠期、分娩中及产褥期,如库欣综合征(如上述)、原发性肾上腺功能不全、高醛固酮血症、嗜铬细胞瘤等。

(一) 妊娠期肾上腺功能不全

肾上腺功能不全可能为原发性肾上腺疾病或继发于各种下丘脑疾病。引起原发性肾上腺功能不全的疾病常常会破坏全部的肾上腺皮质,因此引起糖皮质激素、盐皮质激素和雄激素分泌减少,有时肾上腺髓质也会受到累及。相对于继发性肾上腺功能不全,原发性肾上腺功能不全多为急性起病并且有明显的症状和体征。继发性肾上腺功能不全可以选择性引起糖皮质激素分泌减少,而盐皮质激素功能仍较好。因此,继发性肾上腺功能不全很少出现急性肾上腺功能不全危象。

1. 肾上腺疾病的病因(表14.1)

表14.1　肾上腺疾病的病因

原发性肾上腺功能不全	继发性肾上腺功能不全
自身免疫性疾病	脑垂体瘤手术,脑垂体瘤或脑肿瘤
肾上腺感染或炎症	突然中断长期糖皮质激素的应用
肾上腺切除术后	
脑膜炎球菌败血症或凝血功能障碍引起的肾上腺出血性坏死	

2. 急性肾上腺功能不全的临床表现(肾上腺危象)

肾上腺危象是盐皮质功能缺陷导致的。其临床表现主要为低钠和低血容量导致的低血压或低血压性休克。同时,相关的前列腺素(前列环素)产生过多,降低机体对去甲肾上腺素和血管紧张素Ⅱ的敏感性,从而加重循环衰竭。一般临床表现为急性腹痛或引起急性肾功能不全疾病的相关情况(如脓毒症、垂体或肾上腺出血坏死、手术、创伤)。

3. 不典型表现

新发的肾上腺功能不全患者可出现过度疲惫、不适、体重减轻、呕吐、体位性低血压、腹痛、色素沉着或内分泌紊乱,也可出现低血糖、嗜盐、心神不安、抽搐,甚至昏迷。严重的低钠血症或代谢性酸中毒,如果没有及时发现和治疗,往往预后不良,甚至发生胎儿死亡。

4. 孕产妇和胎儿的发病率和死亡率

产前及时发现肾上腺功能不全,并且恰当治疗,一般不会引起孕产妇出现严重的并发症。妊娠期未发现肾上腺功能不全的患者,在分娩后出现临床症状,这是由于从胎儿向母亲转运的皮质醇中断。妊娠期肾上腺功能不全往往与胎儿宫内生长受限和胎儿死亡率较高相关。

5. 急性肾上腺功能不全的诊断

如果高危患者(如 AIDS 患者、具有自身免疫性疾病的患者、先前肾上腺皮质激素治疗的患者)出现难以解释的低血压,应当高度怀疑肾上腺功能不全。如果怀疑肾上腺功能不全,则应根据当地医疗条件,通过简单的诊断筛查程序进行初步诊断,甚至在确诊之前就应进行干预治疗。进一步实验室检查如下:

(1) 血清学检测:血钠、血钾、碳酸氢盐;血皮质醇;血促肾上腺皮质激素、肾素、醛固酮。

(2) 促肾上腺皮质激素兴奋试验:静脉注射 250μg 促肾上腺皮质激素,30min 后测定血皮质醇水平。如果发生下述情况,则不太可能是肾上腺危象,如:基础皮质醇浓度 >20μg/dL;注射促肾上腺皮质激素后皮质醇浓度 >20μg/dL。

6. 治 疗

发生肾上腺危象,需要及时迅速的补充液体进行治疗,纠正电解质紊乱,使用氢化可的松进行替代治疗。应当在送检验标本后,立即开始治疗。最初的治疗措施包括:输注 0.9% 生理盐水和 5% 葡萄糖溶液;给予 100mg 氢化可的松静脉注射或肌内注射,每 8 小时重复应用直到得出筛查检验结果。

如果筛查检验结果提示:

基础或注射促肾上腺皮质激素后:①患者的皮质醇浓度 >20μg/dL,则患者没有肾上腺危象表现,应当停止应用氢化可的松。②皮质醇浓度 <20μg/dL,则应当继续静脉或肌内注射氢化可的松(150~300mg/d,持续 2~3d)直到完全恢复。

在控制肾上腺危象后需要继续寻找病因。

7. 分娩和产后的管理

对于肾上腺功能不全的孕妇可以考虑经阴道分娩。剖宫产的指征与无肾上腺功能不全的患者相同,但是需要在分娩时给予两倍常规剂量的氢化可的松。另一种选择为,在第二产程给予患者静脉注射氢化可的松50mg。在剖宫产开始前予以患者静脉或肌内注射氢化可的松100mg,6~8h/次。在48h后,逐渐减少至常规的替代剂量。药物治疗不是哺乳的禁忌。

(二) 醛固酮增多症

妊娠期原发性醛固酮增多症十分罕见,世界范围内共报道31例[37,38]。报道中的大多数病例是因肾上腺肿瘤或异常增生引起。很大一部分妊娠期醛固酮增多症患者多伴有高血压和低钾血症。临床症状还包括头痛、乏力、萎靡、眩晕和肌肉痉挛[39]。妊娠期发病的特点是中度至重度高血压、蛋白尿、胎盘早剥、胎死宫内或医源性早产。

1. 诊 断

诊断妊娠期醛固酮增多症是比较困难的。正常妊娠期醛固酮生理性升高的范围与醛固醇增多症升高范围相重叠。然而,在醛固酮增多症的患者中,肾素的水平被抑制。能够辅助诊断的结果包括:醛固酮水平升高和肾素水平被抑制的(MRI和超声)影像学证据。

2. 治 疗

单纯性大腺瘤的患者在妊娠中期可以行单侧肾上腺切除术。大多数手术切除成功的患者,其血压和血钾能够恢复到正常水平。对妊娠晚期患者的肾上腺异常增生或腺瘤可以行药物治疗。常规的降血压药物如甲基多巴和钙离子通道拮抗剂,对此类患者不一定有效。一些特定的醛固酮受体拮抗剂如螺内酯、阿米洛利,禁用于妊娠期患者。

(三) 嗜铬细胞瘤

嗜铬细胞瘤是一种副神经节细胞瘤,一种少见的来自嗜铬细胞的肿瘤,可产生儿茶酚胺类激素,如果不干预治疗可危及生命。多数发生在肾上腺,少数发生在肾上腺以外的部位。24%的嗜铬细胞瘤是遗传所致的。

嗜铬细胞瘤的发病率约为1/54000[40,41],临床特征性表现是患者存在持续或阵发性的高血压、头痛、心悸、面色苍白。另外,头痛、心悸和出汗"三联征"也比较常见。嗜铬细胞瘤急症的发生是因为肿瘤分泌了大量的儿茶酚胺。产前诊断能够改善预后,但妊娠期间血压正常,可能造成部分嗜铬细胞瘤被漏诊[40,42]。

嗜铬细胞瘤急症有多种表现形式:

(1) 多系统功能衰竭:超过40℃的高热、脑病、高血压或低血压、肺水肿、急性肾功能衰竭和DIC。临床可能被误诊为脓毒症。

(2) 心血管急症:高血压危象、休克、低血压、急性心功能衰竭、心肌梗死、心律失常、心肌病、心肌炎、夹层主动脉瘤和急性外周水肿。

（3）呼吸急症：不多见，嗜铬细胞瘤所致的肺水肿有心源性和非心源性因素。

（4）消化系统急症：严重腹痛和呕吐提示存在肿瘤出血或肠系膜动脉痉挛引起肠缺血。

（5）肾性急症：嗜铬细胞瘤引起的急性肾功能衰竭很少见。

（6）神经系统急诊：阵发性高血压可能导致颅内出血、蛛网膜下腔出血和癫痫发作。

如果妊娠期没有考虑到患者发生嗜铬细胞瘤的可能，会导致较高并发症发病率和死亡率。可能的原因是妊娠期增大的子宫对肿瘤的压迫，胎儿的活动、腹部触诊或分娩过程中对瘤体的压迫，导致激素大量释放而危及生命。有研究提示，产前明确诊断能够使孕妇死亡率和胎儿死亡率分别降低1%和15%。

1. 诊　断

因为嗜铬细胞瘤的临床特点类似于子痫前期，所以妊娠期间诊断嗜铬细胞瘤是十分困难的。与子痫前期所不同的是嗜铬细胞瘤导致的高血压贯穿于整个妊娠期，一般情况下不会出现水肿和蛋白尿。此外，嗜铬细胞瘤相关的高血压呈阵发性并伴随体位性低血压[41]。新型敏感的和特异性生化检测和影像学检查有助于确诊。

尿3-甲氧基肾上腺素和血3-甲氧基肾上腺素检测对于非妊娠嗜铬细胞瘤患者的诊断是非常敏感的，但是对妊娠患者的诊断价值还需要充分评估[44]。MRI比超声敏感。利用MRI中T2加权项可以发现，嗜铬细胞瘤表现增强影的敏感性为93%～100%。

2. 治　疗

如果在妊娠早期明确诊断，则首选肾上腺切除术。在手术前需要服用足量α和β受体阻滞剂至少2周。最佳手术时机是在妊娠早期末或妊娠中期前。妊娠晚期可考虑剖宫产联合肾上腺切除术。

若患者在孕24周后才明确诊断，则首选α受体阻滞剂酚苄明10～20mg进行治疗，然后逐渐滴定剂量直到患者血压控制理想。α受体阻滞剂治疗几天后可加用β受体阻滞剂，可以缓解心动过速。甲基酪氨酸是一种特效的儿茶酚胺合成抑制剂，是FDA批准的C类药物。推荐妊娠晚期的顽固性高血压或心律失常的患者短期紧急应用甲基酪氨酸[46]。高血压危象可选用酚妥拉明1～5mg治疗。

3. 产科治疗

应当避免经阴道分娩，这是因为尽管应用了肾上腺素能阻断药物，但是分娩过程仍可能会刺激肿瘤，使之分泌和释放大量的儿茶酚胺，从而引起严重的高血压危象。

高血压危象典型表现为严重的高血压、心律失常或肺水肿。高血压危象多发生在分娩过程中。剖宫产作为一种可选择方案,能避免高血压危象对胎儿造成不良影响,并且在剖宫产的同时可以进行肾上腺切除术。

七、结　论

作为妊娠急症,垂体瘤和肾上腺疾病很少发生。这两类疾病需要多学科的联合治疗,以给患者提供恰当的治疗方案。孕前的诊断和治疗有助于改善预后,妊娠期内分泌功能不全患者需要持续的激素替代治疗。分娩期皮质类固醇激素的用量需要增加。如果需要手术治疗,最好选择在妊娠中期进行。大多数妊娠晚期的患者需要药物治疗,手术尽量在分娩后进行。早期及时的诊断和治疗能够明显降低孕产妇和胎儿的并发症发病率和死亡率。

参考文献

［1］ Schnatz PF, Curry SL. Primary hyperparathyroidismin pregnancy: evidence- based management. ObstetGynecol Surv. 2002, 57: 365-376.

［2］ Kelly TR. Primary hyperparathyroidism during pregnancy. Surgery. 1991, 110: 1028-1034.

［3］ Croom RD, Thomas CG. Primary hyperparathyroidismduring pregnancy. Surgery. 1984, 96: 1109-1118.

［4］ Clarke D, Seeds JW, Cefalo RC. Hyperparathyroidcrisis and pregnancy. Am J Obstet Gynecol. 1981, 140: 840-842.

［5］ Matthias GS, Helliwell TR, Williams A. Postpartumhyperparathyroid crisis: cases report. Br J ObstetGynaecol. 1987, 94: 807-810.

［6］ Negishi H, Kobayashi M, Nishida R, et al. Primaryhyperparathyroidism and simultaneous bilateral fractureof the femoral neck during pregnancy. J Trauma. 2002, 52: 367-369.

［7］ Hess HM, Dickson J, Fox HE. Hyperfunctioningparathyroid carcinoma presenting as acute pancreatitisin pregnancy. J Reprod Med. 1980, 25: 83-87.

［8］ Kristoffersson A, Dahlgren S, Lithner F, et al. Primary hyperparathyroidism in pregnancy. Surgery. 1985, 97: 326-330.

［9］ Shangold MM, Dor N, Welt SI, et al. Hyperparathyroidism and pregnancy: a review. ObstetGynecol Surv. 1982, 37: 217-228.

［10］ Wagner G, Transhol L, MelchiorJC. Hyperparathyroidism and pregnancy. ActaEndo-crinol. 1964, 47: 549-564.

［11］ Central Brain Tumor Registry of the United States(CBTRUS). Statistical report: pri-mary brain tumors inthe US 1997—2001. Available at: http: //www. cbtrus. org/. Ac-cessed 8 Apr 2005.

［12］ Goluboff LG, Ezrin C. Effect of pregnancy on thesomatotroph and the prolactin cell of the human adenohypophysis. J Clin Endocrinol Metab. 1969, 29: 1533-1538.

［13］ Scheithauer BW, Sano T, Kovacs KT, et al. The pituitarygland in pregnancy: a clini-copathologic and immunohistochemical study of 69 cases. Mayo ClinProc. 1990, 65: 461-474.

［14］ Rigg LA, Lein A, Yen SSC. Pattern of increase in circulatingprolactin levels during human gestation. AmJ Obstet Gynecol. 1977, 129: 454-456.

［15］ Elster AD, Sanders TG, Vines FS, Chen MYN. Sizeand shape of the pituitary gland during pregnancy and postpartum: measurement with MR imaging. Radiology. 1991, 181: 531-535.

［16］ Dinc H, Essen F, Demircy A, et al. Pituitary dimensionsand volume measurements in pregnancy andpostpartum: MR assessment. Acta Radiol. 1998, 39: 64-69.

［17］ Kupersmith MJ, Rosenberg C, Kleinberg D. Visualloss in pregnant women with pi-tuitary adenomas. AnnIntern Med. 1994, 121: 473-477.

［18］ Rossi AM, Vilska S, Heinonen PK. Outcome of pregnanciesin women with treated or untreated hyperprolactinemia. Eur J Obstet Gynecol ReprodBiol. 1995, 63: 143-146.

［19］ Musolino NRC, Bronstein MD. Prolactinomas andpregnancy. In: Bronstein MD, edi-tor. Pituitary tumorsand pregnancy. Norwell: Kluwer AcademicPublishers, 2001. p. 91-108.

［20］ Molitch ME. Pregnancy and the hyperprolactinemicwomen. N Engl J Med. 1985, 312: 1364-1370.

［21］ Liu C, Tyrrell JB. Successful treatment of a largemacroprolactinoma with cabergo-line during pregnancy. Pituitary. 2001, 4: 179-185.

［22］ Molitch ME. Clinical manifestations of acromegaly. Endocrinol Metab Clin North Am. 1992, 21: 597-614.

［23］ Herman-Bonert V, Seliverstow M, MelmedS. Pregnancy in acromegaly: successful the rapeutic outcome. J Clin Endocrinol Metab. 1998, 83: 727-731.

［24］ Beckers A, Stevenaert A, Foidart J-M, et al. Placentaland pituitary growth hormone secretion during pregnancy in acromegalic women. J Clin EndocrinolMetab. 1990, 71: 725-731.

［25］ Lindsay JR, Jonklass J, Oldfield EH, NiemanLK. Cushing's syndrome during pregnancy: personal experience and review of the literature. J ClinEndocrinol Metab. 2005, 90: 3077-3083.

［26］ Aron DC, Schnall AM, Sheeler LR. Cushing's syndromeand pregnancy. Am J Obstet Gynecol. 1990, 162(1): 244-252.

［27］ Guilhaume B, Sanson ML, Villaud L, et al. Cushing'ssyndrome and pregnancy: aetiologies and prognosisin 22 patients. Eur J Med. 1992, 1: 83-89.

［28］ Bevan JS, Goμgh MH, Gillmer MD, et al. Cushing's syndrome in pregnancy, the timing of definitive treatment. Clin Endocrinol Oxf. 1987, 27: 225-233.

［29］ Madhun ZT, Aron DC. Cushing's disease in pregnancy. In: Bronstein MD, editor. Pituitary tumors andpregnancy. Norwell: Kluwer Academic Publishers, 2001. p. 149-172.

［30］ Brodsky JB, Cohen EN, Brown Jr BW, et al. Surgeryduring pregnancy and fetal outcome. Am J ObstetGynecol. 1980, 138: 1165-1167.

［31］ Sheehan HL, Davis JC. Pituitary necrosis. Br MedBull. 1968, 24: 59-70.

［32］ Kelestimur F. Sheehan's syndrome. Pituitary. 2003, 6: 181-8.

［33］ Feinberg E, Molitch M, Peaceman A. Frequency of Sheehan's syndrome. Fertil Steril. 2005, 84: 975-979.

［34］ Sheehan HL. The neurohypophysis in post-partumhypopituitarism. J Pathol Bacteriol. 1963, 85: 145-169.

［35］ Osler M, Pedersen J. Pregnancy in a patient with Addison's disease and diabetes mellitus. ActaEndocrinol. 1962, 4: 79-87.

［36］ O'Shaμghnessy RW, Hackett KJ. Maternal Addison's disease and fetal growth retardation: a case report. J Reprod Med. 1984, 29(10): 752-756.

［37］ Okawa T, Asano K, Hashimoto T, et al. Diagnosis and management of primary aldosteronism in pregnancy: case report and review of the literature. Am J Perinatol. 2002, 19(1): 31-36.

［38］ Crane MG, Andes JP, Harris JJ, et al. Primary aldosteronism in pregnancy. Obstet

Gynecol. 1964, 23: 200-208.

[39] Fujiyama S, Mori Y, Matsubara H, et al. Primary aldosteronismwith aldosterone-producing adrenal adenomain a pregnant woman. Intern Med. 1999, 38(1): 36-39.

[40] Botchan A, Hauser R, Kutfermine M, et al. Pheochromocytoma in pregnancy: case report andreview of the literature. Obstet Gynecol Surv. 1995, 50(4): 321-327.

[41] Lyman DJ. Paroxysmal hypertension, pheochromocytoma, and pregnancy. J Am Board Fam Pract. 2002, 15(2): 153-158.

[42] Cermakova A, Knibb AA, Hoskins C, et al. Postpartumphaeochromocytoma. Int J Obstet Anesth. 2003, 12(4): 300-304.

[43] Harper MA, Murnaghan GA, Kennedy L, et al. Phaeochromocytoma in pregnancy: five cases and areview of the literature. Br J Obstet Gynaecol. 1989, 96(5): 594-606.

[44] Lenders JW, Pacak K, Eisnhofer G. New advances inthe biochemical diagnosis of pheochromocytoma: moving beyond catecholamines. Ann N Y Acad Sci. 2002, 970: 29-40.

[45] Ilias I, Pacak K. Current approaches and recommend edalgorithm for the diagnostic localization ofpheochromocytoma. J Clin Endocrinol Metab. 2004, 89(2): 479-491.

[46] Devoe LD, O'Dell BE, Castillo RA, et al. Metastaticpheochromocytoma in pregnancy and fetal biophysicalassessment after maternal administration of alphaadrenergic, beta adrenergic, and dopamine antagonists. Obstet Gynecol. 1986, 68(Supll 3): S15-S18.

[47] Strachan AN, Claydon P, Caunt JA. Phaeochromocytoma diagnosed during labour. Br J Anaesth. 2000, 85(4): 635-637.

第四部分

第十五章　重症孕产妇合并严重贫血

一、引　言

对于临床医生而言,妊娠合并严重贫血的治疗是很大的挑战,这是因为这一情况的发生,需要同时考虑孕产妇和胎儿两方面的因素。据估计,0.07%～0.08%的孕产妇需要入住ICU治疗[1]。

妊娠合并的包括严重贫血在内任何严重疾病,都有可能导致急性器官衰竭,因此,这些重症患者需要专家团队给予专业的诊疗,以提高孕产妇和胎儿的存活率。

二、贫血的定义和严重程度

WHO将妊娠期贫血定义为血红蛋白浓度<11g/dL[2]。然而,在妊娠期间,对于正常血红蛋白浓度的定义(表15.1)是有差异的。根据人群对铁需求量的不同分为:妊娠早期,血红蛋白浓度<11g/dL、血细胞比容<33%;妊娠中期,血红蛋白浓度<10.5g/dL、血细胞比容<32%;妊娠晚期,血红蛋白浓度<11g/dL、血细胞比容<33%[3]。

WHO将产后贫血定义为血红蛋白浓度<10g/dL[2]。印度医学研究委员会根据血红蛋白浓度,来评估贫血的严重程度[4](表15.2)。

表15.1　根据血红蛋白浓度和血细胞比容水平定义贫血

分期(3个月)	血红蛋白浓度(g/dL)	血细胞比容(%)
妊娠前期	<11	<33
妊娠中期	<10.5	<32
妊娠晚期	<11	<33

表15.2　贫血的严重程度

分类	贫血严重程度	血红蛋白浓度(g/dL)
1	轻度	10～10.9
2	中度	7～10
3	重度	<7
4	超重度	<4

三、妊娠期贫血的流行病学 》》

全球16.2亿人受贫血的影响,相当于世界人口的24.8%。根据WHO调查,1993—2005年全球孕产妇贫血患病率为42%,即5600万[5]。据WHO估计,发达国家孕产妇贫血患病率为14%,而发展中国家孕产妇贫血患病率为51%,其中印度孕产妇贫血患病率为65%~75%。在2005—2006年的印度第三次全国家庭健康调查中发现,农村和城市的贫血患病率分别为32.4%和27.3%[6]。在印度,轻度、中度和重度贫血相关的患病率分别为13%、57%和12%[4]。

四、妊娠期贫血的病因 》》

1. 红细胞生成减少,主要是由于饮食摄入不足或吸收不良
- 铁缺乏。
- 维生素B_{12}缺乏。
- 叶酸缺乏。
- 骨髓疾病或骨髓抑制。
- 甲状腺疾病。
- 促红细胞生成素水平低。

2. 红细胞破坏增加或失血:获得性或遗传性的溶血性贫血
- 镰状细胞性贫血。
- 重型地中海贫血。
- 遗传性球形红细胞增多症。
- 自体免疫溶血性贫血。
- 与血小板减少性紫癜相关的贫血。
- 与溶血性尿毒症相关的贫血。
- 与疟疾有关的溶血性贫血。
- 出血性贫血。

缺铁是最常见的原因,即使在发达国家估计有30%~40%的学龄前儿童和孕产妇存在铁缺乏(WHO,2001)。印度一项纳入120名孕产妇的研究中,65%的孕产妇存在铁缺乏,18.3%的孕产妇同时合并两种原因的贫血,11.6%的孕产妇有溶血性贫血[7]。

五、发生贫血的危险因素

铁缺乏是导致贫血的主要原因,其次是叶酸和维生素 B_{12} 缺乏。在印度,贫血发病率高,这是由于膳食摄入量低、铁缺乏(<20mg/d)和叶酸摄入量偏少(<70mg/d);印度饮食富含肌醇六磷酸酯和纤维,造成铁生物利用率低(仅3%~4%);感染疟疾、钩虫等,造成慢性失血[8]。此外,青少年怀孕、多次分娩的间隔时间短及多次分娩导致育龄群体的贫血。

六、孕产妇贫血的后果

在妊娠和分娩时,患有慢性轻度贫血的妇女可能不会发生任何不良后果,但是患有中度贫血的孕产妇会出现工作能力降低且更容易发生早产。由于产前、产后出血以及妊娠期高血压和脓毒症(ICMR, 1989)会导致孕产妇的发病率和死亡率增加。严重贫血可导致孕产妇循环失代偿,甚至衰竭。当血红蛋白浓度<5.0g/dL时,通常会出现心脏功能失代偿。即使在休息的时候,孕产妇的心排血量也会增高,甚至在休息的时候也会出现心悸和呼吸困难。当血红蛋白浓度非常低时,会出现组织缺氧和乳酸堆积,从而导致循环衰竭。如果不治疗,可能会导致孕产妇肺水肿,甚至死亡。在第三产程的过程中,即使是失血200mL也会导致孕产妇休克和死亡。印度有数据显示,孕产妇血红蛋白浓度<8.0g/dL时,并发症发生率明显增加。当孕产妇血红蛋白浓度<5.0g/dL时,其死亡率会急剧增加[8]。

贫血对胎儿也有一定的影响。不论母体铁储备如何,胎儿均能从母体的转铁蛋白中获取铁。因为转铁蛋白在胎盘储存,可将铁主动转运到胎儿体内。然而,由于母体储存铁的消耗,胎儿铁储备也逐渐减少。通过调查贫血母亲所生的新生儿发现,早产儿、小孕龄婴儿和围产儿的死亡率,这些不良围产期结果的发生风险均比一般新生儿高。因此,妊娠期间加强母体铁摄入可以改善围产期的结果。母体补充铁剂组的婴儿平均体重、Apgar 评分和出生3个月后的血红蛋白浓度明显高于安慰剂组[9]。大量研究表明,母体血红蛋白浓度<11.0g/dL,其围产儿死亡率显著升高。通常情况下,当母体血红蛋白浓度降至8.0g/dL,围产儿死亡率会增加2~3倍;当母体血红蛋白浓度降至5.0g/dL时,围产期死亡率会增加8~10倍。据报道,当母体血红蛋白浓度<8.0g/dL时,由于早产率增加和宫内生长受限,新生儿出生时体重明显偏低[10]。

七、临床特点 》》

1. 症　状

轻度和中度贫血患者基本上无症状,也可能出现以下症状:

- 虚弱。
- 疲惫和倦怠。
- 心悸。
- 呼吸困难。
- 眩晕。
- 水肿罕见。

在严重的病例中也会出现全身水肿,甚至是充血性心力衰竭。

2. 体　征

轻度贫血患者可能没有明显的体征。可能出现的常见体征是:

- 苍白。
- 舌炎。
- 口腔炎症。
- 低蛋白血症引起的水肿。
- 由于高动力循环,在二尖瓣区可以听到柔和的收缩期杂音。

3. 评估胎儿健康情况

孕产妇贫血可能会直接影响胎儿生长,导致生长受限、胎膜早破、早产的发生率增加,因此应该予以密切关注。

八、实验室诊断 》》

需评估血清铁浓度、总铁结合力、血清铁蛋白浓度、转铁蛋白饱和度,明确可能的病因(表15.3)[11]。

表15.3　贫血的实验室诊断

类型	血清铁浓度	总铁结合力	血清铁蛋白浓度	转铁蛋白饱和度
缺铁性贫血	下降	升高	下降	<18%
地中海贫血	正常	正常	正常	正常
慢性贫血	下降	下降	下降	>18%

九、对贫血患者的评估

1. 通过评估血细胞比容发现，妊娠早期和晚期血细胞比容<33％，妊娠中期则低于32％。

2. 除病史、体格检查外，还需完善实验室检查如全血细胞计数、红细胞数、血清铁浓度、血清铁蛋白浓度；外周血涂片检查，以排除溶血性或寄生虫病引起的贫血。在一些人群中，血红蛋白电泳也很有用[12]。

3. ICU诊断严重贫血时，必须寻找活动性出血部位；持续性炎症状态，如败血症；静脉切开术和血液制品的使用增加；促红细胞生成素水平降低或不足。在某些情况下，对严重贫血的评估应根据上述所有可能的情况进行详细的检查。此外，凝血病、严重疾病引起的营养不良及使用阿司匹林或氯吡格雷引起的药物性血小板功能障碍或两者的结合等病因也应注意。由于血红蛋白浓度降低会引起低氧，导致精神状态改变，应完善放射学检查寻找活动性出血部位以及行肺动脉漂浮导管术来评估血流动力学状态和组织氧合情况。在判断血红蛋白浓度变化趋势时，必须注意容量状况，因为容量超载的患者可能会出现血红蛋白低浓度，而脱水患者可能出现假性的血红蛋白高浓度。

贫血是重症患者的常见问题，主要是由于慢性炎症导致的贫血、出血、促红细胞生成素水平低。危重患者需要维持输注100g/L（10g/dL）血红蛋白。非活动性出血的患者应采用保守的输血策略。心血管疾病合并贫血的患者，其病情会迅速恶化并导致心功能不全和心肌梗死。血细胞比容<28％和血红蛋白浓度<8g/dL与死亡率增加有关。通常急性肾功能衰竭是由低灌注和（或）肾毒性药物引起，急性肾小管坏死是主要的病理表现。产前合并活动性出血的患者应考虑输血。再生障碍性贫血可能在妊娠期间发病，而在分娩或流产后得到缓解。

十、治　疗

1. 通过实验室化验检测重症产科患者贫血情况。
2. 各种治疗方案的评估和风险分析。
3. 制定个体化计划。
4. 维持组织氧合指数。
5. 适当输血或血液成分。
6. 使用止血药物。
7. 使用抗纤维蛋白溶解药物阻止活动性出血。

8. 使用重组因子Ⅶ。

9. 最大限度提高血红蛋白浓度。

10. 尽可能控制出血。

11. 逆转药物引起的凝血功能障碍。

12. 预防贫血。

（一）铁剂治疗对分娩的影响

铁剂治疗可以改善孕产妇分娩时虚弱或营养不良引起的贫血的发病率。但对营养良好没有贫血的孕产妇而言，尚不清楚铁剂治疗是否能获益和是否能改善围产期结果[13]。铁剂治疗的副作用通常是胃肠道症状，不会引起其他严重后果；然而，患有血色素沉着病和某些其他遗传性疾病的患者应谨慎应用。

（二）输血在产前或分娩时的作用

输血的适应证包括严重失血导致低血容量以及贫血患者分娩需外科干预的情况。据预测，只有24%的女性在分娩时需要输血[14]。与手术相关的创伤、前置胎盘、凝血功能异常和子宫收缩乏力可能需要输血。严重贫血的孕产妇若出现胎心异常、羊水过少、胎儿脑血管扩张等情况时，需要输血。

（三）促红细胞生成素的作用

口服铁剂在大多数临床环境中都能充分发挥作用。不能耐受口服铁剂，存在吸收不良综合征或严重缺铁性贫血的患者应接受胃肠外补铁。促红细胞生成素与胃肠外补铁联用可以在2周或更短时间内提高血红蛋白浓度和血细胞比容，并能增加网织红细胞计数，但单独用促红细胞生成素并不会明显获益[15]。出血仍然是妊娠期间死亡的主要原因，并且发生出血的女性占据了输血女性的很大比例。预估患者血液丢失已超过1000mL时，应及时输血并入住ICU[16-19]。当发生与输血相关的感染、免疫事件如红细胞同种异体免疫以及发生错误输血时，须立即采取措施，并谨慎选择血液成分。最重要的是最大限度地减少失血[20]。

（四）自体输血

若妊娠达32周，血细胞比容＞32%，可被认为是高危病例的自体输血的适应证如前置胎盘，但没有得到普遍的共识，也没有发现它是否符合成本效益，因为很难预测未来是否仍需要输血[21]。

（五）治疗原则

1. 缺铁患者应给予口服铁剂。

2. 当口服铁吸收困难或无法耐受时，需给予胃肠外补铁。可给予单剂量铁葡聚糖和多剂量铁蔗糖。

3. 血红蛋白病和骨髓抑制需输血治疗。

4. 重组人红细胞生成素（Recombinant human erythropoietin, rHEPO）也可用于妊娠期和产后[18,19]。

5. 第三产程积极治疗，尽量使失血最小化[20]。

6. 有并发疾病和正在抗凝治疗的患者需采取最优的治疗方案。

十一、预 防

1. 筛查所有孕产妇，及时发现缺铁性贫血。

2. 除遗传因素，如血色素沉着病外，所有孕产妇都需补充铁，这有助于维持母体及新生儿的铁储备，也有助于预防孕产妇分娩时贫血，降低低出生体重儿、早产儿发生率及围产期死亡率。

3. 烹饪和饮食建议：建议用铁锅或铁容器烹饪；饮食中需包含粗粮、绿叶蔬菜。应避免食用未煮熟的米饭，避免喝茶。

4. 如果感染疟疾，需要使用驱虫药物时，应制定治疗疟疾的方案。

5. 妊娠中期开始应每天补充100mg铁。

十二、结 论

- 对所有孕产妇进行常规贫血筛查。

- 若发现孕产妇存在缺铁性贫血，应该立即补充铁和维生素。

- 应该对非缺铁性贫血患者和缺铁性贫血治疗失败的患者进行进一步评估。

- ICU大约有75％的患者患有严重贫血。

- ICU患者严重贫血的原因具有多样性，包括活动性失血、炎症、营养不良、药物导致的凝血功能障碍等。

- ICU患者严重贫血的治疗关键是改善组织氧合，控制持续存在的炎症，防治活动性出血。

参考文献

[1] Irene YV, Vaneet K. Critical care in obstetrics scenario in a developing country. J ObstetGynecol India. 2008, 58(3): 217-220.

[2] WHO. Iron deficiency anemia: assessment, prevention and control. WHO/NHD/01. 3, Geneva. 2001.

[3] 47(RR-3): 1-36. http://www. cdc. gov/mmwr/preview/ mmwrhtml/00051880. htm.

3 Apr 1998. 47(RR-3), 1-36.

[4] Indian Council of Medical Research. Evaluation of the National Nutritional Anemia Prophylaxis Programme. Task Force Study. New Delhi: ICMR, 1989.

[5] World Health Organization. Worldwide prevalence of anaemia 1993-2005: WHO global database on anaemia. Edited by Bruno de Benoist, Erin McLean, Ines Egli and Mary Cogswell. 2008.

[6] Perumal V. Reproductive risk factors assessment for anaemia among pregnant women in India using a multinomial logistic regression model. Trop Med Int Health. 2014, 19(7): 841-851. DOI: 10. 1111/tmi. 12312. Epub 2014 Apr 7.

[7] S inha M, Panigrahi I, Shukla J, et al. Spectrum of anemia in pregnant Indian women and importance of antenatal screening. Indian J PatholMicrobiol. 2006, 49(3): 373-375.

[8] Kalaivani K. Prevalence & consequences of anaemia in pregnancy. Indian J Med Res. 2009, 130(5): 627-633.

[9] Prema K, NeelaKumari S, Ramalakshmi BA. Anaemia and adverse obstetric outcome. Nutr Rep Int. 1981, 23: 637-643.

[10] Adebisi OY, Strayhorn G. Anemia in pregnancy and race in the United States: blacks at risk. Fam Med. 2005, 37: 655-662 (Level III).

[11] Angastiniotis M, Modell B. Global epidemiology of hemoglobin disorders. Ann N Y Acad Sci. 1998, 850: 251-269 (Level II-3).

[12] Pena-Rosas JP, Viteri FE. Effects of routine oral iron supplementation with or without folic acid for women during pregnancy. Cochrane Database Syst Rev. 2006, (3), CD004736. DOI: 1 0. 1002/14651858. CD004736. pub2 (Level III).

[13] Sherman SJ, Greenspoon JS, Nelson JM, et al. Obstetric hemorrhage and blood utilization. J Reprod Med. 1993, 38: 929-934 (Level II-2).

[14] Wagstrom E, Akesson A, van Rooijen M, et al. Erythropoietin and intravenous iron therapy in postpartum anaemia. Acta Obstet Gynecol Scand. 2007, 86: 957-962 (Level I).

[15] Perez EM, Hendricks MK, Beard JL, et al. Mother-infant interactions and infant development are altered by maternal iron deficiency anemia. J Nutr. 2005, 135: 850-855 (Level I).

[16] Snow CF. Laboratory diagnosis of vitamin B12 and folate deficiency: a guide for

the primary care physician. Arch Intern Med. 1999, 159: 1289-98（Level Ⅲ）.

［17］ Bothwell TH, Charlton RW. Iron deficiency in women. Washington DC: The Nutrition Foundation, 1981（Level Ⅲ）.

［18］ Baynes RD. Iron deficiency. In: Brock JH, Halliday JW, Pippard MJ, Powell LW, editors. Iron metabolism in health and disease. Philadelphia: W. B. Saunders, 1994. p. 189-225（Level Ⅲ）.

［19］ Agency for Healthcare Research and Quality. Screening for iron deficiency anemia in childhood and pregnancy: update of the 1996 U. S. Preventive Task Force review. AHRQ Publication No. 06-0590-EF-1. Rockville（MD）: AHRQ, 2006.（Level Ⅲ）.

［20］ Johnson-Spear MA, Yip R. Hemoglobin difference between black and white women with comparable iron status: justification for race-specific anemia criteria. Am J ClinNutr. 1994, 60: 117-121（Level Ⅲ）.

［21］ E tchason J, Petz L, Keeler E, et al. The cost effectiveness of preoperative autologous blood donations. N Engl J Med. 1995, 332: 719-724（Level Ⅲ）.

第十六章 妊娠期镰状细胞危象

一、引 言

镰状细胞病(Sickle cell disease, SCD)是一种常染色体单基因遗传病,由"镰状"基因影响血红蛋白结构引起。SCD起源于撒哈拉以南的非洲和中东地区。因此,它主要流行于非洲血统的人群,以及加勒比海地区、中东、印度部分地区、地中海及美洲的中部和南部人群。由于世界范围内的人口迁移,目前SCD在全球的发病情况日益增加[1]。

全球每年约有30万名该疾病的患儿出生。急性镰状细胞所造成的疼痛发作是住院的最主要原因。SCD患者发生妊娠与母体和胎儿发病率和死亡率增加相关。

SCD包括镰状细胞性贫血、HbS杂合子和其他临床异常血红蛋白[包括与血红蛋白C组合、β地中海贫血组合(HbSB地中海贫血)和血红蛋白D、E或O-阿拉伯组合]。所有这些基因型具有相似的临床表现,但严重程度不同[2]。血红蛋白S与正常血红蛋白A结合,具有镰状特征,除了泌尿道感染和镜下血尿的发生风险可能增加,无其他临床症状。

二、病理生理学

镰状细胞综合征是球蛋白β链上的第六位氨基酸-谷氨酸被缬氨酸所替代,进而引起的疾病。机体处于低氧状态时,镰状细胞性贫血形成纤维聚合物样凝胶网,红细胞膜变僵硬,血液黏滞性增加,钾离子外渗和钙离子内流,从而引起细胞脱水。正常红细胞的寿命约为120d,而镰状红细胞的寿命约2~3周,远低于正常红细胞的寿命。镰状红细胞变形性差,不易穿过小毛细血管,而异常附着于小静脉的内皮细胞。上述异常情况导致微小血管闭塞和不成熟红细胞破坏,从而引起溶血性贫血。另外,脾脏可以破坏异常的红细胞,从而引起溶血。刚性贴壁红细胞会阻塞微小毛细血管和小静脉,导致组织局部缺血缺氧,引起急性疼痛,渐进发展为终末器官损害。突出的临床表现包括缺血性疼痛发作,呈疼痛危象,急性胸部综合征(Acute chest syndrome, ACS)、中枢神经系统的梗死或缺血和急性贫血(图16.1)。其中缺血或梗死可以发生在身体的任何部位,如脾、骨骼、肝、肾等。

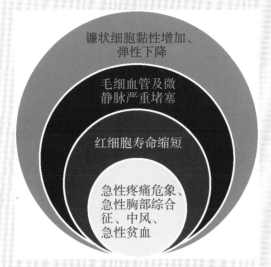

图16.1　镰状细胞危象的病理生理学

三、临床表现

　　若来自印度东部,特别是来自良好的社会阶层,妊娠期伴难治性贫血的患者,出现贫血的症状和体征,应排除血红蛋白病。

　　患镰状细胞性贫血的孕产妇可出现气促、头晕、头痛、手脚冰凉和皮肤、黏膜苍白。全身突发疼痛伴黄疸是镰状细胞性贫血孕产妇的常见症状;疼痛为镰状细胞危象孕产妇的表现之一。若孕产妇发生镰状细胞危象,其骨骼、肺、腹部脏器和关节通常会受到累及。当镰状细胞危象发生时,镰状红细胞会阻碍血液流向四肢和器官,从而造成疼痛和器官损伤。疼痛可呈急性或慢性发作,但以急性疼痛较常见。急性疼痛发生突然,可从轻微到严重疼痛,持续数小时到一周甚至更长时间。镰状细胞危象的另一常见表现为ACS,临床表现为胸痛、气促、发热、咳嗽、动脉血氧饱和度下降。镰状细胞危象的其他表现有神经系统异常,如中风、贫血等。

四、预防

(一) 一级预防

　　为了防止孕产妇将镰状细胞性贫血或镰状细胞综合征遗传给后代,应避免具有镰状细胞特性的患者与其他具有镰状细胞特性的患者或任何有其他血红蛋白病的(如地中海贫血)患者结婚。这是由于如果父母均有SCD,那么每次妊娠将有1/4的可能患镰状细胞性贫血的后代出生(图16.2)。

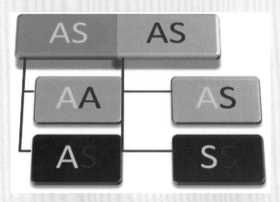

图16.2 镰状细胞特性的父母的后代基因型

(二) 二级预防

1. 孕前预防

SCD与孕产妇及胎儿的并发症相关,也与围产期死亡率、早产、胎儿生长受限和急性疼痛的发病率增加相关[3]。另有一些研究还发现,患SCD的孕产妇自发性流产、产前住院、子痫前期、妊娠期高血压、孕产妇死亡率、剖宫产、感染、血栓栓塞事件、产前出血和产后感染的发生率也有所增加[4]。

与备孕待产妇女关系密切的情况如下:

脱水、寒冷、缺氧、过度劳累和压力,这些均与镰状细胞危象的发生相关。妊娠期恶心和呕吐可导致脱水,可诱发镰状细胞危象,进而加重贫血的发生风险,同时也会使镰状细胞危象、ACS和感染(特别是泌尿道感染)的发生风险增加。

慢性疾病并发症的评估应包括:

- 血压和尿常规筛查,鉴别伴有高血压和(或)蛋白尿的妇女。

- 肝肾功能检查鉴别镰状细胞性肾病和(或)肝功能异常。

- 超声心动图筛查肺动脉高压。SCD患者肺动脉高压发生率、死亡率增加。三尖瓣反流速度>2.5m/s,与肺动脉高压的高风险相关。

- 视网膜筛查。SCD患者常发生增殖性视网膜病,特别是HbSC杂合子与血红蛋白C组合的患者,可导致视力丧失[5]。

- 筛查孕产妇血清铁蛋白,以明确铁超载情况。既往多次输血或体内铁蛋白高的女性,利用T2心脏MRI有助于评估体内铁负荷。对于明显铁超载的女性孕前积极使用铁螯合物是恰当的。

- 筛查红细胞抗体。存在红细胞抗体可能表明新生儿溶血性疾病的发生风险增加。

- 应鼓励女性明确配偶的血红蛋白病现状。

2. 抗生素预防和免疫

根据规定,使用青霉素或与其等效的药物进行抗感染预防。孕前应确定孕产妇的疫苗接种状况,并对已接种疫苗进行更新。SCD患者脾功能低下,发生感染的风险较高,特别是有荚膜的细菌感染如脑膜炎奈瑟球菌、肺炎链球菌和流感嗜血杆菌。因此,根据指南要求,对于脾功能低下的SCD患者,应每日给予青霉素预防感染,若患者对青霉素过敏,则推荐使用红霉素。另外,如果患者在初始疫苗接种时未接种乙型流感B型和复合型脑膜炎球菌C疫苗,则应接种两种疫苗。每5年接种一次肺炎球菌疫苗(肺炎疫苗®赛诺菲巴斯德-默沙东合资公司,梅登黑德,英国)。推荐使用乙型肝炎疫苗。建议SCD女性,应在孕前做好机体免疫工作,每年接受流感疫苗和"猪流感"疫苗[6]。

3. 叶酸的补充

孕前和整个妊娠期,孕产妇每日补充1次叶酸,可以减少神经管畸形的发生风险;妊娠期叶酸的补充应适当增加。

4. 羟基脲的预防

孕前应停用羟基脲至少3个月。尽管羟基脲可减少急性疼痛危象和ACS的发生率,但在动物实验中发现,该药具有致畸作用。

5. 产前保健

产前保健应由多学科团队组成,包括具有高危产前保健经验的产科医生和助产师以及血液学专家。

血液学专家应向患有SCD的妇女提供体格检查方案,并对患者的终末器官是否被损害进行筛查(如果之前没有进行相关检查)。

SCD的女性患者应注意:

- 每次复查血氧饱和度、血压和尿常规,每月进行中段尿培养。
- 避免引起镰状细胞危象的危险因素,如暴露于极端温度的环境、脱水和过度劳累等。持续的呕吐可导致脱水和镰状细胞危象,应尽早就诊。
- 如果先前未接种过流感疫苗,推荐患者接种该疫苗。许多孕产妇妊娠前未做过孕前检查。因此,在产前保健期间,应尽早完善孕前检查的所有措施,包括疫苗接种、铁超载和红细胞自身抗体检查。
- 只有在患者发生铁缺乏的情况下,才应补充铁。
- 应考虑给予患有SCD的孕产妇小剂量阿司匹林,从孕12周开始,75mg/d,以降低SCD发展为子痫前期的风险。
- 患SCD的孕产妇在产前住院期间,建议其接受预防性低分子量肝素治疗。对于有发生静脉血栓栓塞风险的孕产妇,建议其使用适当强度的分级弹力袜。

- 基于对胎儿发育不利的担忧,仅可在孕12~28周应用NSAID。
- 建议在妊娠早期(孕11~14周)进行常规的超声检查,在孕20周进行排畸超声检查。另外,从孕24周起,每4周进行1次胎儿超声检查。
- 不推荐患SCD的孕产妇进行常规预防性输血。
- 如果SCD的并发症需急诊换血治疗,且后续妊娠过程中仍然可能需要输血治疗,那么在做血交叉试验时应扩展匹配表型,包括完整的恒河猴(Rhesus Macacus, Rh)分型(C、D和E)以及Kell血型。用于孕产妇输血的血液应确保巨细胞病毒阴性。
- 随后在孕16周、20周、24周、26周、28周、30周、32周、34周、36周、38周和40周进行随访,以便预防或早期诊断和治疗并发症和危象。
- 针对胎儿出生时间、娩出方式,孕产妇的镇痛、麻醉,引产或剖宫产的选择,向孕38~40周的孕产妇提供合理建议。

五、妊娠期和围产期镰状细胞危象的管理 》》

（一）急性疼痛危象

当患SCD的孕产妇病情恶化时,应迅速排除镰状细胞危象。疼痛危象是患SCD孕产妇最常见的并发症,发生率为27%~50%,也是患SCD孕产妇住院最常见的原因。预防的重点是避免诱发因素,如寒冷、过度劳累、脱水和压力过重。若初级保健医生接诊,应建议患者尽早转诊至二级保健机构。对伴有发热、非典型疼痛、胸痛、气促的患者,不能仅依靠简单镇痛来缓解疼痛,应送往医院就诊。

对于伴镰状细胞危象的女性,应迅速评估其并发症如ACS、感染和脱水等,并进行干预。通过询问病史,确定是否为典型的镰状疼痛,是否有诱发因素,尤其是是否有感染迹象。孕产妇急性疼痛危象应由多学科团队进行快速评估,并给予及时恰当的治疗。

初步检查包括血常规、网织红细胞计数和肾功能。其他检查取决于临床情况,如血培养、胸片、尿培养和肝功能检查等。

- 氧疗:评估患者氧合情况,根据病情需要给予氧疗。监测血氧饱和度,当血氧饱和度低于女性基线水平或低于95%时,给予吸氧治疗[7]。如果通过面罩或鼻导管吸氧仍无法维持满意的血氧饱和度,应尽早求助于ICU。
- 液体疗法:评估患者对液体的需求情况,根据需要补充液体。确保至少60mL/(kg·d)的液体摄入量。可以采取口服的方法进行补液,如果患者不能口服补液,也可以静脉输注。子痫前期的患者有发生液体超载的风险,应注意患者的液体平衡。

- 疼痛和姑息治疗：在到达医院后30min内，给予初始镇痛，并在1h内，达到有效镇痛。应采用WHO的阶梯镇痛方案，对于轻度疼痛，开始给予对乙酰氨基酚；对于孕12～28周的轻度到中度疼痛，可以使用NSAID；对于中度疼痛，可以使用弱阿片类药物如二氢可待因和扑热身息痛复合制剂、可待因和扑热身息痛复合制剂或双氢可待因；对于重度疼痛，可使用强阿片类药物如吗啡。吗啡和海洛因可通过口服、皮下注射、肌内注射及静脉途径给药，给药方式的选择取决于患者的喜好或专家的意见。注射用阿片类药物可通过间断静推给药，或病人自控系统给药。尽量避免使用哌替啶，因其有引起SCD患者癫痫发作的风险。应每间隔20min监测疼痛的严重程度、呼吸频率和镇静作用情况。应用改良的产科早期预警评分进行疼痛评分、镇静评分和氧饱和度评估[8]，至少每2小时评估1次。若接受胃肠外阿片类药物，应每小时进行快速临床评估。对于有严重疼痛或口服镇痛无效者，给予强阿片类药物如吗啡。根据患者病情的需要，给予通便药、止痒药和止吐药。每隔20～30min监测疼痛情况、镇静情况、生命体征、呼吸频率和血氧饱和度，直到疼痛控制、生命体征稳定，然后改为每2小时监测1次。

根据病情逐渐给予缓解镇痛的维持剂量。如果呼吸频率<10次/min，停止维持镇痛，考虑使用纳洛酮。2～3d后减少镇痛药物剂量，并口服等效剂量的镇痛药物代替注射。

为缓解阿片类药物的不利影响，需给予其他辅助药物，如抗组胺药治疗瘙痒、通便药预防便秘及止吐药防治呕吐。在疼痛危象缓解后，大多数女性对阿片类药物的需求能够迅速减少，但要根据她们以前用药的情况来指导治疗。阿片类药物与致畸性或先天性畸形无关，可能与胎动瞬间受抑和胎心率基线变异性相关。较长时间接受阿片类药物的妊娠晚期女性，应注意新生儿是否有阿片类药物戒断症状。

- 血栓预防：以疼痛危象入院的SCD患者，应同时预防血栓。
- 抗生素：对患者的感染情况进行评估。如患者发热或临床高度怀疑感染，应给予治疗剂量的抗生素。SCD患者的白细胞计数往往较高，但并不一定表明存在感染。
- 出院：无需镇痛或在一个可接受的口服剂量的镇痛药物治疗下，疼痛得到控制或改善，可考虑出院。如果需要强阿片类药物治疗，则需继续住院治疗，妊娠早期收住普通病房，妊娠晚期收入产前病房，并且需要产科医生和血液科医生联合治疗。
- 出院后的护理：安排必要的家庭护理和门诊随访。

（二）急性胸部综合征

每个医院都应具备处理妊娠期间ACS的治疗方案，包括输血治疗。除急性疼痛外，ACS是SCD患者最常见的并发症。据报道，ACS占SCD妊娠患者的7%～20%[9]。

ACS以呼吸系统症状为特点,如呼吸急促、胸痛、咳嗽和气短,胸片可见新发的浸润影。ACS的临床症状和体征与肺炎相似,所以两者应该同时治疗。妊娠期急性重症H1N1病毒感染能够引起相似的临床症状,应进一步确诊和治疗。早期识别ACS十分关键。

孕期ACS妇女的治疗方案同非妊娠期妇女,包括静注抗生素、吸氧和输血。

- 输血:当血红蛋白浓度下降,特别是低于6.5g/dL时,需要进行输血治疗。如果血红蛋白浓度能够维持,但是出现严重缺氧症状,则需要换血治疗。当怀疑患者发生ACS时,需要血液科专家紧急评估患者是否需输血。如果患者严重缺氧,应请重症医学医生评估患者是否需要呼吸支持。

- 血栓预防:SCD女性患肺栓塞风险增加。当患者有急性缺氧的表现时,应高度怀疑肺栓塞。这种情况下,应持续给予治疗剂量的低分子量肝素,直到高年资医师评估患者的情况,并予相应的实验室检查以明确诊断。

(三) 急性脑卒中

因梗死或出血引起的急性脑卒中均与SCD相关[10]。任何有急性神经损害症状的SCD患者,均应考虑该病。

- 输血:急性脑卒中是临床突发事件,快速的换血治疗可以减少长期的神经系统损伤。如果怀疑脑卒中,应紧急行脑部影像学检查,并请血液病专家会诊,考虑紧急换血治疗。

- 血栓治疗:SCD继发急性脑卒中患者无溶栓指征[6]。

(四) 急性贫血

SCD女性急性贫血可能归因于红病毒属感染,这种感染可引起红细胞成熟障碍,并且以网织红细胞减少为特征的再生障碍性危象。因此,任何急性贫血的女性,都应检查网织红细胞计数,如果网织红细胞计数低,则表示可能已发生了红病毒属感染。

- 输血:给予输血,同时患者必须隔离。若发生红病毒属感染,则母婴传播的风险增加,可能导致胎儿水肿,需要围产医学专家进行进一步的评估[11]。SCD妇女可由出血或其他与SCD相关的原因发展为贫血,其他罕见的贫血原因包括疟疾等。

- 紧急输血:适用于急性贫血妇女[6]。急性贫血可因短暂的红细胞发育不全、急性脾扣留或溶血增加引起。输血不应有绝对标准,必须结合临床情况,但若血红蛋白浓度<6g/dL或血红蛋白较基线水平下降2g/dL时,通常需要输血治疗。

- 换血疗法:一项前瞻性随机试验证明,换血疗法对ACS是有效的,同时认为换血疗法是最佳治疗方法[12]。

- 同种异体免疫:红细胞抗原抗体的产生在SCD中很常见,发生率为18%~

36%。同种异体免疫在临床中很重要,因为它可以导致新生儿延迟的溶血性输血反应或溶血性疾病,致使患者不能继续输血[13]。最常见的是C、E和Kell型抗原抗体。输注C、E和Kell型抗原相匹配的红细胞,同种异体免疫的风险会显著减低[12]。所有SCD患者,无论是否怀孕,都应执行该标准。

六、分　娩

胎盘早剥、子痫前期、围产期心肌病和急性镰状细胞危象的发生风险是不可预测的。一旦确定分娩,要尽快通知多学科小组(高年资助产士、高年资产科医生、麻醉师和血液学专家)。建议SCD孕产妇在医院分娩,以便治疗SCD和高危妊娠并发症。

- 择期分娩:胎儿发育正常的SCD孕产妇,如果指征明确,应在孕38周后,通过引产或择期剖宫产进行分娩。分娩过程应仔细监测,如产程不顺利或分娩困难,可选择剖宫产[4]。SCD本身不应该被认为是阴道试产或剖宫产后阴道分娩的禁忌证。在孕38～40周分娩,可预防妊娠晚期并发症和相关的不良围产期事件。

- 保暖:应保暖,避免冷刺激。

- 输液:分娩时应给予患者充足的液体,分娩过程中镰状细胞危象和ACS的发生率增加,产程过长(超过12h),疼痛危象的发生风险也增加,其次是脱水。孕产妇体内液体充足,有助于顺利生产。分娩期间,如果孕产妇难以经口补液或口服液体不充分,应给予静脉输液,但要注意液体出入量平衡,避免容量超负荷。若外周静脉通路建立困难,特别是既往多次住院输液的患者,应尽早建立深静脉通路。

- 氧疗:分娩期间对氧需求增多,通过脉搏血氧饱和度监测母体缺氧情况,并行动脉血气分析,如果氧饱和度<94%,则需进行氧疗。

- 胎儿电子监护:由于胎儿宫内窘迫、胎盘早剥、胎盘储备受损、死胎发生风险增加,可能需要采取手术分娩,建议在产程中采用连续电子监测胎心率[14]。应给予妊娠晚期的SCD患者麻醉评估。

- 输血:如果存在非典型抗体,应在分娩前提前进行交叉配血,否则可能引起延迟用血。

- 体位:因股骨头缺血性坏死曾行髋关节置换术的孕产妇,应讨论合适的分娩体位。

- 抗生素:分娩期间不支持常规预防性使用抗生素。但应该每小时观察生命体征,尤其是当体温升高(>37.5℃)时,更需要密切观察,临床医师应放宽使用广谱抗生素的指征。

- 止痛和麻醉:避免使用哌替啶,可应用其他阿片类药物。推荐使用区域麻醉来完成剖宫产,SCD孕产妇有发生终末器官损害的风险,导致剖宫产率增高。采取全身麻醉的风险会高于产科普通患者的风险,因此应尽量避免采用全身麻醉。分娩过程中,区域麻醉可减少全身麻醉的副作用,同时,如果患者发生与镰状细胞病相关的疼痛,也可减少阿片类药物的使用剂量。若妊娠晚期需要进行麻醉评估,尽量避免使用哌替啶,因为其有诱发癫痫发作的风险[7],可使用其他阿片类药物。SCD孕产妇的硬膜外麻醉的适应证与常规病例相同。按照上述产前危象的指导方案,来处理分娩期镰状细胞危象。

七、产后监护

由于产后SCD患者仍有发生急性危象和其他并发症的风险,所以应维持与产前监护相同程度的关注和警惕。如果婴儿有患SCD的高风险(如父亲为携带者或患者),应给予SCD早期检测。将血样送至有检测经验的、可对新生儿SCD样品进行常规分析的实验室。

- 氧疗和液体平衡:维持母体血氧饱和度在94%以上,并根据容量平衡来补充足量的液体,直到出院。产后镰状细胞危象的发生风险增加,研究表明产后镰状细胞危象的发生率为25%,在全身麻醉后更常见。

- 血栓预防:在阴道分娩住院期间和出院后7d内,或剖宫产后6周内,应用低分子量肝素,产后推荐应用抗血栓弹力袜,鼓励早期活动。

- 疼痛姑息治疗:危象处理同非妊娠期,产后常规应用NSAID,哺乳期也可应用。

- 母乳喂养:鼓励母乳喂养。

- 产后避孕:SCD患者服用含有孕激素的避孕药,如孕酮片、注射避孕药和左炔诺孕酮宫内节育器是安全有效的。雌激素避孕药应作为二线药物应用。

对大多数SCD女性,屏障避孕法是安全有效的。肌注醋酸甲羟孕酮的女性很少发作疼痛,孕激素对SCD患者是安全有效的[15]。

参考文献

[1] Stuart MJ, Nagel RL. Sickle cell disease. Lancet. 2004, 364: 1343-1360.

[2] Weatherall D, Akinyanju O, Fucharoen S, et al. Inherited disorders of haemoglobin. In: Jamison DT, Breman JG, Measham AR, et al, editors. Disease control priorities in developing countries. 2nd ed. Washington DC/ New York: The World Bank/Oxford University Press, 2006. p. 663-680.

［3］ Powars DR, Sandhu M, Niland-Weiss J, et al. Pregnancy in sickle cell disease. Obstet Gynecol. 1986, 67: 217-228.

［4］ Villers MS, Jamison MG, De Castro LM, et al. Morbidity associated with sickle cell disease in pregnancy. Am J Obstet Gynecol. 2008, 199: 125. e1-5.

［5］ Clarkson JG. The ocular manifestations of sickle-cell disease: a prevalence and natural history study. Trans Am Ophthalmol Soc. 1992, 90: 481-504.

［5］ Sickle Cell Society. Standards for the clinical care of adults with sickle cell disease in the UK. London: Sickle Cell Society, 2008.

［7］ Rees DC, Olujohungbe AD, Parker NE, et al. Guidelines for the management of acute painful crisis in sickle cell disease. Br J Haematol. 2003, 120: 744-752.

［8］ National Confidential Enquiry into Patient Outcome and Death. A sickle crisis? A report of the national confidential enquiry into patient outcome and death. London: NCEPOD, 2008.

［9］ Howard RJ, Tuck SM, Pearson TC. Pregnancy in sickle cell disease in the UK: results of a multicentre survey of the effect of prophylactic blood transfusion on maternal and fetal outcome. Br J ObstetGynaecol. 1995, 102: 947-951.

［10］ Ohene-Frempong K, Weiner SJ, Sleeper LA, et al. Cerebrovascular accidents in sickle cell disease: rates and risk factors. Blood. 1998, 91: 288-294.

［11］ Smith-Whitley K, Zhao H, Hodinka RL, et al. Epidemiology of human parvovirus B19 in children with sickle cell disease. Blood. 2004, 103: 422-427.

［12］ Styles LA, Abboud M, Larkin S, et al. Transfusion prevents acute chest syndrome predicted by elevated secretory phospholipase A2. Br J Haematol. 2007, 136: 343-344.

［13］ Tuck SM, Studd JW, White JM. Sickle cell disease in pregnancy complicated by anti-U antibody. Case report. Br J ObstetGynaecol. 1982, 89: 91-92.

［14］ Anyaegbunam A, Morel MI, Merkatz IR. Antepartum fetal surveillance tests during sickle cell crisis. Am J Obstet Gynecol. 1991, 165: 1081-1083.

［15］ Legardy JK, Curtis KM. Progestogen-only contraceptive use among women with sickle cell anemia: a systematic review. Contraception. 2006, 73: 195-204.

第十七章　危重孕产妇HIV

一、引　言

在印度每年感染人类免疫缺陷病毒(Human Immunodeficiency Virus, HIV)的妇女中,约有4.9万人怀孕、分娩,占全球总数的6%~10%[1]。

大多数感染HIV的妇女在确诊怀孕时并不知道自己已感染HIV,甚至部分孕妇直至分娩都没有意识到她们感染了HIV。根据研究报道,母体HIV-1感染与肺结核患病风险增加相关,但其机制尚不明确[2]。与未感染HIV的孕产妇相比,感染HIV的孕妇更易出现妊娠相关疾病,如高血压、贫血、臀先露、死胎[3]等。妊娠并不影响HIV的进展[4,5]。此外,妊娠似乎并不影响HIV感染妇女的生存率[6]。

在分娩时,常规检测孕妇HIV是防止母婴传播艾滋病毒的最后机会,特别是对未进行产前保健的妇女。然而,对孕产妇进行HIV宣教和检测是一项挑战,特别是在印度医疗资源匮乏的地区。许多农村孕产妇分娩前未进行任何产前检查。缺乏相应的宣教和必须检测HIV的相关制度规定,导致即使进行了产前检查的孕产妇,也并未全都给予HIV检测[7]。

感染HIV孕产妇死亡的直接原因多为出现妊娠并发症,如贫血、产后出血和产后脓毒症。结核病和疟疾的感染概率增加是导致HIV孕产妇死亡的间接原因[8]。

二、对母亲和胎儿的影响

妊娠期应侧重于减少HIV围产期传播和治疗母亲HIV感染,可以使用抗反转录病毒治疗(Antiretroviral therapy, ART)的方法。ART可以通过多种机制减少围产期传播,包括降低产妇病毒载量和婴儿出生前预防。因此,为了预防HIV围产期传播,建议对孕产妇产前、产后和新生儿给予ART联合预防。药物联合治疗方案被认为是治疗HIV感染和预防HIV围产期传播的标准方案[9]。

已经进行了ART治疗的患者如果出现难治性贫血,则其预后不佳。重症监护管理在减少孕产妇发病率和死亡率方面很重要。虽然预防措施优于应急治疗,但在资源贫乏的情况下预防措施并不总是可行。在资源贫乏的环境中,需重点关注HIV阳性孕产妇可能出现的产后出血、脓毒症和疟疾等情况。

三、HIV/AIDS预防措施:CDC建议书))

- 患者医疗垃圾的处理:所有使用过的注射器或其他锐器应放置在锐器盒中,以便妥善处置,防止意外伤害,降低HIV的传播风险。

对于可能发生HIV职业暴露的医务人员需要进行职业暴露后预防(Post-exposure prophylaxis,PEP),建议联合使用两种药物治疗,疗程4周(有几种方案可选),并且在发生职业暴露后尽快开始治疗。由于HIV的暴露(根据疫情的来源和暴露类型),使医务人员被传染的风险增加,推荐联合使用三种ART。指南中还讨论了特殊情况,如延迟报告、来源不明确、暴露人群(包含孕产妇)、ART对病毒的有效性和PEP的副作用。应将职业暴露视为紧急医疗情况,PEP应在暴露72h内开始,并且越早越好(以小时为单位进行计算)。

四、WTO对产后出血的治疗建议(特别是HIV阳性患者)))

1. 推荐静脉注射缩宫素,促进子宫收缩,减少产后出血(Postpartum hemorrhage,PPH)。

2. 如果静脉注射缩宫素有禁忌,或缩宫素治疗无效,推荐使用静脉注射麦角新碱、缩宫素-麦角新碱复合制剂或前列腺素(包括舌下含服米索前列醇800μg)。

3. PPH产妇的初始液体复苏,推荐使用等渗晶体液,其效果优于胶体液。

4. 如果缩宫素和其他子宫收缩药物效果不佳,或者判断部分出血可能由创伤引起,推荐使用氨甲环酸。

5. 推荐通过按摩子宫来治疗子宫收缩乏力的PPH。

6. 如果产妇禁忌使用子宫收缩药物,或使用后无效,或子宫收缩乏力,建议使用宫内球囊填塞治疗PPH。

7. 如果其他方法失败,在有条件的情况下,对于宫缩乏力引起的PPH,应建议行子宫动脉栓塞术。

8. 如果使用子宫收缩药物和其他可用的保守治疗(如子宫按摩、气囊填塞)仍难以控制出血,则推荐外科手术干预。

9. 若阴道分娩过程中出现子宫收缩乏力,推荐使用双手压迫子宫作为临时措施,同时给予其他恰当处理。

10. 阴道分娩后子宫收缩无力引起的PPH,推荐压迫外部大动脉作为临时措施,直到患者得到适当的监护。

11. 推荐临时使用抗休克治疗,直到可以采取适当的监护治疗措施。

12. 不推荐宫腔填塞用于阴道分娩后的宫缩乏力导致的PPH。

13. 如果胎盘不能自行娩出,建议肌注或静推缩宫素10IU,同时适当牵拉脐带。

14. 不推荐使用麦角新碱治疗胎盘滞留,因其可能会导致强直性子宫收缩,从而延缓胎盘娩出。

15. 不推荐使用前列腺素E2(二磷酸或石膏石)治疗胎盘滞留。

16. 如果需要徒手清除胎盘,建议使用抗生素预防感染(氨苄青霉素或第一代头孢菌素)。

五、产后脓毒症

产褥期感染最常见于胎盘附着部位,其他部位包括腹部切口、会阴伤口、宫颈、阴道和会阴撕裂处。

由于免疫功能低下,HIV阳性患者患脓毒症风险更高。

1. 临床症状

- 发热,体温≥38℃。
- 寒战和全身不适。
- 下腹部疼痛。
- 子宫压痛。
- 子宫复旧不全。
- 脓性恶露。
- 可能有轻微的阴道出血或休克。

2. 实验室检查

- 会阴或腹部疼痛时,应送中段尿和阴道分泌物进行培养。
- 出现寒战或严重感染时,应予血培养。

3. 预 防

预防产后脓毒症,主要有以下三个策略:

- 注意手卫生。
- 阴道内应用抗菌药物。
- 预防性使用抗生素。

4. 管 理

- 妊娠期脓毒症通常发病隐匿,但进展迅速。定期监测脉搏、血压和呼吸频率有助于早期识别。
- 如果在社区医院怀疑患者发生脓毒症,应立即转诊到上级医院。

- 在医院留取标本进行培养后,应立即静脉注射足量广谱抗生素;脓毒症进展迅速,患者死亡率高,不能因留取标本而延误治疗,但是可以根据培养药敏结果调整抗生素方案。
- 如果感染组织分离出气体,则选择青霉素治疗。
- 积极进行液体复苏,并且应注意容量平衡。

八、结　论

感染HIV的孕产妇需要医护人员密切监护、及时诊断、分析危险因素,并进行恰当的治疗,为孕产妇和新生儿带来希望。

参考文献

［1］ Madhivanan P1, Krupp K, Kulkarni V, et al. HIV testing among pregnant women living with HIV in India: are private healthcare providers routinely violating women's human rights? BMC Int Health Hum Rights. 2014, 14: 71.

［2］ Slyker JA. Correlates and outcomes of preterm birth, low birth weight, and small for gestational agein HIV- exposed uninfected infants. BMC Pregnancy Child birth. 2014, 14: 7.

［3］ Lionel J. HIV and obstetric complications and fetal outcomes in Vellore, India. Trop Doct. 2008, 38(3): 144-146.

［4］ Heather watts. Management of human immunodeficiency virus infection in pregnancy. N Engl J Med. 2002, 346(24): 1879-1891.

［5］ Minkoff H. The relationship of pregnancy to human immunodeficiency virus disease progression. Am J Obstet Gynecol. 2003, 189(2): 5529.

［5］ French R, Brocklehurst P. The effect of pregnancy on survival in women infected with HIV: a systematic review of the literature and meta-analysis. Br J Obstet Gynaecol. 1998, 105(8): 827-835.

［7］ Pai NP. Impact of round-the-clock, rapid oral fluid HIV testing of women in labor in rural India. PLoS Med. 2008, 5(5): e92.

［8］ McIntyre J. Mothers infected with HIV. Br Med Bull. 2003, 67: 127-135.

［9］ Chaudhry. http: //emedicine. medscape. com/article/2042311 OverView.

［10］ Desai M. Epidemiology and burden of malaria in pregnancy. Lancet Infect Dis. 2007, 7: 93-104.

［11］ter Kuile FO. The burden of co-infection with human immunodeficiency virus type 1 and malaria in pregnant women in sub-saharan Africa. Am J Trop Med Hyg. 2004, 71（suppl）: 41-54.

［12］Marie-Hélène Irvine. vol 57: noveMBER noveMBRE 2011|Canadian Family Physician.

第十八章　抗磷脂综合征

一、引　言

　　抗磷脂综合征(Antiphospholipid syndrome, APS)是一种以反复动静脉血栓形成和反复妊娠丢失(Recurrent pregnancy loss, RPL)为特征的自身免疫性疾病,患者体内自身抗体可以靶向结合细胞膜上带负电荷的磷脂。一般产科人群APS患病率为2%;患有自身免疫性疾病的妇女[如系统性红斑狼疮(Systemic lupus erythematosus, SLE)]的APS患病率可达30%,早发型重度子痫前期患者的APS患病率亦可达30%。

　　Harris[1]和Hughes[2]在1983年第一次描述了APS,他们观察到SLE患者体内至少有一种IgG、IgM或IgA免疫球蛋白抗心磷脂(Anti-cardiolipin, aCL)抗体高表达。aCL抗体和狼疮抗凝物(Lupus anticoagulant, LA)水平升高,与动静脉血栓形成和血小板减少相关性很高。最初研究显示,在15例aCL抗体高滴度的患者中,6例有静脉血栓史、5例有脑血栓形成、5例有血小板减少症,还有2例有肺动脉高压和反复流产史。最初将此命名为抗心磷脂综合征或休斯综合征。然而,虽然大部分APS可通过aCL检测发现,但是现在该检验却被边缘化,这是由于其他抗体占据了主导地位。APS最初是描述SLE患者的,但之后发现,大多原发性APS患者并不满足SLE的诊断标准,因其并未进展为SLE。因此,APS分为原发性APS(Protogenic antiphospholipid syndrome, PAPS)和继发性APS(Secondary antiphospholipid syndrome, SAPS)(与SLE相关)。APS与SLE两者的临床表现相似。

二、实验室检查

　　在抗体检测中,推荐APS患者同时检测LA、抗磷脂(Anti-phospholipid, aPL)和(或)aCL,因这几种物质在本质上是不同的[3](表18.1)。

　　APS抗体检测并不简单,因为患者机体可能产生对心磷脂、磷脂或其中一种辅因子如β2糖蛋白I[4](β2GPI,一种抗凝蛋白)的相应抗体。

　　由于存在许多需检测的抗体,这将增加检测费用。利用ELISA法可以单独或联合检测IgG、IgM或IgA抗体类型。对于APS,IgG阳性具有诊断价值。通常短暂出现单一的IgM抗体可能是机体受到病毒感染或某些药物刺激后的反应,对机体本身不会造成损害,亦不会引起血栓形成。但是该情况提示患者有必要在6~12周后重复抗体滴度测定。抗体滴度报告分为低、中或高度阳性。

表18.1　APS中的抗体检测

抗体类型	亚型
抗心磷脂(aCL)抗体	IgG 和 IgM
抗磷脂(aPL)抗体	抗磷脂酰丝氨酸抗体
IgG 和 IgM	抗磷脂酰胆碱抗体
	抗磷脂酰乙胺醇
辅因子	抗β2糖蛋白 I
	抗凝血酶原
	抗膜联蛋白 V
	抗蛋白 C
狼疮抗凝物(LA)	PTT、APTT、蝰蛇毒磷脂时间

*PTT：部分凝血活酶时间(Partial thromboplastin time, PTT)

抗磷脂抗体是一组异种抗体,其中最常检测的是抗磷脂酰胆碱抗体、抗磷脂酰丝氨酸抗体和抗磷脂酰乙醇胺抗体。此外,对抗磷脂酰甘油抗体和抗磷脂酰肌醇抗体也有所研究,但临床应用较少。

1990年利用ELISA法实现了检测 aCL 和 aPL 阳性。aCL 是通过β2GPI辅助来发挥作用的;而 aPL 抗体需要血浆辅因子的辅助。它们不直接与阴离子磷脂绑定,而是与蛋白质(或磷脂)结合后,再结合凝血酶原[5]。后来发现,抗β2GPI抗体对 APS 也有诊断意义。此后,许多其他的辅因子也逐渐被发现,如抗凝血酶原、抗膜联蛋白 V 和抗蛋白C、S[5]等。

据2006年的研究报道,在一些患者中检测出抗磷脂酰丝氨酸或抗凝血酶原抗体[6],这是一种新的标记抗体。

现在认为,aPL 抗体不仅可靶向结合磷脂,还可与 PL 结合蛋白结合,并且优先与 PL 结合形式发生反应;或者与血浆游离抗原结合形成免疫复合物,从而增强与 PL 的结合。

ELISA法除进行抗体测定外,还可以进行 APS 患者 LA 的检测,以及检测凝血功能。与名称含义相反,LA 在体内有促进血栓形成的作用,因观察到其能延长所有磷脂依赖的凝血试验的时间,故而得名,包括凝血酶原时间、部分凝血活酶时间和蝰蛇蛇毒毒素时间。

aCL 和 LA 相关抗体是不同的,许多 aCL 阳性的患者没有 LA,反之亦然[7]。虽然大多患者 aCL 和 LA 均阳性,但10%～16%患者 LA 阳性,aCL 为阴性;25%患者 aCL 阳性,LA 为阴性[8,9]。因此,同时检测两种抗体对诊断 APS 是重要的。

三、妊娠丢失的机制))

APS与妊娠丢失、妊娠早期流产、妊娠中期胎死宫内以及妊娠晚期并发症(如子痫前期、宫内生长受限、羊水过少、胎盘早剥和胎儿死亡)相关;也与早产和胎儿生长受限所导致的新生儿疾病(如坏死性肠炎、脑室内出血甚至新生儿死亡)相关。

妊娠是一种高凝状态。1856年,普鲁士病理学家Rudolf Vircho第一次提出了这种假设,用以解释血栓形成的发病机理[10],这一假设甚至在今天也是被认可的。他提出血栓形成的三个必要条件:

(1) 高凝状态。

(2) 血液淤滞。

(3) 血管内皮损伤。

在妊娠期,尽管没有血管内皮的损伤,但盆腔和下肢静脉血液淤滞,凝血因子增加,导致血液处于高凝状态。由于APS患者体内抗原-抗体结合和补体激活,导致广泛血管内皮损伤,大大增加了血栓形成的风险。研究表明,aPL抗体可通过影响血小板、内皮细胞、抗凝血机制和纤溶系统的功能来影响血栓的形成;也可作用于滋养层细胞和绒毛细胞,导致膜联蛋白V(胎盘抗凝蛋白-I)减少,从而抑制其抗凝血功能[11,12]。

妊娠期APS对血栓形成的影响包括:

(1) 识别内皮细胞和滋养细胞表面辅因子$\beta2GPI$,使aPL抗体沉积于这些位点,从而促进血栓形成。

(2) 在抗体结合位点激活内皮细胞(如单核细胞和血小板)。

(3) 子宫螺旋动脉的功能是滋养胎盘,其病变将导致胎盘梗死和血栓形成,这是子痫前期和胎儿宫内生长受限的触发因素。

APS减慢血管内血栓溶解的机制包括:

(1) 抑制天然抗凝剂,如蛋白C和组织因子途径抑制物。

(2) 纤溶系统抑制。

所有上述机制均可增加妊娠期血栓并发症,从而导致妊娠动、静脉血栓形成。

除血栓形成外,APS还具有其他的不利作用,包括:

(1) aPL直接作用于滋养细胞引起细胞损伤,合体滋养细胞形成受到抑制,引起滋养细胞植入减少,滋养细胞功能障碍,从而导致妊娠丢失,以及不良着床引起不育。

(2) aPL通过减少GnRH对滋养细胞的诱导作用,影响滋养层细胞HCG分泌。同时也降低了胎盘激素的产生,继发滋养层功能障碍[13]。这是引起孕早中期流产的原因。

(3) 最近的研究表明,随着补体系活的激活,aPL起到重要促炎作用。RPL可能是炎性病症的结果,而补体抑制剂可能是其首选的治疗方法。肝素在APS的治疗中可能通过依赖于其补体抑制及抗凝而发挥作用。因此,许多与RPL相关的aPL抗体可能具有共同的特点,即结合并激活补体,特别是在炎症环境中。此外,与特异性抗体结合的补体可以引发广泛的临床症状,包括血栓形成,这可能是aPL疾病的共同特征[14]。

目前,已经充分认识到,在整个妊娠期间,aPL抗体对血栓形成会造成影响,也会造成上述其他不利影响,并且可能与患者使用辅助生殖技术(Assisted reproductive techniques, ART)反复着床失败有关。

四、检验的意义

1999年国际抗磷脂抗体大会已定义了产科临床检验标准,包括[15]:

(1) 超声或直接检查证实,发生1次或以上超过10周、无法解释的妊娠形态正常的死胎。

(2) 在妊娠34周或更早,因重度子痫前期或胎盘功能不全导致一次或多次早产。

(3) 妊娠不足10周,发生连续3次或以上自然流产,排除母体激素异常、解剖异常、双亲染色体异常及其他原因的复发性流产。

(4) 血栓病史:不明原因的静脉血栓形成;不明原因的动脉血栓形成;小血管血栓形成。

在2006年澳大利亚悉尼研讨会上,对上述标准进行了修订[16]。

诊断APS,必须具备下列至少1项临床标准和1项实验室标准。

1. 临床标准

· 血管栓塞

任何器官或组织发生1次及以上的动脉、静脉或小血管血栓,并且血栓必须被客观标准(影像学或组织病理学证实)确认。组织病理学还必须证实血管壁附有血栓,但没有显著炎症反应。

· 病理妊娠

(1) 发生1次以上的10周或超过10周、无法解释的妊娠形态正常的死胎,形态学的依据必须被超声或直接检查所证实。

(2) 在妊娠34周或不足34周,因重度子痫前期或胎盘功能不全导致一次或多次形态正常的胎儿早产。

(3) 妊娠不足10周发生连续3次或以上自然流产,排除母体解剖异常、激素异常及双亲染色体异常。

在对具有多种病理妊娠的患者人群进行研究时,强烈建议研究人员按照上述(1)、

（2）或（3）进行分层。

2. 实验室标准

● 根据国际血栓和止血协会（科学小组委员会/磷脂依赖性抗体）指南，血浆中检测出LA，至少发现2次，每次间隔至少12周。

● 利用标准ELISA法，在血清中检测到中至高滴度的IgG和（或）IgM型aCL抗体（IgG型aCL＞40GPL；IgM型aCL＞40MPL；或滴度＞99的百分位数）至少2次，间隔12周。

● 利用标准ELISA法，在血清中检测到IgG和（或）IgM型抗β2GPI抗体，至少2次，间隔至少12周（滴度＞99的百分位数）。

注：如果aPL阳性和临床表现之间的间隔少于12周或超过5年，应避免使用APS分类

目前对于是否需要筛查高危产科人群APS存在争议[17]。

对于孕前有血栓史、既往有妊娠期血栓形成史，或妊娠期可能出现血栓事件的患者，均与易感血栓性疾病显著相关。建议通过检测同型半胱氨酸水平、V因子莱顿突变可能、活化蛋白C抵抗（Activated protein C resistance, APCR）和抗凝血酶Ⅲ缺乏来筛查APS。然而，不推荐对普通产科人群进行常规筛查，因为不具有成本效益。

五、诊　断

对APS患者进行分类，必须至少具备一项临床标准和一项实验室标准[18]，且两次aPL IgM阳性至少间隔12周。这是因为感染病毒（如水痘病毒、腺病毒、腮腺炎病毒、艾滋病毒以及梅毒）时，aPL IgM可能出现短暂性阳性[19]；某些药物如普鲁卡因胺、氯丙嗪、丙戊酸钠、苯妥英钠、肼屈嗪和普萘洛尔可能诱导短暂的非血栓形成的aPL抗体。由于抗体的异质性和抗体水平的波动，APS的诊断较难确定。一旦诊断，治疗则毫无争议。

六、APS分类（表18.1）

表18.1　APS的分类

APS分类	临床相关疾病
PAPS	与其他自身免疫性疾病不相关
SAPS	与SLE、ITP相关
家族性APS	具有家族的复杂的遗传型
CAPS	危及生命的多部位血栓形成

PAPS患者具有LA阳性或中至高滴度IgG或IgM aCL抗体,从而会造成死胎、反复流产、血栓形成、重度子痫前期或胎儿窘迫致新生儿死亡。

SAPS伴SLE的患者体内具有aPL和(或)LA,与PAPS患者相比,二者临床表现无太大差异,但SAPS血栓形成风险较无SLE患者高40%,预后较差。

家族性APS:Goel[20]研究多名成员受到了影响的不同家族,发现了可能的遗传方式,并确定了相关的潜在候选基因。在7个家族101名家族成员中,有30名符合该病的诊断标准。研究已排除环境和常染色体隐性遗传因素,通过显性或共显性遗传模型所得的结果最可靠。连锁分析筛选出了APS的几个候选基因。

恶性APS(Catastrophic antiphospholipid syndrome, CAPS):最近被描述为CAPS的患者有280名。CAPS发病罕见,但其具有潜在威胁生命的可能,临床需要高度警惕。在CAPS首发的临床表现中,24%为肺并发症表现,18%为神经系统疾病表现,18%为肾脏疾病表现。CAPS发作时,多部位血管血栓形成,可导致MODS的发生。大多数CAPS患者的腹腔器官受累,包括肾脏(71%)、肝脏(33%)、胃肠道(25%)、脾脏(19%)、肾上腺(13%)和胰腺(8%)。123名(44%)患者最终死亡,但通过抗凝剂联合皮质类固醇以及血浆置换和(或)静脉注射免疫球蛋白进行联合治疗[21]获得了较高的治愈率(69% vs. 54%)。

七、治 疗

(一) 孕前咨询

需要在妊娠早期即开始治疗,因此,孕前咨询非常重要。对于着床失败和早早孕丢失的患者,需在孕前同时服用低剂量阿司匹林和叶酸。

妊娠期应多学科联合密切监测,并在具备先进设施的新生儿重症监护中心进行分娩。

应告知患者医疗和产科的风险,产科常见的并发症有子痫前期、胎儿生长受限、早产和流产。对经过肝素治疗的APS患者进行研究发现,40%有胎儿生长受限,25%在32周前分娩[22]。也有其他研究表明,中至高滴度水平aPL患者的并发症发生率较高[23]。

(二) 小剂量阿司匹林

小剂量(60~80mg/d)阿司匹林具有显著的抗血小板作用,可以预防血小板黏附。因此,对于高危孕产妇,推荐使用小剂量阿司匹林[24,25]预防子痫前期和胎儿宫内生长受限。

众多非随机研究表明,小剂量阿司匹林可有效预防APS小鼠妊娠丢失。虽然在与安慰剂随机对照试验中,阿司匹林作为单一药物治疗APS并无任何获益,但这些研究是在低危女性人群中进行的。目前,大多数中心提倡对所有APS患者孕前采用低剂量阿司匹林进行治疗。认为滋养细胞功能障碍发生在妊娠早期,阿司匹林可能对预防胎盘形成不良有效,然后在整个妊娠期继续使用LMWH。

妊娠晚期需要谨慎使用阿司匹林,因为它与胎儿动脉导管闭塞、新生儿肺动脉高压、黄疸和核黄疸有关;它也可以穿过胎盘屏障,最近有使用小剂量阿司匹林致胎儿颅内出血的病例报告[26]。

对APS合并脑卒中的患者,可能最好的方法是阿司匹林治疗,而其他动脉血栓栓塞的患者可能最适合用中等强度的华法林加阿司匹林治疗。

(三)肝 素

肝素是一种强有力的抗凝剂,可有效地防止APS妊娠期并发症。但早在1929年,它就已被证明具有"抗补体效应"[27]。临床应用时应意识到肝素不会改变aPL IgG与蜕膜组织的结合,只能避免由补体激活引起的损伤。补体分裂产物是aPL抗体诱导胎儿损伤的介质,而肝素通过抑制滋养层补体激活,可以预防妊娠丢失,抗凝本身不足以防止APS患者妊娠并发症。在小鼠模型实验中发现,普通肝素(Unfractionated heparin, UFH)或LMWH可预防aPL抗体诱导的妊娠损伤,然而,当选用有抗凝但无抗补体作用的水蛭素或黄达肝葵钠治疗时,却未发现有预防妊娠损伤的效果。小鼠模型接受UFH 20U、LMWH、黄达肝葵钠或水蛭素的治疗,通过增加凝血活酶时间或降低因子Xa活性,从而发挥抗凝作用。然而,接受水蛭素和黄达肝葵钠治疗的小鼠模型显示,虽然这两种药物抗凝效果良好,但并没有显示妊娠丢失的发生率降低。相反,用低剂量肝素10U治疗的小鼠,尽管没有检测出明显的抗凝作用,但却未出现受APL诱导的妊娠并发症[14](表18.2)。

表18.2 肝素预防流产并抑制补体激活

	抗凝作用	预防妊娠丢失	抑制补体激活
UFH(10U)	—		
UFH(20U)			
LMWH			
黄达肝葵钠		—	—
水蛭素		—	—

妊娠期循环血容量增加,因此需要更高剂量的肝素,10000 U/次,2次/d,首选皮下注射,自行给药。在分娩期间,肝素用量减少到5000～7500U/次,2次/d。对于选择剖宫产分娩的孕妇,应在手术前4h停用肝素。

妊娠期肝素治疗的主要并发症是骨质疏松症。首先,因为其在妊娠期使用时间长,其次是怀孕和哺乳期可引起可逆的骨质脱矿质。已有妊娠期与肝素相关的脊椎压缩性骨折的报道。因此,为了防止这种严重的并发症,应补充适量的钙和维生素 D3,并适度运动。避免绝对卧床休息,以免加速骨质流失。一旦肝素治疗停止,骨密度会改善。

另一种罕见但严重的并发症是血小板减少症,故在肝素开始治疗后一周,应复查血常规。如果血小板计数下降,应立即停用肝素,可用 LMWH 替代。

(四)低分子量肝素

LMWH 的并发症较普通肝素少,从安全角度考虑,妊娠期使用更安全[28,29]。LMWH 通过抑制因子 Xa 起到抗血栓形成作用,而肝素除抑制因子 Xa 外,还通过抑制抗凝血酶 III 和 IIa 因子而起到抗凝作用。因此,LMWH 的出血并发症少,PT 和 APTT 几乎无改变,还有生物利用度高和半衰期长的优点。LMWH 每日只需给药一次,发生血小板减少症和骨质疏松症的风险低,但是费用是影响其妊娠期长期使用的主要因素。

肝素和 LMWH 都不能穿过胎盘屏障,尚未有胎儿并发症的相关报道。现可用于临床的、分子量为 4000~6000 道尔顿的低分子量肝素有多种。不同分子量的 LMWH 具有不同的药理学特征和性质,故由一种 LMWH 的剂量不能推测到另一种的剂量。在妊娠期推荐使用依诺肝素,40mg/d,皮下注射,或达肝素钠每日 5000U。妊娠期使用可以使胎儿活产率达 85%~95%[30]。一些妇女可能会对 LMWH 产生局部过敏反应。

从确认妊娠到分娩皮下注射依诺肝素(克赛)每日 40mg 或达肝素钠每日 5000U。分娩前至少停用 LMWH 8h,然后进行硬膜外麻醉。分娩后可以重新开始使用。

若进行紧急手术,可通过静脉注射硫酸鱼精蛋白来逆转其作用。肝素注射 15min 后,使用 1mg 硫酸鱼精蛋白中和 80~100U 肝素。如果肝素应用时间更长,就会迅速排泄,因此需要的硫酸鱼精蛋白就更少。

表 18.3 讨论了 APS 各种临床情况的治疗选择[31]。

表 18.3　APS 患者的治疗选择

临床特点	治疗
APS 伴死胎史或反复妊娠丢失、死胎、新生儿死亡、子痫前期、宫内生长受限、胎盘早剥	孕前小剂量阿司匹林; 确认妊娠,普通肝素 20000 U/d 或 LMWH 5000U/d; 补充钙和维生素 D3
APS 合并血栓或脑卒中史	有华法林用药史的患者,孕 6 周前可转换为 LMWH 联合阿司匹林治疗; 肝素或 LMWH 联合小剂量阿司匹林可实现充分抗凝 补充钙和维生素 D3

续表

临床特点	治疗
APS,无妊娠丢失或血栓史	最优治疗方案不确定; 每日服用小剂量阿司匹林和(或)预防性使用肝素
aPL抗体阳性,无APS LA阳性或aCL阳性,中至高滴度	最优治疗方案不确定; 可不治疗或可服用小剂量阿司匹林治疗或LMWH联合小剂量阿司匹林治疗

八、胎儿监测

在每个孕周均应密切监测胎儿情况。每次产前检查常规监测血压、尿常规,以便发现蛋白尿。微量蛋白尿有助于发现早发型子痫前期。

妊娠早期,连续监测血清β-HCG和经阴道超声,确保妊娠进展。

妊娠中期(孕20～24周),通过超声波形分析子宫动脉舒张期切迹预测高危妊娠。

高危孕妇、妊娠晚期,连续密切监测胎儿生长和胎儿血管超声(特别是伴有羊水过少和宫内生长受限的胎儿的MCA),提示及时分娩,以改善胎儿的结局。

九、产后预防

- 长期华法林治疗的女性,在其产后第2天或第3天应重新开始应用,当INR>2时,停用低分子量肝素。
- 以前有血栓病史的女性,产后应给予肝素或华法林治疗6周。
- 先前无血栓病史的女性,产后应预防性肝素治疗5d。
- 由于母乳中无肝素或华法林排泄,因此,使用这些药物无需禁止母乳喂养。

十、APS中使用的其他药物

(一)华法林

华法林可穿过胎盘屏障并引起胚胎疾病,因此在妊娠早期禁忌服用。可能存在的致畸风险包括新生儿软骨发育不全、鼻发育不全、生长受限和近肢短。华法林用药风险期为妊娠6～12周,因此,此期可用LMWH代替,但发生流产和死胎的风险仍有所增加。妊娠晚期,易发生胎盘和胎儿颅内出血。

如果出血严重,可以缓慢静脉注射维生素K 5mg,输新鲜冷冻血浆15mL/kg,补充凝血因子,从而扭转华法林的作用。若妊娠期合并人工心脏瓣膜植入和可能动脉血栓形成时,使用华法林是合理的。

对于孕前存在动脉或静脉血栓的患者,华法林是可选择的药物,可在妊娠中晚期以及产褥期继续服用。然而,妊娠早期应该用LMWH和小剂量阿司匹林替代,并且应在孕6周之前即进行替换。

与正常孕妇相比,具有aPL抗体而未曾发生血栓事件的患者,其发生新的血栓绝对风险较低(每年低于1%);对于未曾发生血栓事件的反复妊娠丢失的患者,风险可能适度增加(每年达10%);既往有静脉血栓病史,孕6个月内停用抗凝药物的患者,其发生率最高(第1年>10%)。与安慰剂组或未治疗组相比,使用中等强度华法林抗凝(调整INR为2.0~3.0),复发性静脉血栓形成风险降低80%~90%,无论是否存在aPL抗体,都可有效预防复发性动脉血栓形成。尚无证据表明高强度华法林(目标INR>3.0)比中等强度华法林更有效[30]。对于单一aPL抗体阳性伴脑卒中病史的患者而言,阿司匹林和中等强度华法林对预防复发性脑卒中同样有效。临床试验中尚未得到证实,或与已有证据相互矛盾的治疗问题包括:

(1) aPL抗体阳性,但既往无血栓患者的抗血栓预防作用。

(2) 非脑动脉血栓形成的最佳治疗方法。

(3) 尽管采用华法林治疗,仍发生复发性血栓形成[30]。

根据现有数据,美国胸科医师学会建议,应给予APS合并静脉血栓栓塞的患者华法林治疗12个月(1C+级),目标INR为2~3(1A级推荐),并建议应考虑长期抗凝治疗(1C级),特别是对复发性静脉栓塞者[32]。

(二) 激 素

在20世纪90年代中期,采用口服泼尼松龙(40~60mg/d)和小剂量阿司匹林(75mg/d)治疗APS相关的反复妊娠丢失[33],但很快就因并发症(如高血压、糖尿病、骨质疏松症、类固醇性精神病、胎膜早破和早产等)而放弃了这种方法。随后的临床对照试验研究表明,使用泼尼松龙治疗反复妊娠丢失是无效的,甚至可能是有害的[34]。因此,它不再用于妊娠期。然而,在医生的指导下,SLE合并APS的妊娠患者可能需要皮质类固醇来控制SLE。如果APS患者在孕34周前分娩,可短期注射类固醇类激素,以促进胎肺成熟。类固醇也用于危及生命的情况,如恶性APS的治疗[21]。

(三) 静脉注射免疫球蛋白

当大剂量静脉注射免疫球蛋白(Intravenous immunoglobulins, IVIG)与肝素或小剂量阿司匹林联合使用或单独使用时,从成功妊娠的报告可知,经过治疗的患者妊娠并发症(如胎儿宫内生长受限和子痫前期)较少[35,36]。然而,最近一项前瞻性随机对照研究发现,对明确诊断为APS的患者,在应用肝素和小剂量阿司匹林治疗的基础上,再联用IVIG亦不会获得更多的益处[37]。

但对于肝素治疗效果不理想的患者,也可能用到IVIG。常用的方案:每4周给予一次0.3g/kg免疫球蛋白,直至孕32周。

(四) 血浆置换

在患有急性APS的患者中,可能需要血浆置换来降低抗体水平。

(五) 氟伐他汀

研究显示在体外和小鼠实验中,氟伐他汀都能够消除aPL抗体的促炎和促血栓作用。我们研究了氟伐他汀是否会影响促炎和促血栓形成的水平,以及氟伐他汀是否会影响APS患者促炎和促血栓形成标志物的水平。对93例APS和60例对照组患者使用氟伐他汀治疗30d前后,分别测定血清中血管内皮生长因子(Vascular endothelial growth factor, VEGF)、可溶性组织因子(Soluble tissue factors, sTF)、肿瘤坏死因子-α (Tumor necrosis factor-α, TNF-α)、可溶性细胞间黏附分子-1、sE-选择素、C-反应蛋白和可溶性血管细胞黏附分子,以了解相关因子的变化情况。通常,在APS患者中VEGF、sTF和TNF-α的水平升高,在大多数应用氟伐他汀治疗的患者中,这些标志物的水平显著降低。该研究数据显示,他汀类药物可能对aPL阳性患者有益,但是需要样本量更大的临床试验来检验此类药物对于治疗APS的临床疗效[38]。

在产科中,APS被认为是导致反复妊娠丢失和血栓形成最重要的原因,抗凝治疗的应用已使妊娠成功率从过去的小于20%提高到目前的80%以上。

综上所述,APS是引起妊娠丢失和着床失败的疾病,但是可以治疗。

- 应通过检测抗体和(或)LA来筛选可疑病例。
- 孕前应去医院进行咨询,开始小剂量阿司匹林治疗,当超声检查证实怀孕时,加入肝素或低分子量肝素。
- 至少持续治疗至孕34周。
- 仔细监测子痫前期、胎儿宫内生长受限和胎盘早剥。
- 产后抗凝对于防止DVT很重要。
- 皮质类固醇只适用于伴随SLE的APS。
- 复发性动脉或静脉血栓形成的患者可能需要长期的华法林治疗。

参考文献 ▶▶▶

[1] Harris EN, Charavi AE, Boey ML, et al. Anticardiolipin antibodies: detection by radioimmunoassay and association with thrombosis in systemic lupus erythematosus. Lancet. 1983, 2: 1211-1214.

[2] Hughes GRV, Harris EN, Gharavi AE. The anticardiolipin syndrome. J Rheumatol. 1985, 13: 486-489.

［3］ Shoenfeld Y, Meroni PL. The beta-2 glycoprotein I and antiphospholipid antibodies. Clin Exp Rheumatol. 1992, 10: 205-209.

［4］ Bevers EM, Galli M, Barbui T, et al. Lupus anticoagulants IgG's (LA) are not directed to phospholipids only but to a complex of lipid- bound human prothrombin. Thromb Haemost. 1991, 66: 629-632.

［5］ Horstman LL, Jy W, Bidot CJ, Ahn YS, et al. Antiphospholipid antibodies: paradigm in transition. J Neuroinflammation. 2009, 6: 3.

［6］ Ieko M, Nakabayashi T, Tarumi T, et al. Phosphatidylserine dependent anti prothrombin antibody as a new marker for the diagnosis of antiphospholipid syndrome. Rinsho Byori. 2006, 54(3): 256-262 (article in Japanese).

［7］ McNeil HP, Chesterman CN, Krilis SA. Anticardiolipin antibodies and lupus anticoagulants comprise separate antibody subgroups with different phospholipids binding characteristics. Br J Haematol. 1989, 73: 506-513.

［8］ Kandiah DA, Krilis SA. Laboratory detection of antiphospholipid antibodies. Lupus. 1996, 5: 160-162.

［9］ Pierangeli SS, Gharavi AE. Testing for antiphospholipid antibodies: problems and solutions. Clin Obstet Gynecol. 2001, 44: 48-57.

［10］ Lowe GD. Virchow's triad revisited: abnormal flow. Pathophysiol Haemost Thromb. 2004, 33: 455-457.

［11］ Gharavi AE, Pierangeli SS, Levy RA, et al. Mechanisms of pregnancy loss in antiphospholipid syndrome. Clin Obstet Gynecol. 2001, 44(1): 11-19.

［12］ Geis W, Branch DW. Obstetric implications of antiphospholipid antibodies: pregnancy loss and other complications. Clin Obstet Gynecol. 2001, 44: 2-10.

［13］ Caruso A, De Carolis S, Di Simon N. Antiphospholipid antibodies in obstetrics: new complexities and sites of action. Hum Reprod Update. 1999, 5(3): 267-276.

［14］ Salmon JE. Antiphospholipid antibodies revisited: a disorder initiated by inflammation [Theodore E woodward Award]. Trans Am Clin Climatol Assoc. 2007, 118: 99-114.

［15］ Wilson WA. Classification criteria for antiphospholipid syndrome. Rheum Dis Clin North Am. 2001, 27(3): 499-505.

［16］ Miyakis S, Lockshin MD, Atsumi T, et al. International consensus statement on an update of the classification criteria for definite antiphospholipid syndrome (APS). J

Thromb Haemost. 2006, 4(2): 295-306.

［17］ Salvagno GL, Lippi G, Franchini M, et al. The costbenefit ratio of screening pregnant women for thrombophilia. Blood Transfus. 2007, 5(4): 189-203.

［18］ Levine JS, Branch DW, Rauch J. The antiphospholipid syndrome. N Engl J Med. 2002, 346: 752-763.

［19］ Vaarala O, Palosuo T, Kleemola M, et al. Anticardiolipin response in acute infections. Clin Immunol Immunopathol. 1986, 41: 8-15.

［20］ Goel N, Ortel TL, Bali D, et al. Familial antiphospholipid antibody syndrome: criteria for disease and evidence for autosomal dominant inheritance. Arthritis Rheum. 1999, 42: 318-327.

［21］ Cervera R, Bucciarelli S, Plasín MA, et al. Catastrophic antiphospholipid syndrome (CAPS): descriptive analysis of a series of 280 patients from the "CAPS Registry". J Autoimmun. 2009, 32(3-4): 240-245. Epub 2009 Mar 26.

［22］ Tuthill JI, Khamashta MA. Management of antiphospholipid syndrome. J Autoimmun. 2009, 33(2): 92-98. Epub 2009 Jun 25.

［23］ Erkan D, Lockshin MD. Antiphospholipid syndrome. Curr Opin Rheumatol. 2006, 18(3): 242-248.

［24］ CLASP: a randomised trial of low-dose aspirin for the prevention and treatment of pre-eclampsia among 9364 pregnant women. CLASP (Collaborative Low-dose Aspirin Study in Pregnancy) Collaborative Group. Lancet. 1994, 343(8898): 619-629.

［25］ Knight M, Duley L, Henderson-Smart DJ, et al. WITHDRAWN: antiplatelet agents for preventing and treating pre-eclampsia. Cochrane Database Syst Rev. 2007, 18, (2): CD000492.

［26］ Sasidharan CK, Kutty PM, Ajithkumar, et al. Fetal intracranial hemorrhage due to antenatal low dose aspirin intake. Indian J Pediatr. 2001, 68(11): 1071-1072.

［27］ Ecker E, Gross P. Anticomplementary power of heparin. J Infect Dis. 1929, 44: 250.

［28］ Bar J, Cohen-Sacher B, Hod M, et al. Low molecular weight heparin for thrombophilia in pregnant women. Int J Gynaecol Obstet. 2000, 69: 209-213.

［29］ Brenner B, Hoffman R, Blumenfeld Z, et al. Gestational outcome in thrombophilic women with recurrent pregnancy loss treated by enoxaparin. Thromb Haemost. 2000, 83: 693-697.

［30］ Lim w, Crowther MA, Eikelboom JW. Management of antiphospholipid antibody syndrome: a systematic review. JAMA. 2006, 295(9): 1050-1057.

[31] Nelson- Piercy C. Handbook of obstetric medicine, 4th ed, Informa health care. 2011, p 150.

[32] Schünemann HJ, Cook D, Grimshaw J, et al. Antithrombotic and thrombolytic therapy: from evidence to application: the Seventh ACCP Conference on Antithrombotic and Thrombolytic Therapy. Chest. 2004, 126: 401-512.

[33] Cowchock FS, Reece AE, Balaban D, et al. Repeated fetal losses associated with antiphospholipid antibodies: a collaborative randomized trial comparing prednisone with low-dose aspirin. Am J Obstet Gynecol. 1992, 166: 1318-1323.

[34] Khamastha MA. Management of thrombosis and pregnancy loss in antiphospholipid syndrome. Lupus. 1998, 7 Suppl 2: S162-165.

[35] Clark AL, Branch DW, Silver RM, et al. Pregnancy complicated by the antiphospholipid syndrome: outcomes with intravenous immunoglobulin therapy. Obstet Gynecol. 1999, 93: 437-441.

[36] Spinnato JA, Clark AL, Pierangeli SS, et al. Intravenous immunoglobulin therapy for antiphospholipid syndrome in pregnancy. Am J Obstet Gynecol. 1995, 172: 690-694.

[37] Branch DW, Peaceman AM, Druzin M, et al. A multicenter, placebo-controlled pilot study of intravenous immune globulin treatment of antiphospholipid syndrome during pregnancy. The pregnancy loss study group. Am J Obstet Gynecol. 2000, 182: 122-127.

[38] Jajoria P, Murthy V, Papalardo E, et al. Statins for the treatment of antiphospholipid syndrome? Ann N Y Acad Sci. 2009, 1173: 736-745.

第十九章　系统性红斑狼疮和妊娠

一、引　言

　　系统性红斑狼疮（Systemic lupus erythematosus, SLE）是一种以多器官受累为特点的结缔组织疾病，患者的皮肤、关节、浆膜、肾脏和中枢神经系统都会出现典型的炎性损伤，同时患者体内会出现与自身抗原相应的高滴度自身抗体。临床表现为疾病反复活动，缓解期长短不一。发病人群中约90%是10～30岁的年轻女性。因此，SLE是妊娠妇女最常见的结缔组织疾病，已被全球学者广泛研究。有证据表明，该疾病会造成母胎结局不良。应由具有高危妊娠管理经验的产科专家、风湿病专家、肾病专家、血液科专家组成的多学科团队联合监测和治疗妊娠期、产褥期的SLE患者[1]。

二、流行病学

　　SLE的发病率因地理位置和种族背景的不同差异较大。

　　据研究人员观察发现，印度的发病率为3/10万[2]，远低于西方国家的数据（英国12.5/10万，芬兰39/10万，美国124/10万）。有证据表明非洲裔美国人群和拉美裔人群SLE发病率高于白种人。SLE的女性发病率远远高于男性，育龄女性与男性发病率比例为12∶1。

三、病理生理学

（一）妊娠对SLE的影响

　　关于妊娠是否会导致SLE加重或活动，目前尚无一致的意见。1980年以前的早期研究表明，与未妊娠妇女相比，妊娠女性SLE活动的发生率明显升高（高达6倍），特别是产褥期[3,4]；然而，最近有许多的病例对照研究发现，妊娠期SLE活动发生率仅有小幅度升高（15%～60%）[5,6]；一些研究学者认为，妊娠期妇女与非妊娠妇女SLE活动的发病率可能相似；另外，一些研究学者认为妊娠期容易导致SLE活动增加[7,8]。

　　妊娠期SLE活动的风险与受孕时的狼疮活动性呈正比。妊娠前SLE处于缓解期的妇女发生疾病活动的概率较小。相比之下，孕前停用维持性治疗药物的女性，其妊娠期更容易出现疾病活动。

妊娠期最常见的SLE恶化表现是狼疮性肾病。研究数据表明,1/3的狼疮性肾病女性患者会发生进一步恶化,其中21%的患者在妊娠期出现肾功能恶化,7%出现永久的肾功能恶化[9]。舞蹈病是SLE的一种罕见的并发症,可在妊娠期加重。

(二)SLE对妊娠的影响

SLE通过妊娠期高血压和子痫前期影响妊娠及其结果。

在妊娠期,20%~30%SLE的女性会发展成妊娠期高血压或子痫前期[10]。狼疮性肾病的女性患者发生这种并发症更常见。SLE患者如果有慢性高血压、抗磷脂综合征和长期使用类固醇,则更容易发展成子痫前期。

1. 继发性抗磷脂综合征和血栓形成

抗磷脂综合征抗体阳性(抗心磷脂抗体和狼疮抗凝物)的SLE女性患者,妊娠期血栓形成的风险较高,特别是在产褥期。

2. 妊娠丢失

与健康孕妇相比,SLE女性的流产率更高,胎死宫内的风险更大。对大量关于SLE孕妇胎儿预后的前瞻性研究进行荟萃分析,结果表明:8%~23%(中位数14%)流产,2%~12%(中位数5%)死胎,总妊娠失败率为15%~34%(中位数24%)。患有抗磷脂抗体综合征及严重性肾病的女性发生妊娠丢失的风险更高[9]。导致流产和死胎的原因不确切,可能的原因有炎症和补体调节改变、胎盘功能不佳和胎盘梗死等。

3. 早　产

尽管对SLE女性和健康女性早产发生率的比较研究不多,但现有证据表明SLE女性的早产发生率较高,活动期早产的发生率更高[11]。可能的原因是子痫前期的发病率增加和胎儿宫内生长受限,因此需要提前终止妊娠。

4. 胎儿生长受限

高血压、肾脏疾病等并发症,以及使用类固醇治疗都会导致SLE女性患者胎儿宫内生长受限的发生率增加。

5. 新生儿狼疮综合征

新生儿狼疮综合征是指SLE母亲娩出的新生儿出现SLE症状,其中最常见的是出现类似盘状红斑狼疮的皮疹,有时也可表现为某些系统异常,如心脏传导阻滞、肝脾肿大、溶血性贫血、白细胞减少和血小板减少等血液系统表现。新生儿狼疮可能的致病原因是孕妇的抗体经胎盘屏障进入了胎儿体内。虽然出现皮疹可伴随抗核糖核蛋白抗体阳性,但事实上新生儿狼疮与母亲体内的抗Ro/SSA抗体(通常也与抗La/SSB抗体)关系更密切。

四、诊　断 》》

（一）诊断标准

美国风湿病协会修正后的标准（1997）已被广泛用于 SLE 的诊断[12]。据此，SLE 女性至少要同时或相继出现以下的四项：

（1）面部蝶形红斑。

（2）盘状红斑。

（3）光敏性皮疹。

（4）口腔或鼻咽的溃疡。

（5）两个或两个以上外周关节出现非侵蚀性关节炎。

（6）胸膜炎或心包炎。

（7）蛋白尿定量＞0.5g/d 或尿液中有细胞管型。

（8）精神疾病或惊厥。

（9）一项血液系统异常：溶血性贫血；血液检查发现两次或两次以上白细胞计数＜4000/μL；两次或两次以上淋巴细胞减少（＜1500/μL）；排除药物影响，血小板减少症（＜10万/μL）。

（10）免疫异常：抗 DNA 抗体滴度异常；抗 SM 抗体、血清抗心磷脂 IgG 或 IgM 抗体异常或狼疮抗凝物测试阳性。

（11）抗核抗体滴度异常。

（二）妊娠期 SLE 诊断难点

1. SLE 及其恶化的表现可与一些妊娠期生理状态相似，容易造成诊断困难。

2. 颊部皮疹需要与黄褐斑相鉴别。

3. 通常，鉴别 SLE 与子痫前期很困难，因为两者都具有蛋白尿的特点[13]。重度子痫前期合并 HELLP 综合征的患者体内血小板计数减少，这与系统性红斑狼疮活动相似。检测出现白细胞计数减少、血尿、尿细胞管型、血清抗核抗体滴度异常和抗双链 DNA 抗体异常，这些情况更支持 SLE 肾炎或 SLE 活动的诊断。另外，与狼疮肾炎相比，子痫前期血清肝酶、尿酸升高和尿钙排泄减少更加显著。SLE 复发很可能与低补体血症相关，而子痫前期患者的补体水平通常是增加的（但并不总是如此）[14]。

五、治　疗 》》

（一）孕　前

建议 SLE 病情稳定至少 6 个月才可考虑怀孕，这样可以使 SLE 恶化、子痫前期、胎儿和新生儿疾病等发生风险降低。应完善孕前基础检测，如血红蛋白含量、血小板计数、尿蛋白定量、血肌酐和24h尿肌酐清除率等指标，以评估血液系统和肾脏状态。需要检测抗磷脂抗体、抗Ro/SSA抗体和抗La/SSB抗体的滴度，以预测患者的预后。

孕前需停用硫唑嘌呤、环磷酰胺、甲氨蝶呤。无需停用最佳维持治疗剂量的类固醇或羟氯喹。

（二）产　前

良好的结局必需多学科合作治疗。SLE孕产妇需要由具有高危妊娠管理经验的产科医生进行评估，并进行反复的监测、反复实验室检查，以确诊疾病的活动性和不良反应、及时预防并发症等。

1. 孕妇监测

SLE孕妇需要反复进行产前检查，妊娠早期和妊娠中期每周2次，妊娠晚期每周1次。监测项目包括：初次产检。

确认妊娠后，推荐做以下检查：

（1）体格检查，包括血压。

（2）肾功能（肾小球滤过率、尿常规、尿蛋白/尿肌酐比值）。

（3）血常规（血红蛋白和血小板计数）。

（4）抗Ro/SSA和抗La/SSB抗体。

（5）狼疮抗凝物（LA）和抗心磷脂抗体（ACL）监测。

（6）抗双链DNA抗体。

（7）补体（CH50，或C3和C4）。

（8）尿酸水平。

建议孕产妇每月监测血小板计数（或血常规）。孕20周后，所有就诊患者均应检测尿蛋白以便发现子痫前期。除基础临床监测外，需要反复监测肾脏功能（具有肾炎或子痫前期的女性需更频繁进行检测）。红斑狼疮合并APS的女性较单纯SLE女性患者更需要进行反复多次的监测。

2. 胎儿监测

需要定期常规检查，以便发生异常情况时及时处理。孕18~20周以后，每3~4周需要检查一次胎儿生长情况和羊水量变化。孕30~32周的胎儿监测建议使用超声和生物物理评分。若病情加重或活动，出现APS、肾脏疾病、子痫前期、临床或生物学指标恶化等提示胎儿生长受限和既往妊娠结局不良等情况，需要在孕26~28周开始监测。

对于有胎儿心脏传导阻滞风险的孕妇（抗Ro/SSA抗体和抗La/SSB抗体阳性），建议从孕16～26周起每周行胎儿超声心动图检查。

（三）药物治疗

在妊娠期间使用治疗SLE的所有药物都不是绝对安全的。因此,应该慎重权衡利弊后,与患者协商共同决定是否使用该药物。应避免妊娠早期用药。

SLE疾病缓解期维持治疗药物可选用抗疟药(羟氯喹)和糖皮质激素。有研究数据表明,在妊娠期,SLE和其他风湿性疾病的孕产妇使用抗疟药是安全的[15-17]。

妊娠期间使用糖皮质激素是相对安全的。泼尼松、强的松、甲基强龙通过胎盘屏障后的浓度非常低,而地塞米松、倍他米松在胎儿体内的浓度较高。人和动物研究均表明,宫内糖皮质激素的暴露会增加胎儿腭裂的发生风险。

尽量避免使用硫唑嘌呤、环磷酰胺,除非是对类固醇治疗无反应的女性患者。由于环磷酰胺的毒性、患者病情严重以及这些因素协同作用,在妊娠期间使用环磷酰胺可能会造成胎儿流产。一项回顾性研究结果显示,使用硫唑嘌呤或环磷酰胺的孕产妇,其最终妊娠结局均为胎儿死亡[18]。

妊娠期禁用甲氨蝶呤。妊娠晚期使用非甾体抗炎药可能导致动脉导管提前闭合,因此通常是避免使用的。若既往有早发型子痫前期、胎儿宫内生长受限和狼疮抗凝物阳性和(或)高水平的抗心磷脂抗体(即使无典型APS病史)等情况,应从服用小剂量的阿司匹林开始治疗。对上述这类患者,即使既往没有发生妊娠并发症,一些学者也建议使用小剂量的肝素和阿司匹林。

（四）先天性完全性心脏传导阻滞的产前干预治疗

目前,已尝试用地塞米松、β受体激动剂、静脉注射用免疫球蛋白来治疗经超声心动图产前诊断的先天性完全性心脏传导阻滞的患者,但尚未证实是否有明确的获益。

（五）分　娩

关于终止妊娠的方式和时机,需要根据子痫前期等并发症或胎儿宫内生长受限等情况进行个体化选择。然而,不管并发症如何,所有孕妇都应足月分娩,并连续进行胎儿监测。妊娠期长期使用类固醇的妇女,在分娩时应该接受静脉注射糖皮质激素。

（六）产褥期和哺乳

一些女性在产后可能出现SLE病情加重的情况。因此,产后疾病活动性可以通过以下检查来评估:尿常规、尿蛋白/尿肌酐比、肾功能(如果尿液检查异常)、血常规、抗双链DNA抗体、补体(CH50,或C3和C4)等。

产褥期可以进行维持性治疗。如果孕产妇未服用硫唑嘌呤、甲氨蝶呤、环磷酰胺或霉酚酸等药物,建议母乳喂养。由于羟氯喹和非甾体抗炎药可通过母乳分泌,因此,哺乳应该谨慎使用。哺乳期使用强的松(＜15～20mg/d)是安全的,因为只有极少量糖皮质激素(5%)通过母乳分泌。如果强的松使用剂量高于20mg,每日1～2次,服药后应吸出母乳并丢弃,但在服药4h后仍可继续哺乳,以降低药物对婴儿的影响。

(七) SLE活动的治疗

治疗SLE病情活动的一线药物是强的松。强的松的剂量取决于SLE恶化的严重程度。对于轻度至中度恶化,且不伴有肾和中枢神经系统损害的SLE患者,可予口服30～40mg/d强的松。严重的病情活动伴有肾和中枢神经系统损害的SLE患者,予静脉注射甲泼尼龙30～50mg/(kg·d)即500～1000mg/d进行治疗,疗程3～6d。此后,强的松的剂量应逐渐减少,直至维持剂量。

环磷酰胺、硫唑嘌呤是SLE病情活动的二线治疗药物。但在病情危及生命时,可考虑血浆置换和静脉注射免疫球蛋白。

六、预 后

由于早期诊断、药剂效果的改善和治疗的进步(如透析、肾移植),在过去50年里,SLE患者的存活率显著提高,越来越多的女性开始考虑怀孕。一项荟萃分析研究显示,75%孕妇能成功产下活婴[8]。然而,SLE女性出现高血压、早产、剖宫产、产后出血和产妇静脉血栓的概率比健康女性高。此外,胎儿宫内生长受限、新生儿死亡也常与SLE相关。

妊娠对SLE长期预后的影响尚不明确。目前证据显示,妊娠对SLE临床进展没有显著的不利的或积极的影响。

七、小 结

SLE病情稳定至少6个月后再怀孕,这样对母胎的影响最小。孕前肾病已缓解至少6个月。SLE病情恶化可能发生在妊娠任何时期或产后,在过去几十年里这样的病例已逐步减少,特别是受孕时病情已缓解的患者。孕妇发生如高血压、子痫前期、流产、早产和胎儿宫内生长受限等并发症常与孕妇SLE相关。三级医院的多学科合作是良好预后的重要保障。需要反复进行产前检查和实验室检查来评估疾病活动情况和肾功能恶化情况。需要密切监测胎儿发育和健康状况。疾病缓解期应使用剂量最佳、危害最小的药物对孕产妇进行治疗。产褥期密切监测也是必不可少的。孕产妇服用不影响哺乳的药物后可以继续母乳喂养。

参考文献

[1] Mintz G, Niz J, Gutierrez G, et al. Prospective study of pregnancy in systemic lupus

erythematosus. Results of a multidisciplinary approach. J Rheumatol. 1986, 13: 732.

［2］ Malaviya AN, Singh RR, Singh YN, et al. Prevalence of systemic lupus erythemato-sus in India. Lupus. 1993, 2: 115-118.

［3］ Fraga A, Mintz G, Orozco J, et al. Sterility and fertility rates, foetal wastage and ma-ternal morbidity in Systemic lupus erythematosus. J Rheumatol. 1974, 1: 1293-1298.

［4］ Garsenstein M, Pollak VE, Karik RM. Systemic lupus erythematosus and pregnancy. N Engl J Med. 1962, 267: 165-169.

［5］ Lockshin MD. Pregnancy does not cause systemic lupus erythematosus to worsen. Ar-thritis Rheum. 1989, 32: 665.

［6］ Urowitz MB, Gladman DD, Farewell VT, et al. Lupus and pregnancy studies. Arthri-tis Rheum. 1993, 36: 1392.

［7］ Petri M, Howard D, Repke J. Frequency of lupus flare in pregnancy. The Hopkins Lu-pus Pregnancy Center Experience. Arthritis Rheum. 1991, 34: 1538.

［8］ Lockshin MD, Reinitz E, Druzin ML, et al. Lupus pregnancy. Case-control prospec-tive study demonstrating absence of lupus exacerbation during or after pregnancy. Am J Med. 1984, 77: 893.

［9］ Denney JM, Porter TF, Branch DW. Autoimmune disease, Chapter 43, High risk preg-nancy, management options, 4th ed. Elsevier Saunders. Egerman RS, Ramsey RD.

［10］ Kao LW. Hypertensive disease in pregnancies complicated by systemic lupus erythe-matosus. Am J Obstet Gynecol. 2005, 193: 1676.

［11］ Johnson MJ, Petri M, Witter FR, et al. Evaluation of preterm delivery in a systemic lupus erythematosus pregnancy clinic. Obstet Gynecol. 1995, 86: 396.

［12］ Hochberg MC. Updating The American College of Rheumatology revised criteria for the classification of Systemic lupus erythematosus. Arthritis Rheum. 1997, 40: 1725.

［13］ Repke JT. Hypertensive disorders of pregnancy. Differentiating preeclampsia from active systemic lupus erythematosus. J Reprod Med. 1998, 43: 350.

［14］ Buyon JP, Cronstein BN, Morris M, et al. Serum complement values（C3 and C4）to differentiate between systemic lupus activity and pre-eclampsia. Am J Med. 1986, 81: 194.

［15］ Al-Herz A, Schulzer M, Esdaile JM. Survey of antimalarial use in lupus pregnancy and lactation. J Rheumatol. 2002, 29: 700.

[16] Costedoat-Chalumeau N, Amoura Z, Duhaut P, et al. Safety of hydroxychloroquine in pregnant patients with connective tissue diseases: a study of one hundred thirty-three cases compared with a control group. Arthritis Rheum. 2003, 48: 3207.

[17] Clowse ME, Magder L, Witter F, et al. Hydroxychloroquine in lupus pregnancy. Arthritis Rheum. 2006, 54: 3640.

[18] Clowse ME, Magder L, Petri M. Cyclophosphamide for lupus during pregnancy. Lupus. 2005, 14: 593.

第二十章　深静脉血栓与妊娠

一、引　言 》

深静脉血栓形式（Deep venous thrombosis, DVT）是静脉血栓栓塞症（Venous thromboembolism, VTE）的一种严重表现，其他还有肺栓塞（Pulmonary embolism, PE）、CVT等。临床上常忽视妊娠期和产褥期发生的DVT，从而导致诊断延迟。静脉血栓形成导致孕产妇致病率和死亡率增加，但却是可预防的。DVT和PE幸存患者的严重后遗症包括血栓后综合征、静脉功能不全和肺动脉高压。

二、妊娠相关的血栓流行病学 》

妊娠妇女动静脉血栓事件的发生风险增加，大概80％的血栓事件是静脉血栓[58]。研究表明，妊娠期间的女性与同年龄的未孕女性相比，DVT的风险增加了4～5倍[91]，并且在妊娠期各个阶段这个风险都存在。一项研究表明，总的VTE发生率为167.7/10万次分娩，平均病死率0.41％[1]。不同妊娠期中，确切的DVT发生率的数据有限。与非妊娠期比较，产褥期DVT发生风险高20～60倍，而产后第一周风险最高[51]。PE仍是VTE导致女性死亡的首位原因。

DVT确切发生率不详，每1000～20000名孕产妇中约有1～2例会发生DVT，在发达国家中其死亡率为1.2/10万～4.7/10万孕产妇[6,56,105]。印度有关孕产妇死亡原因最详尽的数据来自"第二次喀拉拉邦孕产妇死亡分析的未公开报告"[125]，报告显示，在2006—2009年，所有孕产妇死亡病因中致死性VTE占2.6％。其他地区的数据，如西印度的一项大型前瞻性研究报道[121]，VTE的发生率与发达国家相似。妊娠相关DVT准确的数据，包括致死性或治疗的DVT，都难以获得，因为未在全国进行调查登记。

75％～80％的妊娠相关的VTE是DVT，20％～25％为PE。静脉血栓栓塞事件一半发生在妊娠期，另一半发生在产后[105]。2％的妊娠相关DVT发生在上肢[59]。在妊娠期和产褥期CVT罕见，发病率为1:2.5万～1:1万[8,76]。

妊娠期DVT常见于左下肢，血栓多发于下肢近端，且多为大血栓，盆腔静脉血栓形成占产后DVT的10％～12％。但经超声证实的盆腔静脉血栓病例占所有已报道DVT病例的比例＜1％[46]。明确下肢DVT诊断的病例中，累及左侧下肢约占85％，局限在近端静脉，且未累及小腿静脉占70％。在下肢近端DVT病例中，65％局限在髂静脉或股静脉[22,44,94]。尽管妊娠和产后VTE的发生风险增加，但大部分女性仍为低风险,且不需要抗凝治疗。

三、血栓的病理生理学))) --------------------------------------

早在150多年前,Rudolf Virchow就描述了三个促使静脉血栓发展的重要因素:静脉血液淤滞;凝血系统的激活;静脉内皮损伤。这些因素被认为是静脉血栓形成的"Virchow三角"。

妊娠阶段,任何减慢或阻塞静脉血流的因素都可导致静脉淤滞,如静脉容量增加或使用激素导致平滑肌张力降低,静脉回流减少,妊娠子宫引起血管压迫[57,115]等。左侧下肢静脉更易发生DVT,这是因为左侧髂总静脉位于腰椎与右髂总动脉之间,从生理结构上引起左侧髂总静脉相对狭窄(图20.1),但真正的机制尚不明确。

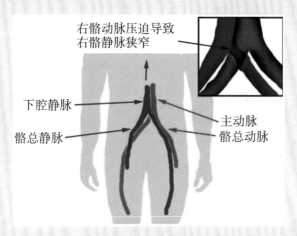

右髂动脉压迫导致
右髂静脉狭窄

下腔静脉

髂总静脉

主动脉
髂总动脉

图20.1 May-Thurner瑟纳综合征示意图[34]

孕妇卧床休息多,活动减少,同时严重呕吐、出汗等引起脱水。这些导致血液黏滞度增加,静脉内微凝血酶形成,而这些凝血酶不会被妊娠时缓慢的静脉回流冲走,由此使血栓可以延展增加。

妊娠期血液呈高凝状态[15],这是凝血系统及纤溶系统的生理改变引起的。其中内源性凝血酶的生成增加、循环中血浆抗凝物质及纤溶蛋白酶降低。正常妊娠时,凝血因子Ⅶ、Ⅷ、Ⅹ、vWF及纤维蛋白原增加,凝血因子Ⅱ、Ⅴ、Ⅸ相对不变[15],凝血因子Ⅺ是妊娠期间唯一降低的凝血因子。内源性抗凝因子活化蛋白C产生获得性抵抗,未结合的活化游离蛋白S在妊娠期降低。纤溶酶原激活抑制因子(Plasminogen activator inhibitor, PAI),PAI-1在妊娠期增加5倍。妊娠晚期,胎盘生成的PAI-2水平急剧增加[82]。凝血酶原片段(Prothrombin fragment, PF1+2)是凝血酶生成和凝血酶-抗凝血酶复合物的标记物,在妊娠期也会增加。这些改变从妊娠时开始,持续到产后8周,然后回归至基线水平[20]。

血栓栓塞症风险增加的相关危险因素：

- 年龄＞35岁。
- 感染。
- 恶性肿瘤。
- 肥胖。
- 个人、家族血栓史。
- 吸烟。
- 手术史。
- 静脉曲张。
- 失血量＞1L。
- 剖宫产。
- 产钳（中位产钳或旋转式产钳）。
- 妊娠剧吐、脱水。
- 多次分娩（次数＞3次）。
- 多胎妊娠。
- 子痫前期。
- 妊娠期、产褥期。
- 滞产时间＞24h。
- 心血管疾病。
- 肾病综合征。
- 卵巢过度刺激综合征。
- 截瘫、骨盆创伤、长途旅行。
- 制动时间长。
- 镰状细胞疾病。
- 血栓形成倾向。

高凝状态是对流产和分娩出血的生理性保护机制，但是出血仍是印度孕产妇死亡的主要原因。血管内皮细胞损伤是内源性或继发于外部损害的因素所导致的，如手术或意外创伤。

1. 妊娠期天然的抗凝剂

抗凝血酶（Antithrombin, AT）是一种丝氨酸蛋白酶抑制剂，需与肝素共同使用才能被活化[89,109]。凝血酶直接通过抗凝血酶或通过灭活凝血因子（Ⅸ、Ⅹ、Ⅺ）复合物而失活。凝血酶单独灭活速度慢,与肝素或肝素样化合物结合后灭活速度加快。蛋白C被凝血酶激活,这一过程可被凝血酶与血栓调节蛋白之间的相互作用所强化[26]。激活的蛋白C可使血小板和内皮细胞表面的Va及Ⅷa因子失活,进一步阻止凝血酶的产生。蛋白C需要辅因子蛋白S,蛋白S是一种维生素K依赖性分子。抗凝因子减少和(或)凝血因子增加会导致妊娠期血栓的形成[20,26,114]。

2. 纤溶系统

纤维蛋白溶酶参与循环中血栓的清除。纤维蛋白溶酶的主要作用是降解纤维蛋白。纤维蛋白溶酶以失活的纤维蛋白溶酶原的形式存在,而后者可被丝氨酸酶即组织型纤溶酶原激活剂(t-PA)和尿激酶(u-PA)激活[14]。这一过程可被特异性的抑制因子(PAI-1和PAI-2)调控。纤维蛋白溶酶原缺乏可致易栓症。

3. 遗传性血栓形成倾向

遗传性血栓形成倾向包括已确定的遗传因素如凝血因子V莱顿突变、凝血酶原基因突变、蛋白C、蛋白S、抗凝血酶缺陷、蛋白C活化抵抗;罕见遗传因素如异常纤维蛋白原血症和高同型半胱氨酸血症;凝血因子Ⅷ、Ⅸ和Ⅺ升高;脂蛋白a升高;血小板糖蛋白基因多态性;纤维蛋白溶酶原缺陷;t-PA异常;PAI异常;血栓调节蛋白基因缺陷;肝素辅因子Ⅱ;富含组氨酸糖蛋白缺陷[4,12,17,27,31-33,37,41,43,45,48,60,63-65,67,68,73,75,78,81,83,87,88,92,95,102,103,119,120,129]。

具有遗传性血栓形成倾向的患者与无遗传缺陷的患者相比,发展为血栓的可能性顺序,由高到低依次是:携带蛋白S缺陷、抗凝血酶缺陷、蛋白C缺陷、凝血因子V莱顿突变。目前在易栓倾向的先天性缺陷方面取得了很大的进展,这有助于理解疾病的进程,帮助我们进行恰当的筛查、检测、诊断,进行有针对性的有效治疗,预防妊娠期VTE的发生[10]。

4. 获得性血栓形成倾向

在妊娠期常见获得性血栓性疾病中,与DVT相关的因素有:抗心磷脂抗体、膜联蛋白V抗体、狼疮抗凝物、抗β2糖蛋白1抗体[121]。使妊娠期DVT风险增加的获得性血栓形成倾向主要是抗磷脂抗体(Antiphospholipid antibody, APLA)综合征。患者表现为静脉和(或)动脉血栓形成,同时实验室检查发现血液中抗体阳性,确认为阴离子磷脂-蛋白复合物[54]。本书其他章节中有对其致血栓的机理假说的说明。

APLA综合征的患者中可见到血管阻塞[23]。曾报道APLA综合征的患者可有肾脏、腹腔、颅内的动脉狭窄[97,98,127]。据报道,APLA综合征的血管改变包括血栓形成、血管内膜及平滑肌增生、血小板活化和APLA抗体刺激血小板聚集[35]。这些抗体可增强淋巴细胞组织因子活力。氧化干扰蛋白C途径,可以强化活化的蛋白C抗凝活性[38]。

大部分APLA综合征患者可同时合并蛋白S缺陷[30]。APLA综合征发病人群病因的5%[5],占妊娠相关血栓患者的比例>50%。

获得性和家族性血栓栓塞性疾病与DVT的病理生理学相关。明确该病的发生机理有助于抗凝治疗的选择及妊娠期VTE的预防[58,59]。

四、DVT/VTE的管理

(一) DVT的诊断

DVT的诊断需要临床评估及客观检查。临床表现多无特异性。检查结果存在假阳性或假阴性。诊断的第一步是使用确认有效的临床风险评估系统进行危险程度分层:高风险、中风险、低风险。

对于具有血栓形成倾向的患者,通过筛查有助于指导DVT治疗(图20.2)。临床上已高度怀疑DVT诊断时,可以不必进行筛查。

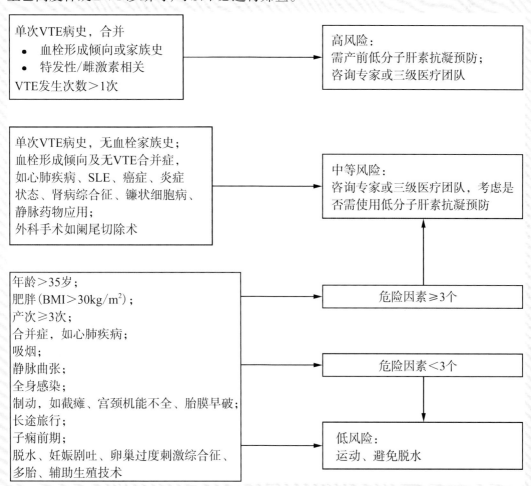

图 20.2 产后血栓形成风险评估及治疗[113]

1. VTE治疗指南

- 对所有孕产妇尽早进行VTE风险评估。
- 评估产前是否需要预防血栓。
- 产后应充分考虑预防血栓。
- 整个妊娠期及产褥期反复评估VTE的发生风险。
- 制定个体化治疗方案。
- 确保产后及产褥期进行早期活动。
- 避免妊娠期脱水,推荐早期使用弹力袜。

2. 妊娠期VTE风险评估

- 高风险:

(1) 存在VTE病史是最重要危险因素,特别是特发的或雌激素相关的VTE。

(2) VTE发生次数>1次。

(3) 遗传及获得性血栓形成倾向。小于50%的特发性VTE患者中有血栓栓塞症家族史[10]。

- 中等风险:

(1) 单次VTE病史,但无血栓栓塞症家族史。

(2) 血栓形成倾向及无VTE病史。

(3) 其他系统疾病如SLE、癌症、炎症状态、肾病综合征、镰状细胞病、应用静脉药物、妊娠期外科手术如阑尾切除术[25,108]。

- 低风险:

(1) 择期剖宫产患者VTE的发生风险是阴道分娩的2倍[108]。

(2) 肥胖,BMI>30。

(3) 年龄>35岁。

(4) 吸烟。

(5) 全身性感染。

(6) 产次>3次。

(7) 长途旅行。

(8) 脱水、妊娠期长时间制动。

(9) 多胎妊娠。

(10) 早产。

(11) 辅助生殖技术。

(12) 子痫前期。

所有危险分层均需临床监测,鼓励孕产妇活动,避免脱水。

中高危分层,需考虑使用弹力袜。住院期间,可进行间歇气压泵治疗;使用低分子量肝素进行预防。妊娠全程要避免孕产妇发生脱水。

有远距离飞行要求的患者需进行特殊咨询,尽可能预防DVT的发生。

应由三级医院团队管理妊娠期VTE,建立完善的转诊系统,三级管理团队由多学科组成,包括产科医生、高年资内科医生、血液科医生、介入放射科医生、重症科医生及胸外科医生。

3. 下肢DVT的诊断

- 加压超声成像(Compression duplex ultrasonography, CUS)对大腿DVT诊断的敏感性和特异性很高。

- 下肢超声可提供盆腔DVT的间接证据,但对于可疑盆腔DVT,推荐MR静脉造影。

- 超声对于排除膝部以下的血栓敏感性不高,如高度怀疑血栓需1周后复查,这是因为血栓有可能会进一步向上蔓延至大腿。

- 存在PE症状时,肺部CTA联合下肢静脉造影,明确肺栓塞,以排查下肢DVT。

(二) 病史、症状和体征

通常,DVT和PE的症状和体征无特异性,因此易被忽视。

1. DVT症状

- 下肢疼痛、水肿。
- 下肢髂静脉血栓可出现下肢水肿、背痛。

2. PE症状

- 呼吸困难(占82%)。
- 突发胸痛(占49%)。
- 咳嗽(占20%)。

3. PE体征

- 呼吸急促。
- 湿啰音。
- 心动过速。

大面积PE患者可能出现晕厥、低血压、无脉性心电活动、死亡。

4. DVT患者的病史和体格检查

DVT的诊断通常困难,因为大多数症状和体征都是非特异性的,通常在妊娠期的非血栓状态下也可发生。症状如轻微呼吸急促、呼吸困难、心动过速、下肢水肿和痉挛在大多数孕产妇中均可见。因此,通过体格检查易误诊或忽视VTE。

DVT最典型的两个症状是单侧下肢疼痛和水肿。80%曾有该症状的孕产妇仅很少一部分人发生了DVT;70%发生呼吸困难的女性仅很少一部分人是PE。

发现以下情况对DVT的诊断较重要:小腿中部周长差异≥2cm;左侧下肢有症状;妊娠早期(前3个月)出现症状。

在妊娠期和产褥期VTE的发生风险增加,发病率和病死率高,因此推荐初始评估时应降低门槛,以预防严重的后果。排除诊断之前,这些孕产妇需接受抗凝治疗。

5. PE患者的病史、症状和体征

对患者进行风险评估是必要的,因PE导致死亡的原因主要是忽视或没有考虑该疾病[11,47]。妊娠前患者应该接受检查。

PE的临床症状和体征,与DVT一样没有特异性。PE典型的症状是呼吸困难(82%)、突发胸痛(49%)、咳嗽(20%),有时会出现咯血。患者最常见的临床表现是呼吸急促、啰音和心动过速。

通常,PE致死率和复发率均高,与DVT相比,PE的特异性更低。大部分症状、体征常与妊娠"正常"状态重叠,给PE诊断造成困难,并且这些症状一起出现的情况极罕见。PE通常由DVT导致,约40%的近端DVT患者,经肺平扫发现有PE。70%PE患者也可在下肢检查时发现DVT[84]。

对临床医生而言,诊断PE是个挑战[126]。医生必须准确判断威胁生命的状态。因此,如果怀疑PE,应立即进行合适诊断,同时采取抗凝治疗,直到确诊或排除[69]。大面积PE可能表现为晕厥、低血压、无脉性心电活动,甚至死亡。

PE的心电图表现为右室负荷增高和S1Q3T3[116]。这些表现大部分是非特异的,且不常见。70%PE患者有非特异的心电图异常。

(三) DVT和PE实验室检查

非妊娠的低危和中危VTE患者,如D-二聚体<500ng/mL,99%可排除VTE的可能。如果患者存在伴随疾病,如子痫前期,妊娠时D-二聚体升高[124]。在妊娠足月、产后,多数健康的孕产妇D-二聚体也升高[42]。因此这项检查在孕产妇中的特异性较低。尽管如此,它在孕产妇中仍是个较好的阴性预测指标[124]。如果D-二聚体[18]和CUS均呈阴性,则可排除DVT。CUS与D-二聚体同时检测,诊断DVT的敏感度为100%。

其他的实验室检查,如心肌酶、动脉血气分析等[112],有助于DVT与PE鉴别。抗凝治疗开始前,应检查全血细胞、凝血功能、尿素氮、肌酐、电解质及肝功能[113]。不推荐PE急性期治疗前,筛查血栓形成倾向。

（四）影像学检查

1. PE 的影像学检查

若怀疑 PE,应首先行胸片检查。胸片有助于鉴别其他肺部情况,如肺炎、气胸、呼吸衰竭。最常见的胸部影像学可见:与 PE 有关的肺动脉增宽;周边肺泡腔模糊影,提示肺梗死(肺不张或肺实变);胸腔积液;局部含血量下降;局部膈肌抬高。有些病例的胸片正常,无特异性[39]。如果胸片正常,应做下肢双侧 CUS。如果这两项检查结果都呈阴性,但临床高度怀疑 PE,则应做肺通气/灌注扫描。它可以检测其他病变,如主动脉夹层。如果有条件,可行肺部 CTA 作为明确诊断的可选择检查[85]。若这些检查结果都呈阴性,但临床仍高度怀疑 PE,应持续抗凝治疗[5]。如果诊断仍不明确,可直接行磁共振血栓成像[107]。

但是,妊娠期 PE 的诊断并非均能获得强有力的依据,以上检查的判读尚未获得统一认识,而且多数临床评分系统的可靠性均未得到证实,其中孕产妇 D-二聚体多为阳性,故诊断价值也较低。

2. DVT 的影像学表现

利用下肢静脉 CUS(图 20.3)进行 DVT 的初始评估[8,74,79,86,90,100]。CUS 评估下肢近端 DVT 敏感度和特异性＞95％。CUS 应采取左侧卧位,同时需考虑呼吸过程中超声血流的变异性,以便最大能力地诊断骨盆 DVT[5]。静脉很容易受压而完全塌陷。正常血流呈阶段性自然通过,随 Valsalva 动作而停止,远端受到压迫而增强。未出现上述表现常提示存在巨大血栓。

如果 CUS 结果呈阴性,而且无背痛、双下肢肿胀等髂静脉血栓症状,可暂不处理,常规观察即可。CUS 检查妊娠早中期骨盆静脉血栓的准确性较好,但妊娠晚期检查较困难。如果检查发现可疑情况或怀疑骨盆静脉血栓,推荐进一步评估,可选磁共振静脉造影术[70,90,107]。如果不能做 MRI,推荐行常规静脉造影术[86]。须告知患者射线对胎儿可能造成的辐射风险[85]。影像检查的选择应基于检查的实用性,需请影像科医生会诊。

（四）治 疗

1. 妊娠期 DVT 的治疗原则

孕产妇 DVT 大多易发生在下肢静脉,血栓破碎后栓子移动至肺,导致肺栓塞,从而导致严重后果,包括孕产妇死亡。抗凝治疗可降低孕产妇血栓栓塞的发生风险,进而降低肺栓塞的发生风险。抗凝治疗的一个重要并发症是出血。接受抗凝治疗的妇女,在妊娠全程都存在出血风险,如产前、产中、产后。妊娠期最常用的抗凝剂是肝素。UFH 和 LMWH 都不能通过胎盘屏障,因此在妊娠期使用这两种药物都是安全的。口服抗凝剂(如华法林)在妊娠期使用不安全,主要原因会影响到胎儿。

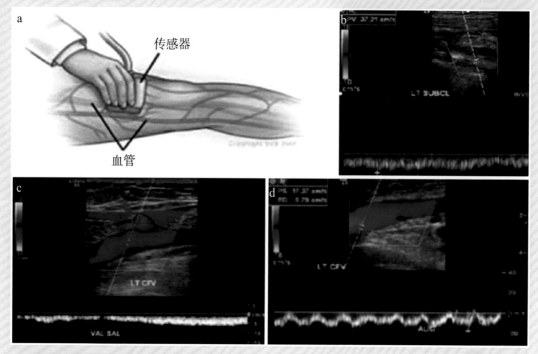

a. 左侧卧位的患者,需要评估呼吸时流速变化。b. 静脉很容易受压而完全塌陷。血流应呈阶段性自然通过,随 Valsalva 动作而停止,远端压迫而增强。c. 超声显示患者对 Valsalva 反应异常。d. 超声显示远端压迫无增强。

图20.3　超声加压成像(CUS)

2. 妊娠期和产褥期 DVT 的治疗

DVT/PE治疗流程图,见图20.4。

临床上高度怀疑 DVT 或 PE,应经验性给予 LMWH 治疗,治疗直到利用客观证据排除 DVT 或 PE 为止。在 VTE 的初始治疗中,LMWH 与 UFH 有相同的效能,而 LMWH 优于 UFH 的特点为:LMWH 与 UFH 一样都不能通过胎盘屏障,但 LMWH 出血并发症的发生风险低,死亡率比 UFH 低,且无发生肝素诱导的血小板减少症的风险[9,36,40,66,72,93,99]。有研究比较了不同 LMWH 在妊娠期 VTE 治疗中的效能[55,71,96,106],结果没有发现哪一种较另一种有特殊的优势。相同 LMWH 对妊娠期 VTE 与非妊娠期 VTE 分别进行治疗,对比复发的风险,结果为 1.15%:5%~8%[52]。对比 LMWH 与 UFH 或香豆素类,特别是初始治疗 3~6 个月后[128]发现,LMWH 不增加围产期出血风险。出血是围产期发病,甚至死亡的高危因素,因此围产期应用 LMWH 更适合。尚未有 LMWH 引起的肝素诱导的血小板减少症的相关报道[16,128]。肝素诱导的骨质疏松症[49]甚少在 LMWH 治疗中见到。

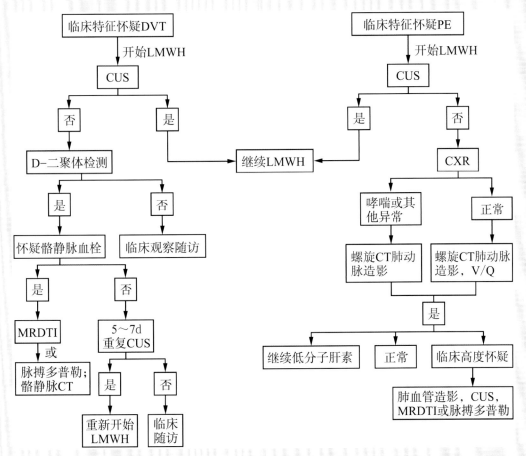

图20.4　DVT/PE治疗流程图

　　总之,LMWH与UFH相比,死亡率、VTE的复发率及出血风险较低,但LMWH价格高,半衰期长。二者的不同方案,见表20.5。

　　3. 妊娠期LMWH的治疗剂量

　　皮下注射LMWH是大部分急性VTE患者[10]的首选[118],皮下注射LMWH 2次/d[80],最常用依诺肝素。推荐使用依诺肝素1mg/kg,2次/d,或达肝素钠100U/kg,2次/d;在治疗妊娠期VTE时,使用亭扎肝素钠175U/kg与其他LMWH等效[49],这种用药被称作重量调整、固定剂量方案。妊娠期接受LMWH治疗的VTE患者,无需常规监测血小板计数。由于妊娠期血容量和肾小球滤过率增加[19],有时需监测抗凝血因子Xa活性来调整LMWH剂量。抗Xa活性监测价格昂贵,但对于极端体重[61](体重<50kg或体重>90kg)、肾脏疾病或复发VTE的患者,监测抗Xa活性可获益。根据抗Xa活性调整LMWH剂量。抗Xa活性的监测,应在给予或剂量调整后给予第三或第四剂依诺肝素后3～6h监测。目标是达到抗Xa活性最佳峰值(0.5～1.2IU/mL)。为达到Xa抗体的最佳峰值,可增加或降低10%～25%LMWH的剂量[10,80]。

表20.5 UFH和LMWH不同方案[10]

药物	时机	方案
UFH	预防性UFH	5000U皮下注射q12h
	中剂量UFH	皮下注射q12h,调整至抗Xa抗体水平达0.1~0.3U/mL
	UFH剂量调整	皮下注射q12h,调整至目标APTT正常值的1.5~2倍
	DVT和PE时UFH治疗剂量[34,94,112]	80U/kg静脉注射,然后维持剂量18U/(kg·h);或5000U静脉注射,然后维持1300U/h;或17500U皮下注射,然后250U/kg皮下注射q12h
LMWH	预防性LMWH	达肝素钠5000U皮下注射,q24h;亭扎肝素钠4500U皮下注射,q24h;依诺肝素40mg皮下注射q24h(若是极端体重的患者,则需调整剂量)
	中等剂量LMWH	达肝素钠5000U皮下注射,q12h;依诺肝素40mg皮下注射,q12h
	据体重调整LMWH治疗剂量(全量)	全量LMWH,1次或2次/d 达肝素钠200U/kg;亭扎肝素钠175U/kg,qd;达肝素钠100U/kg,q12h;依诺肝素1mg/kg,q12h
UFH和LWMH	产后抗凝	维生素K拮抗剂4~6周,目标INR为2.0~3.0,初始维生素K与UFH或LMWH重叠使用,直至INR>2.0,或预防性LMWH 4~6周

推荐体重>150kg患者使用UFH,但需密切监测抗Xa抗体,以确保治疗效果。如果患者需紧急手术或分娩,推荐使用UFH,这是因为UFH半衰期短,并且可被鱼精蛋白拮抗。如果考虑到费用问题,那么LMWH的使用可能会受限,尤其在印度这样的发展中国家。使用肝素治疗时,需监测APTT[10]。APTT比值或INR应维持在1.5~2.5[50]。使用负荷剂量的UFH后,继续静脉滴注,再根据APTT调节剂量,通过肝素量的调节,增加或降低10%~30%来达到APTT目标[10]。

APTT达到治疗目标且稳定后,可将肝素(LMWH或VFH)转为皮下注射。皮下注射UFH的缺点是,由于存在剂量的变异性,故难以维持达到治疗效果的抗凝反应。每2~3天监测1次,血小板计数从第4~14天或直到停用肝素都需要进行持续监测[10,34,112]。

UFH的预防剂量[10,34,112]:

- 5000U,皮下注射,q8h~q12h。
- 7500U,皮下注射,q12h。

存在DVT和PE时,UFH的治疗剂量[10,34,112]:

- 5000~10000U静脉推注后,1300U/h微泵维持。
- 17500U皮下注射,然后250U/kg皮下注射q12h。

全身肝素化是临床上的难题,特别是对于晚期妊娠患者,因为纤维蛋白原和凝血因子Ⅷ增加[24],可能会发生肝素抵抗。如果出现这个问题,应请血液科医生会诊。

如果怀疑PE,应尽早行急诊胸部X片、心电图或肺部CTA,相关检查最好在1h内完成[34,85,112]。

4. 妊娠期PE的治疗

如果高度怀疑PE或出现呼吸衰竭,应尽早开始治疗。所有转诊医院均应成立多学科复苏抢救小组抢救高危孕产妇[112],小组成员应包括产科医师、高年资内科医师、血液科医师、介入放射科医生、重症医学科医生和胸外科医生。小组共同负责协同管理并立即实施个体化治疗。治疗方法包括溶栓治疗、开胸手术和外科取栓术[29,110,111]。

静脉内使用UFH[10]的负荷剂量为5000～10000U或80U/kg静脉注射,然后18U/kg维持输注。监测并维持APTT在1.5～2。如果考虑大面积PE,应立即溶栓[122]。妊娠期可考虑链激酶、尿激酶和重组t-PA溶栓[80]。发生大面积PE时,与使用肝素对比发现,链激酶、尿激酶和重组t-PA溶栓在降低血栓负荷、改善血流动力学方面更有效[3,122]。已有关于血栓治疗问题的报道,包括母体出血和胎儿死亡,至今尚无母亲死亡的报道。

如果已给予溶栓治疗,可输注UFH,但不需要使用负荷剂量。如果患者不适合溶栓或病情垂危,需心胸外科医生紧急行开胸手术和取栓术[28]。除以上这些措施外,应有严格的临床预警系统,对出现下列情形的女性给予适当的客观检查:DVT的可疑临床症状、新发作的症状、疾病的进展或PE相关症状。

5. VTE的维持治疗

一旦诊断妊娠期DVT,需持续给予治疗剂量的LMWH,2次/d[49]。监测Xa抗体,使之达到且稳定在0.5～1.2U/mL,1～3个月复查该指标[9,104]。抗凝治疗开始后,患者可门诊随访。UFH治疗过程中需观察VTE的进展、难治性的VTE、出血、肝素过敏、肝素诱导的血小板减少症(Heparin induced thrombocytopenia, HIT)等情况。HIT的发生风险约为1/1000[123]。

HIT是医源性血小板减少,然而它更易导致动脉与静脉血栓栓塞。当血小板计数下降≥50%,或血小板计数<100×10⁹/L,或肝素初始治疗后,出现新发静脉或动脉血栓,则需警觉HIT。如果静脉输注肝素期间发生类过敏反应,或发生皮肤坏死,即使未出现血小板减少,也应停用肝素,且需进一步探讨替代治疗。

发生HIT或对肝素过敏,而又需持续抗凝治疗的患者,替代品可用肝素类似物,如达那肝素钠(一种类肝素糖胺聚糖抗血栓形成的药物)或磺达肝葵钠(一种合成的肝素戊多糖,选择性抑制凝血因子Xa)。有应用该药成功治疗妊娠期VTE的病例报道,使用时需要根据血液科专家的建议进行治疗。

妊娠期不推荐口服抗凝剂如华法林[101],因其可通过胎盘屏障,导致胎儿或新生儿出血。妊娠早期使用华法林,可引起胚胎病,特征是软骨软化、面中部发育不全、点状软骨钙化、脊柱侧凸、近肢短小、先天性心脏缺陷、短指、胼胝体发育不全等。妊娠期很少应用华法林,但是一些正在进行的研究发现,妊娠中期使用华法林相对安全,这对像印度这样资源匮乏的国家是有帮助的。妊娠期使用华法林的一个例外情况是孕产妇存在人工心脏瓣膜,通常在妊娠早期后使用。

6. 围产期抗凝

目前,临产时应用足量抗凝的治疗策略已被采纳,大部分患者与分娩相关的出血风险或产后出血的发生风险不会增加。分娩前维持抗凝有几个可选择的方案。孕36~37周的孕产妇可由注射LMWH过渡到皮下注射UFH。如果分娩提前,用药过渡的时间可根据具体情况调整。如果计划分娩,特别是剖宫产,分娩前24~36h应停用LMWH或UFH。如果因某些原因导致抗凝作用延长,可停用皮下注射LMWH或UFH,改用静脉输注UFH。因为静脉输注UFH半衰期短,分娩前4~6h停用即可[10,34,112]。

尽早请麻醉医生会诊,以评估风险。椎管内麻醉前,停用静脉输注UFH,监测APTT,确保UFH已清除。最后一次应用LMWH的24h内,不推荐区域麻醉或镇痛[5,113],不推荐足量抗凝的患者椎管内麻醉。高出血风险的孕产妇(如有产前出血、凝血功能障碍、血肿进展、疑似腹腔出血、产后出血等)可给予静脉输注UFH,直到风险解除。若患者应用肝素,则需考虑经腹直肌鞘腹腔内引流。

分娩后应恢复使用预防或治疗剂量的肝素。椎管内麻醉患者,一旦止血明确,可恢复抗凝治疗[5,53,112]。椎管内导管移除4h之后,可继续抗凝治疗。阴道分娩后4~6h或剖宫产后6~12h开始治疗剂量的UFH或LMWH[112]。急性VTE孕产妇维持肝素治疗至少到产后6周[10]。可持续应用UFH或LMWH,或从经济效益考虑过渡到应用华法林。两者都无哺乳禁忌。若肝素过渡到华法林的过程中突然停用,可能导致VTE的发生风险增加。序贯过程中,应继续给予4~5d的治疗剂量肝素,每天监测INR,直到华法林加量,调整INR为2.0~3.0[101]。所有患者都应避免脱水,推荐早期穿弹力袜并下床活动。

7. 其他治疗

如果怀疑DVT,应嘱患者立即使用弹力袜并抬高下肢[13,112]。如果有条件或在医院,可使用间歇气压泵治疗,以减轻水肿。推荐孕产妇整个妊娠期和产褥期适当活动或穿弹力袜,DVT患者抗凝治疗期间无需卧床休息。妊娠期应避免脱水。

如果围产期患者出现PE、髂静脉DVT或抗凝过程中出血需停止抗凝药物,可暂时放置可回收的下腔静脉滤网[2,28]。

(五) 随 访

产后门诊随访时,临床评估包括血栓后造成的静脉损害,尤其不应忽视罕见的并发症,如静脉功能不全和PE的后遗症——肺动脉高压。需反复检查、评估遗传性和获得性易栓症,并告知患者再次怀孕需要预防血栓及其他可能导致VTE发生风险增加的情况。发生VTE的高危患者,包括有遗传性或获得性易栓症、病态肥胖、反复发生VTE、剖宫产患者、年龄>40岁的孕产妇,医师应向患者解释使用激素避孕药的相关风险。

（六）预　防

1. 血栓形成后综合征的预防

血栓形成后综合征[77,117]是一组包括慢性双下肢水肿、色素沉着、行走或站立时疼痛、下肢沉重感、毛细血管扩张、患侧色素沉着、毛细血管扩张、湿疹的综合征,一些病例可表现为脂性硬皮病、慢性溃疡。放松或休息姿势时症状可改善。常见于肥胖患者复发性DVT。近端DVT的患者4～5年内约60%会复发[77]。血栓形成后综合征考虑利用弹力袜进行治疗。

2. 妊娠期和产后早期DVT预防

目前,预防妊娠期发生VTE的文献(如妊娠与分娩Cochrane研究[7])尚无充分的证据证明何种方式能更好地预防妊娠期及产后发生VTE(包括DVT和PE),以及如何避免剖宫产。大部分研究没有充分的证据证实预防措施的确切性,这也表明了我们预防妊娠期DVT的困境。大部分女性是VTE的低风险患者,几乎所有孕产妇的死亡和危重孕产妇数据表明,VTE(DVT、PE和CVT)的发生多难以预料。

需了解所有易患血栓事件患者的危险分层,急性DVT和PE患者的治疗方案,组建一支有效的管理团队,降低孕产妇该病的发病率和病死率。

五、总　结

提高临床医生诊断VTE的能力,预防VTE的死亡应该从建立每个患者的病例报告表开始。目前已经注册并启动了几项重要的非干预性医学研究,用来评估VTE患者的真实预后。这些研究对改善静脉血栓性疾病具有重要意义。

在管理每一个具体患者的过程中,有时医师会存在很大的困惑,如孕产妇合并血小板减少症、肿瘤脑转移、消化性溃疡或肝硬化等情况该如何治疗。当这些情况合并DVT或PE时,尚无充足的临床研究证据提示如何治疗,但是个体化是治疗的关键。参考文献不能提供足够的帮助。只有建立具有充足病例数的数据库时,我们才能基于数据分析做出决策。因此,应建立完善的妊娠期VTE防治病例报告表。

参考文献

[1] Abbasi N, Balayla J, Laporta DP, et al. Trends, risk factors and mortality among wom-

en with venous thromboembolism during labour and delivery: a population-based study of million births. Arch Gynecol Obstet. 2014, 289(2): 275-284.

[2] Aburahma AF, Mullins DA. Endovascular caval interruption in pregnant patients with deep vein thrombosis of the lower extremity. J Vasc Surg. 2001, 33(2): 375-378.

[3] Ahearn GS, Hadjiliadis MD, Govert JA, et al. Massive pulmonary embolism during pregnancy successfully treated with recombinant tissue plasminogen activator. Arch Int Med. 2002, 162: 1221-1227.

[4] Ambruso DR, Leonard BD, Bies RD, et al. Antithrombin III deficiency: decreased synthesis of a biochemically normal molecule. Blood. 1982, 60: 78-83.

[5] American College of Obstetricians and Gynecologists. Practice Bulletin No. 137: Gestational diabetes mellitus. Committee on Practice Bulletins—Obstetrics. Obstet Gynecol. 2013, 122(2Pt 1): 406-416.

[6] Andersen BS, Steffensen FH, Sorensen HT, et al. The cumulative incidence of venous thromboembolism during pregnancy and puerperium—an 11 year Danish population-based study of 63,300 pregnancies. Acta Obstet Gynecol Scand. 1998, 77: 170-173.

[7] Bain E, Wilson A, Tooher R, et al. Prophylaxis for venous thromboembolic disease in pregnancy and the early postnatal period. Published online 11 Feb 2014. Editorial-Group: Cochrane pregnancy and childbirth group.

[8] Bansal BC, Gupta RR, Prakash C. Stroke during pregnancy and puerperium in young females below the age of 40 years as a result of cerebral venous/venous sinus thrombosis. Jpn Heart J. 1980, 21: 171-183.

[9] Bates SM, Greer IA, Hirsh J, et al. Use of antithrombotic agents during pregnancy: the Seventh ACCP Conference on Antithrombotic and thrombolytic therapy. Chest. 2004, 163: 627-644.

[10] Bates SM, Greer IA, Pabinger I, et al. Venous thromboembolism, thrombophilia, antithrombotic therapy, and pregnancy: American College of Chest Physicians Evidence-Based Clinical Practice Guidelines (8th Edition). Chest. 2008, 133(6 Suppl): 844-886.

[11] Battinelli EM, Marshall A, Connors JM. The Role of Thrombophilia in Pregnancy. Thrombosis. vol. 2013. 2013. Article ID 516420, 9 pages, http: //dx. doi. org/10. 1155/2013/516420 . Review Article.

[12] Bertina RM, Koeleman BP, Koster T, et al. Mutation in blood coagulation factor Vas-

sociated with resistance to activated protein C. Nature. 1994, 369(6475): 64-67.

［13］Brandjes DP, Buller HR, Heijboer H, et al. Randomised trial of effect of compression stockings in patients with symptomatic proximal-vein thrombosis. Lancet. 1997, 349: 759-762.

［14］Brandt JT. Plasminogen and tissue-type plasminogen activator deficiency as risk factors for thromboembolic disease. Arch Pathol Lab Med. 2002, 126: 1376-1381.

［15］Bremme KA. Haemostatic changes in pregnancy. Best Pract Res Clin Haematol. 2003, 16: 153-168.

［16］Brill-Edwards P, Ginsberg JS, Gent M, et al. Safety of withholding heparin in pregnant women with a history of venous thromboembolism. N Engl J Med. 2000, 343: 1439-1444.

［17］Broekmans AW, Veltkamp JJ, BertinaRM. Congenital protein C deficiency and venous thromboembolism. A study of three Dutch families. N Engl J Med. 1983, 309: 340-344.

［18］Brown MD, Lau J, Nelson RD, et al. Turbidimetric D-dimer test in the diagnosis of pulmonary embolism: a metaanalysis. Clin Chem. 2003, 49: 1846-1853.

［19］Casele HL, Laifer SA, Woelkers DA, et al. Changes in the pharmacokinetics of the-low-molecular-weight heparin enoxaparinsodium during pregnancy. Am J Obstet Gynecol. 1999, 181(5 Pt 1): 1113-1117.

［20］Cerneca F, Ricci G, Simeone R, et al. Coagulation and fibrinolysischanges in normal pregnancy. Increased levels of procoagulants and reduced levels of inhibitors during pregnancy induce a hypercoagulable state, combinedwith a reactive fibrinolysis. Eur J Obstet Gynecol Reprod Biol. 1997, 73: 31-36.

［21］Cervera R, Piette J, Font J, et al. Antiphospholipid syndrome: clinical and immunologic manifestationsand patterns of disease expression in a cohort of 1,000 patients. Arthritis Rheum. 2002, 46(4): 1019-1027.

［22］Chan W-S, Spencer FA, Ginsbergm JS. Anatomic distribution of deep vein thrombosis in pregnancy. Can Med Assoc J. 2010, 182(7): 657-660.

［23］Christodoulou C, Sangle S, D'Cruz DP. Vasculopathy and arterial stenotic lesions in the antiphospholipid syndrome. Rheumatology (Oxford). 2007, 46: 907-910.

［24］Chunilal SD, Young E, Johnston MA, et al. The aPTT response of pregnant plasma to unfractionated heparin. Thromb Haemost. 2000, 87: 92-97.

［25］ Clark SL, Belfort MA, Dildy GA, et al. Maternal death in the 21st century: causes, prevention, and relationship to cesarean delivery. Am J Obstet Gynecol . 2008, 199 (1): 36e1-e5.

［26］ Clark P, Brennand J, Conkie JA, et al. Activated protein C sensitivity, protein C, protein S and coagulation in normal pregnancy. Thromb Haemost. 1998, 79: 1166-1170.

［27］ Clouse LH, Comp PC. The regulation of hemostasis: the protein C system. N Engl J Med. 1986, 314: 1298.

［28］ Condliffe R, Elliot CA, Hughes RJ, et al. Management dilemmas in acute pulmonary embolism. Thorax. 2014, 69(2): 174-180.

［29］ Conti E, Zezza L, Ralli E, et al. Pulmonary embolism inpregnancy. J Thromb Thrombolysis. 2014, 37(3): 251-270.

［30］ Crowther MA, Johnston M, Weitz J, et al. Free protein S deficiency may be found in patients with antiphospholipid antibodies who do not have systemic lupus erythematosus. Thromb Haemost. 1996, 76: 689-691.

［31］ Dahlbäck B, Carlsson M, Svensson PJ. Familial thrombophilia due to a previously unrecognized mechanism characterized by poor anticoagulant response to activated protein C: prediction of acofactor to activated protein C. Proc Natl Acad Sci US A. 1993, 90(3): 1004-1008.

［32］ Demarmels Biasiutti F, Sulzer I, Stucki B, et al. Is plasminogen deficiency athrombotic risk factor? A study on 23 thrombophilic patients and their family members. Thromb Haemost. 1998, 80: 167-170.

［33］ den Heijer M, Kostor T, Blom HJ, et al. Hyperhomocysteinemia as a risk factor for deepvein thrombosis. N Engl J Med. 1996, 334: 759-762.

［34］ Edward Henry Springel, Thomas Chih Cheng Peng. Thromboembolism in Pregnancy Workup, Medscape CME and education. Reference Apr 30, 2014.

［35］ Emmi L, Bergamini C, Spinelli A, et al. Possible pathogenetic role of activated platelets in the primary antiphospholipid syndrome involving the central nervous system. Ann NY Acad Sci. 1997, 823: 188-200.

［36］ Ensom MHH, Stephenson MD. Low molecular weight heparins in pregnancy. Pharmacotherapy. 1999, 19: 1013-1025.

［37］ Esmon CT, Esmon NL, Harris KW. Complex formation between thrombin and thrombomodulin inhibits both thrombin-catalyzed fibrin formation and factor V activation. J Biol Chem. 1982, 257: 7944-7947.

［38］ Esmon NL, Safa O, Smirnov MD, et al. Antiphospholipid antibodies and the protein C pathway. J Autoimmun. 2000, 15: 221-225.

［39］ Forbes KP, Reid JH, Murchison JT. Do preliminary chest X-ray findings define the optimum role of pulmonary scintigraphy in suspected pulmonary embolism? Clin Radiol. 2001, 56(5): 397-400.

［40］ Forestier F, Daffos F, Capella-Pavlovsky M. Low molecular weight heparin (PK 10169) does not cross the placenta during the second trimester of pregnancy: study by direct fetal blood sampling under ultrasound. Thromb Res. 1984, 34: 557-560.

［41］ Foster DC, Yoshitake S, Davie EW. The nucleotide sequence of the gene for human protein C. Proc Natl Acad Sci. 1985, 82: 4673-4677.

［42］ Francalanci I, Comeglio P, Alessandrello Liotta A, et al. D-dimer plasma levels during normal pregnancy measured by specific ELISA. Int J Clin Lab Res. 1997, 27 (1): 65-67.

［43］ Francis C. Plasminogen activator inhibitor-1 levels and polymorphisms: association with venous thromboembolism. Arch Pathol Lab Med. 2002, 126: 1401-1404.

［44］ Ginsberg JS, Brill-Edwards P, Burrows RF, et al. Venous thrombosis during pregnancy: leg and trimester of presentation. Thromb Haemost. 1992, 67(5): 519-520.

［45］ Girolami A, Randi ML, Gavasso S, et al. The occasional venous thromboses seen in patients with severe (homozygous) FXII deficiency are probably due to associated risk factors. J Thromb Thrombolysis. 2004, 17: 139-143.

［46］ Goldhaber SZ, Tapson VF. A prospective registry of 5,451 patients with ultrasound-confirmed deep vein thrombosis. Am J Cardiol. 2004, 93: 259-262.

［47］ Goldhaber SZ, Visani L, De Rosa M. Acute pulmonary embolism: clinical outcomes in the International Cooperative Pulmonary Embolism Registry(ICOPER). Lancet. 1999, 353(9162): 1386-1389.

［48］ Greer IA. Inherited thrombophilia and venous thromboembolism. Best Pract Res Clin Obstet Gynaecol. 2003, 17: 413-25.

［49］ Greer IA, Nelson-Piercy C. Low-molecular-weight heparins for thromboprophylaxis and treatment of venous thrombo-embolism in pregnancy: a systematic review of safety and efficacy. Blood. 2005, 106: 401-407.

［50］ Guidelines on diagnosis and management of acute pulmonary embolism. Task Force on Pulmonary Embolism, European Society of Cardiology. Eur Heart J. 2000, 21（16）: 1301-1336.

[51] Heit JA, Kobbervig CE, James AH, et al. Trends in the incidence of venous thromboembolism during pregnancy or postpartum: a 30-year population basedstudy. Ann Intern Med. 2005, 143: 697-706.

[52] Hirsh J, Warkentin TE, Shaughnessy SG, et al. Heparin and lowmolecular weight heparin: mechanism of action, pharmacokinetics, dosing, monitoring, efficacy, and safety. Chest. 2001, 119（1 Suppl）: 64-94.

[53] Horlocker TT, Wedel DJ, Rowlingson JC, et al. Executive summary: regional anesthesia in the patient receiving antithrombotic or thrombolytic therapy: American Society of Regional Anesthesia and Pain Medicine Evidence-Based Guidelines（Third Edition）. Reg Anesth Pain Med. 2010, 35（1）: 102-105.

[54] Jacob H. Rand, molecular pathogenesis of the antiphospholipid syndrome. Circ Res. 2002, 90: 29-37.

[55] Jacobsen AF, Qvigstad E, Sandset PM. Low molecular weight heparin（dalteparin）for the treatment of venous thrombo-embolism in pregnancy. BJOG. 2003, 110: 139-144.

[56] Jacobsen AF, Skjeldestad FE, Sandset PM. Incidence and risk patterns of venous thromboembolism inpregnancy and puerperium—a register-based casecontrolstudy. Am J Obstet Gynecol. 2008, 198: 233. e1-7.

[57] James AH. Venous thromboembolism: mechanisms, treatment, and public awareness. Arterioscler Thromb Vasc Biol. 2009, 29: 326-331.

[58] James AH, Jamison MG, Brancazio LR, et al. Venous thromboembolism during pregnancy and the postpartum period: incidence, risk factors,and mortality. Am J Obstet Gynecol. 2006, 194（5）: 1311-1315.

[59] James AH, Tapson VF, Goldhaber SZ. Thrombosis during pregnancy and the postpartum period. AmJ Obstet Gynecol. 2005, 193: 216-219.

[60] Khan S. Hereditary thrombophilia. ThrombJ. 2006, 4: 15.

[61] Konstantinides S, Torbicki A, Agnelli G, et al. 2014 ESC Guidelines on the diagnosis and management of acute pulmonary embolism. DOI: http: //dx. doi. org/10. 1093/eurheartj/ehu283 . First publishedonline: Aug 30 2014.

[62] Kovacevich GJ, Gaich SA, Lavin JP, et al. The prevalence of thromboembolic

events among women with extended bed rest prescribed as part of the treatment for premature labor or preterm premature rupture of membranes. Am J Obstet Gynecol. 2000, 182: 1089-1092.

［63］ Kunicki TJ. The influence of platelet collagen receptor polymorphisms in hemostasis and thrombotic disease. Arterioscler Thromb Vasc Biol. 2002, 22: 14-20.

［64］ Lane DA, Bayston T, Olds RJ, et al. Antithrombin mutation database: 2nd（1997）update. For the Plasma Coagulation Inhibitors Subcommittee of the Scientific and Standardization Committee of the International Society on Thrombosis and Haemostasis. Thromb Haemost. 1997, 77: 197.

［65］ Lane DA, Mannucci PM, Bauer KA, et al. Inherited thrombophilia: part 2. Thromb Haemost. 1996, 76: 824.

［66］ Lepercq J, Conard J, Borel-Derlon A, et al. Venous thromboembolism during pregnancy: a retrospective study of enoxaparin safety in 624 pregnancies. BJOG. 2001, 108: 1134-1140.

［67］ Lijnen HR, Holylaerts M, Collen D. Heparin binding properties of human histidine-rich glycoprotein. Mechanism and role in the neutralization of heparin in plasma. J Biol Chem. 1983, 258: 3803.

［68］ Lijnen HR, Soria J, Soria C, et al. Dysfibrinogenemia（fibrinogen Dusard）associated with impaired fibrinenhanced plasminogen activation. Thromb Haemost. 1984, 51: 108.

［69］ Lindqvist P, Dahlb?ck B, Marsál K. Thrombotic risk during pregnancy: a population study. Obstet Gynecol. 1999, 94（4）: 595-599.

［70］ Macklon NS, Greer IA, Bowman AW. An ultrasound study of gestational and postural changes in the deep venous system of the leg in pregnancy. Br J ObstetGynaecol. 1997, 104（2）: 191-197.

［71］ Makatsaria AD, Bitsadze VO, Dolgushina NV. Use of the low-molecular-weight heparin nadroparin during pregnancy. A review. Curr Med Res Opin. 2003, 19: 4-12.

［72］ Malcolm JC, Keely EJ, Karovitch AJ, et al. Use of low molecular weight heparin in acute venous thromboembolic events in pregnancy. J Obstet Gynaecol Can. 2002, 24: 568-571.

［73］ Marcucci R, Liotta AA, Cellai AP, et al. Increased plasma levels of lipoprotein（a）and the risk of idiopathic and recurrent venous thromboembolism. Am J Med. 2003,

115: 601-605.

[74] Marik PE, Plante LA. Venous thromboembolic diseaseand pregnancy. N Engl J Med. 2008, 359(19): 2025-2033.

[75] Martinelli I, Mannucci PM, De Stefano V, et al. Different risks of thrombosis in four coagulation defects associated with inherited thrombophilia: a study of 150 families. Blood. 1998, 92: 2353-2358.

[76] McCaulley JA, Pates JA. Postpartum cerebral venous thrombosis. Obstet Gynecol. 2011, 118(2 Pt2): 423-425.

[77] McColl MD, Ellison J, Greer IA, et al. Prevalence of the post thrombotic syndrome in young women with previous venous thromboembolism. Br J Haematol. 2000, 108: 272-274.

[78] McCully KS. Homocysteine and vascular disease. Nat Med. 1996, 2: 386-389.

[79] McLintock C, Brighton T, Chunilal S, et al. Recommendations for the diagnosis and treatment of deep venous thrombosis and pulmonary embolism in pregnancy and the postpartum period. Aust N Z J Obstet Gynaecol. 2012, 52(1): 14-22.

[80] McRae SJ, Ginsberg JS. Treatment of venous thromboembolism, initial treatment of venous thromboembolism. Circulation. 2004, 110: 3-9.

[81] Meade TW, Ruddock V, Stirling Y, et al. Fibrinolytic activity, clotting factors, and long-term incidence of ischaemic heart disease in the Northwick Park Heart Study. Lancet. 1993, 342: 1076-1079.

[82] Medcalf RL, Stasinopoulos SJ. The undecided serpin. The ins and outs of plasminogen activator inhibitor type 2. Febs J. 2005, 272: 4858-4867.

[83] Meijers JCM, Tekelenburg WLH, Bouma BN, et al. High levels of coagulation factor XI as a risk factor for venous thrombosis. N Engl J Med. 2000, 342: 696-701.

[84] Moser KM, Fedullo PF, LitteJohn JK, et al. Frequent asymptomatic pulmonary embolism in patients with deep venous thrombosis [published correction appears in JAMA. 1994, 271(24)1908]. JAMA. 1994, 271(3): 223-225.

[85] Niemann T, Nicolas G, Roser HW, et al. Imaging for suspected pulmonary embolism in pregnancy—what about the fetal dose? A comprehensive review of the literature. Insights Imaging. 2010, 1(5-6): 361-372.

[86] Nijkeuter M, Ginsberg JS, Huisman MV. Diagnosis of deep vein thrombosis and pulmonary embolism in pregnancy: a systematic review. J Thromb Haemost. 2006, 4

（3）: 496-500.

[87] O'Donnell J, Tuddenham EG, Manning R, et al. High prevalence of elevated factor VIII levels in patients referred for thrombophilia screening: role of increased synthesis and relationship to the acute phase reaction. Thromb Haemost. 1997, 77: 825-828.

[88] Ohlin AK, Norlund L, Marlar RA. Thrombomodulingene variations and thromboembolic disease. Thromb Haemost. 1997, 78: 396-400.

[89] Perry DJ. Antithrombin and its inherited deficiencies. Blood Rev. 1994, 8(1): 37-55.

[90] Polak JF, Wilkinson DL. Ultrasonographic diagnosis of symptomatic deep venous thrombosis in pregnancy. Am J Obstet Gynecol. 1991, 165(3): 625-629.

[91] Pomp ER, Lenselink AM, Rosendaal FR, et al. Pregnancy, the postpartum period and prothrombotic defects: risk of venous thrombosis in the MEGA study. J Thromb Haemost. 2008, 6(4): 632-637.

[92] Poort SR, Rosendaal FR, Reitsma PH, et al. A common genetic variation in the 3'-Untranslated region of the prothrombin gene is associated with elevated plasma prothrombin levels and an increase in venous thrombosis. Blood. 1996, 88: 3698-3703.

[93] Quinlan DJ, McQuillan A, Eikelboom JW. Low-molecular-weight heparin compared with intravenous unfractionated heparin for treatment of pulmonary embolism: a meta-analysis of randomized, controlled trials. Ann Intern Med. 2004, 140: 175-183.

[94] Ray JG, Chan WS. Deep vein thrombosis during pregnancy and the puerperium: a meta-analysis of the period of risk and the leg of presentation. Obstet Gynecol Surv. 1999, 54: 265-271.

[95] Reiner Alexander P, Siscovick David S, Rosendaal FR. Platelet glycoprotein gene polymorphisms and risk of thrombosis: facts and fancies. Rev Clin Exp Hematol. 2001, 5: 262-287.

[96] Rowan JA, McLintock C, Taylor RS, et al. Prophylactic and therapeutic enoxaparin during pregnancy: indications, outcomes and monitoring. Aust N Z J Obstet Gynaecol. 2003, 43: 123-128.

[97] Sangle SR, D'Cruz DP, Jan W, et al. Renal artery stenosis in the antiphospholipid (Hughes) syndrome and hypertension. Ann Rheum Dis. 2003, 62: 999-1002.

[98] Sangle SR, Jan W, Lau IS, et al. Coeliac artery stenosis and antiphospholipid

(Hughes) syndrome/antiphospholipid antibodies. Clin Exp Rheumatol. 2006, 24: 349.

[99] Sanson BJ, Lensing AW, Prins MH, et al. Safety of low molecular weight heparin in pregnancy: a systematic review. Thromb Haemost. 1999, 81: 668-672.

[100] Scarsbrook AF, Evans AL, Owen AR, et al. Diagnosis of suspected venous thromboembolic disease in pregnancy. Clin Radiol. 2006, 61: 1-12.

[101] Schaefer C, Hannemann D, Meister R, et al. Vitamin K antagonists and pregnancy outcome. A multi-centre prospective study. Thromb Haemost. 2006, 95(6): 949-957.

[102] Schmidel DK, Tatro AV, Phelps LG, et al. Organization of the human protein Sgenes. Biochemistry. 1990, 29: 7845-7852.

[103] Schulman S, Wiman B. The significance of hypofibrinolysis for the risk of recurrence of venous thromboembolism. Duration of Anticoagulation (DURAC) Trial Study Group. Thromb Haemost. 1996, 75: 607-611.

[104] Sephton V, Farquharson RG, Topping J, et al. A longitudinal study of maternal dose response to low molecular weight heparin in pregnancy. Obstet Gynecol. 2003, 101(6): 1307-1311.

[105] Simpson EL, Lawrenson RA, Nightingale AL, et al. Venous thromboembolism in pregnancy and the puerperium: incidence and additional risk factors from a London perinatal database. BJOG. 2001, 108: 56-60.

[106] Smith MP, Norris LA, Steer PJ, et al. Tinzaparin sodium for thrombosis treatment and prevention during pregnancy. Am J Obstet Gynecol. 2004, 190: 495-501.

[107] Spritzer CE, Norconk Jr JJ, Sostman HD, et al. Detection of deep venous thrombosis by magnetic resonance imaging. Chest. 1993, 104(1): 54-60.

[108] Sultan AA, Tata LJ, West J, et al. Risk factors for first venous thromboembolism around pregnancy: a population-based cohort study from the United Kingdom. Blood. 2013, 121(19): 3953-3961.

[109] Tait RC, Walker ID, Perry DJ, et al. Prevalence of antithrombin deficiency in the healthy population. Br J Haematol. 1994, 87: 106-112.

[110] Tawfik MM, Taman ME, Motawea AA, et al. Thrombolysis for the management of massive pulmonary embolism in pregnancy. Int J Obstet Anesth. 2013, 22(2): 149-152.

［111］te Raa GD, Ribbert LS, Snijder RJ, et al. Treatment options in massive pulmonary embolism during pregnancy, a case-report and review of literature. Thromb Res. 2009, 124(1): 1-5.

［112］The Acute Management of Thrombosis and Embolism During Pregnancy and the Puerperium, RCOG Green-top Guideline No. 37b Reviewed 2010.

［113］Thrombosis and Embolism during Pregnancy and the Puerperium, Reducing the Risk, RCOG Green top Guideline No. 37a, Nov 2009.

［114］Uchikova EH, Ledjev II. Changes in haemostasis in normal pregnancy. Eur J Obstet Gynecol Reprod Biol. 2005, 119: 185-188.

［115］Ulander VM, Lehtola A, Kaaja R. Long-term outcome of deep venous thrombosis during pregnancy treated with unfractionated heparin or low molecular weight heparin. Thromb Res. 2003, 111: 239-242.

［116］Ulman E, Brady WJ, Perron AD. Electrocardiographic manifestations of pulmonary embolism. Am J Emerg Med. 2001, 19(6): 514-519.

［117］van Dongen CJJ, Prandoni P, Frulla M, et al. Relation between quality of anticoagulant treatment and the development of the postthrombotic syndrome. J Thromb Haemost. 2005, 3: 939-942.

［118］van Dongen CJ, van den Belt AG, Prins MH, et al. Fixed dose subcutaneous low molecular weight heparins versus adjusted dose unfractionated heparin for venous thromboembolism. Cochrane Database Syst Rev. 2004, (4): CD001100.

［119］van Hylckama VA. High levels of factor IX increase the risk of venous thrombosis. Blood. 2000, 95: 3678-3682.

［120］Villa P, Aznar J, Vaya A, et al. Hereditary homozygous heparin cofactor II deficiency and the risk of developing venous thrombosis. Thromb Haemost. 1999, 82: 1011-1014.

［121］Vora S, Ghosh K, Shetty S, et al. Deep venous thrombosis in the antenatal period in a large cohort of pregnancies from western India. Thromb J. 2007, 5: 9.

［122］Wan S, Quinlan DJ, Agnelli G, et al. Thrombolysis compared with heparin for the initial treatment of pulmonary embolism: a meta-analysis of the randomized controlled trials. Circulation. 2004, 110: 744-749.

［123］Warkentin TE, Greinacher A. Heparin-induced thrombo-cytopenia: recognition, treatment, and prevention, the Seventh ACCP Conference on Antithrombotic and

Thrombolytic Therapy. Chest. 2004, 126(3 Suppl): 311-337.

[124] Wells PS, Anderson DR, Rogers M, et al. Evaluation of d-dimer in the diagnosis of suspected deep venous thromboembolism. N Engl J Med. 2003, 349: 1227-1235.

[125] Why Mothers Die Kerala - 2006-09 Second Report of Confidential Review of Maternal Deaths, Kerala Maternal Fetal Medicine Committee, Kerala Federation of Obstetrics & Gynaecology Editors: VP Paily, K Ambujam, Betsy Thomas.

[126] Wilbur J, Shian B. Diagnosis of deep venous thrombosis and pulmonary embolism. Am Fam Physician. 2012, 86(10): 913-919.

[127] Wong M, Sangle S, Jan W, et al. Intracerebral arterial stenosis with neurological events associated with antiphospholipid syndrome. Rheumatology (Oxford). 2005, 44: 948-949.

[128] Yusen RD, Gage BF. Out patient treatment of acute thromboembolic disease. Clin Chest Med. 2003, 24: 46-61.

[129] Zoller B, Svensson PJ, He X, et al. Identification of the same factor V mutation in 47 out of 60 thrombosis-prone families with inherited resistance to activated protein C. J Clin Invest. 1994, 94: 2521-2524.

第二十一章　妊娠滋养细胞疾病

一、引　言

妊娠滋养细胞疾病(Gestational trophoblastic disease, GTD)是指非正常妊娠来源的滋养细胞发生异常增生的一组疾病,发生该病的患者体内存在卵子和精子的遗传基因失衡。完全性葡萄胎(Complete hydatidiform mole, CHM)和部分性葡萄胎(Partial hydatidiform mole, PHM)的基因组成是不同的。两种葡萄胎都是多了一套父系染色体,导致细胞滋养细胞和合体滋养细胞迅速增生,产生大量HCG,从而发展为妊娠滋养细胞肿瘤(Gestational trophoblastic neoplasia, GTN)。GTN也可由正常滋养细胞发展而来,如绒癌和继发于足月产、流产的胎盘部位滋养细胞肿瘤(Placental site trophoblastic tumor, PSTT)。所有GTN都有高水平HCG的特征,而与遗传基因来源无关。即使出现广泛转移,化疗仍是治疗GTN最敏感和最有效的治疗方法,绝大部分患者都能保留生育功能。由于GTD是由来自胚胎组织的物质导致母体发病的疾病,故显得尤为特殊。

二、分　类

1. 葡萄胎
- 完全性葡萄胎。
- 雄性来源的完全性葡萄胎。
- 纯合子:父系的单倍染色体复制形成完全相同的两套染色体,单精子受精,占80%,核型为46,XX。
- 杂合子:染色体全来自父系,双精受精,核型为46,XX或46,XY。
- 双亲来源的完全性葡萄胎:既有父系染色体,又有母系染色体,且母源印迹基因不能表达。
- 部分性葡萄胎:单倍体卵子与两个单倍体精子受精,核型为69,XXY或69,XXX,或与单倍体23,X的精子复制后受精,核型为69,XXX。

2. 妊娠滋养细胞肿瘤
GTN包括一组具有局部侵蚀和向远处转移能力的肿瘤:
- 侵蚀性葡萄胎。
- 绒癌。

- PSTT。
- 上皮样滋养细胞肿瘤(Epithelioid trophoblastic tumor, ETT)。

三、葡萄胎的遗传学 》》

发生葡萄胎是由于父系染色体多余,且印迹表达在 GTD 的发展中发挥作用。父源基因控制滋养细胞和胎盘的生长发育,而母源基因控制胚胎和胎儿的生长发育。因此,葡萄胎是由于父源基因的过度表达导致滋养细胞出现过度增生和侵蚀。

Vassilakos 等[1]在 1977 年和 Szulman、Surti[2,3]在 1978 年的研究表明,CHM 和 PHM 是两种不同的疾病。CHM 有正常数量的染色体(46 条),但所有的染色体均来自父系,表现为雄性单性生殖,产生这一情况的原因是 23,X 的母源染色体缺失。PHM 是三倍体(69,XXY、69,XXX 或 69,XYY),由单倍体卵子和两个单倍体精子受精形成,形成两套来自父系的染色体和一套来自母系的染色体妊娠物。

(一) 完全性葡萄胎的父系来源

CHM 来自空卵(母源染色体缺失或失活)与单倍体精子(23,X)的异常结合(单精子受精),单倍体精子(23,X)经复制后为 46,XX,从而出现雄性单性生殖的 CHM(AnCHM、纯合子)。大部分 CHM 来自于单倍体精子的复制,还有约 20% AnCHM 来自空卵与两个精子受精,核型为 46,XY 或 46,XX,即杂合子完全性葡萄胎[1,2,4]。杂合子完全性葡萄胎更易发展为恶性葡萄胎。当缺乏 X 染色体时,胚胎不能进行早期发育,因此未发现 CHM 有核型为 46,YY。线粒体 DNA 仍为母系来源[5,6]。含有 Y 染色体的双精受精(杂合子)CHM 患者有更高的恶性可能[7](图 21.1)。

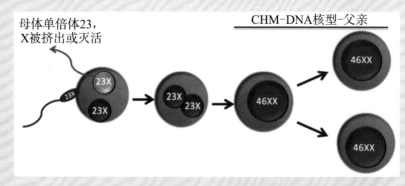

图 21.1 23,X 单倍体精子与空卵受精,复制形成 46,XX

(二) 部分性葡萄胎的父系来源

PHM 是三倍体,核型为 69,XXX、69,XXY 或 69,XYY[3]。PHM 可能来自于单倍体卵子(23,X)与双精子(23,X 或 23,Y)受精而形成三倍体;也可能是单倍体卵子与有减数分裂缺陷的双倍体精子受精而形成(图21.2)。

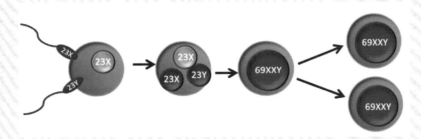

图21.2　23,X单倍体卵子与双精子(23,X或23,Y)受精而形成三倍体

(三) 双亲来源的完全性葡萄胎

双亲来源的完全性葡萄胎极少见,在复发性葡萄胎和家族性葡萄胎(有两个以上家庭成员有葡萄胎史)患者中可见。染色体来自父母两系,但由于基因组印迹缺陷而形成葡萄胎,其表现与CHM类似。对这些家族成员的基因研究发现,表达富含亮氨酸的NLRP7所在染色体19q13.3-13.4区基因突变[8-10]。双亲来源的完全性葡萄胎的遗传方式为常染色体隐性遗传。产生双亲来源的完全性葡萄胎可能的机制是H19等位基因甲基化缺陷;或是父源等位基因甲基化,而母源等位基因未甲基化。甲基化缺陷有时是部分性的,甚至不会产生影响,这就解释了为什么有甲基化缺陷的妇女可以出现正常妊娠(图21.3)。

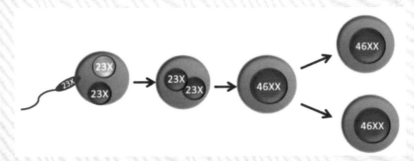

图21.3　双亲来源的完全性葡萄胎印迹缺陷,有恶性风险。19q13.3-13.4区nlrp7基因缺陷

四、高危因素

发生葡萄胎的高危因素之一是年龄。年龄＞35岁和年龄＜20岁的妇女的发病风险是普通妇女的2倍。年龄＞40岁的妇女是年轻妇女的5～10倍[11]。分娩次数不会造成葡萄胎发病风险增加。据报道,胡萝卜素和动物脂肪缺乏是高危因素。有葡萄胎史是重要的高危因素,有该病史者发病率是正常人群的10倍。吸烟、不孕史、长期使用避孕药或促排卵药均会增加葡萄胎的发病风险。

五、病　理 》》

GTD的所有类型都表现为合体滋养细胞和细胞滋养细胞的高度增生,并分泌HCG。PSTT由中间型滋养细胞组成,HCG和人胎盘催乳素(Human placental lacto-gen, HPL)轻度升高。

(一) 完全性葡萄胎

CHM的病理特征包括:

(1) 细胞滋养细胞和合体滋养细胞弥漫性增生。

(2) 弥漫性绒毛水肿,间质大小不一,形似"葡萄",也称水泡状胎块。

(3) 未见胚胎或胎儿,绒毛内未见有核的胎儿红细胞。

1997年,Fisher等[12]报道了7例CHM病例,研究者通过PCR扩增DNA发现存在胎儿红细胞。因此,他们认为胎儿红细胞存在于CHM的绒毛中,而仅出现胎儿红细胞不是诊断PHM的指征。

随着超声检查对早期妊娠评估的普及,许多葡萄胎在出现典型症状前就已被发现并清宫。所有清宫后获取的组织都应行组织病理检查。这些早期病例可能不出现CHM的典型表现。早期CHM总是出现异常滋养细胞过度增生,但弥漫性水肿不一定明显,并且可出现绒毛间质血管和间质核碎裂。

CHM会出现几种生长因子的过度表达,包括c-myc、表皮生长因子和c-erbB-2。CHM行免疫组化染色时表现为p57Kip2阴性。CHM的病理见图21.4。

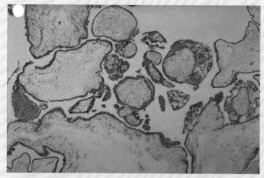

绒毛弥漫性水肿,水泡内无血管,滋养细胞增生

图21.4　完全性葡萄胎

(二) 部分性葡萄胎

PHM的病理特征包括:

(1) 绒毛水肿呈局限性,大小不一。

（2）滋养细胞轻度增生，主要是合体滋养细胞。

（3）通常存在胎儿血管，含有有核胎儿红细胞。

（4）胚胎或胎儿常伴有先天性畸形。

（5）临床表现较轻，常误诊为稽留流产。

曾认为PHM不会转变为绒癌。近期Newlands等报道3例继发于PHM的绒癌[13]；其他期刊也报道了PHM进展为恶性肿瘤的病例[14-16]。

区分葡萄胎和水肿性流产是困难的。水肿性流产可能像葡萄胎一样，表现为绒毛水肿肿胀，但缺乏典型的滋养细胞过度增生。使用p57Kip2免疫组化能更好地区分CHM和PHM。p57Kip2基因（CDKN1C）是父源印迹、母源表达的印迹基因。CHM无母源染色体，因此p57Kip2免疫组化呈阴性，而水肿性流产和PHM呈阳性。PHM的病理见图21.5。

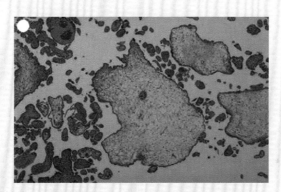

局部滋养细胞增生和水肿样变，可见正常绒毛组织

图21.5　部分性葡萄胎

（三）侵蚀性葡萄胎

侵蚀性葡萄胎多从CHM发展而来，绒毛可穿透子宫肌层或子宫血管壁，进而可扩散至阴道或肺；呈局部侵蚀，可穿透子宫肌层全层导致严重的腹腔内血肿；显微镜下的特征是滋养细胞已侵犯子宫肌层，并且有绒毛结构（图21.6）。大部分侵蚀性葡萄胎的表现为滋养细胞具有明显活性，有绒毛结构。侵蚀性葡萄胎很少做组织学诊断，并且由于很少做全子宫切除，也很难经刮宫得到组织进行鉴别。超声检查表明肌层内可见高回声团块。由于病灶存在异质性，可见到包含有小的液体腔隙，彩超显示高血流信号（图21.7）。临床可表现为子宫复旧不全，持续大量的阴道出血（图21.8），HCG水平升高。当出现HCG水平升高时，即可开始化疗，而通过组织病理学再确诊侵蚀性葡萄胎（图21.9）或绒癌（图21.10）不是必需的。

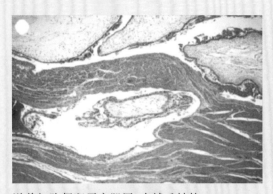

滋养细胞侵犯子宫肌层,有绒毛结构

图21.6　侵蚀性葡萄胎

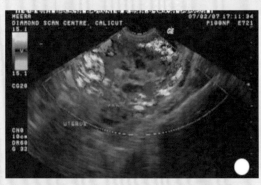

侵蚀性葡萄胎在子宫肌层内的高度血管化区域

图21.7　侵蚀性葡萄胎彩超

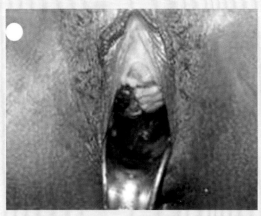

图21.8　GTN的尿道下结节引起阴道出血

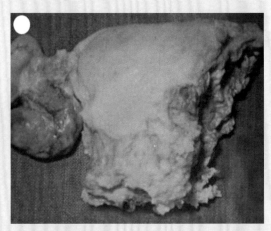

图21.9　侵蚀性葡萄胎导致子宫穿孔,出现腹腔内大出血,行子宫次全切除术以挽救生命

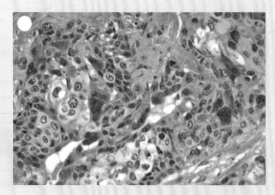

细胞滋养细胞和合体滋养细胞的非典型增生

图21.10　绒癌的病理表现

（四）异位妊娠葡萄胎

发生于输卵管内的葡萄胎极少见。诊断标准与宫腔内葡萄胎相同。超声成像检查可能会误诊为异位妊娠。

（五）绒 癌

绒癌是恶性肿瘤,细胞滋养细胞和合体滋养细胞成片状高度增生,无绒毛结构。绒癌的一个重要高危因素是葡萄胎,尤其是CHM。PHM极少发展为绒癌。绒癌可继发于正常妊娠、流产和异位妊娠。有些病例甚至没有妊娠史,因此推测绒癌可能由孕体发展而来[17]。绒癌无间质反应,因此其本质是肿瘤细胞引起的出血和坏死。显微镜检查发现,因绒癌组织缺乏内在血管,肿瘤活性部位局限于肿瘤边缘;肿瘤细胞通过侵蚀母体血管而获取营养。绒癌的主要转移方式是经血行播散到肺、脑和其他脏器。当转移灶迅速生长导致血供不足,就会引起出血和坏死。常见大量坏死、出血和血管侵犯。最常见的转移部位是肺(图21.11)、脑、肝、盆腔、阴道、子宫(图21.12)、脾、肠道和肾脏。

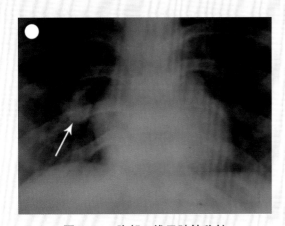

图21.11　胸部X线示肺转移灶

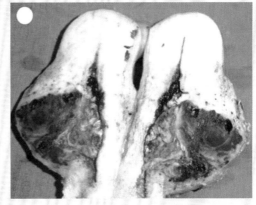

图21.12　子宫绒癌

（六）胎盘部位滋养细胞肿瘤

1981年,Scully等提议用PSTT来描述一种GTN[18]。这是罕见的GTN,由来自胎盘种植部位的中间型滋养细胞形成。此类肿瘤可来自于足月产、流产和葡萄胎,一般只是局部侵犯,很少发生大范围转移。PSTT含有较少的合体滋养细胞,产生的HPL多于HCG,因此HCG不能作为可靠的随访肿瘤标志物。然而,在临床上,当HCG水平相对于肿瘤负荷较低时,应怀疑该诊断。该肿瘤生长缓慢,转移较晚,可累及淋巴结,产生低水平的HCG。

PSTT的病理表现是子宫肌层内绒毛外或中间型滋养细胞增生,绒毛极少见,缺乏绒癌的典型异型表现。相反,典型特征是相对单一的单核滋养细胞侵犯子宫肌层,并使子宫肌纤维分离(图21.13)。PSTT因侵犯血管不如绒癌常见,PSTT的临床表现以坏死为主,而绒癌的临床表现以出血为主。利用HPL、CD146(MEL-CAM)、胎盘碱性磷酸酶的免疫组化诊断PSTT的特异性可达60%[19]。PSTT表现为,在正常妊娠、流产或葡萄胎几个月或几年后,发生闭经后不规则阴道流血[20]。已经得到遗传学证实,PSTT可起源于葡萄胎和正常妊娠[21,22]。PSTT对化疗不敏感,治疗首选全子宫切除术。转移灶可选择联合化疗进行治疗。

(七) 上皮样滋养细胞肿瘤

ETT是极少见的肿瘤,最近才归类为GTN[23]。据文献报道,ETT大部分患者处于生育期年龄,且其前次妊娠史可以是足月妊娠、自然流产或葡萄胎。前次妊娠史与肿瘤发生的平均间隔时间是5~6年。

截至2008年,全世界只有52例病例报道。肿瘤由绒毛中间型滋养细胞组成,可用以区分绒癌和PSTT。肿瘤由片状和巢状的单核滋养细胞组成,有透亮、嗜酸性和空泡状的胞浆,类似绒毛样的中间型滋养细胞。组织学上,ETT和其他肿瘤有明显的区别,ETT的细胞学特征和生长模式类似于鳞状细胞癌(图21.14)。肉眼可见在子宫壁、子宫下段、宫颈内口有囊实性肉样肿物。因为经常累及子宫下段或宫颈内口,组织学改变为上皮样表现,有p63和细胞角蛋白的表达,所以可能会与鳞状细胞癌相混淆。

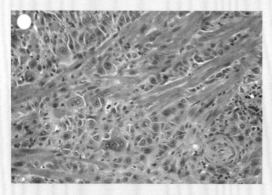

绒毛外滋养细胞增生,分离子宫肌纤维

图21.13 胎盘部位滋养细胞肿瘤

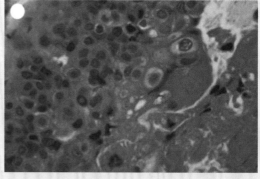

上皮样中间型滋养细胞和癌巢内见嗜酸性玻璃样变(角质素样物质),类似于鳞状细胞癌

图21.14 上皮样滋养细胞肿瘤

六、葡萄胎的临床表现

葡萄胎患者在较早孕周就会有严重的恶心、呕吐。呕吐过于严重的患者需要住院治疗,以纠正水电解质失衡。大部分葡萄胎患者可能发生突然或大量的阴道出血。因为常规超声检查和早期终止妊娠的妥善处理,以前报道过的疾病特点,如贫血、子宫大于停经月份、子痫前期、妊娠剧吐、甲状腺功能亢进、呼吸窘迫等已经很少发生。PHM

的症状很轻微、发病较迟,可能会被误诊为稽留流产。妊娠早期常规使用超声检查可能会将葡萄胎误诊为枯萎卵或稽留流产,或者终止妊娠。即使在现在,若患者没有进行适当的产前检查,也可出现子宫大于停经月份、增大的卵巢黄素化囊肿、甲状腺功能亢进症状、早发型重度子痫前期、贫血等。

七、葡萄胎的超声诊断

CHM的超声检查特征表现为宫腔内充满大小、形状不同的无回声区域,呈"落雪状",而宫腔内无胎儿组织(图21.15)。在孕14~18周时,30%的患者可出现继发于HCG高水平的卵巢黄素化囊肿(图21.16)。早期发现和终止此类妊娠将不会出现这种典型的超声表现。然而,大部分妊娠早期CHM仍可有其他典型超声表现,如复杂、数量多的小囊状腔隙的宫内回声团块[25]。30%的PHM可经超声诊断,其余可能会被误诊为稽留流产。PHM的超声检查可发现过度增大的胎盘,胎盘存在囊状空隙,孕囊可能为空,或为不规则回声,或为生长停滞的胚胎(图21.17)。

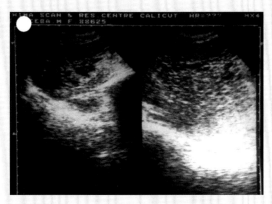

图21.15　超声显示完全性葡萄胎

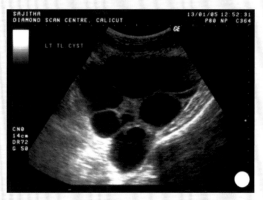

图21.16　超声显示完全性葡萄胎的卵巢黄素化囊肿

在某些病例中需要结合其他辅助检查以鉴别葡萄胎和非葡萄胎流产,包括免疫组化p57Kip2(CDKN1C)。p57Kip2由母源等位基因表达,组织学上可见所有妊娠的合体滋养细胞和绒毛间质细胞的核染色,而在CHM患者的免疫组化检查中不会出现上述组织学染色。

双胎妊娠中正常胎儿合并葡萄胎(图21.18);胎盘间质发育不良,可能误诊为部分性葡萄胎。上述两种情况,通过认真重复检查和使用三维超声有助于做出正确诊断。羊水穿刺和胎儿染色体核型分析有助于确诊PHM、三倍体胎儿。

不管超声结果如何,所有无生命迹象的妊娠物都应行组织学检查,所有患者在终止妊娠后4~6周可检测HCG,以排除持续性滋养细胞疾病。

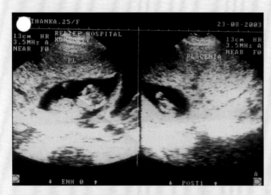

图21.17　超声显示部分性葡萄胎

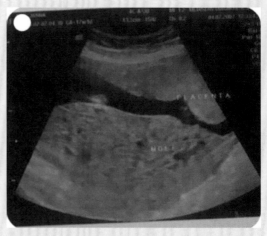

图21.18　三维超声下的双胎妊娠,见葡萄胎组织和正常胎盘

八、葡萄胎的治疗

当患者被诊断为CHM或PHM时,应考虑及时为其进行清宫处理。必须评估患者有无合并症,如贫血、子痫前期、甲状腺功能亢进、呼吸困难等。清宫前除了测血常规、尿常规,还应查HCG、胸部X片。葡萄胎最主要的治疗是清宫(图21.19)。清宫前需要做好输血前交叉配型和液体复苏的准备。

葡萄胎无论子宫大小,清宫方法可选择麻醉下行吸刮术。在清宫术前4～6h,使用阴道用PGE1类似物,以软化宫颈。操作结束后可静脉内用缩宫素,轻刮宫腔,以确保清宫完全。子宫太大者可在超声引导下清宫;黄体囊肿太大可行穿刺吸液以防发生扭转。黄体囊肿自行消退需要6～8周。1周后复查超声以确保清宫完全。只有存在清宫不全的证据时,才需进行二次清宫。

年龄在40岁以上、无生育要求的原位葡萄胎患者可选择行子宫切除(图21.20)。子宫切除可降低后续发生绒癌的风险,也消除了侵蚀性葡萄胎的发生风险[27]。但是,

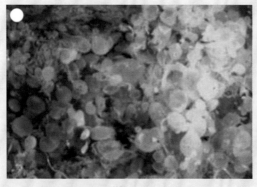

图21.19　经吸宫的葡萄胎

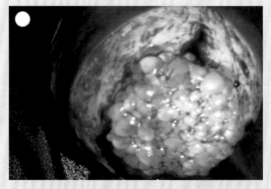

图21.20　子宫切除见原位葡萄胎

并不能消除恶性肿瘤发生的可能,因此监测β-HCG水平是必须的。通过穿刺可减小卵巢黄素化囊肿,可暂不进行处理。切除子宫不是清除葡萄胎的方法。因Rh D因子可表达于滋养细胞、CHM可出现胎儿红细胞,对于Rh阴性的患者,在对其进行清宫时,可应用Rh免疫球蛋白[12]。

九、葡萄胎的预防性化疗

对于葡萄胎排空时使用预防性化疗的方法仍有争议。

有研究者报道,预防性化疗可减少继发于葡萄胎的肿瘤发生[28,29]。Kim等前瞻性随机试验发现,对CHM的高危患者,预防性化疗可将继发于葡萄胎的肿瘤发生率从47%降到14%;而CHM的低危患者,预防性化疗不影响持续性滋养细胞疾病的发生率(使用预防性化疗和不使用预防性化疗的比例为7.7% : 5.6%)[29]。然而,预防性化疗后发展为持续性滋养细胞肿瘤的患者,需要更多的化疗疗程。不管HCG随访是否可靠,预防性化疗可能对CHM的高危患者有用。

反对葡萄胎患者接受化疗药的主要依据是只有15%的患者可能发展为持续性滋养细胞疾病,并且这一情况的发生可以通过随访进行鉴别。若患者开始行预防性化疗,不只是需要在清宫时注射一次化疗药,而是通过足疗程直到HCG阴性的过程中也需要注射化疗药。

十、随 访

在葡萄胎清宫后的所有患者应定期监测HCG,随访直至完全缓解为止;并应在当地治疗中心或三甲医院登记,以便进一步治疗。理想的血HCG每周下降情况应呈对数线性(每周下降一对数值)。在随访期间,鼓励患者采取有效避孕措施。没有明确证据表明,口服避孕药会增加绒癌的发生风险[30]。低剂量口服避孕药是安全的,不增加持续性滋养细胞疾病的发生风险。有关这一问题仍有争议,安全起见,建议患者使用屏障避孕工具直到HCG正常,再用口服避孕药。避免使用宫内节育器,因为可能有发生穿孔的风险。

随访要求每1～2周连续测量血HCG,直到连续二次阴性,共监测6个月。在第一次清宫后的8周内,若患者HCG正常,则其发展为GTN的风险降低,继续再监测6个月;超过8周者,则需随访12个月。

十一、妊娠滋养细胞肿瘤的诊断

GTN或持续性滋养细胞疾病的诊断标准:血β-HCG测定3次上升(10%),持续或超过2周;HCG测定4次呈平台状态(波动小于10%),持续3周或更长时间;清宫6个月后HCG持续存在;有绒癌病理依据。清宫4周后,血β-HCG值超过20000 IU/L是化疗的指征。

据不同报道显示,完全性葡萄胎清宫后,6%～36%的患者可能发展为葡萄胎后GTD,平均发生率为20%[31-33]。从1990年6月开始持续15年,通过对1569例葡萄胎患者的诊治发现,GTN的发生率为20.5%[34],其中60%的GTN继发于葡萄胎,30%继发于流产,10%继发于正常妊娠或宫外孕。

在2002年,国际妇产科联盟(International Federation of Gynecology and Obstetrics, FIGO)根据其肿瘤委员会的建议,修订了的妊娠滋养细胞疾病的分类,颁布了GTN的FIGO解剖学分期和修订后的WHO预后评分系统(表21.1和表21.2)[35,36]。

表21.1 GTN的FIGO解剖学分期(FIGO,2002年)

分期	解剖学
Ⅰ期	GTN局限于宫体
Ⅱ期	GTN扩散到附件、阴道、阔韧带,但仍局限于生殖器官
Ⅲ期	GTN扩散到肺,有或无生殖系统累及
Ⅳ期	其他转移

表21.2 预后评分系统

FIGO评分	0	1	2	4
年龄(岁)	<40	>40		
前次妊娠	葡萄胎	流产	足月产	
距前次妊娠时间(月)	<4	4～<7	7～<13	≥13
治疗前血HCG(IU/L)	$<10^3$	$10^3～<10^4$	$10^4～<10^5$	$≥10^5$
最大肿瘤大小(cm)	<3	3～<5	≥5	
转移部位	肺	脾、肾	胃肠道	肝、脑
转移病灶数目	—	1～4	5～8	>8
先前失败化疗	—	—	单一药物	两种或两种以上药物

PSTT另分一类。分期同GTN,但预后评分系统不适用。

为了分期和预后评分,诊断时以罗马数字Ⅰ、Ⅱ、Ⅲ、Ⅳ表示分期;再以阿拉伯数字表示预后评分,中间用":"隔开。患者分为低危组(≤6分)和高危组(≥7分)。Bagshawe的预后评分系统[37]由WHO修订后[38]再由FIGO修订。WHO的评分忽略ABO血型分型,若发生肝转移则评4分。PSTT另分为一类。没有中间风险组。

GTN的治疗根据分期和预后评分:

（1）低危患者：分期Ⅰ、Ⅱ、Ⅲ，评分≤6分，单一药物化疗。

（2）高危患者：分期Ⅰ、Ⅱ、Ⅲ，评分≥7分和分期Ⅳ期者，联合化疗。

（一）GTN低危患者

GTN低危患者经单一药物化疗，初次治疗后均能缓解。在各种治疗低危GTN治疗方案中，甲氨蝶呤和放线菌素D是首选药物。

1. 甲氨蝶呤

从1950年起，甲氨蝶呤就用于治疗恶性妊娠滋养细胞疾病，对无转移患者的治疗率达100%。治疗前检测血常规、评估肝肾功能。白细胞计数和血小板计数每两周测一次。毒副作用包括：胃肠道溃疡、骨髓抑制、脱发、皮肤光敏反应等。贫血和感染会增加药物毒副作用的发生风险。肝肾功能受损的患者不可用甲氨蝶呤，因该药经肝脏代谢，经肾脏排泄。

2. 甲氨蝶呤-四氢叶酸方案

Bagshawe和Wilde推荐使用甲氨蝶呤时，同时使用四氢叶酸，以防止正常组织内的二氢叶酸还原酶被甲氨蝶呤阻断，这样就可以安全使用更大剂量的甲氨蝶呤[39,40]。方案是第1、3、5、7日使用甲氨蝶呤1mg/(kg·d)，第2、4、6、8日使用四氢叶酸0.1mg/(kg·d)。在甲氨蝶呤用药30h后开始使用四氢叶酸。对无转移和低风险已转移的患者，每两周一个疗程，以达到完全缓解。若HCG浓度≤100 IU/L，且患者对甲氨蝶呤和四氢叶酸方案耐药，可用放线菌素D进行治疗。若患者耐药，HCG浓度＞100 IU/L，可选择多药化疗，这一方案几乎可用于所有患者的治疗[41,42]。英国妊娠滋养细胞疾病中心调高了采用联合化疗治疗的患者HCG浓度（＞300 IU/L），以减少多药联合化疗的需求[42]。在每一疗程开始前，复查血常规、肝肾功能。持续化疗直至HCG降至正常范围，再进行一到两个疗程的化疗，以杀灭残留肿瘤细胞，并可防止复发。

3. 其他单药化疗方案

● 甲氨蝶呤针0.4mg/kg肌注5d，每两周一次。约10%的低危患者需要进一步治疗。

● 甲氨蝶呤针50mg/m²肌注，每周一次。失败率可能高于每日用药，可以在放线菌素D 9～12μg/kg治疗5d后开始，以达到完全缓解。

● 放线菌素D 9～12μg/kg静滴，连续5d，每两周一次。若漏出血管，放线菌素可引起严重的局部溃破，应通过单独静脉通道注射。若发生渗漏，可用100mg氢化可的松和2mL的1%利多卡因做局部浸润。

本书的原著作者对321个无转移病例的使用MTX-FA方案治疗，其中完全缓解的病例达到92%；3%的病例需要放线菌素D交替治疗以达到缓解；3.6%患者需要多药联合化疗(MAC、EMA-CO)[34]。

(二) GTN高危患者

大部分高危患者在前次妊娠的几个月或几年后都有脏器转移的症状和体征。有脑转移者,可出现癫痫、头痛、偏瘫;有肺转移者,可出现咯血、呼吸困难、胸痛。患者可能未发生月经异常,直到考虑GTN的可能,检测HCG之后才可能诊断。除了测HCG,还要做腹部CT、脑MRI、多普勒超声,以进行分期和计算预后评分。

高危患者的起始治疗应采取多药联合化疗,有或无放疗或手术治疗。直到20世纪80年代中期,最初的联合化疗方案是MAC,即甲氨蝶呤、放线菌素D、环磷酰胺,据报道其治愈率是63%~71%[43,44]。20世纪70年代中期,Bagshawe和其同事在英国伦敦的查令十字医院发现了7药联合的化疗方案CHAMOCA,包括环磷酰胺、羟基脲、放线菌素D、甲氨蝶呤与四氢叶酸、长春新碱、多柔比星,并报道该方法的最初缓解率可高达82%[45]。

在20世纪70年代后期,依托泊苷被报道可作为治疗GTN的有效化疗药后,Newlands等制定了EMA-CO方案(表21.3)用于治疗高危GTN。使用依托泊苷、高剂量甲氨蝶呤与四氢叶酸、放线菌素D、环磷酰胺、长春新碱,其治疗的临床有效率为80%[46]。

表21.3　EMA-CO方案

天数	药物	剂量
第1日	依托泊苷	100mg/m² 静脉滴注 30min 以上
	放线菌素D	0.5mg 静脉注射
	甲氨蝶呤	100mg/m² 静脉注射,200mg/m² 在 1000mL 5% 的葡萄糖内,静脉滴注 12h
第2日	依托泊苷	100mg/m² 静脉滴注 30min 以上
	放线菌素D	0.5mg 静脉注射
	四氢叶酸	从甲氨蝶呤用药开始算起,15mg 肌肉注射,每 12 小时一次,共 4 次
第8日	环磷酰胺	600mg/m² 静脉注射
	长春新碱	1mg/m² 静脉注射

在第15天、第16天和第22天重复该方案,每两周一次。

建议患者在化疗结束后的1年内不要妊娠,以降低致畸风险。

EMA-EP方案(用依托泊苷和顺铂代替EMA-CO中的环磷酰胺和长春新碱)是对未完全缓解患者的最佳治疗方案。BEP(博来霉素、依托泊苷、顺铂)、VIP(依托泊苷、异环磷酰胺、顺铂)、ICE(异环磷酰胺、卡铂、依托泊苷)等方案可成功治疗对EMA-CO方案无效的患者。

十二、双胎妊娠中葡萄胎合并正常胎儿 》》

　　双胎妊娠中葡萄胎合并正常胎儿(图21.21)极其罕见,估计在妊娠中的发生率为1/100000～1/22000[47]。患者表现为葡萄胎或双胎妊娠,子宫迅速增大。详细的超声检查可发现,正常的胎儿、羊膜囊、胎盘,且与葡萄胎组织分开。PHM可以有胎儿,但整个胎盘会有弥漫水泡状改变。然而,这种情况下的诊断准确率只有70%。三维超声检查可以分别描绘正常胎盘的羊膜囊和正常胎儿,以及葡萄胎组织。若继续妊娠,必须确认胎儿是否正常,可以通过羊水穿刺和染色体核型分析。双胎妊娠的正常胎儿可能是46,XX或46,XY,而PHM的核型是69,XXX或69,XXY。PHM的胎儿因是三倍体,可能有先天异常,应及时终止妊娠。双胎妊娠其中之一是CHM,另外为正常胎儿者的活产率是30%～40%,但孕妇发生子痫前期和出血的风险更高[48]。与其他葡萄胎妊娠相比,此种情况的后续更需要化疗治疗持续性滋养细胞疾病[49,50]。当前的治疗原则是根据患者意愿允许妊娠到足月。向患者告知胎儿的死亡风险、手术治疗、产后随访。该类患者经保守治疗后可允许继续妊娠,除非有明确的终止妊娠指征,如子痫前期或出血。

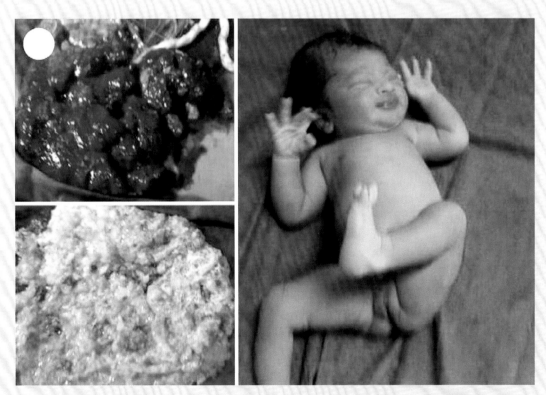

图21.21　双胎妊娠中,其中之一为完全性葡萄胎,另外为正常胎儿(46,XX)和胎盘

十三、静息型妊娠滋养细胞疾病))

静息型妊娠滋养细胞疾病表现为失活的、无侵袭性的滋养细胞。高度分化的合体滋养细胞是主要细胞。患该病的患者组织生长缓慢，对化疗不敏感。这种疾病大多数来源于CHM，但静息型妊娠滋养细胞也发生于绒癌、侵蚀性葡萄胎、PHM的治疗后。这些患者也应密切随访，因为其可能发展为活跃型和转移性疾病。高糖基化HCG的出现是开始治疗的指征之一。低水平的HCG见于PSTT，游离β亚基的增加与PSTT相关。静息型妊娠滋养细胞疾病不同于其他疾病的特点是该疾病可呈静息状态，长时间不产生临床问题。该疾病必然存在少量异常组织，但产生的HCG的量不足已被现有的监测技术所监测到。该类妊娠滋养细胞肿瘤是相当重要的，因为在后续的妊娠中，因激素激增该肿瘤细胞会被重新激活。HCG假阳性与持续低水平HCG的诊断困难，必须通过改善HCG监测方法予以解决[51,52]。

十四、总 结))

GTD的预后取决于清除水泡状胎块后的规律随访，以早期发现持续性疾病。在英国和美国，有治疗GTN的区域性或全国性的转诊中心，所以才有极高的治愈率，从而降低了GTN患者的死亡率。而在发展中国家，尚没有这种机制。由临床医生在区域性的三级医疗中心进行随访，并做好登记，以进一步进行科学研究。

参考文献))

［1］Vassilakos P, Riotton G, Kajii T. Hydatidiform mole: two entities. A morphological and cytogenetic study with some clinical considerations. Am J Obstet Gynecol. 1977, 127: 167-170.

［2］Szulman AE, Surti U. The syndromes of hydatidiform mole. I. Cytogenetic and morphologic correlations. Am J Obstet Gynecol. 1978, 131: 665-671.

［3］Szulman AE, Surti U. The syndromes of hydatidiform mole. II. Morphologic evolution of the complete and partial mole. Am J Obstet Gynecol. 1978, 132: 20-27.

［4］Surti U, Szulman AE, O'Brien S. Dispermic origin and clinical outcome of three complete hydatidiform moles with 46, XY karyotype. Am J Obstet Gynecol. 1982, 144: 84-87.

［5］Lawler SD, Pickthall VJ, Fisher RA, et al. Genetic studies of complete and partial hydatidiform moles. Lancet. 1979, 2: 58.

［6］ Azuma C, Saji F, Tokugawa Y, et al. Application of gene amplification by polymerase chain reaction to genetic analysis of molar mitochondrial DNA: the detection of anuclear empty ovum as the cause of complete mole. Gynecol Oncol. 1991, 40: 29-33.

［7］ Wake N, Fujino T, Hoshi S, et al. The propensity to malignancy of dispermic heterozygous moles. Placenta. 1987, 8: 319-326.

［8］ Moglabey YB, Kircheisen R, Seoud M, et al. Genetic mapping of a maternal locus responsible for familial hydatidiform moles. Hum Mol Genet. 1999, 8: 667-671.

［9］ Murdoch S, Djuric U, Mazhar B, et al. Mutations in NALP7 cause recurrent hydatidiform moles and reproductive wastage in humans. Nat Genet. 2006, 38: 300-302.

［10］ Deveault C, Qian JH, Chebaro W, et al. NLRP7 mutations in women with diploid androgenetic and triploid moles: a proposed mechanism for mole formation. Hum Mol Genet. 2009, 18: 888-897.

［11］ Sebire NJ, Foskett M, Fisher RA, et al. Risk of partial and complete hydatidiform molar pregnancy in relation to maternal age. BJOG. 2002, 109: 99-102.

［12］ Fisher RA, Newlands ES. Diploid hydatidiform moles with foetal blood cells in molar villi. 2—genetics. J Pathol. 1997, 181（2）: 189-195.

［13］ Seckl MJ, Fishjer RA, Newlands ES, et al. Choriocarcinoma and partial hydatidiform mole. Lancet. 2000, 356: 36-39.

［14］ Szulman AE, Surti U, Berman M. Patient with partial mole requiring chemotherapy. Lancet. 1978, ii: 1099.

［15］ Loi LM, Sivanesaratnam V. Malignant evolution with fatal outcome in a patient with partial hydatidiform mole. Aust N Z J Obstet Gynaecol. 1981, 21: 51-52.

［16］ Szulman AE, Wong LC, Hsu C. Residual trophoblastic disease in association with partial hydatidiform mole. Obstet Gynecol. 1981, 57: 392-394.

［17］ Acosta-Sison H. Ab initio choriocarcinoma: two unusual cases. Obstet Gynecol. 1959, 13: 350-352.

［18］ Scully R, Young R. Trophoblastic pseudotumour: a reappraisal. Am J Surg Pathol. 1981, 5: 75-76.

［19］ Vardar MA, Altintas A. Placental-site trophoblastic tumor. Principles of diagnosis, clinical behaviour and treatment. Eur J Gynaecol Oncol. 1995, 16（4）: 290.

［20］ Eckstein RP, Paradinas FJ, Bagshawe KD. Placental site trophoblastic tumour （trophoblastic pseudotumour）: a study of four cases requiring hysterectomy including one fatal case. Histopathology. 1982, 6: 211-226.

[21] Fisher RA, Paradinas FJ, Newlands ES, et al. Genetic evidence that placental site trophoblastic tumours can originate from a hydatidiform mole or a normal conceptus. Br J Cancer. 1992, 65: 355-358.

[22] Bower M, Paradinas FJ, Fisher RA, et al. Placental site trophoblastic tumour: molecular analysis and clinical experience. Clin Cancer Res. 1996, 2: 897-902.

[23] Shih IM, Kurman RJ. Epithelioid trophoblastic tumor: a neoplasm distinct from choriocarcinoma and placental site trophoblastic tumor simulating carcinoma. Am J Surg Pathol. 1998, 22(11): 1393.

[24] Palmer JE, Macdonald M, Wells M, et al. Epithelioid trophoblastic tumor: a review of the literature. J Reprod Med. 2008, 53(7): 465.

[25] Benson CB, Genest DR, Bernstein MR, et al. Sonographic appearance of first trimester complete hydatidiform moles. Ultrasound Obstet Gynecol. 2000, 16: 188-191.

[26] Fisher RA, Hodges MD, Rees HC, et al. The maternally transcribed gene p57 (KIP2)(CDNK1C) is abnormally expressed in both androgenetic and biparental complete hydatidiform moles. Hum Mol Genet. 2002, 11: 3267-3272.

[27] Bahar AM. Hydatidiform in the elderly: hysterectomy or evacuation. Int J Obstet Gynecol. 1989, 29: 233.

[28] Kohorn EI. hydatidiform mole and gestational Trophoblastic disease in Southern Connecticut. Obstet Gynecol. 1982, 59: 78-84.

[29] Kim O, Moon I, Kim KT, et al. Effects of prophylactic chemotherapy for persistent trophoblastic disease in patients with complete hydatidiform mole. Obstet Gynecol. 1986, 67(5): 690-694.

[30] Berkowitz RS, Goldstien DP. Oral contraceptives and postmolar trophoblastic disease. Obstet Gynecol. 1981, 58: 474.

[31] Bagshawe KD. Trophoblastic neoplasia. In: Holland Frei III JF, Bast Jr R, et al. , editors. Cancer medicine. 3rd ed. Baltimore: Williams & Wilkins, 1993. p. 169-968.

[32] Lurain JR, Brewer JI, Torok FE, et al. Natural history of hydatidiform mole after primary evacuation. Am J Obstet Gynecol. 1983, 145: 591-595.

[33] Morrow CP, Kletzky OA, DiSaia PT, et al. Clinical and laboratory correlates of molar pregnancy and trophoblastic disease. Am J Obstet Gynecol. 1977, 128: 424-430.

［34］ Sekharan PK, Sreedevi NS, Rasheedabeegam O, et al. Management of postmolar gestational trophoblastic diseases with methotrexate and folinic acid: 15 years of experience. J Reprod Med. 2006, 51: 835-840.

［35］ Kohorn EI, Goldstein DP, Hancock BW, et al. Combining the staging system of the International Federation of Gynecology and Obstetrics with the scoring system of the World Health Organization for trophoblastic neoplasia. Report of the Working Committee of the International Society for the Study of Trophoblastic Disease and the International Gynecologic Cancer Society. Int J Gynecol Cancer. 2000, 10: 84-88.

［36］ Ngan HY. The FIGO staging for gestational trophoblastic neoplasia 2000, FIGO Committee Report. Int J Gynecol Obstet. 2002, 77: 285-287.

［37］ Bagshawe KD. Risk and prognostic factors in trophoblastic neoplasia. Cancer. 1976, 38: 1373-1385.

［38］ WHO. Scientific Group: gestational trophoblastic diseases technical report series no. 692. Geneva, 1983.

［39］ Bagshawe KD, Newlands ES. The role of low dose Methotrexate and Folinic acid in gestational trophoblastic tumours. Br J Obstet Gynecol. 1989, 96: 795.

［40］ Berkowitz RS, Goldstein DP, Bernstein MR. Ten years experience with methotrexate and Folinic acid as primary therapy for gestational trophoblastic disease. Gynecol Oncol. 1986, 23(1): 111-118.

［41］ McNeish IA, Strickland S, Holden L, et al. Low risk persistent gestational trophoblastic disease: outcome following initial treatment with low-dose methotrexate and folinic acid, 1992-2000. J Clin Oncol. 2002, 20: 1838-1844.

［42］ Seckl MJ, Sebire NJ, Berkowitz RS. Gestational trophoblastic disease. 2010. www.thelancet.com. Published online July 28, 2010. DOI: 10.1016/S0140-6736(10)60280-2.

［43］ Berkowitz RS, Goldstein DP, Bernstein MR. Modified triple therapy in the management of high-risk metastatic gestational trophoblastic tumours. Gynecol Oncol. 1984, 19(2): 173-181.

［44］ Lurain JR, Brewer JI. Treatment of high-risk gestational trophoblastic disease with methotrexate, actinomycin D and cyclophosphamide chemotherapy. Obstet Gynecol. 1985, 65: 8304.

[45] Bagshawe KD, Begent RHJ. The management of high-risk choriocarcinoma. Semin Oncol. 1982, 9: 198-203.

[46] Newlands ES, Bagshawe KD, Begent RHJ, et al. Results with EMA-CO REGIMEN in high-risk gestational trophoblastic tumors. Br J Obstet Gynecol. 1991, 98: 550-557.

[47] Vejerslev LO. Clinical management and diagnostic possibilities in hydatidiform mole with co-existent fetus. Obstet Gynecol Surv. 1991, 46: 577-588.

[48] Newlands ES. Opinion: twin gestation comprising mole in concert with normal foetus: test, treat, abort or let go to term. J Int Soc Troph Dis. 1999, 3: 3-5.

[49] Goldstien DP, Berkowitz RS. Malignant potential of Twin with one mole and one normal fetus. J Int Soc Troph Dis. 1999, 3: 5-7.

[50] Steller MA, Genest DR, Bernstein MR. Clinical features of multiple conception with partial or complete molar pregnancy and coexisting foetus. J Reprod Med. 1994, 39: 147-154.

[51] Cole LA. Choosing a test for monitoring gestational trophoblastic disease. In: Proceedings of the XIII World congress on gestational trophoblastic disease, Hongkong. Abstract # 10. 3, 2005.

[52] Cole LA. Choosing a test for monitoring gestational trophoblastic disease. In: Proceedings of the XIII World congress on gestational trophoblastic disease, Hongkong. Abstract # 12. 4, 2005.

第二十二章 围产期心肌病

一、引言

围产期心肌病(Peripartum cardiomyopathy, PPCM)是一种病因不明的扩张型心肌病,见于孕前无心脏病病史的健康孕妇,通常在妊娠最后1个月至产后5个月内发病。尽管该病引起的心力衰竭(Heart failure, HF)不同于以往的起病形式,但因病程相似,故归类为妊娠相关性心肌病[1,44]。本病发病率<0.1%,死亡率为5%~32%。一部分患者心脏状态可改善,甚至痊愈;另一部分可能进展为重度心力衰竭,甚至死于心律失常、心力衰竭、血栓事件。患者确诊时射血分数(Ejection fraction, EF)越低,其预后越差[14]。

二、流行病学

PPCM的发病率1/4000~1/300不等。发病率有人种差异,黑人孕产妇较高,可达1/1400。这种巨大差异产生的原因与地理分布及心脏彩超过度估计有关[5]。

三、病因学

本病发生在妊娠期[20]。病因尚不明确,发病机制的可能与以下因素有关[30,35]:

- 病毒性心肌炎。
- 免疫反应异常。
- 血流动力学异常。
- 细胞凋亡和炎症反应。
- 泌乳素。
- 保胎时间过长。
- 营养不良。
- 家族易患倾向[37]。

1. 病毒性心肌炎是围产期心肌病最重要的发病机制假说。心肌活检标本发现了大量淋巴细胞浸润,数量不等的心肌细胞水肿、坏死以及纤维化。不管此类孕妇是否合并心肌炎,其妊娠结局都一样。

2. 母体循环内的胎儿细胞免疫应答异常(胎儿微嵌合)。由于妊娠期的天然免疫抑制,母体循环中的胎儿细胞未被清除。分娩后免疫应答被触发,对存在于心肌组织中的胎儿细胞启动病理性的自身免疫反应[2]。

3. 血流动力学异常。由于妊娠期血流动力学的改变，左心室出现可逆性心肌肥大，分娩后可迅速恢复。这可能是因左心功能迅速减退而发生围产期心肌病。

4. 细胞凋亡和炎症反应会引起肿瘤坏死因子α、C反应蛋白、FAS/Apo-1（细胞凋亡标志物）的表达水平升高。在对围产期心肌病孕产妇进行的研究中发现，死亡组孕产妇FAS/Apo-1水平较存活组高。射血分数仍是判断结局的最佳预测因子。

5. 新近的研究进展发现，泌乳素产生过多是PPCM的发病机制之一。围产期心肌病孕产妇心脏STAT3蛋白表达水平较低，而血浆活化组织蛋白酶D和16-kD泌乳素片段升高。STAT3的缺失会引起心脏组织蛋白酶D的表达增强，促进16-kD泌乳素片段的生成[23]。

6. 保胎时间过长。使用β受体激动剂超过4周，易发展成肺水肿进而引发围产期心肌病[27]。

7. 受硒元素和营养的影响。硒元素的缺乏，增加了病毒感染、高血压、低钙血症的发生率，从而导致心血管疾病的发生危险。然而，Cena等的研究结果认为，硒或任何微量营养素缺乏并没有在PPCM中起作用[7,18]。

四、发病机制和心肌病理改变 》》

与正常产妇相比，患围产期心肌病的产妇，其体内存在细胞免疫的改变。患者妊娠期存在调节性T细胞和固有免疫激活增加[10,45]。然而，目前也有研究发现，围产期心肌病的患者T细胞/NK细胞的比率升高的原因是NK细胞严重减少[22-31,46-52]。

PPCM的病理表现为炎症性心肌病变，这种炎症性病变可发生在细胞水平和（或）分子水平。炎症细胞因子平均表达水平升高，多种促炎因子包括Fas、超敏C反应蛋白、γ-干扰素、白介素-6、转化生长因子-β、TNF-α共同参与了围产期心肌病的发病，而另一些炎症因子是否参与发病尚需进一步评估[6,16,53,54]。

五、危险因素 》》

1. 非白种人、高龄、多产、社会经济水平低下、多胎、保胎药物使用时间过长等均与PPCM发病风险增加相关[5]。

2. 超过50%的围产期心肌病患者，在妊娠期间出现过某种形式的高血压，如妊娠期高血压、原发性或继发性高血压。

3. 未能对妊娠期高血压患者进行有效的妊娠期PPCM筛查。

六、临床表现

PPCM的症状和正常妊娠合并轻度心力衰竭相似,患者初次发病常被漏诊。

1. 临床表现为呼吸困难、头晕、胸痛、咳嗽、颈静脉怒张、疲劳和周围性水肿[33]。

2. 左心室功能不全继发左心室扩大,进而引起心律失常、栓塞事件。

3. 可出现心力衰竭的其他表现,如低氧血症、颈静脉怒张、S3和S4奔马律、肝大、啰音[32]等。

4. 可出现心动过速、血压正常或下降。

5. 应与妊娠期生理性表现相鉴别,如水肿、心动过速、颈静脉怒张、妊娠期的S3可以正常等,仔细评估心脏情况,以防止漏诊心力衰竭[14]。

七、辅助检查

1. 胸片可出现心影扩大、胸腔积液、肺淤血[40](图22.1)。

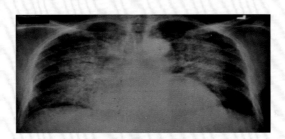

图22.1　胸片

2. 心电图可表现为正常心电图,或出现左心室肥大、ST-T波异常、心律失常、胸导联前间壁Q波、PR间期和QRS波延长[34](图22.2)。

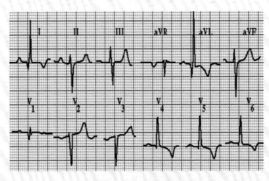

图22.2　心电图

3. 实验室检查包括血常规、血尿素氮、血肌酐、血电解质、血肌钙蛋白水平(用于排除心肌梗死,PPCM急性期也可升高)。脑钠肽或氨基末端脑钠肽有助于诊断[3]。

4. 心脏超声是最有效和实用的诊断工具。可用于评估心室功能、瓣膜结构和功能、病理性心包改变及机械性并发症等。检查发现EF值降低、全心扩大、心壁变薄等特点提示PPCM[9](图22.3)。

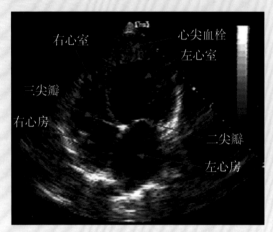

图 22.3　心脏超声

5. 心脏MRI,测量全心和节段性的心肌收缩情况[4,34]。

八、诊　断

PPCM的诊断属于排除性诊断。因此需先除外其他原因引起的心力衰竭,如肺栓塞、脓毒症、心肌梗死、瓣膜病、重度子痫前期及其他心肌病[15]。

1. PPCM诊断标准

需满足以下全部条件。

●基本标准:

(1) 妊娠最后1个月至产后5个月内出现心力衰竭。

(2) 排除其他病因引起的心力衰竭。

(3) 妊娠末月前无明确的心脏疾病。

●附加标准:

心脏彩超示左室射血分数(Left ventricular ejection fraction, LVEF)<45%,伴或不伴FS<30%及左心室舒张末期内径(Left ventricular end-diastolic dimension, LVEDd)>2.7cm/m²。

2. 鉴别诊断

● 原发性扩张型心肌病:发病更早,多于产后发生(78%~93%)。PPCM中心肌炎发病率更高。PPCM临床进展恶化迅速、预后不良,与扩张型心肌病相比,大多数PPCM患者在产后心脏大小即可恢复正常[17]。

- 隐匿的瓣膜病：可通过经胸心脏彩超排除隐匿的瓣膜病。如发现心脏收缩功能正常,则可排除PPCM[41]。

- 缺血性心脏病：少见,但是1型糖尿病孕产妇需要进行非侵入性检查评估冠脉缺血情况。

- 肺栓塞。

- 子痫。

- 肺炎。

九、治 疗

（一）代偿性心力衰竭

1. 治疗目标为改善患者血流动力学状态,尽量减轻症状和体征,降低前后负荷、增加心肌收缩力[39,40]。

2. 利用硝酸酯类药物降低心脏前负荷是安全的,妊娠期和哺乳期均可使用。

3. 限制钠盐摄入。

4. 髓袢利尿剂可减轻心脏前负荷,改善症状和体征,但会引起子宫和胎盘血供的减少[41]。

5. 病情稳定后建议适当运动,如步行。

6. 分娩期,可选择肼屈嗪、地高辛、硝酸酯类、利尿剂。

7. 妊娠期,禁用血管紧张素转化酶抑制剂[40]。

8. 已证实β肾上腺素能拮抗剂(卡维地洛、美托洛尔)可改善PPCM患者存活率。产后有心力衰竭症状、治疗2周后仍有左心室功能不全的患者,可继续使用卡维地洛[42]。

9. LVEF<40％且有心力衰竭症状和体征的患者可使用地高辛[3]。

（二）代偿性心力衰竭治疗指南

1. 非药物治疗[8]

- 低钠饮食：限钠,钠盐摄入量<2g/d。

- 限液：2L/d。

- 轻微日常活动：若能耐受(如步行)。

2. 口服药物治疗[8]

- 围产期心肌病产前药物治疗。

（1）β受体阻滞剂：①卡维地洛(起始剂量3.125mg,2次/d;目标剂量25mg,2次/d)。②美托洛尔缓释片(起始剂量12.5mg,1次/d;目标剂量25mg,1次/d)。

（2）血管扩张剂：①肼屈嗪(起始剂量10mg,3次/d;目标剂量40mg,3次/d)。②地高辛(起始剂量0.125mg,1次/d;目标剂量0.25mg,1次/d),监测血药浓度。

(3) 慎用噻嗪类利尿剂:氢氯噻嗪(12.5mg~50mg,1次/d)。

(4) 慎用袢利尿剂。

(5) 当LVEF<35%时,使用低分子量肝素。

- 围产期心肌病产后药物治疗。

(1) 血管紧张素转化酶抑制剂(Angiotensin converting enzyme inhibitor, ACEI):
①卡托普利(起始剂量6.25~12.5mg,3次/d;目标剂量25~50mg,3次/d)。②依那普利(起始剂量1.25~2.5mg,2次/d;目标剂量10mg,2次/d)。③雷米普利(起始剂量1.25~2.5mg,2次/d;目标剂量5mg,2次/d)。④赖诺普利(起始剂量2.5~5mg,1次/d;目标剂量25~40mg,1次/d)。

(2) 当ACEI不耐受时,使用血管紧张素受体阻滞剂(Angiotensin receptor blocker, ARB):①坎地沙坦(起始剂量2mg,1次/d;目标剂量32mg,1次/d)。②缬沙坦(起始剂量40mg,2次/d;目标剂量160mg,2次/d)。③如产妇不能耐受ACEI和ARB类药物,可考虑使用硝酸酯类药物或肼屈嗪。

(3) 袢利尿剂:①呋塞米可静脉注射或者口服。剂量需要根据肌酐清除率调整。②肾小球滤过率>60mL/(min·1.73m^2),呋塞米20~40mg,q12~24h。③肾小球滤过率<60mL/(min·1.73m^2,呋塞米20~80mg,q12~24h。

(4) 血管扩张剂:①肼屈嗪(起始剂量37.5mg,3~4次/d;目标剂量40mg,3次/d)。②硝酸异山梨酯(起始剂量20mg,3次/d;目标剂量40mg,3次/d)。

(5) 醛固酮拮抗剂:①螺内酯(起始剂量12.5mg,1次/d;目标剂量25~50mg,1次/d)。②依普利酮(起始剂量12.5mg,1次/d;目标剂量25~50mg,1次/d)。

(6) 当LVEF<35%时,使用华法林。

(三) 失代偿性心力衰竭[28]

1. 建立气道、呼吸和循环。妊娠可引起血管内液体聚集在第三间隙,引起上气道组织水肿,导致气道条件不理想[41]。

2. 心电监护监测ST段。

3. 在心导管置入前,使用无创血压监测[42]。

4. 建立动静脉通路。

5. 心力衰竭急性发作时可予静脉注射正性肌力药物如米力农或多巴酚丁胺。这类药物能促进利尿,改善心功能,保护终末器官功能[40]。

6. 如收缩压<90mmHg,多巴酚丁胺的作用优于米力农。血压高也可以使用硝酸甘油和硝普钠。但硝普钠可能出现硫氰酸盐的毒副作用,对胎儿造成损害,应慎用。

7. 患者EF<35%时,可发生左心室血栓,需要在妊娠期给予低分子量肝素、产后给予华法林,直至超声检查提示左心室功能恢复正常。

8. 如药物治疗无效,可安装主动脉球囊反搏或左室辅助装置[19]。

9. 如存在顽固的肺水肿合并低氧血症,可安装人工ECMO[36,43]。

10. PPCM孕产妇如心力衰竭进展、内科治疗后症状和体征无缓解,心脏移植是一种实用有效的选择[38]。

(四) 失代偿性心力衰竭治疗总结[21]

1. 气道:出现呼吸困难时立即行气管插管,以防后续治疗中出现困难气道的并发症。

2. 呼吸:提供氧气支持;持续脉搏血氧仪监测SaO_2;若条件允许,应每4～6h测量动脉血气,直至呼吸平稳。

3. 循环:立即给予心电血压监测;置入动脉导管以精确监测动脉血压、留取血标本;开通静脉通路,以监测CVP。分娩前予胎心宫缩监护(Cardiotocography, CTG)。围产期心肌病合并急性心力衰竭时可静脉注射袢利尿剂治疗(分娩前孕妇应慎用)。

- 根据肌酐清除率调整呋塞米剂量:
(1) 肾小球滤过率>60mL/(min·1.73m²),呋塞米20～40mg,q12～24h。
(2) 肾小球滤过率<60mL/(min·1.73m²),呋塞米20～80mg,q12～24h。
(3) 严重液体超负荷时,可考虑呋塞米泵注或血液超滤。
- 血管扩张剂:
(1) 硝酸甘油5～10μg/min,根据具体临床情况和血压调节。
(2) 硝普钠0.1～5μg/(kg·min),分娩前孕产妇慎用。
- 正性肌力药物:
(1) 米力农0.125～0.5μg/(kg·min)。
(2) 多巴酚丁胺2.5～10μg/(kg·min)。
- 急性期避免使用β受体阻滞剂,可降低血液灌注。
- 单用肝素钠或者联合口服华法林(香豆素)治疗。
- 每4～6h行动脉血气分析以监测氧合状态,直至病情稳定。

4. 可行心内膜活检,如证实病毒性心肌炎,可予以免疫抑制剂治疗(如硫唑嘌呤、类固醇类)。

5. 所有药物尽可能转为规律口服,以维持症状改善、降低随后临床状态恶化风险。

6. 如临床症状无改善,可考虑行心脏MRI或行心内膜活检检测是否为病毒性心肌炎(如尚未完成)。

7. 辅助装置,如主动脉球囊反搏[19]、左心辅助装置或ECMO。

8. 如果产妇仍难以治疗,根据当地政策指导方针,考虑溴隐亭、卡麦角林抑制催乳素合成[11]。

(五)妊娠期管理

1. 使用华法林需要同时兼顾药物对孕产妇和胎儿的影响。

2. 有重度心力衰竭的患者需要在心脏监护室(Cardiac care unit, CCU)治疗,监测动脉血压(Arterial blood pressure, ABP)、CVP、必要时留置PAC。

3. 专家团队协同管理十分必要。

4. 妊娠期禁用ACEI和ARB,因为这两类药物可造成胎儿畸形,但是仍是治疗产后合并心力衰竭的主要选择[40]。这两类药物的致畸作用特别易发生在妊娠中晚期,表现为胎儿低血压、肺发育不良、羊水过少、无尿、肾小管发育不良等[44]。

5. 地高辛、袢利尿剂、限钠和降低心脏后负荷的药物如肼屈嗪和硝酸酯类药物已被证实是可以安全使用的。

6. 氨氯地平可以改善非缺血性心肌病患者的生存情况。

7. β受体阻滞剂可用于合并高血压的孕妇,目前尚未发现该药物对胎儿的副作用。诊断前已在服用此类药物的患者,继续使用是安全的。

(六)产后的治疗

1. 治疗方案与非妊娠扩张型心肌病妇女相同。

2. 血管紧张素转化酶抑制剂和血管紧张素受体阻滞剂有效。药物目标剂量为极量的一半。

3. 利尿剂(螺内酯)可缓解临床症状,用于纽约心功能分级Ⅲ或Ⅳ级的患者。螺内酯剂量为25mg/d,可在其他药物已达极量后使用。

4. 强心药如地高辛,对于纽约心功能分级为Ⅲ或Ⅳ级的患者有效。地高辛使用的目标剂量是维持血液中地高辛浓度<1.0ng/mL的最小剂量[42]。

5. 推荐使用β受体阻滞剂。此类药物可以改善症状、提高射血分数、改善生存质量。已证实使用非选择性β受体阻滞剂如卡维地洛和选择性β受体阻滞剂美托洛尔是有益的。卡维地洛和美托洛尔缓释片的剂量分别为25mg,2次/日和100mg,1次/日[41]。

(七)新治疗方法

1. 己酮可可碱是一种黄嘌呤衍生物,可抑制肿瘤坏死因子α的生成,改善特发性扩张型心肌病患者的心功能。

2. 应用溴隐亭和卡麦角林可减少泌乳素分泌,其中卡麦角林是一种强效的长效泌乳素拮抗剂,可显著改善左心室功能[11]。

3. 心内膜活检发现心肌炎的患者,可应用免疫抑制和免疫调节进行治疗。静注免疫球蛋白可提高心室射血分数,因此也可以选择血浆置换作为免疫球蛋白的替代治疗。已证实,应用免疫吸附治疗特发性扩张型心肌病能改善患者的左心功能。其他治疗包括钙离子通道拮抗剂、他汀类、单克隆抗体、干扰素-β[29]。

4. 即使给予最优化的治疗,Ⅱ级和Ⅲ级心力衰竭患者仍有较高的猝死风险,具备预防性置入自动心脏转复除颤器的指征。严重左室衰竭伴明显症状,且心电图发现左束支传导阻滞的患者存在心脏再同步化治疗的指征。

十、随 访

1. 行静息时心脏超声评估或小剂量多巴酚丁胺负荷试验,6～12月内逐渐减量直至心力衰竭的治疗终止。

2. 至少产后6个月内不建议进行有氧运动或提重物。

3. 有症状的患者不建议哺乳,因为药物可能随乳汁分泌。如产妇执意哺乳,则需要严密监测婴儿情况。

4. 产后6个月需要复查心脏彩超。如患者心肌病持续存在且尚未使用β受体阻滞剂,建议添加该类药物。

十一、结 局

1. 确诊时FS<20%且左心室舒张期内径≥6cm的患者发生持续性心功能不全的风险将升高3倍[26]。

2. 不推荐持续性心力衰竭的患者再次妊娠,因为患者可能不耐受因再次妊娠而加重的心脏负担[12]。

3. 孕次和PPCM相关,故患者再次妊娠将增加PPCM的发生风险、造成不可逆的心脏损害以及导致左心功能减退的风险增加,加重患者的临床症状,甚至导致患者死亡。

4. 对于LVEF>50%的PPCM患者,尽管有复发可能,但一般90%的患者产后心功能可恢复正常。

5. 不建议存在持续性左心室收缩功能不全、妊娠开始时LVEF<40%的患者再次妊娠;与发生心力衰竭但PPCM可纠正的孕产妇相比,有上述情况患者的死亡风险增加了19%。

十二、预 后

1. 产后心脏超声显示,PPCM患者左心功能恢复的比例很高,在6个月随访时发现,近一半的患者EF能恢复正常(图22.4)。

2. 预后与左心功能恢复情况直接相关。随访发现,产妇LVEF恢复正常且无再次妊娠者发展为左心衰竭的机会最小,或者出现的左心功能不全的症状最轻。

3. 对左心功能不能恢复的患者,仍需谨慎处理,据报道该类患者的死亡率为10%~50%。

4. 左心室大小是重要的预测指标。随访发现,无明显左心室扩大的患者自愈的概率明显更大;而左心室显著增大的患者更容易发展成慢性心肌病[12]。

5. 心脏彩超示FS<20%且左室舒张末期内径≥6cm的患者,左心室功能不全的发生率升高3倍。

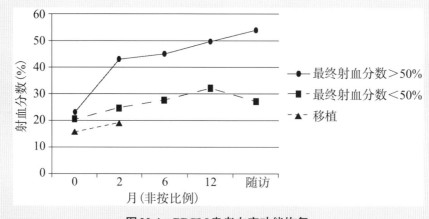

图22.4 PPCM患者左室功能恢复

随访中左心室功能未恢复正常的患者,再次妊娠出现左心功能减退和进行性心力衰竭的风险明显升高。据报道此类患者再次妊娠的死亡率可达8%~17%,而左心室射血分数正常的产妇再次妊娠的死亡率<2%[13]。因此,出于对产妇的生命安全考虑,不推荐再次妊娠。

十三、总 结

围产期心肌病是妊娠相关的免疫性心肌病,其临床表现取决于疾病的严重程度(诊断LVEF)。与扩张型心肌病相似,患者临床症状从劳力性呼吸困难到心力衰竭均可出现。高血压和多次妊娠是PPCM的重要危险因素,早期诊断和治疗直接影响预后。PPCM是一种预后较好的心肌病,超过一半的患者能痊愈,EF可恢复正常。不推荐小部分EF不能恢复正常的患者再次妊娠(表22.1)。

表22.1　PPCM研究现状

PPCM已知内容	PPCM未知问题
注意:早期诊断可减少心功能不全 妊娠合并高血压增加PPCM发病风险 大多数严重并发症可以减少或避免	疾病启动的真正"扳机点" 病毒在发病机制的作用 非洲人种发病率高且病情重的原因
痊愈者较其他心肌病多	心脏自身抗体在发病机制的重要作用
自身免疫(免疫系统功能紊乱)是其中一种发病 机制 炎性心肌病常见	遗传因子的范围和具体细节 泌乳素与抑制泌乳素的重要所用
非洲人种发病率高、病情重,可能具有遗传倾向	sFLT1在发病机制中的重要作用 痊愈患者再次妊娠导致心力衰竭再发的原因
已有有效的循证治疗指南 多数痊愈患者再次妊娠不会出现心力衰竭再发 全球化分布,但发病率和特异性临床特征有地域 差异	微量营养元素和微量金属在发病机制中的作用

参考文献 》》

[1] Abboud J, Murad Y, ChenScarabelli C, et al. Peripartum cardiomyopathy: a comprehensive review. Int J Cardiol. 2007, 118(3): 295-303.

[2] Ansari AA, Fett JD, Carraway RE, et al. Autoimmune mechanisms as the basis for human peripartum cardiomyopathy. Clin Rev Allergy Immunol. 2002, 23: 301-324 [PMID: 12402414].

[3] Arnold JM, Liu P, Demers C, et al. Canadian Cardiovascular Society. Canadian Cardiovascular Society consensus conference recommendation on heart failure 2006: diagnosis and management. Can J Cardiol. 2006, 22(1): 23-45.

[4] Baruteau AE, Leurent G, Martins R, et al. Peripartum cardiomyopathy in the era of cardiac magnetic resonance imaging: first results and perspectives. Int J Cardiol. 2010, 144(1): 143-145.

[5] Brar SS, Khan SS, Sandhu GK, et al. Incidence, mortality, and racial differences in peripartum cardiomyopathy. Am J Cardiol. 2007, 100(2): 302-304.

[6] Burkett EL, Hershberger RE. Clinical and genetic issues in familial dilated cardiomyopathy. J Am Coll Cardiol. 2005, 45(7): 969-981.

[7] Cénac A, Simonoff M, Moretto P, et al. A low plasma selenium is a risk factor for peripartum cardiomyopathy: a comparative study in Sahelian Africa. Int J Cardiol.

1992, 36(1): 57-59.

[8] Carlin AJ, Alfirevic Z, Gyte ML. Interventions for treating peripartum cardiomyopathy to improve outcomes for women and babies. Cochrane Database Syst Rev. 2010, (9): CD008589, p 216.

[9] Chapa JB, Heiberger HB, Weinert L, et al. Prognostic value of echocardiography in peripartum cardiomyopathy. Obstet Gynecol. 2005, 105(6): 1303-1308.

[10] Demakis JG, Rahimtoola S, Sutton GC, et al. Natural course of peripartum cardiomyopathy. Circulation. 1971, 44(6): 1053-1061.

[11] de Jong JS, Rietveld K, van Lochem LT, et al. Rapid left ventricular recovery after cabergoline treatment in a patient with peripartum cardiomyopathythy. Eur J Heart Fail. 2009, 1(2): 220-222.

[12] Egan DJ, Bisanzo MC, Hutson HR. Emergency department evaluation and management of peripartum cardiomyopathy. J Emerg Med. 2009, 36(2): 141-147.

[13] Elkayam U, Tummala PP, Rao K, et al. Maternal and fetal outcomes of subsequent pregnancies in women with peripartum cardiomyopathy. N Engl J Med. 2001, 344 (21): 1567-71.

[14] Elkayam U, Akhter MW, Singh H, et al. Pregnancy associated cardiomyopathy: clinical characteristics and a comparison between early and late presentation. Circulation. 2005, 111(16): 2050-5 [PMID: 15851613].

[15] Elliott P, Andersson B, Arbustini E, et al. Classification of the cardiomyopathies: a position statement from the European Society of Cardiology Working Group on Myocardial and Pericardial Disease. Eur Heart J. 2008, 29(2): 270-276.

[16] Felker GM, Jaeger CJ, Klodas E, et al. Myocarditis and long-term survival in peripartum cardiomyopathy. Am Heart J. 2000, 140(5): 785-791 [PMID: 11054626]

[17] Fett JD, Christie LG, Carraway RD, et al. Five year prospective study of the incidence and prognosis of peripartum cardiomyopathy at a single institution. Mayo Clin Proc. 2005, 80(12): 1602-6 [PMID: 16342653].

[18] Fett J, Ansara A, Sundstrom J, et al. Peripartum cardiomyopathy: a selenium disconnection and an autoimmune connection. Int J Cardiol. 2002, 86(2): 311-316.

[19] Gavaert S, van Belleghem Y, Bouchez S, et al. Acute and critically ill peripartum cardiomyopathy and "bridge to" therapeutic options: a single center experience with intra-aortic balloon pump, extra-corporeal membrane oxygenation and continu-

ous-flow left ventricular assist devices. Crit Care. 2011, 15(2): R93.

[20] Goulet B, McMillan T, Bellet S. Idiopathic myocardial degeneration associated with pregnancy and especially the puerperium. Am J Med Sci. 1937, 194(2): 185-199.

[21] Heart Failure Society of America. Executive summary: HFSA 2006 comprehensive heart failure practice guideline. J Card Fail. 2006, 12(1): 10-38.

[22] Hilfiker-Kleiner D, Sliwa K, Drexler H. Peripartum cardiomyopathy: recent insights in its pathophysiology. Trends Cardiovasc Med. 2008, 18(5): 173-179.

[23] Hilfiker-Kleiner D, Kaminski K, Podewski E, et al. A cathepsin D-cleaved 16 kDa form of prolactin mediates postpartum cardiomyopathy. Cell. 2007, 128(3): 589-600.

[24] Jahns BG, Stein W, Hilfiker-Kleiner D, et al. Peripartum cardiomyopathy—a new treatment option by inhibition of prolactin secretion. Am J Obstet Gynecol. 2008, 199(4): e5-6.

[25] James P. A review of peripartum cardiomyopathy. Int J Clin Pract. 2004, 58(4): 363-365.

[26] Keogh A, Macdonald P, Spratt P, et al. Outcome in peripartum cardiomyopathy after heart transplantation. J Heart Lung Transplant. 1994, 13(2): 202-207.

[27] Lampert MB, Hibbard J, Weinert L, et al. Peripartum heart failure associated with prolonged tocolytic therapy. Am J Obstet Gynecol. 1992, 168(2): 493-495.

[28] Lata I, Gupta R, Sahu S, et al. Emergency management of decompensated peripartum cardiomyopathy. J Emerg Trauma Shock. 2009, 2(2): 124-128.

[29] McNamara DM, Holubkov R, Starling RC, et al. Controlled trial of intravenous immune globulins in recent-onset dilated cardiomyopathy. Circulation. 2001, 103: 2254-2259.

[30] Melvin KR, Richardson PJ, Olsen EG, et al. Peripartum cardiomyopathy due to myocarditis. N Engl J Med. 1982, 307(12): 731-734.

[31] Midei MG, DeMent SH, Feldman AM, et al. Peripartum myocarditis and cardiomyopathy. Circulation. 1990, 81: 922-928.

[32] Mielniczuk LM, Williams K, Davis DR, et al. Frequency of peripartum cardiomyopathy. Am J Cardiol. 2006, 97(12): 1765-1768.

[33] Moioli M, Menada MV, Bentivoglio G, et al. Peripartum cardiomyopathy. Arch Gynecol Obstet. 2010, 281(2): 183-188. DOI: 10.1007/s00404-009-1170-5.

［34］Ntusi NB, Chin A. Characterisation of peripartum cardiomyopathy by cardiac magnetic resonance imaging. Eur Radiol. 2009, 19(6): 1324-1325.

［35］Ntusi NB, Mayosi BM. Aetiology and risk factors of peripartum cardiomyopathy: a systematic review. Int J Cardiol. 2009, 131(2): 168-179.

［36］Palanzo DA, Baer LD, ElBanayosy A, et al. Successful treatment of peripartum cardiomyopathy with extracorporeal membrane oxygenation. Perfusion. 2009, 24(2): 75-79.

［37］Pearl W. Familial occurrence of peripartum cardiomyopathy. Am Heart J. 1995, 129 (2): 421-422.

［38］Pearson G, Veille J, Rahimtoola S, et al. Peripartum cardiomyopathy: National Heart, Lung, and Blood Institute and Office of Rare Diseases (National Institutes of Health) workshop recommendations and review. JAMA. 2000, 283(9): 1183-1188.

［39］Pyatt JR, Dubey G. Peripartum cardiomyopathy: current understanding, comprehensive management review and new developments. Postgrad Med J. 2011, 87(1023): 34-39.

［40］Ramaraj R, Sorrell VL. Peripartum cardiomyopathy: causes, diagnosis, and treatment. Cleve Clin J Med. 2009, 76(5): 289-296.

［41］Rasmusson K, de Jong M, Doering L. Update on heart failure management. Current understanding of peripartum cardiomyopathy. Prog Cardiovasc Nurs. 2007, 22(4): 214-216.

［42］Sliwa K, Hilfiker-Kleiner D, Petrie MC, et al. Heart Failure Association of the European Society of Cardiology Working Group on Peripartum Cardiomyopathy. Current state of knowledge on aetiology, diagnosis, management, and therapy of peripartum cardiomyopathy: a position statement from the Heart Failure Association of the European Society of Cardiology Working Group on Peripartum Cardiomyopathy. Eur J Heart Fail. 2010, 12(8): 767-778.

［43］Smith IJ, Gillham MJ. Fulminant peripartum cardiomyopathy rescue with extracorporeal membranous oxygenation. Int J Obstet Anesth. 2009, 18(2): 186-188.

［44］Williams J, Mozurkewich E, Chilimigras J, et al. Critical care in obstetrics: pregnancy-specific conditions. Best Pract Res Clin Obstet Gynaecol. 2008, 22(5): 825-846.

［45］Fett JD. Earlier detection can help avoid many serious complications of peripartum cardiomyopathy. Future Cardiol. 2013, 9: 809- 816. PMID: 24180539. DOI: 10.

2217/ fca. 13. 63.

［46］Kamiya CA, Kitakaze M, Ishibashi-Ueda H, et al. Different characteristics of peripartum cardiomyopathy between patients complicated with and without hypertensive disorders. results from the Japanese Nationwide survey of peripartum cardiomyopathy. Circ J. 2011, 75: 1975-1981［PMID: 21617320］. 224 V. A. Thobbi and A. V. Kulkarni

［47］Okamoto H, Takenaka T, Saitoh Y. Is hypertensive disorder a unique risk factor for peripartum cardiomyopathy and pregnancy-associated cardiomyopathy? Circ J. 2011, 75: 1827-1828［PMID: 21727752］.

［48］Harper MA, Meyer RE, Berg CJ. Peripartum cardiomyopathy: population-based birth prevalence and 7-year mortality. Obstet Gynecol. 2012, 120: 1013-1019［PMID: 23090517］.

［49］Fuster V, American Heart Association, editors. The AHA guidelines and scientific statements handbook. Oxford: Wiley-Black-well, 2009.

［50］McTiernan C, Hanley-Yanez K, Pisarcik JE, et al. Activation of cellular immunity in peripartum cardiomyopathy: results of the multicenter IPAC Registry. Circulation. 2011, 124: A14173, Supplement vol 124.

［51］Cooper LT, Mather PJ, Alexis JD, et al. Myocardial recovery in peripartum cardiomyopathy: prospective comparison with recent onset cardiomyopathy in men and nonperipartum women. J Card Fail. 2012, 18: 28-33［PMID: 22196838. DOI: 10. 1016/j. cardfail. 2011. 09. 009］.

［52］McTiernan C, Hanley-Yanez K, Cooper LT, et al. Racial differences in circulating Natural Killer cells in peripartum cardiomyopathy: results of the NHLBI-sponsored IPAC investigation. Circulation. 2013, 128（Suppl 22）: Abstract 16587.

［53］Sliwa K, Förster O, Libhaber E, et al. Peripartum cardiomyopathy: inflammatory markers as predictors of outcome in 100 prospectively studied patients. Eur Heart J. 2006, 27: 441-446［PMID: 16143707］.

［54］Ellis JE, Ansari AA, Fett JD, et al. Inhibition of progenitor dendritic cell maturation by plasma from patients with peripartum cardiomyopathy: role in pregnancy-associated heart disease. Clin Dev Immunol. 2005, 12: 265-73［PMID: 16584112］.

第二十三章　妊娠期脑静脉血栓形成

一、引　言

脑静脉血栓形成（Cerebral venous thrombosis, CVT）易发生于妊娠后期及产后第2～3周，全球孕产妇发病率为1:10000～1:2500[1,2]，CVT发病率高，并且需要提高警惕，因其就诊延迟可能致命。虽然在发达国家该病罕见（发病率为1:45000～1:11000）[3]，但在发展中国家该病仍然是年轻妇女发生卒中的最常见原因。美国一项包含10个医疗研究中心的调查发现，7%的CVT与妊娠相关[4]，而印度一项历经40年，并由两组研究人员进行的调查结果发现，在产科住院患者中，CVT发病率为1/273[5]。

二、病因及诱发因素

妊娠是血栓形成的危险因素。妊娠期孕妇生理学的改变使妊娠中晚期促凝血因子增加，抗凝因子明显降低，分娩后2～3周可恢复正常水平。妊娠期和产褥期纤维蛋白原、凝血因子Ⅶ、Ⅷ、Ⅹ和天然抗凝蛋白S/C降低均是形成血栓的诱因。口服避孕药引起凝血因子Ⅴ和凝血酶原基因[7]突变，这是血栓形成的重要诱因。这些因素均可能引起妊娠相关的CVT。

传统观念是要求分娩后限制孕产妇饮水，但是这样做可能会引起产后脱水。脱水状态和强制卧床休息是血栓形成的危险因素。CVT也与局部或全身感染以及贫血状态有关。在发展中国家孕产妇人群中，上述这些情况普遍存在。另外，也有研究报道显示，少数相关疾病可能也是形成血栓的原因，如血红蛋白病（镰状细胞性贫血）、高黏滞综合征（红细胞增多症）、白血病和其他恶性肿瘤、胶原血管疾病、高凝状态如血栓形成伴抗磷脂抗体[8-10]和遗传性血栓栓塞症[11,12]、动静脉畸形、阵发性夜间血红蛋白尿等。因此，应完善疑似患者的相关检查，包括凝血因子Ⅴ莱顿突变、凝血酶原基因20210 G→A突变、狼疮抗凝物、抗心磷脂抗体、高同型半胱氨酸血症和蛋白C/S和抗凝血酶Ⅲ缺陷等。另外，在急性血栓形成、抗凝、口服避孕药或妊娠时，蛋白质C/S以及抗凝血酶水平都可能出现异常，临床需结合实际情况作出判断。85%的CVT患者存在至少一个危险因素（表23.1）[13]。一项全球范围内脑静脉和硬膜静脉窦血栓形成的队列研究提示，34%的CVT患者有血栓形成，22%的CVT患者有遗传性血栓形成。发达国家的研究显示，使用口服避孕药是发生CVT的重要原因。长期使用口服避孕药会导致获得性"活化蛋白C抵抗"，如果存在因子Ⅴ和因子Ⅱ基因突变，则这种现象会导致血栓形成风险增加10倍。

CVT的危险因素：

- 女性的健康状况：妊娠、产后、激素避孕或替代治疗。
- 易栓症：抗凝血酶Ⅲ和蛋白C/S的缺陷、凝血因子Ⅴ莱顿突变和凝血酶原基因突变、抗磷脂抗体,高半胱氨酸血症。
- 感染：产后脓毒症,外阴切开术或伤口感染,局部感染如中耳炎、乳突炎、鼻窦炎,脑膜炎,全身感染性疾病。
- 慢性感染性疾病：血管炎、炎症性肠病。
- 癌症：白血病。
- 血液病：镰状细胞性贫血、红细胞增多症、血小板增多症、阵发性睡眠性血红蛋白尿。
- 外伤：头部外伤、颅内静脉窦或静脉局部损伤,颈静脉置管、神经外科手术、腰椎穿刺。
- 肾病综合征。

三、发病机理)))

人类的大脑具有独特的静脉系统,静脉窦缺乏肌层或瓣膜,因此不具有收缩能力。上下矢状窦汇入窦汇、横窦、乙状窦,最终流入颈内静脉。在CVT易感患者体内,血液可以聚集成血凝块并阻塞这些静脉窦,导致颅内压升高,引起细胞毒性和血管性水肿,出现脑出血或局部缺血和梗死(图23.1)。中枢神经系统存在CVT,通过观察发现,CVT的病理变化取决于以下因素：基础疾病病理学、涉及颅内静脉窦的性质、发作和病理检查之间的时间间隔。

脑皮质静脉血栓形成通常为条索状肿胀,临床表现为轻度或无出血性脑梗死[14]。大脑皮质静脉和静脉窦之间纵横交错,在上矢状窦血栓形成的情况下,静脉窦扩张呈蓝色。皮质静脉肿胀或破裂可能引起出血性脑梗死甚至脑出血。在偶然的情况下可能由于对侧的皮质静脉闭塞而出现出血性梗死。深部脑静脉血栓形成可能涉及脑白质,如基底神经节、丘脑等。血管可能再通,血栓机化,甚至大多数患者的血栓可能完全消失。不管患者颅内压升高与否,其脑水肿可能早期就存在,因此当水肿加重时,可能导致小脑幕切迹疝或颞叶钩回疝的发生[15]。显微镜下显示典型的出血变化,因为患者血管通透性增加,具体特征为"大量白细胞浸润"。结局和临床表现取决于血栓部位和阻塞程度。孕妇常见血栓部位为矢状窦,累及皮质静脉或原发皮质静脉[16]。

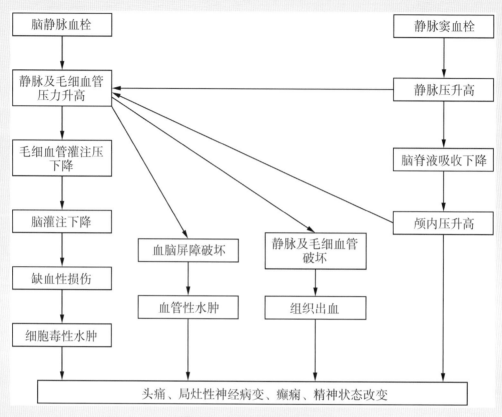

图23.1　CVT的发病机理。

四、临床特征

　　血栓形成的部位和阻塞程度不同,患者的临床表现也不同(图23.2)。CVT通常为隐匿性疾病,很少出现突发性神经系统疾病的急性发作表现。典型症状是持续性头痛,且镇痛药效果欠佳,症状可以在数天内持续进展,同时可伴有恶心、呕吐。CVT有时会出现局灶性癫痫发作、局灶性神经功能障碍和全身性癫痫发作。视力障碍、视力模糊、复视和失明等可能是颅内高压和视盘水肿引起的[17]。当深部颅内静脉血栓形成累及丘脑时,可表现为嗜睡、痴呆、遗忘、缄默和昏迷等,这些症状的出现往往提示预后不良[18]。

　　CVT常需与子痫相鉴别,可以通过患者存在高血压和蛋白尿病史,妊娠和分娩的临床过程,以及对治疗的反应和脑成像的结果来鉴别。另外需要鉴别的是椎管内与硬膜外麻醉穿刺后的头痛[19]。脊髓麻醉后出现的头痛,可通过水化和患者姿势的改变来缓解,一般无神经功能障碍。PRES好发于刚分娩的合并高血压和子痫的妇女,临床表现为精神错乱、头痛、癫痫发作和视觉障碍,但没有神经器质病变。PRES可以通过MRI来诊断,其特征性的表现为与CVT不同的T2加权图像的高信号。

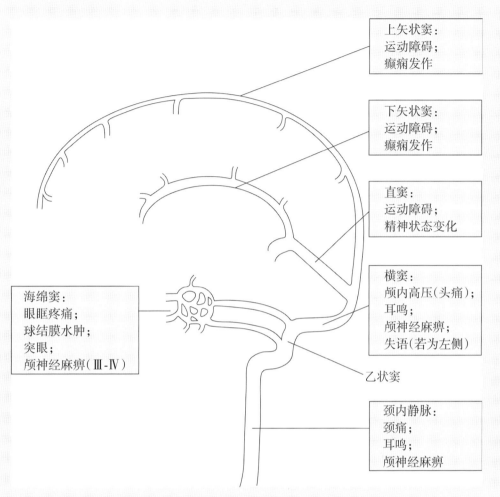

上矢状窦：
运动障碍；
癫痫发作

下矢状窦：
运动障碍；
癫痫发作

直窦：
运动障碍；
精神状态变化

横窦：
颅内高压（头痛）；
耳鸣；
颅神经麻痹；
失语（若为左侧）

海绵窦：
眼眶疼痛；
球结膜水肿；
突眼；
颅神经麻痹（Ⅲ-Ⅳ）

乙状窦

颈内静脉：
颈痛；
耳鸣；
颅神经麻痹

图23.2　颅内静脉血栓形成位置所对应的临床症状

五、诊　断))

　　硬脑膜静脉窦血栓形成的诊断依赖于神经影像学表现。妊娠期的初步评估主要通过头颅CT。在增强CT上，CVT患者主要表现为静脉窦或皮质静脉区域的高密度影（条索征）和充盈缺损，其中在上矢状窦更为明显（空三角征）[20]，但仅有20%的病例有此影像特征表现[2]（图23.3）。CT增强扫描可显示后矢状窦血管壁前方血栓形成影。

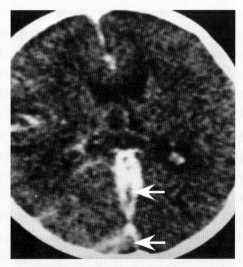

图23.3　CT横断面扫描显示直窦的脑血栓形成（箭头所示）

CVT患者普通头颅CT检查可能完全正常,因此,可能出现60%的患者漏诊。最敏感的非侵入性检查是MRV(图23.4),不但可以进行鉴别诊断,并且还可以清晰地显示脑静脉阻塞引起的脑梗死。正常解剖变异和静脉窦附近出现阻塞,可导致CVT诊

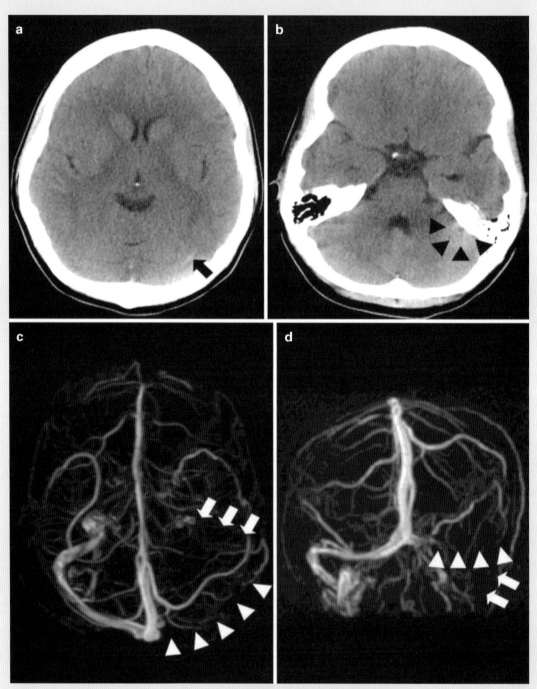

图23.4 头颅CT:左侧小脑幕的高密度影(a图箭头、b图三角),提示左乙状窦血栓形成。MRV显示头颅横断面(c)和冠状面(d),可知左侧横窦(三角)和乙状窦及近端颈静脉(箭头)的血栓形成。

断困难。CVT发生5d内进行T1和T2加权图像检查,可以确定静脉窦血栓的形成,这一检查目前可以作为常规检查[21,22]。CT静脉造影是一项可以提供更细微病变的新技术,经验丰富的影像医师可以从中发现血栓形成时扩张的螺旋状静脉[23]。

六、治 疗

由产科医师、神经病学专家、重症监护医护人员和理疗师组成多学科联合治疗团队,这是非常重要的。治疗应遵循静脉补液,营养和神经系统疾病专科治疗的一般原则。产科医师应对危险因素进行及时的评估和治疗,如子痫前期和贫血。如果怀疑发生感染性血栓性静脉炎,应予抗惊厥和抗感染治疗。基于三项RCT[25,26]以及一项大型多中心观察性研究[27]得出的研究结果建议静脉注射肝素预防血栓形成和肺栓塞[24],尽管静脉梗死后可能有发生出血的潜在风险。已有的证据支持每日使用1.5万U普通肝素分3次皮下注射,使APTT达到正常值的2.5倍,持续3~7d或直到患者病情稳定。皮下注射低分子量肝素是一种合适的替代方案,但目前尚无对普通肝素与低分子量肝素治疗CVT进行比较的有效性研究。急性期后,应在易感因素存在的情况下,持续使用口服维生素K拮抗剂(香豆素衍生物)进行抗凝治疗6个月以上,目标INR为2.5(APTT为正常值的1.4~2.8倍)。

使用组织纤溶酶原激活物的溶栓治疗是一种紧急治疗方法,请有经验的介入放射科医师尝试性地对动脉缺血性卒中患者进行血管内溶栓。与动脉卒中相比,一般在血栓形成及症状出现数小时后,才能诊断出CVT,这造成了溶栓治疗可能性较低。一些具有高风险的CVT孕产妇,若发生了显著的神经系统功能障碍,那么即使强化抗凝,其效果也欠佳[11]。在这种预后不良的CVT患者中,可以尝试血栓溶解酶经导管进行血管内溶栓,如重组组织纤溶酶原激活物(Recombinant tissue type plasminogen activator, r-tPA,如阿替普酶)注入颅内静脉窦和支架取栓、抽吸血栓介入治疗,从而去除血栓或中断血栓继续形成[28]。尽管迄今为止,在妊娠过程中,使用r-tPA溶栓治疗被认为是相对禁忌的,但最近公布的病例报告和临床研究已提示,r-tPA在妊娠期急性缺血性卒中的治疗是有效的。

七、预 后

CVT是一种容易致残或致命的疾病,在诊断上具有挑战性。与妊娠相关的CVT一般预后良好,总体生存率可达90%~93%,并且很少出现神经系统损害和缺陷,患者的长期预后也优于动脉卒中。反复发作癫痫的昏迷患者,其神经功能急性衰退,患者个体的临床过程往往不可预测,预后欠佳,死亡率可达15%~30%。CVT急性期死亡的主要原因是小脑幕切迹疝,患者常出现急性静脉性脑出血[29]。大多数CVT患者能完全或部分恢复,只有10%的患者在12个月随访中发现有永久性神经系统功能障碍[15],CVT复发一般很少见(2.8%)[30]。

八、总 结

孕产妇CVT是潜在的威胁生命的神经系统并发症,早期可通过MRI诊断,在重症监护室多学科团队共同参与下给予迅速抗凝和支持治疗,可取得良好的治疗效果。对于就诊延迟或诊断滞后的患者,通过血管内溶栓治疗可以降低其死亡率,但对于妊娠期合并CVT的患者行溶栓治疗,目前仍由于缺乏经验和证据,所以应谨慎。

- 疑似CVT的孕产妇患者,MRV是最敏感的检查。若无法进行此检查,则应行CT检查。
- 高危CVT患者的筛查是很重要的。
- 目前的证据表明,肝素抗凝治疗是CVT安全有效的治疗方法。
- 患有CVT的孕产妇,产后推荐口服维生素K拮抗剂治疗3~6个月,维持INR在2.0~3.0;自发性CVT和复发性CVT患者应维持维生素K治疗6~12个月。
- 应提供给患有CVT的妇女以非雌激素为主的避孕方法。
- 3~6个月后,推荐影像学复查,并评估血管再通情况。

参考文献

[1] Srinivasan K. Cerebral venous and arterial thrombosis in pregnancy and puerperium: a study of 135 patients. Angiol J Vasc Dis. 1983, 34: 731-774.

[2] Fehr PR. Sagittal sinus thrombosis in early pregnancy. Obstet Gynecol. 1982, 59: 7-9.

[3] Cross JN, Castro PO, Jennett WB. Cerebral strokes associated with pregnancy and the puerperium. Br Med J. 1968, 3(5612): 214-218.

[4] Wasay M, Bakshi R, Bobustuc G, et al. Cerebral venous thrombosis: analysis of a multicenter cohort from the United States. J Stroke Cerebrovasc Dis. 2008, 17: 49.

[5] Bansal BC, GuptaRR PC. Stroke during pregnancy and puerperium due to CVT. Jpn Heart J. 1980, 21: 171-183.

[6] Matinelli I, Sacchi E, Landi G, et al. High risk of cerebral venous thrombosis in carriers of prothrombotic gene mutation and in users of oral contraceptives. N Engl J Med. 1988, 338: 1793-1797.

[7] B ousser MG, Chiras J, Bories J, et al. Cerebral venous thrombosis—a review of 38

cases. Stroke. 1985, 16: 199-213.

[8] Carhuapoma JR, Mitsias P, Levine SR. Cerebral venous thrombosis and anticardiolip-in antibodies. Stroke. 1997, 28: 2363-2369.

[9] L evine SR, Kieran S, Puzio K, et al. Cerebral venous thrombosis with lupus anticoag-ulants. Report of two cases. Stroke. 1987, 18: 801-804.

[10] Provenzale JM, Loganbill HA. Dual sinus thrombosis and venous infarction associ-ated with antiphospholipid antibodies: MR findings. J Comput Assist Tomogr. 1994, 18: 719-723.

[11] Deschiens MA, Conard J, Horellou MH, et al. Coagulation studies, factor V Leiden, and anticardiolipin antibodies in 40 cases of cerebral venous thrombosis. Stroke. 1996, 27: 1724-1730.

[12] Zuber M, Toulon P, Marnet L, et al. Factor V Leiden mutation in cerebral venous thrombosis. Stroke. 1996, 27: 1721-1723.

[13] De Freitas GR, Bogousslavsky J. Risk factors of cerebral vein and sinus thrombosis. Front Neurol Neurosci. 2008, 23: 23.

[14] Banerjee AK, Chopra JS, Sawhney BB. Puerperal cerebral venous thrombosis. Study of autopsy material. Neurol India. 1973, 21: 19-22.

[15] Wilterdink JL, Easton JD. Cerebral ischaemia. In: Devinsky O, Feldmann E, Hain-line B, editors. Neurological complications of pregnancy. New York: Raven, 1994. p. 1-11.

[16] Piazza G. Clinician Update, Cerebral venous thrombosis, AHA J. Circulation associ-ated with pregnancy and the puerperium. Br Med J. 1968, 3: 214.

[17] Stam J. Thrombosis of the cerebral veins and sinuses. N Engl J Med. 2005, 352: 1791-1798.

[18] Kothare SV, Ebb DH, Rosenburger PB, et al. Acute confusion and mutism as a pre-sentation of thalamic strokes secondary to deep cerebral venous thrombosis. J Child Neurol. 1998, 13: 300-303.

[19] Kapessidou Y, Vokaer M, Laureys M, et al. Case report: cerebral venous thrombosis after subarachnoid analgesia for labor. Can J Anaesth. 2006, 53: 1015-9.

[20] Carhuapoma JR, Tomlinson MW, Levine SR. High risk pregnancy: management op-tions/David K. James … [et al.]. —3rd ed. p. cm. Section V, Ch. 49. Neurologic dis-orders.

[21] Dormont D, Axionnat R. MRI in cerebral venous thrombosis. J Neuroradiol. 1994, 21(2): 81-99.

[22] Ehtisham A, Stern BJ. Cerebral venous thrombosis: a review. Neurologist. 2006, 12: 32.

[23] Veillon EW, Martin JN, Maternal F, et al. Critical care. In: Belfort M, editor. Obstetrics, 5th ed. USA: Wiley - Blackwell, 2010.

[24] Einhaupl KM, Villringer A, Meister W, et al. Heparin treatment in sinus venous thrombosis. Lancet. 1991, 338: 597-600. Erratum, Lancet 1991, 338-958.

[25] De Bruijn SF, Stam J. Randomised placebo controlled trial of anticoagulant treatment with low molecular weight heparin in puerperal cerebral venous sinus thrombosis. Stroke. 1999, 30: 484-488.

[26] Nagaraja D, Rao BSS, Taly AB, et al. Randomised controlled trial of heparin in puerperal cerebral venous /sinus thrombosis. Nimhans J. 1995, 13: 111-115.

[27] Ferro JM, Canhao P, Stam J, et al. Prognosis of cerebral vein and dural sinus thrombosis: results of the International Study on Cerebral Vein and Dural Sinus Thrombosis (ISCVT). Stroke. 2004, 35: 664-670.

[28] Baker MD, Opatowsky MJ, Wilson JA, et al. Rheolytic catheter and thrombolysis of dural venous sinus thrombosis: a case series. Neurosurgery. 2001, 48: 487-493.

[29] Chopra JS, Banerjee AK. Primary intracranial sinovenous occlusions in youth and pregnancy. In: Vinken PJBG, Klawans HL, editors. Handbook of clinical neurology. Amsterdam: Elsevier Science Publishers, 1989. p. 425-452.

[30] Mehraein S, Ortwein H, Busch M, et al. Risk of recurrence of cerebral venous and sinus thrombosis during subsequent pregnancy and puerperium. J Neurol Neurosurg Psychiatry. 2003, 74: 814.

第二十四章　术后肠梗阻

一、引　言

"Ileus"是希腊语"肠梗阻"的意思。因胃肠道正常推进功能障碍导致的肠梗阻被称为"动力性肠梗阻",而由肠道蠕动抑制或瘫痪引起的肠梗阻被称为"麻痹性肠梗阻"。麻痹性肠梗阻引起的肠麻痹并不一定是肠道完全性瘫痪造成的,但它会导致肠内容物难以通过肠道,从而引起肠阻塞、肠内气体和液体积聚。

二、发病机制

手术后,最先开始恢复的是小肠蠕动,通常在术后4～8h开始,24h左右完全恢复。结肠功能一般在术后48～72h内恢复。生理性肠梗阻一般2～3d即可自发解除,如果术后3d梗阻仍持续存在,则可考虑患者发生手术后动力性或麻痹性肠梗阻。虽然多种病因参与了术后肠梗阻的发病,但确切的病理生理机制仍不清楚。导致麻痹性肠梗阻的原因包括交感神经反射、体液免疫抑制剂释放、肠壁去甲肾上腺素释放、麻醉药物、阿片类药物以及炎症反应等。

然而,导致肠梗阻的两个重要的病理机制包括:

- 脊髓麻醉抑制脊髓反射,腹部交感神经切除和切断术。
- 炎症介质从损伤部位释放。

三、病　因

- 腹部手术,特别是胃肠道手术(腹腔镜手术与开腹手术相比,肠梗阻持续时间相对较短)。
- 电解质平衡紊乱。
- 脓毒症和肺炎。
- 糖尿病酮症酸中毒及引起代谢性酸中毒的其他疾病。
- 内分泌紊乱,如甲状腺功能减退、糖尿病和肾上腺功能不全。
- 全身麻醉。
- 药物,如阿片类、抗毒蕈碱、抑酸剂、华法林、氯丙嗪、阿米替林等)。
- 危重疾病,如急性胰腺炎和腹膜炎。
- 第五胸椎椎体以上的脊髓损伤。

- 心肺衰竭。

四、临床表现

1. 症　状
- 腹痛、腹胀和不适。
- 恶心。
- 呕吐胆汁样液或胆汁。
- 腹胀。
- 嗳气。
- 便秘。

2. 体　征
- 触诊时腹部压痛和叩击痛。
- 与机械性肠梗阻时肠鸣音亢进相比,麻痹性肠梗阻听诊时肠鸣音可减退或消失。

3. 鉴别诊断
- 假性肠梗阻与麻痹性肠梗阻的鉴别见表23.1。假性肠梗阻患者往往结肠急性扩张显著。

表23.1　假性肠梗阻与麻痹性肠梗阻的鉴别

假性肠梗阻	麻痹性肠梗阻
仅限于结肠	涉及小肠和结肠
常发生在老年和长期卧床患者	可发生在任何年龄,特别是术后患者
可有腹胀但无疼痛和压痛	腹胀与疼痛和压痛有关
如果盲肠直径>12cm,则发生穿孔的风险增加	无类似风险

- 麻痹性肠梗阻、假性肠梗阻与机械性肠梗阻的临床特征见表23.2。机械性肠梗阻的原因包括粘连、肠扭转、疝、肠套叠、异物或肿瘤。

表23.2　麻痹性肠梗阻、假性肠梗阻与机械性肠梗阻的临床特征

临床特征	麻痹性肠梗阻	假性肠梗阻	机械性肠梗阻
症状	恶心、呕吐、轻度腹痛、腹胀和便秘	恶心、呕吐、厌食、腹痛、腹泻和便秘	恶心、呕吐、厌食、腹痛、腹泻和便秘
体征	腹胀(+),叩诊时呈鼓音,听诊肠鸣音消失	腹胀(+),局部压痛(+),听诊肠鸣音弱或强	腹胀(+),局部压痛(+),听诊肠鸣音亢进
腹部平片	膈肌升高,小肠和大肠均扩张	膈肌升高,孤立性大肠扩张	膈肌轻度抬高,可见肠型,病灶远端结肠积气少,可见气液平面。
相关风险	无	穿孔	由于绞窄性梗阻而引起腹膜炎体征

五、辅助检查))

- 实验室检查:通常需要评估感染和电解质代谢紊乱情况。白细胞计数有助于鉴别原发性和继发性肠梗阻。
- 腹部平片:发生肠梗阻时,腹部平片检查可见小肠和结肠内大量积气和肠管扩张。发生麻痹性肠梗阻时,造影剂一般在4h内到达盲肠。如果腹部平片显示,造影剂保持静止超过4h,需考虑机械性肠梗阻。

六、治 疗))

大多数情况下,需要密切观察,等待缓解,并进行支持治疗,促进术后肠梗阻恢复。治疗潜在的可能导致肠梗阻的疾病,如治疗潜在的医源性病因、纠正电解质和酸碱平衡异常,停用可导致肠梗阻的药物。

给予静脉补液。虽然胃肠减压可以缓解症状,但尚无文献支持胃肠减压可以解除肠梗阻。

对于持续性肠梗阻患者,必须通过造影剂检查,以排除机械性梗阻。

临床医生必须评估患者的整体情况、口服摄入量和肠道功能状况。

1. 饮 食

- 建议患者在肠梗阻完全解除之前禁食。
- 咀嚼口香糖被认为是促进术后肠梗阻恢复的一种有效手段。荟萃分析表明,咀嚼口香糖能刺激胃肠蠕动,通过假饲缩短术后首次排气排便时间。

2. 运 动

- 术后下床活动有利于防止肺不张、深静脉血栓形成和肺炎,但却不能治疗肠梗阻。

3. 药 物

- 可使用乳果糖、红霉素、新斯的明等促进肠蠕动。
- 胸椎硬膜外给药对患者而言是有益的,硬膜外局部阻滞麻醉可有效预防术后肠梗阻。
- 外周选择性阿片类拮抗剂:
(1)甲基纳曲酮可用于疾病晚期患者因使用阿片类药物引起的便秘。
(2)爱维莫潘也可以预防肠切除术后肠梗阻。
- 促胃肠动力药物治疗效果并不显著。

总之,肠梗阻的综合治疗包括微创手术、阿片类药物抑制疼痛的管理和快速康复方案。

4. 其 他

传统上,管理术后梗阻的常规方法包括留置胃管胃肠减压和延迟肠内喂养,直到肠功能恢复正常。

然而,最近研究指出了一种不同的三步骤策略:

- 保留鼻胃管。

- 嘱患者在恢复过程的早期开始进食。

- 术后继续进行硬膜外麻醉,以阻止术后肠梗阻引起的神经反射。

第二十五章　妊娠期创伤

一、引　言

创伤本身就是一场灾难，妊娠期间发生创伤，对于母婴来说更为危险，也给急诊科带来特殊的挑战。妊娠期的创伤可由事故、凶杀或其他暴力事件引起。

二、流行病学

妊娠期发生创伤的人数约占全部孕产妇的7%，是最常见的妊娠期非产科因素引起发病和死亡的原因[4]。在印度以及世界各地，创伤致死的孕产妇占孕产妇总死亡人数的46%。据美国妇产科协会报道，多达10%~20%的孕妇曾遭受过物理创伤[1]。

机动车事故所致伤害占妊娠期创伤患者的54.6%。安全带正确使用与否直接影响机动车事故中孕产妇的结局。妊娠期创伤患者中，通常只有46%的孕产妇在机动车碰撞过程中使用了安全带[3]。正确使用安全带，可使孕产妇发生阴道出血的概率降低50%，发生死胎的概率降低25%。

妊娠期创伤另一个最常见的原因是家庭虐待和殴打所致的腹部和生殖系统损伤，约占妊娠期创伤的22.3%[7]。研究显示，50%的妇女经常遭受家庭暴力，而大多数暴力案件没有相关的报告。

跌倒是妊娠期创伤的另一种常见原因，占所有妊娠期创伤病例的21.8%，其中2%的孕妇有反复跌倒病史。而其他不太常见的病因包括烧伤、穿刺伤和动物咬伤，占1.3%[7]。

三、妊娠期解剖和生理变化

了解妊娠期独特的解剖和生理变化对妊娠期创伤患者的有效管理至关重要。妊娠期创伤的病理生理机制与非妊娠期有着显著的差异。

1. 心血管系统

• 妊娠期血容量增加50%，导致稀释性贫血和氧气携带能力下降。出血性休克的症状出现较晚。

• 由于妊娠子宫对下腔静脉的压迫，导致心率增加15~20次/min，心搏出量增加40%。

• 足月时子宫血流量约占心排血量10%左右，因此子宫损伤时造成大出血的可能性更大。

- 全身血管阻力和动脉血压降低。
- 凝血系统处于激活状态,血栓形成风险增加。
- 妊娠子宫压迫导致静脉回流减少。

2. 呼吸系统

- 呼吸频率增加导致生理性过度换气。
- 氧气消耗增加20%,更容易引起低氧。
- 过度通气、肺残气量减少和动脉血二氧化碳分压缓冲能力降低,容易发生酸中毒。
- 黏膜充血和喉部水肿导致通气困难。

3. 其他变化

- 胃动力减慢、食管下端括约肌松弛,使反流窒息的发生风险增加。
- 子宫增大,静脉回流血量减少,仰卧位时易出现低血压和呼吸困难。
- 妊娠期体重增加而导致气道管理困难。
- 盆腔脉管系统充血易造成腹膜后大出血。
- 由于子宫向上移位,肠道和膀胱容易受损。
- 胎盘组织缺乏弹性,易发生胎盘早剥,促使子宫肌层释放胎盘促凝血酶原激酶或纤溶酶原激活物。
- 骨盆韧带松弛,腹部膨出,重心变化导致盆腔扩大,脊柱前凸,步态不稳定和易跌倒。

四、妊娠期创伤类型

1. 钝性创伤

- 机动车事故。
- 身体虐待。
- 性侵犯。
- 跌倒。
- 严重伤害

2. 穿透性创伤

- 刀伤。
- 枪伤。

3. 烧伤(详见第二十六章)

（一）钝性创伤

除了机动车事故外,孕妇受袭击、虐待和跌倒也是造成严重钝性创伤的常见原因。主要处理是评估创伤对孕妇的影响,给予紧急抢救,并评估创伤对胎儿的影响。

1. 钝性腹部创伤所面临的问题

- 增大的子宫失去骨盆保护。

- 盆腔血管充血时腹膜后出血的可能性增加。

羊水可缓冲从不同方向传递的打击力,对胎儿起到一定的保护作用。

2. 钝性创伤对孕妇的危害

钝性创伤所致的孕妇死亡率约占7%[2]。原因包括胎盘早剥、早产、母胎大出血、子宫破裂和妊娠丢失、羊水栓塞和DIC。脾破裂出血是引起腹腔内出血最常见的原因,其次是子宫破裂。腹膜后出血可继发于盆腔静脉丛破裂。

3. 钝性创伤对胎儿的危害

在严重钝性腹部创伤的妊娠期患者中,创伤直接造成胎儿损伤的发生率不到1%。一旦发生,尤其伴发胎盘早剥、子宫破裂或母体休克时[5],胎儿将面临重大危险。发生钝挫伤后,胎儿的死亡率为3.4%～38%不等[7]。

创伤后胎儿死亡率增加的相关因素:

- 孕妇低血压。

- 孕妇创伤严重度评分高。

- 机动车辆的惯性。

- 孕妇骨盆骨折。

- 机动车与行人事故。

- 孕妇有饮酒史。

- 年轻的孕妇。

- 摩托车撞击。

4. 孕妇钝性创伤的评估

所有孕妇均应在医疗机构进行评估。腹部钝性创伤的评估和管理取决于孕周、孕妇受伤程度和损伤机制。

由于妊娠子宫增大移位和腹膜伸展,使得腹膜刺激反应性降低,因此体格检查可能是不可靠和困难的。

（二）穿透伤

随着妊娠时间的推进,腹腔内器官的位置会发生变化,且这些变化具有重要意义。由于妊娠子宫增大,推动肠道向上移位,故在发生上腹部穿透性损伤时,有可能造成多重胃肠道损伤。脏器发生损伤的概率依小肠、肝、结肠和胃的次序逐渐递减。妊娠晚期,由于子宫和羊水的保护作用,孕妇下腹部的伤害几乎仅限于子宫,而对其他器官的损伤较少。子宫后壁损伤的情况非常罕见,因此孕妇空腔脏器很少被伤及。如果穿透伤累及子宫,则有70%的病例会伤及胎儿[3]。枪伤伤及子宫时,孕妇死亡率达7%~9%[2]。发生在孕37周之前的损伤,胎儿死亡率更高[2]。

上腹部发生创伤时,一般推荐手术探查。而下腹部创伤时,如果孕妇和胎儿状况相对稳定,更多考虑保守治疗,包括密切观察、伤口探查和腹腔镜检查[4]。

如果刺伤没有穿透腹壁,通常采用非手术治疗。然而,如果存在明确的腹膜穿透伤体征,特别是怀疑腹腔内出血或肠穿孔时,应行剖腹探查术。

五、损伤严重程度 》》

由于重度创伤患者的死亡率高,因此所有的患者均需要住院治疗,以便进行手术和产科监护。即使轻度创伤也可能与母胎输血综合征等严重并发症相关,所以需要引起高度重视。轻度创伤是不符合严重创伤标准的创伤。

符合下列生命体征、损伤模式或损伤原因的任何一个标准(收缩压除外),则被认为是"严重创伤"。

1. 生命体征标准

- 意识状态:意识水平改变。
- 呼吸频率<10次/min或呼吸频率>30次/min。
- 血氧饱和度<95%。
- 心率>120次/min。
- 收缩压<90mmHg。解释收缩压时,需结合妊娠的其他生命体征、损伤模式和损伤原因。

2. 损伤模式标准

- 头部、颈部、胸部、腹部、骨盆、腋窝或腹股沟贯穿伤或爆炸性损伤。
- 头部、颈部、胸部、腹部、骨盆或腋窝单一区域显著性钝伤。
- 头部、颈部、胸部、腹部、骨盆或腋窝任何两个及以上身体区域的损伤。
- 肢体截肢在手腕或脚踝上方。
- 疑似脊髓损伤。
- 烧伤面积>20%或其他复杂的烧伤:涉及手、面部、生殖器和呼吸道。
- 严重挤压伤。
- 严重的复合性骨折或开放性脱位伤及血管损伤。

- 骨盆骨折。
- 涉及以下两处或多处骨折：股骨、胫骨、肱骨。

3. 损伤原因标准

- 患者从车上被弹出。
- 坠落高度＞3m。
- 爆炸。
- 机动车撞击时，乘客舱内的高冲击力。
- 车辆侧翻。
- 在交通撞击事故中同一辆车上发生的死亡。
- 掩埋时间＞30min。
- 被行人碰撞。
- 摩托车撞击时，速度＞30km/h。

六、妊娠期创伤并发症

- 阴道出血。
- 胎膜早破。
- 胎盘早剥。
- 孕妇骨盆骨折。
- 胎儿死亡。
- 胎儿骨折，特别是头骨、锁骨和长骨。
- 颅内出血。
- 间接损伤一般包括孕妇低血压继发胎儿缺氧、胎儿出血、胎盘早剥、脐带损伤、子宫损伤或其他损伤。
- 其他：自然流产、早产以及Rh同种免疫。

（一）宫缩与早产

妊娠期创伤最常见的产科问题是子宫收缩。由于受到挫伤或胎盘剥离，子宫肌层和蜕膜细胞会释放前列腺素，刺激子宫收缩。分娩的进程取决于子宫损伤的严重程度、前列腺素的释放量和孕周。孕妇创伤后最多见的是偶发的子宫收缩，一般与胎儿预后不良无关，90％病例可在数小时内缓解。每小时多于8次、持续超过4h的子宫收缩与胎盘早剥有关。39％的妊娠期创伤患者可诱发子宫收缩，进而可能演变为早产[8]。创伤以外的与早产相关的危险因素包括心血管疾病、高血压、子痫前期、子痫、糖尿病、吸烟、前置胎盘、胎盘早剥、感染和其他异常。早产可以通过连续进行宫颈检查明确诊断,即20min内出现3次以上宫缩和宫颈变化或宫颈扩张＞2cm、长度＜1cm[8]。

(二) 自发性流产

在孕20周之前发生的创伤可能导致自发性流产。最常见症状和体征包括腹痛和阴道出血。

(三) 胎盘早剥

由于创伤时,具有弹性的子宫突然变形,导致缺乏弹性的胎盘受到剪切力作用而出现胎盘早剥。胎盘早剥是最常见的损伤,通常与钝挫伤相关,胎儿流产占50%～70%[8]。胎盘早剥的发生率随受伤严重程度的增加而增加。发生车祸时,非受伤孕妇胎盘早剥发生率为8.5%;而严重受伤孕妇胎盘早剥发生率为13%[6]。胎盘早剥导致的孕妇死亡率不足1%,而胎儿死亡率一般在20%～35%。

诊断主要根据腹痛、阴道出血、子宫压痛、羊水流出、孕妇血容量不足、子宫增大程度大于正常胎龄以及胎心率(Fetal heart rate, FHR)的变化,但有时也存在于无任何症状的孕妇。

超声检查对常规的胎盘早剥诊断不够敏感,需要常规使用胎儿电子监护进一步监测。

(四) 子宫破裂

孕妇创伤后发生子宫破裂的风险为1%。子宫破裂最常见病因是车辆撞击时,腹部骨盆撞击子宫、发生严重钝挫伤。部分子宫破裂也可继发于贯穿伤。这种创伤可能导致浆膜性出血或擦伤,若子宫血管撕裂,则会出血;子宫肌层完全破裂或子宫完全撕脱,将胎儿、胎盘或脐带排入腹腔。

尽管已经对正确使用安全带做了介绍,但是安全带使用不当仍是导致子宫损伤的重要因素。蓄意的穿透性创伤造成的子宫破裂风险更大,而且往往是直接损害子宫。

虽然有75%的子宫破裂发生在子宫底部,但也有钝挫伤致宫颈肌层损伤的罕见报道。临床表现可以从轻微的体征如子宫压痛、胎儿心率不稳定,快速进展到低血容量性休克。通过典型的腹膜刺激征可以明确诊断,但是腹膜刺激征并不总是非常明显。

(五) 母胎输血综合征

10%～30%的妊娠期创伤患者会发生母胎输血综合征(Fetomaternal hemorrhage, FMH),一般在妊娠第四周胎儿循环形成时发生。

1. FMH的临床表现不一。

- 胎动减少或消失。
- 胎儿窘迫,尤其是CTG表现为正弦曲线(表示胎儿失血)。

- 大量FMH是妊娠期创伤患者罕见但严重的并发症,可导致胎儿贫血、缺氧、胎死宫内或新生儿神经损伤。

- 母亲的输血反应如恶心、水肿、发热或寒战。

上述情况可能更常见于前置胎盘的孕妇,可出现子宫压痛、子宫收缩、阴道出血和胎儿窘迫。

2. 母胎输血综合征的评估:胎儿血红蛋白酸洗脱试验(Kleihauer-Betke test, K-B test)。

- 用于FMH的检测和量化。

- 通常用于确定RhD阴性孕妇RhD免疫球蛋白的使用剂量。

- 孕妇循环中的胎儿血量以mL为单位进行定量报告。

- 少于1mL的胎儿血液通常被认为是"阴性"结果。

- 这种检查不适用于胎盘早剥。

有证据表明K-B试验阳性对预测患者预后和指导临床治疗的作用(除了确定RhD阴性孕妇的RhD免疫球蛋白剂量外)是有限的。该试验不能用于检测Rh阳性或Rh阴性母亲孕有的Rh阴性胎儿是否发生了FMH。K-B试验阳性伴随其他参数,如妊娠晚期创伤、腹部创伤和损伤严重程度评分>2分是鉴定围产期预后不良的指标。目前使用抗胎儿血红蛋白单克隆抗体,通过流式细胞术可准确地检测FMH。

(六)骨盆骨折

骨盆骨折是另一个需要关心的问题,常由腹部钝伤引起。孕妇可出现膀胱、尿道或肠道损伤,伴有明显的腹膜后出血。孕妇骨盆骨折会显著增加胎儿头部损伤发生率,由此引起的胎儿死亡约占胎儿死亡率的25%。骨盆损伤的患者可存在骨盆疼痛和血容量不足的症状和体征,而盆腔和髋臼骨折在妊娠期却相对少见。

通过体格检查和影像学检查可以明确诊断。由于子宫的屏蔽作用,普通X片对胎儿辐射非常少。单张髋关节摄片对胎儿暴露辐射量是200 milli Rads,这种辐射量明显大于胸部X片(0.02~0.07milli Rads)和腹部X片(100 milli Rads)对胎儿暴露的辐射量。而这些辐射量均远远低于5 Rads,低于此值的辐射量不会显著增加,胎儿发生先天性异常、生长发育异常或流产的风险[4]。

骨盆骨折的特点是孕妇和胎儿的发病率和死亡率均很高,可能与低血容量性休克有关,特别是发生腹腔内大出血。与跌倒相比,汽车行人碰撞导致的母婴死亡率更高。尽管骨折分级(简单或复杂)、类型(髋臼与骨盆)和妊娠期均不影响死亡率,但是孕妇和胎儿的预后仍取决于创伤的严重程度。

骨盆骨折也常合并膀胱或尿道损伤,导致血尿和导尿管留置困难。根据美国妇产科学会的报道,盆腔骨折不是阴道分娩的绝对禁忌证,即当骨盆骨折仅有轻度移位时仍可尝试阴道分娩[4]。

(七) 出血和休克

当孕产妇遭受任何创伤后,均应考虑和评估可能的出血情况。妊娠期间,急性失血所致的血容量不足可被孕妇血管收缩和心动过速所掩盖,因此孕妇低血压和休克相关的症状和体征不明显。当子宫血流量减少30%时,通常会引起胎儿缺氧和心动过缓[8]。

休克是胎儿和孕妇死亡的常见原因。因此,急诊科医务人员必须具备可以预见产妇低血压和休克征象的能力,而不能仅依靠患者生命体征变化来管理。如血容量异常导致休克的症状和体征已出现,那么胎儿的死亡率将高达85%。

(八) 心搏、呼吸骤停

孕妇心搏、呼吸骤停可对胎儿的生存构成重大威胁。当孕妇受到危及生命的伤害时,约41%的胎儿将会死亡,心搏骤停时胎儿的死亡率更高。对孕妇进行积极有效的管理是提高胎儿生存率的必要条件。尽管外伤导致孕妇心搏、呼吸骤停时胎儿存活的概率很小,但仍应积极为孕周>24周的患者进行复苏。医疗机构应提前准备所需抢救设施,医务人员也应积极做紧急剖宫产准备。主动脉受压时会显著降低CPR的效率,但关于体位倾斜减轻孕妇下腔静脉受压或左侧卧位进行胸外按压的证据仍有限。

心搏、呼吸骤停的治疗要点:

- 调整孕妇体位以减少下腔静脉受压。
- 除颤方法同普通创伤患者一致。
- 除颤前取下CTG导线。
- 高级心脏生命支持的药物同普通患者一致。

(九) 羊水栓塞

羊水进入孕妇循环系统可引起羊水栓塞和DIC,临床可表现为孕妇呼吸窘迫、癫痫、心搏骤停、胎儿宫内窘迫、大出血、凝血功能障碍和DIC。主要采取对症支持治疗,目前尚无特效治疗方法。血液替代制品包括新鲜冰冻血浆、血小板和冷沉淀。

(十) 弥散性血管内凝血

胎盘早剥、死胎和羊水栓塞均可导致DIC的发生。DIC发生的部分原因是受损伤子宫释放大量促凝血酶原激酶。尽早终止妊娠可以预防发生严重的DIC。

从微血管出血到凝血功能试验,检验结果多种多样。

异常凝血指标包括：

- 血小板计数＜50×10⁹/L。
- PTT＞1.5×正常值。
- INR＞1.5。
- APTT＞1.5×正常值。
- 纤维蛋白原含量＜2.5 g/L。

七、妊娠期创伤患者的评估与管理

（一）初步评估

孕妇优先接受治疗，对受伤孕妇的初步检查包括气道和颈椎、呼吸、循环（遵循ABC、容量复苏/控制出血）。

严重创伤会刺激孕妇体内儿茶酚胺的释放，导致子宫胎盘血管收缩，影响胎儿血液循环。预防主动脉受压对于改善孕妇和胎儿血流动力学非常重要。

（二）体　位

孕20周后，子宫压迫主动脉可使静脉回流血量减少，引起仰卧位低血压、休克和心排血量减少，若此时进行胸外按压，其有效性也会降低。

尽量减轻对孕妇下腔静脉的压迫，需要采取特殊体位时应考虑到患者的妊娠状态，并提供有效治疗（如气管插管）。

- 向左侧倾斜15～30°卧位。
- 将一个楔形垫置于右臀部，以达到倾斜的目的。
- 严重创伤时，可将楔形垫置于脊柱板下（图25.1，图25.2）。

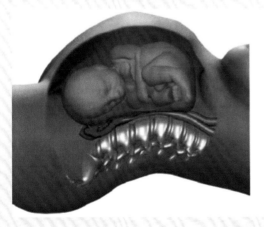
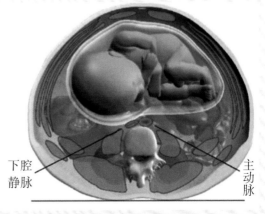

下腔静脉　　　主动脉

图25.1　仰卧位时下腔静脉受压情况

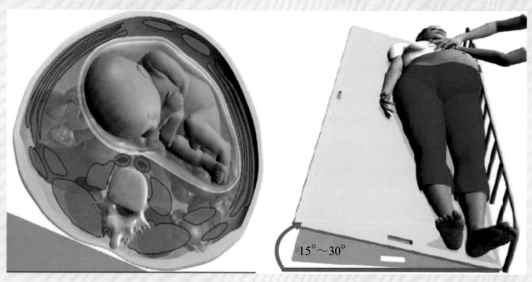

图25.2 左侧卧位倾斜(右侧向上)15°～30°以减轻血管受压

如果向一侧倾斜不可行,医务人员可用手轻柔移动子宫,以最大限度地减少对下腔静脉的压迫。具体方法是:医护人员站在孕妇的左侧,将双手放在子宫周围,并朝自己方向轻轻地移动子宫(图25.3)。

迅速给予孕妇呼吸支持是至关重要的。因为存在妊娠期呼吸生理的变化,妊娠晚期缺氧发生速度更快。氧疗对预防孕妇和胎儿缺氧均非常重要。

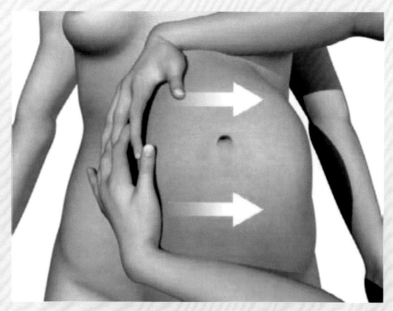

图25.3 双手移动子宫以减轻压迫

（三）气道和颈椎

导致气管插管失败的因素包括舌和鼻黏膜毛细血管充血肿胀导致喉头水肿，面部脂肪组织肥厚影响喉镜手柄操作的空间，腹部内容物增加膈肌上抬，病理性肥胖如体重超过约140kg（300磅）等。当腹内压增加和肺顺应性降低时，面罩通气比较困难。由于这些因素存在，一般患者需考虑早期行气管插管。当发生喉头水肿时，建议行气管插管，具体操作方法是轻压环状软骨，使用短柄喉镜和小号的气管插管来进行气管插管。同时，需考虑妊娠相关的风险因素，妊娠子宫和孕激素水平升高会引起的食管括约肌松弛、胃pH降低和排空延迟。因此，如果给予气管插管，则考虑留置口胃管，如果不予气管插管，可考虑留置鼻胃管，并使用颈托。

（四）呼吸和通气

当需要吸氧时，根据具体情况可使用鼻导管、面罩或气管插管。膈肌上移，潮气量减小。在保障患者安全的情况下，可抬高床头，以减轻子宫对膈肌的影响，这样有利于患者呼吸。如果需留置胸管，则要考虑孕妇膈肌上移的因素，建议在第5肋间上1～2肋间留置。

（六）保证循环和控制出血

由妊娠引起的高血容量和血液稀释可能掩盖血液丢失的症状。因此，在出现临床症状之前需考虑是否存在血容量不足的情况。此外，由于孕妇的血压可通过子宫分流来维持，当孕妇丢失血容量的25%时，生命体征仍可无明显变化，所以即使血压正常的患者也应积极进行容量复苏。

1. 控制明显的外出血。

2. 左侧倾斜卧位15°～30°。

3. 开通大口径静脉通路。

4. 避免妊娠子宫受压。

5. 输注晶体液。

6. 评估容量反应，以维持孕妇正常妊娠相关生理参数。

7. 由于妊娠期的渗透压相对较低，所以应避免输注大量晶体液（＞2L），以免发生肺水肿。

8. 尽量避免使用升压药恢复孕妇的血压，因为可能会影响子宫胎盘血流量。

9. 应时刻保持警惕，避免发生出血，应意识到临床症状的局限性。

10. 仔细寻找隐匿性出血，维持孕妇血容量，以维持胎儿生命。

11. 应进行快速腹部超声检查，以评估腹腔内出血。

12. 如果怀疑血容量不足，开始液体复苏，以确保母亲和胎盘的灌注充足。

13. 如果患者对晶体液反应差,可考虑采取大量输血方案。

14. 如果有手术指征,应快速转运到手术室。

15. 评估FHR,但不能为了评估胎儿情况而延迟复苏时间。

(七) 伤 残

利用格拉斯哥昏迷量表(Glasgow Coma Scale, GCS)对神经系统进行快速评估。此检查评估睁眼反应、运动功能和言语反应。如果存在脊髓损伤的可疑症状和体征,则特别需要注意损伤定位和患者感知情况。

抗休克可用于稳定下肢骨折和控制出血。抗休克治疗可影响子宫胎盘血流,故在妊娠患者中,应避免抗休克腹部充气。

(八) 二次评估

应获得完整的病史以深入了解患者病情,包括生育史、体格检查、评估和监测胎儿。通过生育史可以了解孕妇的合并症,这对制定治疗决策非常重要。

1. 生育史

生育史应包括末次月经的日期、预产期、此次和既往妊娠情况、产前保健和阴道出血的相关情况或并发症。

2. 体格检查

钝挫伤孕妇的体格检查结果并不能很好地预测其产科不良结局。非妊娠创伤患者的体格检查应从头到脚逐一排查,重点检查腹部是否存在瘀斑或不对称。

与非妊娠患者相比,妊娠妇女腹部损伤的发生率较高,而胸部和头部损伤的发病率相对低。特别在妊娠晚期发生的孕妇骨盆骨折,与膀胱损伤、尿道损伤、腹膜后出血和胎儿颅骨骨折相关。孕12周后,孕妇子宫和膀胱不局限于盆腔内,故更容易受到直接损伤。

胎儿最常见的直接损伤是颅骨骨折,死亡率约为42%。孕妇创伤后的精神状态以及头部损伤严重程度与胎儿预后不良有关。

当发生机动车事故时,若安全带跨过妊娠子宫的位置不当可导致腹部明显瘀伤,使胎盘早剥和子宫破裂的发生风险增加。妊娠期间腹膜刺激征可能并不明显,故需要仔细评估子宫张力、宫缩、压痛和胎位。

3. 估计孕周

孕周可以通过测量宫高,从耻骨联合到宫底顶端连线中点的直线距离来计算。标记宫底,并观察宫底高度,以评估隐性的胎盘早剥。

4. 胎心监测

FHR正常值为110~160次/min。孕20周以后,可用标准听诊器评估FHR,孕12

周以后可使用超声彩超。需注意区分孕妇心率和FHR,尤其当孕妇心动过速时,可能造成两者混淆。

孕周＞24周的孕妇若遭受严重创伤,应尽快完善连续CTG,CTG对临时出现的不利结果有较好的敏感性,可检测出是否存在宫缩和胎心异常。异常CTG可能是胎儿损伤和胎儿宫内窘迫的唯一指标。当胎儿心动过缓持续超过5min,基线变异消失或出现复杂变异,或晚期减速,则表示胎儿窘迫;出现正弦波形,则表示胎儿失血。

与足月儿相比,早产儿FHR的生理调控和CTG检查结果意义不同,尤其是发生在孕周＜28周时。在无阴道出血和腹痛,或无宫缩频率(＞1次/10min),或无CTG不良的情况下,持续监测CTG 4h已足够。若出现宫缩频率增快、CTG结果不良、阴道出血、子宫压痛明显、孕妇严重受伤以及胎膜破裂,则需要持续监测24h。

所需检查尽量在床旁进行,而不是将孕妇转送到产科单元进行检查。

5. 盆腔或阴道检查

如果孕妇发生重大创伤,应进行直肠检查,以评估脊髓损伤及局部创伤情况。应按临床指征进行阴道无菌窥镜检查,需注意是否存在胎膜破裂、阴道出血、脐带脱垂、宫颈消退、宫口扩张及胎先露等。发生阴道出血时可能存在早产、胎盘早剥、骨盆骨折或子宫破裂。必要时可留置导尿。

6. 影像学检查

虽然在孕15周内的胎儿最易受辐射的影响,但胎儿遭受辐射的危险程度远小于创伤本身或延迟诊断带来的危害。目前尚未发现低于100 mSv的有效剂量会对胚胎或胎儿产生不良影响,如智力障碍、出生缺陷、生长受限、神经行为异常、惊厥性疾病或胎死宫内。

虽然碘化物造影剂可透过胎盘屏障,并能被胎儿的甲状腺摄取,但尚未发现关于胎儿甲状腺肿或新生儿甲状腺功能异常的相关研究报道。研究证实,使用钆元素进行MRI检查可使动物致畸,因此,除非有明显的获益,否则不推荐在妊娠期使用。四肢、头颅X线检查,乳房X线钼靶片,头颈部CT检查均可用于妊娠和可疑妊娠患者。也可以考虑其他X线检查,但是要注意检查对胚胎或胎儿的辐射剂量要小于1mSv[5]。如果对孕妇的检查可能导致胚胎或胎儿遭受的辐射剂量超过1mSv,则需要仔细评估风险和获益。

若X射线直接照射孕妇子宫的位置(非干扰成像),则要建议使用个人防护装备(如铅裙)。进行CT检查时,优先选择使用一次碘化物对比剂检查,以明确诊断,避免采用多次普通CT(不使用造影剂)检查,并应告知患者在诊断和治疗过程中可能会遭受的辐射,以得到患者的理解和知情同意。

超声可以用于评估实体脏器损伤、腹腔积液、孕周、FHR、胎动、胎儿畸形、胎儿损伤严重程度、胎盘位置及羊水量等。但超声并不是诊断早期胎盘早剥的可靠指标。创伤重点超声评估法(Focused assessment with sonography for trauma, FAST)可以精确地评估非妊娠患者的腹腔游离液体。必要时可先予FAST,而后进一步行常规产科超声检查,有助于明确腹腔积液,提高可疑腹腔出血的检出率。

妊娠期间,也可用CT评估创伤患者病情,但胎儿遭受的辐射量可达3.5rad。因此,当孕妇的获益明显大于对胎儿的危害时才可考虑行CT检查,但需征得患者及其家属的知情同意。

(九) 开腹腹腔灌洗

如果出现腹腔内出血的症状和体征、感觉异常、不明原因的休克、多发严重骨折,则考虑腹腔内出血,可能需要开腹进行腹腔灌洗。首选的手术方式是在脐周围切开前腹膜,直视下开腹腹腔灌洗。与盲针穿刺相比,该手术可以有效减少对子宫或其他器官的损伤。需要注意的是,如果腹膜内出血诊断明确,则没有必要行腹腔灌洗。

(十) 剖宫产

开始CPR的同时行剖宫术可以提高孕妇和(或)胎儿的生存率,但应以抢救孕妇生命为主要目的。终止妊娠后,下腔静脉回流增加可有效改善孕妇的状况。

孕妇心搏骤停至胎儿出生之间的时间与胎儿存活率及其神经系统的结果密切相关。孕妇心搏骤停4~6min内出生的胎儿预后最佳。如果孕妇心搏骤停时间超过30min,胎儿将难以存活。剖宫产术延误与胎儿的不良预后直接相关。

(十一) 治 疗

如果孕周>20周,施行有效CPR 4min后效果不佳,则应紧急行剖宫产术。剖宫产与复苏同时进行,手术期间和术后均应持续进行CPR。

(十二) 预防策略

产前检查对孕妇和胎儿预后均至关重要。产前护理的一个重要部分是预防伤害,特别注意对产妇进行避免钝挫伤的教育,包括正确恰当地使用安全带。

1. 预防社会暴力

仅在过去几十年才将人际间暴力归类为创伤的病因。妊娠期间,遭受性虐待或躯体虐待的患者比例高达17%~32%,其中60%的受害者曾多次遭受暴力,并且妊娠期或产后都有经常遭受虐待的经历。大多数情况下,施虐者是孕妇的伴侣。人际间暴力与婚姻状况、种族、年龄或经济状况无明显相关性。所有医护人员必须了解并协助受害者,减少人际虐待的发生,特别是对于妊娠妇女。

2. 避免妊娠期不合理使用药物

许多受到创伤的孕妇血液内酒精或其他药物水平远远高于正常。这些药物可显著增加机动车事故和胎儿低体重的发生率。

3. 正确使用机动车约束装置

机动车行驶的惯性可导致司机或乘客在发生事故时受到很大的伤害。约束装置，包括气囊和安全带。正确使用约束装置可有效减少损伤的发生率，其对妊娠女性的保护作用是可靠的。通过教育孕妇将安全带置于盆腔底部，而不是错误的置于妊娠子宫顶部，可以有助于减少相关损伤。

座椅安全带的正确安置包括：

- 安全带的腰部带应高于臀部，并置于子宫下方。
- 安全带的肩部带应置于子宫上方，乳房之间。

正确使用安全带可减少机动车行驶惯性对孕产妇或胎儿的损伤，降低死亡率提高胎儿的生存率。错误放置腰部带可增加子宫屈曲，导致胎盘早剥（图25.4）。

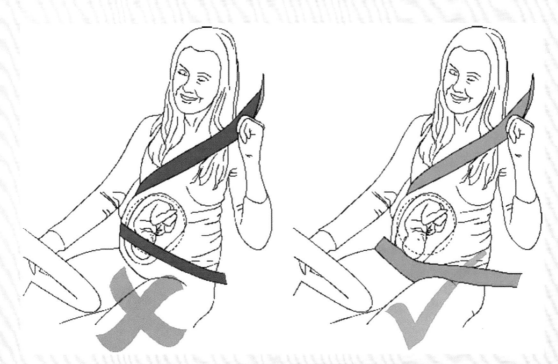

图25.4　昆士兰临床指南：安全带的正确使用方法

妊娠期创伤患者的评估与管理流程，见图25.5和图25.6。

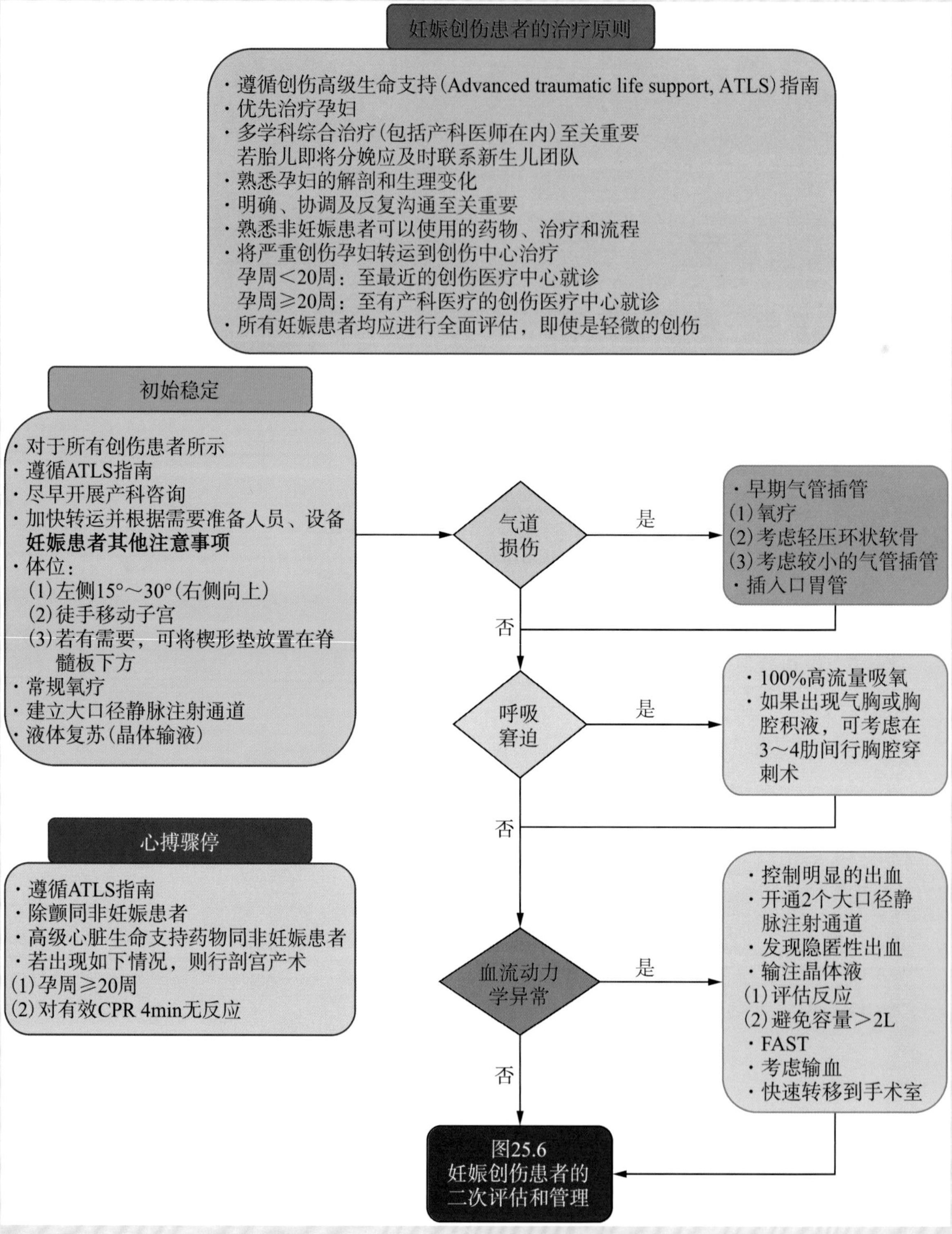

妊娠创伤患者的治疗原则

· 遵循创伤高级生命支持(Advanced traumatic life support, ATLS)指南
· 优先治疗孕妇
· 多学科综合治疗(包括产科医师在内)至关重要
  若胎儿即将分娩应及时联系新生儿团队
· 熟悉孕妇的解剖和生理变化
· 明确、协调及反复沟通至关重要
· 熟悉非妊娠患者可以使用的药物、治疗和流程
· 将严重创伤孕妇转运到创伤中心治疗
  孕周<20周: 至最近的创伤医疗中心就诊
  孕周≥20周: 至有产科医疗的创伤医疗中心就诊
· 所有妊娠患者均应进行全面评估, 即使是轻微的创伤

初始稳定

· 对于所有创伤患者所示
· 遵循ATLS指南
· 尽早开展产科咨询
· 加快转运并根据需要准备人员、设备
妊娠患者其他注意事项
· 体位:
  (1)左侧15°~30°(右侧向上)
  (2)徒手移动子宫
  (3)若有需要, 可将楔形垫放置在脊
     髓板下方
· 常规氧疗
· 建立大口径静脉注射通道
· 液体复苏(晶体输液)

气道损伤 —是→ · 早期气管插管
  (1)氧疗
  (2)考虑轻压环状软骨
  (3)考虑较小的气管插管
  · 插入口胃管

否↓

呼吸窘迫 —是→ · 100%高流量吸氧
  · 如果出现气胸或胸腔积液, 可考虑在3~4肋间行胸腔穿刺术

否↓

心搏骤停

· 遵循ATLS指南
· 除颤同非妊娠患者
· 高级心脏生命支持药物同非妊娠患者
· 若出现如下情况, 则行剖宫产术
(1)孕周≥20周
(2)对有效CPR 4min无反应

血流动力学异常 —是→ · 控制明显的出血
  · 开通2个大口径静脉注射通道
  · 发现隐匿性出血
  · 输注晶体液
  (1)评估反应
  (2)避免容量>2L
  · FAST
  · 考虑输血
  · 快速转移到手术室

否↓

图25.6
妊娠创伤患者的
二次评估和管理

图25.5　妊娠期创伤患者的初步评估与管理

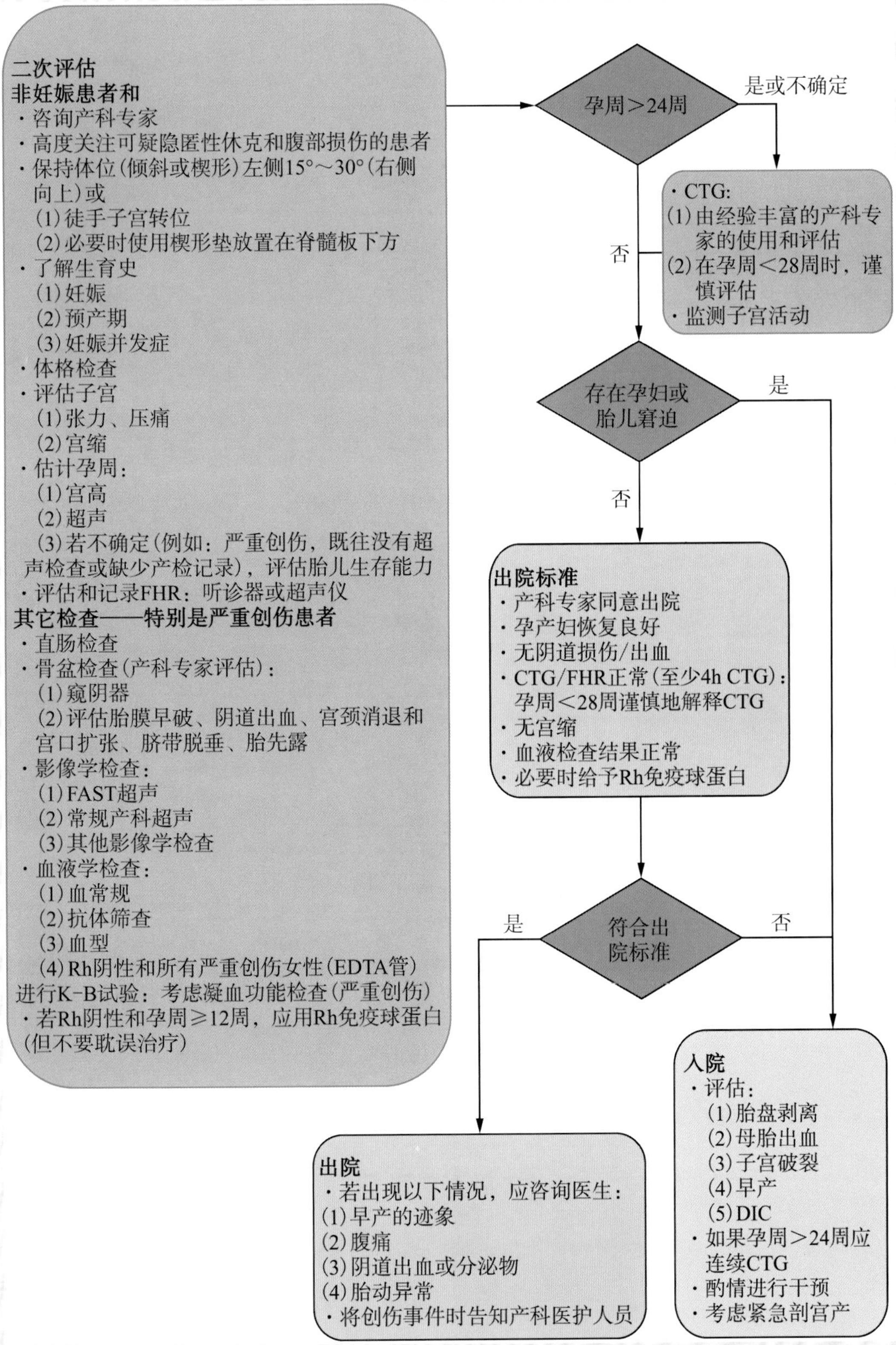

二次评估
非妊娠患者和
· 咨询产科专家
· 高度关注可疑隐匿性休克和腹部损伤的患者
· 保持体位(倾斜或楔形)左侧15°~30°(右侧向上)或
　(1)徒手子宫转位
　(2)必要时使用楔形垫放置在脊髓板下方
· 了解生育史
　(1)妊娠
　(2)预产期
　(3)妊娠并发症
· 体格检查
· 评估子宫
　(1)张力、压痛
　(2)宫缩
· 估计孕周:
　(1)宫高
　(2)超声
　(3)若不确定(例如:严重创伤,既往没有超声检查或缺少产检记录),评估胎儿生存能力
· 评估和记录FHR:听诊器或超声仪
其它检查——特别是严重创伤患者
· 直肠检查
· 骨盆检查(产科专家评估):
　(1)窥阴器
　(2)评估胎膜早破、阴道出血、宫颈消退和宫口扩张、脐带脱垂、胎先露
· 影像学检查:
　(1)FAST超声
　(2)常规产科超声
　(3)其他影像学检查
· 血液学检查:
　(1)血常规
　(2)抗体筛查
　(3)血型
　(4)Rh阴性和所有严重创伤女性(EDTA管)
进行K-B试验:考虑凝血功能检查(严重创伤)
· 若Rh阴性和孕周≥12周,应用Rh免疫球蛋白(但不要耽误治疗)

孕周>24周 —— 是或不确定 →

· CTG:
　(1)由经验丰富的产科专家的使用和评估
　(2)在孕周<28周时,谨慎评估
· 监测子宫活动

否 ↓

存在孕妇或胎儿窘迫 —— 是 →

否 ↓

出院标准
· 产科专家同意出院
· 孕产妇恢复良好
· 无阴道损伤/出血
· CTG/FHR正常(至少4h CTG):孕周<28周谨慎地解释CTG
· 无宫缩
· 血液检查结果正常
· 必要时给予Rh免疫球蛋白

符合出院标准
是 ← / → 否

出院
· 若出现以下情况,应咨询医生:
(1)早产的迹象
(2)腹痛
(3)阴道出血或分泌物
(4)胎动异常
· 将创伤事件时告知产科医护人员

入院
· 评估:
　(1)胎盘剥离
　(2)母胎出血
　(3)子宫破裂
　(4)早产
　(5)DIC
· 如果孕周>24周应连续CTG
· 酌情进行干预
· 考虑紧急剖宫产

图25.6　妊娠创伤患者的二次评估与管理

参考文献 》》

［1］ Chapter 42. Critical care and trauma. In: Cunningham F, Leveno K, Bloom S, Hauth J, Rouse D, Spong C, editors. Williams obstetrics. 23rd ed. 2010. p. 926-945.

［2］ Desjardins G. Management of the injured pregnant patient. 2014. http: //www. trauma. org /archive/resus/ pregnancytrauma. html.

［3］ Mattox KL, Goetzl L. Trauma in pregnancy. Crit Care Med. 2005, 33(10 (Suppl)): S385-389.

［4］ Mirza FG, Devine PC, Gaddipati S. Trauma in pregnancy: a systematic approach. Am J Perinatol. 2010, 27(7): 579-586.

［5］ Queensland Clinical Guidelines, Trauma in pregnancy. guideline no MN14. 31-V1-R19, Queensland Health. Feb 2014. Available from: http: //www. health. qld. gov. au/ qcg/.

［6］ Raja AS, Zabbo CP. Trauma in pregnancy. Emerg Med Clin North Am. 2012, 30: 937-948.

［7］ Rudra A, Ray A, Chatterjee S, et al. Trauma in pregnancy. Indian J Anaesth. 2007, 51 (2): 100-105.

［8］ Schwaitzberg SD. Trauma and pregnancy. 2013. http: //emedicine. medscape. com/article/796979-overview.

建议阅读 》》

［1］ Barraco RD. Diagnosis and management of injury in the pregnant patient: the East Practice Management Guideline Work Group. 2005. Copyright the eastern association of surgery for trauma.

［2］ Brown HL. Trauma in pregnancy. Obstet Gynecol. 2009, 114(1): 147-160.

［3］ Bryan CA. Beyond the basics: trauma during pregnancy. EMS Mag. 2009, 38(2): 52-5. EMS World. Com.

［4］ Hill CC, Pickinpaugh J. Trauma and surgical emergencies in the obstetric patient. Surg Clin North Am. 2008, 88(2): 421-440.

［5］ Roemer, Katz, Becerra, et al. Trauma in the obstetric patient: a bedside tool. 2014. Americal College of Emergency Physicians. www. Acep. org.

［6］ Royal College of Obstetricians and Gynecologists. Maternal collapse in pregnancy and puerperium. 2011. www. rcog. org. uk. Green-top Guideline No. 56.

［7］ Shah AJ, Kilcline BA. Trauma in pregnancy. Emerg Med Clin North Am. 2003, 21: 615-629.

［8］ South Australian Perinatal Practice Guidelines Trauma in pregnancy（abdominal）. Department of Health, Government of South Australia, 2010. ISBN no. 948-1-74242- 164-2.

［9］ State trauma guidelines for the management of injured pregnant women. Govt. of Western Australia Department of Health, 2012.

［10］ Women and newborn health service, King Edward Memorial Hospital, Clinical guidelines. DPMS Ref: 8864. 2014.

第二十六章　妊娠期烧伤

一、引　言

妊娠期烧伤需要特殊管理。由于胎儿的存在会导致母体发生一系列的生理变化,烧伤创面又会额外增加机体的负担,使机体对烧伤的反应能力下降,同时胎儿健康所需的储备能力下降,从而增加了母胎风险。发达国家的相关报道很少,现有的大部分数据来自发展中国家,在不同地区的育龄人群中,妊娠期烧伤的发病率为0.6%～15%不等,其中以印度报道的发病率最高(表26.1)[1-8]。煤油火焰造成的烧灼是这些国家最常见的烧伤原因。知识匮乏、不安全的烹饪习惯和不良的社会习俗是导致发病率高的原因。相比之下,在发达国家,烧伤往往是由烫伤或工业相关的火焰烧灼等意外引起[8]。

由于目前研究数据有限,较难制定妊娠期烧伤患者的标准治疗指南。本章旨在利用有限的文献来阐述孕产妇的烧伤管理。

表26.1　来自印度的病例报道

作者(年)	育龄人群发病率(%)	病例数	母体死亡率(%)	胎儿死亡率(%)
Bhattt(1974)[1]	—	28	71.4	82.1
Jain(1993)[2]	13.3	25	20	36
Akhtar(1994)[3]	7.1	50	70	72
Sarkar(1996)[4]	—	20	0	60
Prassana(1996)[5]	15	6	16.6	16.6
Gaffar(2007)[6]	14.9	32	71.8	81.2
Zalquarnain(2012)[7]	12.7	87	21.8	54.02
Aggarwal(2014)[8]	12.2	49	67.3	69.3

二、烧伤创面的分类和评估

(一) 烧伤深度

根据表皮、真皮、皮下脂肪和深层结构的损伤程度进行分类(图26.1)。

Ⅰ度烧伤限于表皮。这类烧伤表皮屏障完整,表现为疼痛、红斑,按压时皮肤发白,但不遗留瘢痕。

Ⅱ度烧伤分为浅度和深度。这是基于真皮损伤的深度来划分的。浅Ⅱ度烧伤表现为红斑、疼痛,按压时皮肤发白,经常有水疱形成。烧伤部位残存的表皮结构、毛囊及汗腺上皮,在7～14d内会再生。深Ⅱ度烧伤损伤到真皮网状层,创面呈红白相间,按压时皮肤不发白,但仍有痛觉。通过毛囊和汗腺的上皮再生促进烧伤愈合,常常伴有严重的瘢痕形成。

Ⅲ度烧伤是表皮和真皮的全层皮肤烧伤。特征是皮革样焦痂,呈黑色、白色或樱桃红色,质硬,无疼痛。一般通过创面边缘的上皮再生而愈合。Ⅲ度烧伤创面通常需要皮肤移植手术。

Ⅳ度烧伤深度可达皮下其他器官,如肌肉和骨骼。

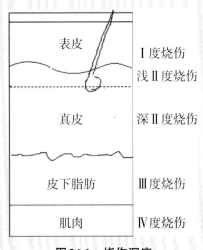

图26.1 烧伤深度

(二)烧伤面积

烧伤面积通常用"九分法"来评估(图26.2)。在成年人中,每侧上肢和头颈部各占总体表面积(Total body surface area, TBSA)的9%,每侧下肢和前、后躯干各占TBSA的18%,会阴部占TBSA的1%,手(包括手掌和伸直的手指)的面积(发生较小的烧伤时可以这样计算)为TBSA的1%。

三、治 疗

除发生早产和胎死宫内风险外,严重烧伤的孕产妇与普通妇女一样有发生严重并发症的风险,如循环不稳定、呼吸窘迫、脓毒症、肝衰竭和肾衰竭等。因此,需要包括整形外科医生、产科医师和重症监护医生的多学科协作团队对烧伤孕产妇进行管理。由于育龄期烧伤的发生率高(高达15%),所有烧伤的育龄期女性除非已知妊娠,否则均应检查是否怀孕。妊娠的早期诊断避免了使用致畸药物和部分影像学检查,同时有助

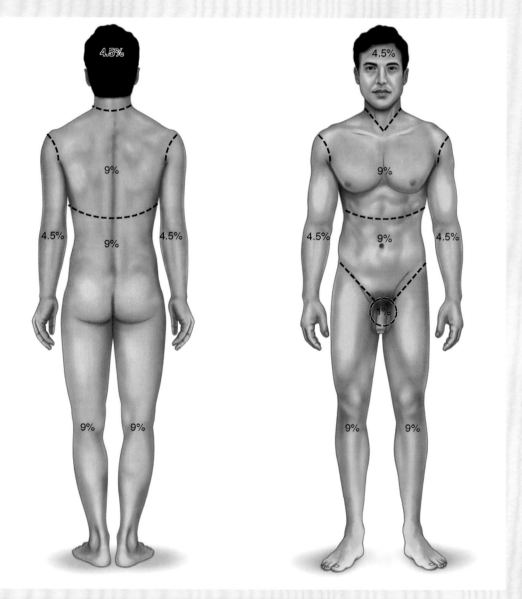

图26.2　"九分法"评估烧伤面积

于启动最佳治疗方法以获得更好的结局[9]。

（一）液体疗法

适当的液体管理对于大面积烧伤患者至关重要。多器官衰竭的主要原因之一是液体复苏不足。液体复苏的主要目的是补充因烧伤而大量丢失的液体，以确保组织器官的灌注。妊娠与高动力循环相关。随着妊娠进展，血容量增加，血胶体渗透压逐渐下降，同时烧伤后毛细血管通透性增加，孕产妇额外丢失的液体超过非妊娠患者。由于子宫对血流量自动调节能力不强，因此，早期积极的液体复苏对于避免孕产妇低血压以及由此引起的子宫胎盘低灌注和胎儿缺氧至关重要[10,11]。

使用Parkland公式可以估算普通患者早期烧伤后的液体需求。据此,烧伤后的第一个24h液体需求量为烧伤面积(％)×体重(kg)×4mL。其中前8h输注液体量应为总量的一半,另一半液体在接下来的16h内输注。然而,研究发现,该公式低估了近50％妊娠患者的液体需求量。因此,建议妊娠期容量复苏目标需配合其他参数,如尿量(30～60mL/h)、平均动脉压、中心静脉压以及孕产妇和胎儿的心率等,而不仅仅依靠Parkland公式。补充的液体应选择晶体液,优选乳酸林格液,因为生理盐水会导致高氯性代谢性酸中毒[12]。

(二) 通　气

呼吸道烧伤通常表现为黏膜和黏膜下红肿、溃疡。由于声带遇到热空气会反射性关闭,因此热损伤通常仅限于上呼吸道。严重的口腔和咽喉部损伤是早期气管插管的指征。

即使在没有吸入烟雾的情况下,也应使患者保持半卧位,给予吸氧,改善组织氧合,特别是在妊娠晚期,因孕产妇妊娠功能残气量和呼气末容量减少。在封闭环境中烧伤的患者和面部烧伤的患者都必须考虑发生吸入性损伤的可能。吸入的一氧化碳穿过胎盘屏障,与胎儿的血红蛋白结合,可导致胎儿低氧血症。100％吸氧浓度有助于缩短碳氧血红蛋白的半衰期,从而改善患者缺氧症状。机械通气仅在母体$PO_2 <$ 60mmHg时开始实施[13]。

(三) 创面管理

1. 烧伤创面切除术

对于较深的创面(深Ⅱ度和Ⅲ度),不能等待自发愈合,而应该通过手术切除焦痂,并通过皮肤移植或皮瓣闭合创面,这种方法被称为切除和移植(Excision and grafting, E&G)。预计超过3周才能愈合的烧伤创面是行早期E&G的适应证,并应在烧伤后第一周完成。对烧伤创面早期进行E&G,可减少脓毒症的发生,改善孕产妇和胎儿的预后。烧伤焦痂的去除也降低了前列腺素E2和烧伤毒素-A脂蛋白复合物(由损伤细胞膜释放的)的水平,而这些物质可以刺激子宫[5,14]。早期E&G也应最大限度地减少过度瘢痕形成(与创面愈合有关的)。治疗应先处理腹部和乳房的创面,这样有助于减少妊娠过程中腹壁拉伸造成的疼痛,有利于监测胎儿生长和行剖宫产术。预防感染和乳头塌陷,促进乳房创面较好的愈合,有利于随后的母乳喂养。早期切除不仅适用于轻度烧伤患者,也推荐全身重度烧伤面积占25％～65％的患者使用[10,15]。

2. 创面感染

所有烧伤创面在受伤后72h内会发生细菌定植。细菌定植于创面表面,也可能穿透焦痂。一般情况下这种定植没有临床意义,因此,不推荐常规创面细菌培养。细菌定植在无活性创面焦痂的下方,有利于早期未完成E&G的患者焦痂分离。在微生物侵入深层的活组织时会发生创面脓毒症,可通过活检或定量组织细菌培养进行诊断。每克活检组织中的细菌量>105即可诊断。一旦证实创面感染,应切除感染组织,同时应用合适的抗生素。

(四) 局部和全身抗生素使用

在妊娠期间绝对禁忌使用氯霉素,无论是粉剂还是软膏。妊娠早期使用氯霉素有致畸的危险,妊娠晚期使用可能导致新生儿出现灰婴综合征。如在孕14周后使用庆大霉素,可引起胎儿的耳毒性和肾毒性。最常用的局部软膏是磺胺嘧啶银,但在孕14周之前应用可能会致畸,而之后使用则会导致胎儿生长迟缓。当烧伤面积占TBSA的20%以上时,不推荐使用聚维酮碘,因为碘可通过烧伤创面吸收,穿过胎盘屏障,引起甲状腺功能障碍和代谢性酸中毒。万古霉素是最常用的抗葡萄球菌药物之一,但会致畸。环丙沙星会损害关节软骨[15]。

因此,对于烧伤的妊娠患者,抗生素的选择非常有限。早期的E&G可显著降低创面感染的可能,从而使抗生素应用最小化。青霉素类和头孢菌素类被认为是妊娠期安全的抗生素。

(五) 营养支持

烧伤后的患者为高代谢状态,存在巨大的能量消耗和大量的氮丢失。因此,应提供足够的热量和足够的氮以促进蛋白质的合成。为了达到正氮平衡,推荐提供热量为36kcal/(kg·d),其中蛋白质需求为1.5~2.0g/(kg·d)。营养支持的途径直接影响烧伤患者的结局。全肠内营养(Total enteral nutrition, TEN)优于TPN。TPN仅在TEN失败时才应用,这是因为TPN与脓毒症发生率升高及其导致的死亡率增加有关[16]。

(六) 产科管理

胎儿最常见的并发症是胎儿宫内窘迫,随后可能发生自然流产或早产。在母体血容量不足的情况下,血液会从妊娠子宫转移到母体循环,同时烧伤刺激也会增加前列腺素和催产素的释放,使子宫收缩,这些变化会导致子宫内循环血量减少,引起胎儿缺氧和酸中毒,从而增加发生早产或自然流产的风险[17]。

胎儿生存率取决于胎龄和孕产妇的烧伤程度。通常在妊娠早期流产发生率很高。妊娠中期,胎儿的生存依赖于孕产妇的生存。因此,为防止妊娠中期早产的发生,在条件允许的情况下应开始保胎治疗。与β受体激动剂相比,静滴硫酸镁较少引起血管扩张,对代谢影响也小,因此是更好的选择。定期进行胎心监测和超声检查,以确保保守治疗期间胎儿的健康。在孕产妇发生危险的情况下,应紧急行剖宫产。妊娠晚期,应根据烧伤程度决定是保守治疗还是立即终止妊娠(引产或剖宫产)。现代新生儿重症监护提高了妊娠晚期早产儿的生存率,因此,只有当严重烧伤患者处于妊娠晚期或者存在缺氧、脓毒症时,才可以选择产科干预。分娩方式(顺产或剖宫产)应根据产科考虑来决定,孕产妇腹壁烧伤不是剖宫产的禁忌证[8]。

目前,Gang 等[18]在 1992 年提出的关于烧伤孕产妇的产科管理方案仍在执行(表 26.2)。

表 26.2　烧伤孕产妇的产科管理方案

烧伤面积(%)	妊娠时期	孕周(周)	处理
<30	早期		不进行产科干预
	中期		不进行产科干预
	晚期	>36	引产或剖宫产
		<36	保守治疗,胎心监测
30~50	早期		每 3~4 周行胎儿超声检查
	中期		每 3~4 周行胎儿超声检查,宫缩抑制剂
	晚期	>36	48h 内娩出胎儿
		<36	密切行胎心监测
50~70	早期		终止妊娠
	中期		终止妊娠
	晚期	胎儿存活	24h 内引产或剖宫产
		胎儿死亡	不积极干预直到 4 周;监测死胎致凝血功能改变
>70	早期		无处理
	中期		无处理
	晚期		紧急行剖宫产

(七)预防血栓

烧伤时,由于凝血系统的激活和细胞因子的释放,加重了妊娠期的高凝状态。液体丢失所致的血液浓缩进一步增加了血栓形成的风险。因此,强烈推荐使用预防剂量的普通肝素或低分子量肝素来预防深静脉血栓形成和相关并发症[15]。

(八)麻醉注意事项

全身麻醉技术可应用于烧伤创面切除术和剖宫产术。麻醉期间预防缺氧和低血压至关重要。术中应保持 1mL/(kg·h)的尿量和 100%氧饱和度。由于气道水肿导致插管困难,可选择使用可视喉镜、环状软骨压迫和小口径(6.5mm)气管导管。应避免使用氯胺酮,因其可引起子宫肌层兴奋而导致早产。在烧伤的 12~24h 内使用琥珀酰胆碱是安全的,但在此时间范围之外使用,就会存在发生高钾血症的风险。非去极化肌肉松弛剂如箭毒和泮库溴铵是更安全的选择[12,19,20]。

（九）社会心理支持

社会心理支持应立即开始。与患者和家属做好沟通,并对烧伤的预后进行评估。同时,特别是在像印度这样的发展中国家,他杀和自杀性烧伤事件发生率高,因此所有案件都必须向当地执法机关报告。

（十）破伤风预防

所有烧伤患者均有发生破伤风的风险。预防破伤风需要依据患者的免疫状态来决定。

（十一）康　复

烧伤康复包括烧伤患者的身体、心理和社会方面的康复。孕产妇的烧伤康复与普通烧伤患者是相同的,从烧伤治疗的第一天即开始进行,可能会持续数年。烧伤可导致患者严重身体虚弱和挛缩畸形,如不及时治疗会导致严重的残疾。烧伤康复的目的是尽量减少挛缩进展,避免瘢痕形成对功能的影响。康复早期阶段包括适当定位、夹板固定、拉伸和早期活动,而后期包括瘢痕挛缩和增生性瘢痕的处理。一个多学科的专业团队和患者的全面参与定会达到最佳效果。

四、预　后

孕产妇和胎儿的预后与烧伤的体表面积直接相关。据报道,如果烧伤面积为TBSA的25％～50％,则母体和胎儿死亡率均超过60％。如果烧伤面积超过TBSA的50％,则胎儿死亡率可达100％。胎儿结局很大程度上取决于孕产妇的情况,如果孕产妇存活并且未出现如缺氧和脓毒症等并发症,大部分胎儿可存活。胎儿最常见的烧伤并发症是胎死宫内和流产。

五、化学烧伤

化学烧伤是由于工业事故、袭击或家庭清洁剂的使用不当而引起的。这类烧伤可引起的皮肤和皮下组织损伤会不断加重,直到化学物质被灭活或稀释。酸性物质可使局部发生凝固坏死,这样一来可以形成屏障防止酸性物质的进一步损害。而碱性物质可皂化脂肪组织,从而进一步加深创面,直到碱被中和。

初始处理措施是在流动的温水下冲洗至少15min。这一措施可降低烧伤的严重程度。通常中和剂的使用是禁忌的(除了氢氟酸烧伤时可使用钙作为解毒剂),因为中和反应会大量产热而加重烧伤程度。这类烧伤大多数是深Ⅱ度或Ⅲ度烧伤,待烧伤创面界限清晰后,再早期行E&G,这样可达到最佳效果。

六、结 论 》》

妊娠期烧伤的母胎死亡率较高。然而,目前已经发现,以充分的液体复苏、创面管理和多学科合作为基础的重症监护与更好的预后相关。如果烧伤面积为 TBSA 的 30%~50%,则必须在复苏后尽早尝试分娩(孕周>32周);如果烧伤面积超过 TBSA 的 50%,则不论胎龄多少均应终止妊娠。

参考文献 》》

［1］ Bhat RV, Vyas KD. Burns in pregnancy. Obstet Gynecol Ind. 1974, 24: 264-266.

［2］ Jain ML, Garg AK. Burns with pregnancy—a review of 25 cases. Burns. 1993, 19: 166-167.

［3］ Akhtar MA, Mulawkar PM, Kulkami HR. Bums in pregnancy: effect on maternal and fetal outcomes. Bums. 1994, 20: 351-355.

［4］ Sarkar T, Roychowdury S. Plasma 17-beta oestradiol estimation in burns during pregnancy. Indian J Burns. 1996, 4: 49-52. 26

［5］ Prasanna M, Singh K. Early burn wound excision in "major" burns with "pregnancy": a preliminary report. Burns. 1996, 22: 234-237.

［6］ Gaffar UB, Akhtar N, Faruqui TH, et al. Burns during pregnancy: a socio cultural disease. J Indian Acad Forensic Med. 2007, 32: 31-33.

［7］ Masoodi Z, Ahmad I, Khurram F, et al. Pregnancy in burns: maternal and fetal outcome. Indian J Burns. 2012, 20: 36-41.

［8］ Agarwal P. Thermal injury in pregnancy: predicting maternal and fetal outcome. Indian J Plast Surg. 2005, 38: 95-99.

［9］ Guo SS, Greenspoon JS, Kahn AM. Management of burn injuries during pregnancy. Burns. 2001, 27: 394-397.

［10］ Bartle EJ, Sun JH, Wang XW. Burns in pregnancy. J Burn Care Rehabil. 1988, 9: 485-487.

［11］ Taylor JW, Plunkett GD, McManus WF, et al. Thermal injury during pregnancy. Obstet Gynecol. 1976, 47: 434-438.

［12］ Radosevich MA, Finegold H, Goldfarb W, et al. Anesthetic management of the pregnant burn patient: excision and grafting to emergency Cesarean section. J Clin Anesth. 2013, 25: 582-586.

［13］ Polko LE, McMahon MJ. Burns in pregnancy. Obstet Gynecol Survey. 1998, 53: 50-56.

［14］ Mabrouk AR, el- Feky AE. Burns during pregnancy: a gloomy outcome. Burns. 1997, 23: 596-600.

［15］ Napoli B, D'Arpa N, Masellis M, et al. Burns in pregnancy. Ann Burns Fire Disast. 2000, 13: 18-24.

［15］ Pacheco LD, Gei AF, VanHook JW, et al. Burns in pregnancy. Obstet Gynecol. 2005, 106: 1210-1212.

［17］ Karimi H, Momeni M, Rahbar H. Burn injuries during pregnancy in Iran. Int J Gynaecol Obstet. 2009, 104: 132-134.

［18］ Gang RK, Bajec J, Tahboub M. Management of thermal injury in pregnancy - an analysis of 16 patients. Burns. 1992, 18: 317-320.

［19］ MacLennon N, Heimbach DM, Cullen BF. Anesthesia for major thermal injury. Anesthesiology. 1998, 89: 749-770.

［20］ Velasco I, Haro LH, Decker WW. Burns. In: Wolfson AB, editor. Harwood- Nuss' clinical practice of emergency medicine. 5th ed. Philadelphia: Lippincott,Williams & Wilkins, 2010. p. 310-314.

第二十七章　妊娠期中毒

一、引　言

妊娠期中毒是孕产妇可能发生的一种少见事件,孕产妇因病情严重而入院,当情况危重时甚至需要进行重症监护治疗。与任何其他产科紧急情况一样,妊娠期中毒也可危及孕产妇生命。当发生紧急情况时,积极合理的治疗是至关重要的。另外,即使孕产妇已提供详细的病史,我们仍需要判断病史的可靠程度,因为可能患者并未意识到自己处于妊娠状态或者已摄入具有终止妊娠作用的药物。在印度,中毒的发生率或流行率尚不清楚,但实际上确实较少见。

孕产妇中毒可能是意外,也可能是蓄意的(自杀或很少谋杀)。

二、病理生理学

毒物是经接触、服食、吸入后会造成人体损害的物质。中毒是指由于毒物的化学作用引起器官功能障碍(如肾衰竭或肝炎)和(或)结构性损伤(如化学烧伤),进而导致疾病的发生[1]。服药过量是指患者过量用药、滥用药物或某些物质所引起的疾病状态[1]。虫刺中毒是指蜂、蝎、蛇等具有专门腺体或组织的动物产生的毒液或毒素类物质,在接触人类皮肤或黏膜(胃肠外)后导致的特殊类型的中毒反应[2]。

妊娠生理变化可能影响毒物的吸收、分布和代谢[3]。妊娠期发生中毒,孕产妇和胎儿均可能受到影响。毒物可以透过胎盘屏障直接影响胎儿发育,也可造成孕产妇发生并发症,如严重的谵妄、低血压、肝功能衰竭、肾功能衰竭、抽搐或其他危及生命的情况,进而影响胎儿。孕产妇中毒可很快痊愈,但由于有害物质的致畸或其他影响,胎儿受到的影响可以持续数周或数年。

三、评　估

1. 在介绍病情或接受初步问诊时,患者及其家属可能隐瞒或否认中毒和妊娠[2]。

2. 在门诊部或急诊室,不同患者的病情差异很大,可表现为毫无症状,也可直接威胁生命。

3. 初步评估应迅速判断患者的意识状态,是否有心跳,是否发生呼吸骤停等。

4. 若怀疑昏迷的患者有毒物接触史,应注意与创伤进行鉴别诊断,尤其对于发生颈椎外伤的患者,应牢记在移动患者身体的过程中,要保持相应地固定。应注意患者血流动力学状态,神志的变化,患者可能存在意识障碍和定向障碍等。当患者意识不清时,应考虑低氧血症和低血糖,需要给予面罩吸氧和输注葡萄糖,这些处置应延迟到二次评估后,嘱患者进食和给予患者镇静处理。

5. 应详细记录所有可能的病史。除询问病史外,还应该询问中毒的有关时间、方式、持续时间,以及暴露的环境、地点、相关活动和服毒目的等具体问题。孕产妇可能会出现神志不清、亢奋、抑郁、昏迷、不适或正常临床表现。孕产妇可能很少知道自己有接触史,无法确认或不愿承认接触史[4]。

毒理学评估:

- 每种药物、化学品或成分的名称和数量。
- 摄入的食物、饮料或药物。
- 发病时间、症状的性质和严重程度。
- 提供首次治疗的时间和措施。
- 病史。
- 精神问题,如抑郁症。
- 家庭、社会关系问题。

四、检 查

应进行全身体格检查,包括生命体征;心肺状态;神经系统状态:运动障碍、肌张力障碍、肌束震颤、肌阵挛、僵直和震颤;眼睛:眼球震颤、瞳孔大小、对光反射;腹部:肠鸣音、膀胱和产科检查;皮肤:烧伤、水疱、颜色、皮温、湿度、压疮和穿刺痕迹[4]。应详细问诊外伤史、潜在基础疾病和局灶性神经系统病变(主要发生于中枢系统疾病而非中毒)。

辅助检查,包括血常规、血型和 Rh 型、肝功能检查、肾功能检查、血糖、超声检查、无应激试验。

利用常规和特殊检查来评估患者和胎儿的状况。

鉴定引起中毒的毒物或药物:对明确接触的毒物,收集毒物样本并送检,有助于预测疾病的严重程度,进行特定治疗,使用解毒剂以及监测患者的病情。这些样本主要包括血液、尿液、唾液、呕吐物、胃灌洗液、粪便、脑脊液、羊水以及刚分娩婴儿的胎粪。动脉血气分析和电解质可以检测阴离子间隙或渗透压差,有助于酸中毒的鉴别诊断,并提示患者中毒或服用药物过量的可能性[5-7]。

五、治　疗 ▶▶

（一）一般原则

1. 了解毒物的药代动力学和药效学。

2. 在中毒症状发生之前,应尽早清除毒物,并根据病史选择治疗方法。

3. 尽早建立静脉通路和进行心电监护。绝大多数患者在摄入毒物或药物4～6h后无症状发作,或病情缓解无不适症状出现,这种情况下,毒性将不会进展,可以让患者出院。

4. 过量服药后,中毒症状很快出现,随后达到高峰,并且症状持续时间较常规治疗剂量长。

5. 出现症状的患者应建立静脉通路,持续监测氧饱和度和心电监护,并需持续观察。完善常规化验、心电图和适当的X线评估。应考虑对精神状态改变的患者静脉注射葡萄糖(除非血糖正常)、纳洛酮和硫胺素,尤其是昏迷或癫痫发作的患者[4]。

对于隐瞒妊娠的患者,治疗有可能会造成母胎的严重不良后果。建议孕产妇左侧卧位、右侧垫高,或双手从中线向左侧移动子宫,以减轻妊娠子宫对主动脉的压迫,从而改善静脉回流。在特殊情况下,应考虑给予濒临死亡的孕产妇剖宫产处理,以挽救胎儿。

（二）治疗方法

1. 支持治疗的目的

支持治疗目的是维持内环境直到毒物清除,并预防和治疗继发的并发症,如误吸、褥疮、脑水肿、肺水肿、肺炎、横纹肌溶解、肾衰竭、脓毒症、血栓栓塞性疾病、凝血功能障碍和由缺氧或休克引起的器官功能障碍。

2. 支持治疗措施

- 气道保护。
- 氧疗、机械通气。
- 血流动力学支持。
- 治疗癫痫。
- 治疗心律失常。
- 纠正异常体温。
- 治疗代谢紊乱。
- 预防并发症。

3. ICU入住指征

- 严重中毒患者(昏迷、呼吸抑制、低血压、心律失常、体温过低、高热、癫痫发作)

- 需要密切监测的患者,给予解毒剂或促进毒物清除的治疗措施

- 临床表现呈进行性恶化的患者。

- 存在严重基础疾病的患者。

- 有自杀倾向的患者。

4. 防止毒物进一步吸收

- 清除皮肤、眼睛、腹腔和消化系统的毒物(包括催吐、洗胃、灌肠、导泻、稀释血液、活性炭、极少采取内镜或手术清除)。

- 皮肤应该用温肥皂水彻底清洗。眼睛应该用生理盐水冲洗。

- 吸入毒气患者应用新鲜空气或氧气进行治疗。

- 催吐、洗胃和活性炭的有效性随着时间的推移而降低,并且对于胃肠道毒物摄入6h后使用的有效性是有争议的。因此,这些方法应有选择地进行[4]。

在大多数情况下,活性炭是消化道排毒的首选方法。活性炭悬浮液通过杯子、吸管或小口径鼻胃管口服给药。活性炭可以吸收肠腔内摄入的毒物,最终通过粪便以炭毒素复合物形式排出。通过给予30mL吐根催吐,如果毒素或药物摄入30~90min后催吐效果不佳,则需要重复催吐。摄入腐蚀性物质、患者意识状态改变、无气道保护、癫痫发作、存在出血倾向、呕血或病情迅速恶化的情况下,催吐是禁忌证[8-11]。

当不适合或禁忌催吐时,如患者昏迷或意识状态改变,摄入的物质可能导致癫痫发作,或者摄入的物质是致死的和(或)快速吸收的,可考虑洗胃,但洗胃禁止应用于摄入腐蚀性物质患者和存在出血倾向的患者。

入院后立即迅速留置胃管洗胃,这样有利于活性炭的治疗。

- 如果患者服用了腐蚀性毒物,可以口服200~300mL牛奶对毒物进行稀释。

- 通过口服或鼻胃管给予聚乙二醇50~2000mL/h,以清除整个肠道的不溶性毒物。肠梗阻、血流动力学不稳定以及缺乏气道保护能力的患者禁用。

5. 加强毒素消除

- 大剂量活性炭。

- 加强利尿。

- 腹膜透析。

- 血液透析。

- 血液灌流。

- 血液滤过。

- 血浆置换。
- 换血疗法。

6. 中毒孕产妇的评估和管理

已知或疑似中毒孕产妇的评估和管理指南[2]，见图27.1。疑似中毒昏迷孕产妇的管理流程，见图27.2。

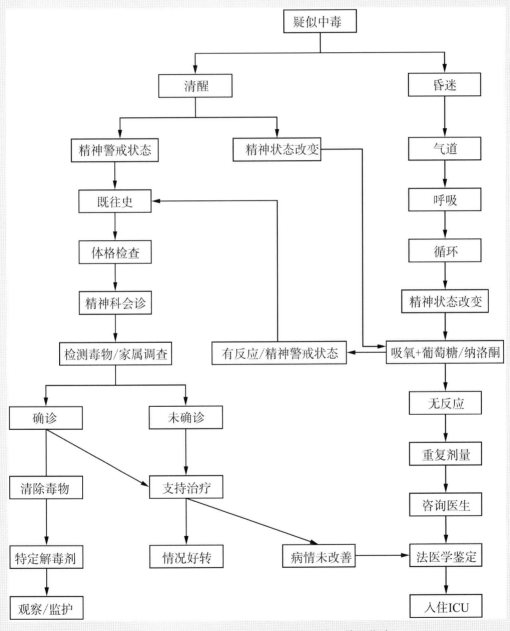

图27.1 已知或疑似中毒孕产妇的评估和管理指南

7. 解毒剂

解毒剂主要通过中和或拮抗毒素来消除毒性作用。解毒剂可显著降低并发症发病率和死亡率,但大多数有潜在的毒性。因此,在鉴别某个疾病症状或使用某种特定解毒剂时,应在与相关内科或重症医学科医生商讨后,再谨慎使用。为防止毒物再次暴露引起的中毒,应请精神科会诊协助解决精神问题[4]。

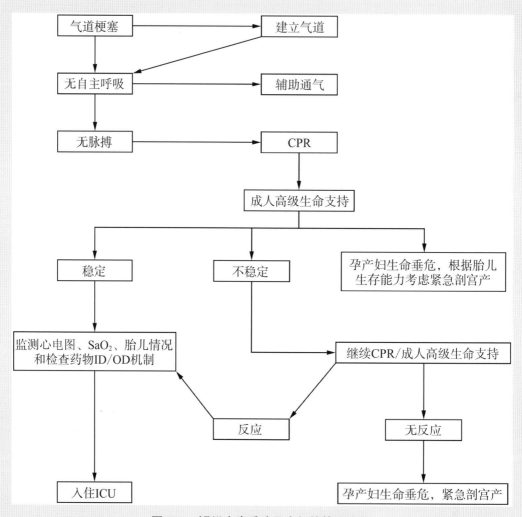

图27.2　疑似中毒昏迷孕产妇的管理流程

六、常见有机毒物

常见有机毒物的临床特征及诊断、对孕产妇和胎儿的影响、治疗措施和解毒剂[39]见表27.1。

表27.1　常见有机毒物

药物	临床特征及诊断	对产妇和胎儿的影响	治疗措施和解毒剂
对乙酰氨基酚：扑热息痛	恶心、呕吐、食欲不振、右上腹痛、黄疸、右上腹部轻度压痛；昏睡、乳酸脱氢酶、淀粉酶、脂肪酶及肌酐升高，APTT延长。	产妇：少尿、胰腺炎、低血压、心肌缺血、心肌梗死。早搏、早产、弥漫性肝坏死。胎儿：运动减少、节拍反应性差、非反应性NST，心动过缓，自然流产的风险增加，死胎，新生儿高胆红素血症。	洗胃。活性炭（1g/kg加入水中或山梨糖醇）。催吐。乙酰半胱氨酸150mg/kg溶解于5％葡萄糖200mL，应用15min以上；或100mL/kg溶解于1000mL 5％葡萄糖，使用超过16h。口服甲硫氨酸（开始140mg/kg，然后减半，每4小时×17次）；乙酰半胱氨酸（开始时每4小时、2.5g×4剂）。然后剂量减半，如果有肝功能衰竭或脑病则入住ICU。
抗抑郁药：阿米替林、多塞平、三甲丙咪嗪、氟西汀、曲唑酮	视力模糊。发音障碍、幻觉、谵妄、镇静、昏迷。心动过速、瞳孔散大、斜视、皮肤和黏膜干燥、肠鸣音减少、尿潴留、瞳孔扩大、肌强直、肌张力增高、肌痉挛、昏迷、癫痫发作、心律失常、低血压、肺水肿、QRS心电图提示室性心动过速伴PR、QRS和QT间期延长、房室传导阻滞和室性心动过速。	产妇的3种主要中毒表现：①抗胆碱能危象，心力衰竭或癫痫发作。②心律失常、低血压和心律失常。吸入性癫痫发作、尿潴留、胃肠功能不全、脑损伤除颤。③横纹肌溶解症、脑损伤和多脏器功能衰竭。胎儿：胎心率异常[12]。罕见的先天性畸形，如脑畸形、颅缝早闭和脐疝[13,14]。当新生儿出现戒断综合征时，主要表现为呼吸急促、发绀、烦躁、尿潴留、麻痹性肠梗阻。	保持气道通畅，必要时予机械通气。治疗躁动、癫痫发作、高热、低血压和心律失常。活性炭、导泻和洗胃。如果患者出现昏迷、癫痫发作。QRS宽大畸形超过0.1s、室性心律失常或低血压，可以静脉输注碳酸氢钠。如果输注无效低血压，使用时间须于3min。效则可使用苯妥英100mg，使用去甲肾上腺素、肾上腺素治疗顽固性低血压。以上。
阿司匹林	无症状。恶心、呕吐、腹痛、耳鸣、听力下降、呼吸困难、过度通气、精神改变；面部潮红、出汗、高热、胃肠道出血、瘀点、淤血、血容量不足、肺水肿、癫痫发作；ARDS、昏迷。动脉血气分析：代谢性酸中毒、呼吸性碱中毒、代偿性代谢性酸中毒或代谢性酸中毒、阴离子间隙增加。检测水杨酸水平、肌酐、尿素氮、电解质、葡萄糖、全血细胞计数、PT和APTT、尿常规、比重、氯化铁。（将1mL10％氯化铁加入1mL尿中，从紫色变为棕色表示水杨酸盐存在）。胸部X线：肺水肿。	产妇：容量减少、休克、出血、癫痫发作。早产、过期妊娠、产程延长、产后出血风险较高。胎儿：动脉导管未闭、发育迟缓。新生儿：高胆红素血症、血小板减少症。	补充液体（含葡萄糖溶液）；如果是难治性低血压，可以使用血浆或血制品；洗胃；碱化尿液；目标是尿量为5～10mL/min，pH为7.5。使用维生素K 10mg静脉注射或肌肉注射；血液透析指征：严重的酸中毒、低血压、癫痫发作、肺水肿或肾衰竭。

药物	临床特征及诊断	对产妇和胎儿的影响	治疗措施和解毒剂
巴比妥类药(FDA:D类)	疲劳乏力，嗜睡，言语不清，共济失调。镇静，神志改变，瞳孔缩小，呼吸暂停，呼吸抑制，共济失调，眼球震颤，眼外肌麻痹，发音降低，反射亢进，运动失调，肠鸣音降低，低血压，血糖，血氨肌酐和尿素氮，凝血酶原时间，部分凝血酶原时间。检测血糖，血常规，电解质，尿素氮，凝血酶原时间。	产妇:眼外肌运动障碍，角膜反射消失，瞳孔反应迟钝，瞳孔散大，腱反射消失，巴宾斯基征消失和昏迷。脑电图显示平坦直线波形。呼吸抑制，肺不张，肺水肿，支气管肺炎，低血压，心肌抑制，皮肤疱疹，胃肠道蠕动减弱，肾衰竭，戒断综合征。胎儿:血压和脉搏平缓，节拍反应性差，心动过缓，胎儿停止发育。胎儿和新生儿戒断综合征[15,16]。新生儿出血疾病[17]。	稳定孕产妇的心肺功能。药物逐步减量以防止突发的戒断综合征。呼吸支持，吸氧，气管插管和机械通气。充足的补液和利尿是关键。多巴胺或去甲肾上腺素治疗严重的低血压。使用活性炭和胃肠通便药促进胃排空。强碱性利尿，血液灌流，血液透析，给孕产妇补充钙和维生素K。
苯二氮卓类药:劳拉西洋，奥沙西洋，氯硝西洋，地西洋，利眠宁，替马西洋	困倦，共济失调，眼球震颤，眩晕，虚弱和模糊，矛盾易怒，激发或谵妄。神志改变，言语模糊，共济失调，心动过缓或心动过速。呼吸抑制，低血压，运动障碍，急性肌张力障碍，昏迷。呼吸抑制，昏迷。检测血常规和电解质，毒理学异常。	产妇:呼吸抑制，低血压，失眠，谵妄，烦躁不安，疲劳，混乱，肌肉抽搐，癫痫发作，精神病。胎儿:节拍反应性减低，心动过缓，生理学异常，新生儿肌张力减低，体温调节受损，嗜睡和呼吸暂停需要复苏[19]。	辅助呼吸，输注晶体液。多巴胺和去甲肾上腺素治疗难治性低血压;使用活性炭和胃肠通便药促进胃排空，每4小时重复一次(山梨糖醇每12小时给予1次)。不推荐催吐。氟马西尼0.2mg静脉重复静推给药3~注射超过30S，可以间隔1min重复静推给药3~5mg，勿长期使用或滥用苯二氮。必要时，可咨询精神神经病医生和主管医生完成评估
一氧化碳:吸烟，汽车尾气，开放燃油，煤油，炉以及加热系统区域通气不良	头痛，呼吸急促，恶心，眩晕，胸痛，血管收缩，判断力下降，昏迷，抽搐，潮式呼吸。心电图改变:窦性心动过速，ST压低，心房颤动，PR和QT间隔延长，房室传导阻滞或束分支传导阻滞。动脉血气分析提示代谢性酸中毒和COHb存在。	产妇:心肌缺血，心肌梗死，横纹肌溶解，肾衰竭，肺水肿，失明，听力下降。昏迷或酸中毒患者会出现延迟中枢神经系统毒性(血管周围梗死，基底神经节脱髓鞘)或[20-22]胎儿:胎基线显示:变异减少，减速。胎儿:胎儿脑损伤，发育迟缓，早产，神经系统缺陷和异常(中枢神经系统，骨骼，腭裂)[21,23-25]。慢性暴露导致胎儿死亡风险增加。胎儿死亡或求久性神经损伤。	长时间吸纯氧。如果COHb>15%，则提示需高压氧治疗，孕产妇的任何神经系统症状(精神状态改变，昏迷，局灶性神经系统病变，癫痫发作)或既往有昏迷史，均会增加胎儿的风险。

药物	临床特征及诊断	对产妇和胎儿的影响	治疗措施和解毒剂
乙醇（最常服用的毒物）[26]	急性酒精过量，判断力、运动失调，社会约束力减退，好斗或喧闹的行为最常见，面容潮红，出汗，心动过速，低血压，眼球震颤，精神状态改变，瞳孔散大，判断力和反应受损，以及特征性的气味。诊断需进行白细胞，血糖，电解质，尿素氮，肌酐，转氨酶，脂肪酶，凝血酶原时间，钙，镁，酮，丙酮，氨和血酒精水平，动脉血气分析，药物检测和胸部X片等检查。	产妇：呼吸抑制，吸入性肺炎，低血糖和昏迷，神志改变，房性心律失常或横纹肌溶解并发其他并发症包括胰腺炎，肝炎，肝硬化，贫血，门静脉高血压，胃肠道出血，硫胺素缺乏症，酒精性酮症酸中毒，全身性高血压，免疫力下降，脑出血，低镁血症，低钾血症和低磷血症[27]，非缺血性心肌病，营养不良，抑郁或企图自杀[28]。胎儿[29]：NST无反应[30]，低BPP，胎儿酒精综合征[30]。	保护气道。治疗昏迷和癫痫发作，低氧血症，低血糖症和阿片类物质中毒。吸氧，静脉注射葡萄糖0.5~1mg/kg；常规应用维生素B1 100mg。使用纳洛酮。排毒，洗胃。呼吸衰竭或昏迷的患者可考虑血液透析。
铁：葡萄糖酸亚铁	消化不良，腹痛，腹泻，恶心，呕吐，呕血，便血，血便，心律失常，发热，嗜睡，罕见黄疸，低血糖症状，凝血或血小板减少病，白细胞增多症，贫血或血容量浓缩，诊断需检查电解质，血糖，肝功能，肾功能检查，凝血因子，动脉血气分析。	产妇：直接腐蚀肠粘膜；全身器官功能衰竭；严重代谢性酸中毒，胃肠道出血，心力衰竭[31,32]，休克，出血，DIC，胃肠道疤痕，小肠水肿或肺出血，肝坏死，肝坏死性肝炎。胎儿：子宫收缩可能与孕产妇血容量不足和休克有关。	吸氧，气道评估，气管插管，静脉输液，催吐，灌洗，内镜或手术去除粘附于胃粘膜的铁片[33]；在使用螯合剂去铁胺之前，应用晶体液纠正血容量不足。静脉注射15mg/(kg·h)输液长达24h[34]，血液透析治疗中毒性肾衰竭。
有机磷酸酯，氨基甲酸酯	毒蕈碱症状：腹泻，尿失禁，瞳孔缩小，支气管痉挛，心动过缓，呕吐，流泪，流涎。烟碱症状：肌肉无力，肾上腺髓质活性增加，心动过速，高血压[39]。中枢神经系统效应：易怒，焦虑，躁动，惊厥，昏迷。呼吸和循环抑制。白细胞增多症，高血糖症，淀粉酶升高，红细胞减少，胆碱酯酶过速或心动过缓，房室传导阻滞，QT延长，ECG上提示心跳停止。	产妇：支气管痉挛和呼吸衰竭，吸入性肺炎，室性心律失常，ARDS，肝功能衰竭，周围神经病变，性格变化，急性胆碱能危象，肌肉麻痹，多发性神经病[35]。早产[37]，胎儿毒性和胎死亡[37]，脑功能障碍[36]。	吸氧，气管插管（只能使用非极化神经肌肉阻滞剂）。解毒：脱掉衣服和鞋子并且扔掉[38]。洗胃（摄入1h内），应用活性炭。应用肥皂水清洗。如果患者接触油性杀虫剂，须剃去毛发。阿托品2mg重复剂量静脉注射，以控制毒蕈碱效应；也可以开始微泵输注阿托品0.05mg/(kg·h)。WHO推荐氯解磷定开始剂量30mg/kg和维持剂量8mg/(kg·h)治疗7d。

续表

药物	临床特征及诊断	对产妇和胎儿的影响	治疗措施和解毒剂
苯酚(碳酸)[39]	局部:皮肤或粘膜接触时,出现灼烧痛,麻木,刺痛和感觉缺失。胃肠道:灼痛,麻木,感觉缺失,恶心呕吐。呼吸系统:呼吸缓慢。中枢神经系统:头痛,眩晕,意识丧失,抽搐,昏迷,少尿和肝功能衰竭。尿酸(暴露于空气后,尿液颜色变为绿色)。褐黄病(角膜和各种软骨中的色素沉着)。	产妇:抽搐,昏迷。胎儿:少尿和肝衰竭。尚未知。	皮肤:用未稀释的聚乙二醇洗涤,吸氧/机械通气支持;静脉输液或硫酸镁溶液加压维持血压。摄入:慎用钠盐或硫酸镁溶液洗胃。利多卡因用于室性心律失常。苯二氮䓬类治疗癫痫。
蓖麻油:故意摄入用于违法堕胎。	腹痛,呕吐,腹泻,脱水,惊厥,困倦,谵妄。	产妇:少尿,肝衰竭,尿毒症,多脏器功能衰竭,心血管系统障碍,皮炎,鼻炎,哮喘,结膜炎。	支持治疗,洗胃,活性炭,碳酸氢钠预防肾小管血红蛋白,沉积。
故意摄入用于违法堕胎。	皮肤:刺激,炎症,水泡形成,疼痛和瘙痒。溃疡和皮肤脱落。或周围形成水泡,呕吐,腹泻,腹痛,低血压休克,谵妄和昏迷。	产妇:低血压或休克,谵妄和昏迷。	支持治疗,洗胃,活性炭。
麦角碱:故意摄入用于违法堕胎。	急性:恶心,呕吐,腹泻,眩晕,呼吸急促,肌无力,手脚出现刺痛麻木,感觉异常,肌肉抽搐,鼻腔等粘膜表面出血。慢性(麦角):四肢灼痛囊肿,出血性痉挛,蚁走感,恶心,呕吐,心动过缓,头痛,瞳孔缩小,谵妄,幻觉。	产妇:外周缺血导致手指和胸趾坏疽,抽搐;脑,肠系膜和肾血管缺血。	活性炭,洗胃。高血压或脑或肠系膜,心脏缺血;硝酸甘油或硝普钠。外周缺血:口服钙拮抗嗪,卡托普利或硝苯地平。抽搐和幻觉:地西泮或劳拉西泮。高凝状态:肝素。
牛类:干牛类粉	恶心,呕吐。	产妇:胃肠道刺激,皮肤和粘膜变成黄黄绿色。	洗胃:水化;对症治疗;无特定解毒剂。

六、孕期接触毒液 》》

常见有毒的动物叮咬和蜇伤[40]包括蛇、蝎子、蜜蜂、黄蜂、蚂蚁、蜘蛛和蜈蚣等。

（一）蛇咬伤

常见的毒蛇有眼镜蛇、金环蛇、蝰蛇和海蛇。

1. 蛇咬伤的临床特征（表27.2）

表27.2 蛇咬伤的临床特征

毒蛇	毒液	局部特征	全身特征
眼镜蛇、金环蛇、印度环蛇(青环蛇)	神经毒性	齿痕；灼烧痛；皮肤组织肿胀和瘀斑；出血。	麻痹前期：呕吐、头痛、眩晕、乏力和嗜睡。麻痹期：上睑下垂、偏瘫、嗜睡、发音障碍、抽搐、延髓麻痹、呼吸衰竭和死亡。
锯状鳞片蝰蛇	血管毒性	疼痛,受伤部位快速肿胀和瘀斑,水泡、血泡,出血。	广泛性出血、休克,肾衰竭。
拉塞尔蝰蛇	血液毒性		
海蛇	细胞毒性	局部肿胀,疼痛。	肌痛、肌肉僵硬、肌红蛋白尿、肾衰竭。

2. 蛇咬伤的一般处理

* 不要惊慌失措。

* 通过压迫咬伤的部位可以抑制毒液向全身传播,被毒蛇咬伤的肢体应尽可能固定,并保持与心脏大致同一水平的位置。

* 如果被眼镜蛇或海蛇咬伤,采用澳大利亚固定技术是有益的。这种方法是将被咬伤的肢体用弹性或橡胶绷带包裹固定。

* 止血带-近端淋巴结:在被咬伤30min内使用弹力绷带或止血带阻断毒液的扩散。在使用止血带时,应注意远端动脉搏动情况。

3. 蛇咬伤的具体治疗

* 监测生命体征、心律、氧饱和度和尿量。

* 每15min测量被咬伤肢体的周径。

* 静脉补液和应用血管加压素。

* 伤口护理:无菌敷料覆盖、夹板固定。

* 破伤风疫苗、抗蛇毒治疗。

* 发现骨筋膜室综合征,及时外科处理。

* 实验室检查包括:血常规、肾功能检查、肝功能检查、凝血功能、血型或血液交叉实验、尿常规、肌红蛋白、心电图、动脉血气分析、胸部X线。

4. 抗蛇毒治疗的适应证

- 凝血功能恶化。
- 自发性出血。
- 急性进行性和严重的局部肿胀。
- 持续性低血压。
- 神经毒性或肌肉毒性特征。
- 昏迷。

抗蛇毒属于马源性,应注意避免发生过敏反应或迟发型超敏反应。

给予抗蛇毒治疗之前,保持吸氧和机械通气支持准备;给予患者静脉注射抗组胺药物;预约血液和新鲜冰冻血浆(Fresh frozen plasma, FFP);注射新斯的明以防止神经毒性(给新斯的明之前应给予阿托品);预防过敏反应。

(二) 蝎子咬伤

蝎毒素含有磷脂酶、乙酰胆碱酯酶、透明质酸酶、血清素和神经毒素,这些物质都具有毒性[40]。

1. 蝎子毒液的作用机制见图27.3。

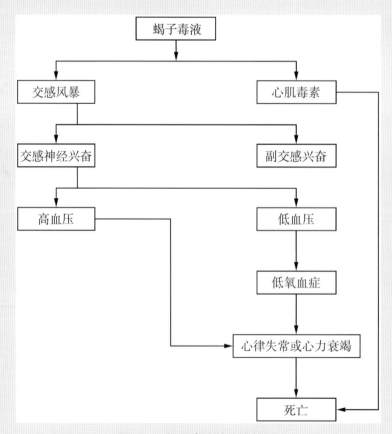

图27.3　蝎子毒液的作用机制

2. 蝎子咬伤的临床特征(表27.3)

表27.3 蝎子咬伤的症状、实验室检查和治疗

局部症状	全身症状	实验室检查	治疗
灼烧和剧痛,咬伤部位肿胀,发红,瘙痒瘀斑。	出汗,荨麻疹,流涎,呕吐,呼吸困难,咳嗽,咯血,阴茎勃起,高血压,缓慢性心律失常,肺水肿和心肌炎,心肌缺血,眩晕,抽搐,脑出血。	心电图显示类似急性心肌梗死表现,ST段压低或抬高和异常Q波,肌酸激酶升高。	固定被咬伤的肢体,吸氧,哌唑嗪(α受体阻滞剂),抑制平滑肌收缩,降低代谢。硝普钠用于严重肺水肿,抗蛇毒,治疗危及生命的并发症。

(三)蜜蜂蜇伤

蜜蜂蜇伤的临床特征见表27.4。

表27.4 蝎子咬伤的症状、实验室检查和治疗

局部症状	全身症状	实验室检查	治疗
疼痛、发红、肿胀、瘙痒、呼吸困难和吞咽困难。	过敏反应、刺痛、脸部发红、头晕、视觉紊乱、晕厥、呕吐和腹泻,哮鸣音、荨麻疹,血管性水肿,声门水肿,昏迷,肾衰竭,溶血致血红蛋白尿,横纹肌溶解症。	检测血红蛋白和肌红蛋白。	肾上腺素,治疗过敏反应,观察迟发的临床表现;抗组胺药;肾功能衰竭时可能需要透析治疗。

七、总 结 ▶▶

1. 中毒尽管在妊娠期少见,但一旦发生,就会成为一个非常重要和具有挑战性的临床问题。

2. 不同患者的病情差异很大,可能对身体毫无影响,也可能是直接威胁生命。

3. 优先紧急抢救孕产妇,同时稳定孕产妇病情,再考虑对胎儿的监测和治疗。

4. 产科医生应评估胎儿的生存能力,如果在孕产妇病情危重已濒临死亡,而胎儿可能存活的情况下,应考虑行紧急剖宫产。

5. 支持治疗是根本,同时根据孕产妇服用或接触毒物或药物不同,采取具体的针对性治疗。因此,应该掌握普通毒物和药物过量及其解毒剂的基本知识。

6. 中毒或过量使用药物可能是意外的,但若存在明确的严重的社会、情绪和(或)其他)需要干预的精神问题时,提示患者可能是蓄意为之。

7. 妊娠期接触节肢动物和昆虫并不罕见,大多数毒液对孕产妇几乎没有影响。与其他节肢动物咬伤(包括蝎子和蜜蜂叮咬)相比,被蜘蛛咬伤的影响可能是最小的。

参考文献))

［1］ Clark RF, Wethern-Kestner S, Vance MV, et al. Clinical presentation and treatment of black widow spider envenomation: a review of 163 cases. Ann Emerg Med. 1992, 21: 782-787.

［2］ Gci AF, Suarez VR. Overdose, poisoning and evenomation during Pregnancy. In: Belort M, Saade G, Foley M, editors. Critical care obstetrics. 5th ed. Phelan and G. Dildy © 2010 Blackwell Publishing Ltd.

［3］ Gei AF, Saade G. Poisoning during pregnancy and lactation. In: Yankowitx J, Niebyl JR, editors. Drug therapy in pregnancy. Philadelphia: Lippincott, Williams & Wilkins, 2001. p. 271.

［4］ Linden CH, Burn MJ. Poisoning and drug overdosage. In: Harrison's principles of Medicine 16th ed. vol II, 2005. p. 2580-2593. McGrraw-Hill, Medical Publishing Division.

［5］ Borak J. Chapter 12: Anion and osmolar gaps. In: Viccellio P, editor. Emergency toxicology. 2nd ed. Philadelphia: Lippincott-Raven Publishers, 1998.

［6］ Eldridge DL, Dobson T, Brady W, et al. Utilizing diagnostic investigations in the poisonedpatient. Med Clin North Am. 2005, 89: 1079-105.

［7］ Akbari A, Wilkes P, Lindheimer M, et al. reference intervals for anion gap and strong ion difference in pregnancy: a pilot study. Hypertens Pregnancy. 2007, 26: 111-119.

［8］ Kulig K. Gastrointestinal decontamination. In: FordMD, Delaney KA, Ling JF, editors. Clinical toxicology. Philadelphia: WB Saunders, 2001.

［9］ Heard K. Gastrointestinal decontamination. Med ClinNorth Am. 2005, 89: 1067-1078.

［10］ Christophersen AJ, Hoegberg LC. Techniques used toprevent gastrointestinal absorption. In: Goldfrank's toxicology emergencies. 8th ed. New York: McGrawHill, 2006. p. 109.

［11］ Olson KR. Poisoning and drug overdose. 5th ed. New York: Appleton and Lange, 2007.

［12］ Gimovsky ML. Fetal heart rate monitoring casebook. J Perinatol. 1995, 15: 246-249.

［13］ Berard A, Ramos E, Rey E, et al. First trimester exposure to paroxetine and risk of cardiac malformations in infants: the importance of dosages. Birth DefectsRes B

Dev Reprod Toxicol. 2007, 80: 18-27.

[14] Reprotox. Paroxetine. Last updated: June 2007. www. reprotox. org . Accessed June 2007.

[15] Desmond MM, Schwanecke PP, Wilson GS, et al. Maternal barbiturate utilization and neonatal withdrawal symptomatology. J Pediatr. 1972, 80: 190-197.

[16] Coupey SM. Barbiturates. Pediatr Rev. 1997, 18: 260-264.

[17] Bleyer WA, Skinner AL. Fatal neonatal hemorrhage after maternal anticonvulsant therapy. JAMA. 1976, 235: 826-827.

[18] MacGregor SN, Keith LG. Drug abuse during pregnancy. In: Rayburn RF, Zuspan FP, editors. Drug therapy in obstetrics and gynecology. 3rd ed. St. Louis: Mosby Year Book, 1992. p. 164-189.

[19] Malgorn G, Leboucher B, Harry P, et al. Benzodiazepine poisoning in a neonate: clinical and toxicokinetic evaluation following enterodialysis with activated charcoal. Arch Pediatr. 2004, 11: 819-821.

[20] Chale SN. Carbon monoxide poisoning. In: Viccellio P, editor. Emergency toxicology. 2nd ed. Philadelphia: Lippincott - Raven Publishers, 1998. p. 979.

[21] Tomaszewski C. Carbon monoxide poisoning. In: Ford MD, Delaney KA, Ling LJ, et al. , editors. Clinical toxicology. 1st ed. Philadelphia: W. B. Saunders Company, 2001. p. 657.

[22] Kao LW, Nanagas KA. Carbon monoide poisoning. Med Clin North Am. 2005, 89: 1161-1194.

[23] Aubard Y, Magne I. Carbon monoxide poisoning in pregnancy. Br J Bostet Gynaecol. 2000, 107(7): 833-838.

[24] Reprotox. Carbon monoxide. Last updated: April2007. www. reprotox. org . Accessed May 2007.

[25] Koren G, Sharav T, Pastuzak A. A multicenter, prospective study of fetal outcome following accidental carbon monoxide poisoning in pregnancy. Reprod Toxicol. 1991, 5: 397-403.

[26] Otten EJ, Prybys KM, Gesell LB. Ethanol. In: Ford MD, Delaney KA, Ling LJ, et al. , editors. Clinical toxicology. 1st ed. Philadelphia: W. B. Saunders Company, 2001. p. 605.

[27] O'Connor AD, Rusyniak DE, Bruno A. Cerebrovascular and cardiovascular compli-

cations of alcohol and sympathomimetic drug abuse. Med Clin North Am. 2005, 89: 1343-1358.

[28] Briggs GG, Freeman RK, Yaffe SJ, editors. Drugs in pregnancy and lactation. 6th ed. Philadelphia: Lippincott Willams and Wilkins, 2002.

[29] Halmesmaki E, Ylikorkala O. The effect of maternal ethanol intoxication on fetal cardiotocography: a report of four cases. Br J Obstet Gynaeco. 1986, 93: 203-205.

[30] Brien JF, Smith GN. Effects of alcohol (ethanol) on the fetus. J Dev Physiol. 1991, 15: 21.

[31] Schiavone FM. Metals: iron intoxication. In: Viccellio P, editor. Emergency toxicology. 2nd ed. Philadelphia: Lippincott - Reven Publishers, 1998. p. 391.

[32] Tran T, Wax JR, Philput C, et al. International iron overdose in pregnancy - management and outcome. J Emerg Med. 2000, 18: 225-228.

[33] Perrone J, Hoffman RS. Toxic ingestions in pregnancy: abortifacient use in a case series of pregnant overdose patients. Acad Emerg Med. 1997, 4: 206-209.

[34] Schiavone FM. Metals: iron intoxication. In: Viccellio P, editor. Emergency toxicology. 2nd ed. Philadelphia: Lippincott-Reven Publishers, 1998. p. 391.

[35] Solomon GM, Moodley J. Acute chlorpyrifos poisoning in pregnancy: a case report. Clin Toxicol (Phila). 2007, 45(4): 416-419.

[36] Sebe A, Saatar S, Alpay R, et al. Organophosphate poisoning associated to fetal death: a case study. Mt Sinai J Med. 2005, 72: 354-456.

[37] Reprotox. Malathion. Last updated: February 2007. www. reprotox. org . Accessed May 2007.

[38] Aaron CK. Organophosphates and carbamates. In: Ford MD, Delaney KA, Ling T, Erickson LI, editors. Clinical toxicology. 1st ed. Philadelphia: W. B. Saunders Company, 2001. p. 819.

[39] Bardale R. Chp 34: Corrosive Poisons In: Principles of Forensic Medicine and Toxicology, p. 439-441. First ed, 2011: Jaypee Brothers Medical Publishers, New Delhi, India.

[40] Bardale R, Chapter no 38 Organic irritants In: Principles of Forensic Medicine and Toxicology, p 477- 487: First ed, 2011, Jaypee Brothers and Medical Publishers, New Delhi, India.

第二十八章　妊娠期电击伤

一、引　言

妊娠期电击伤极少发生，因此急诊科非常罕见。即便通过广泛的文献研究，也罕有发现妊娠期电击伤的相关报道。

电击伤可追溯到300年前，第一例死亡案例发生在1879年法国里昂。当时一位木匠无意中触碰到了一台250瓦交流发电机而导致死亡[1]。

妊娠期孕产妇，遭受电击后的严重程度不一。有些只是一种轻微暂时不适的感觉，对孕产妇或胎儿没有任何影响，但有些会引起孕产妇和（或）胎儿心脏骤停导致死亡[2]。即使是较弱的电流也可以让胎儿受伤，故母体损伤的严重程度并不能预测胎儿预后。

二、流行病学

电烧伤患者占所有烧伤科住院人数的3%～4%[3]。大部分电击伤与职业相关。当儿童被限制在一个特定的低电压环境时，很容易发生被电击伤的事件[4]。然而，青少年对探索环境的主动性更高，因此所受的电击伤也可能更重，甚至可能会被烧伤至死。

通常，死亡多发生于男性（男∶女＝9∶1），以春季和夏季居多，且与水接触会增加其严重程度。

三、病理生理学

- 电击伤的性质和严重程度与电流强度、电阻和持续时间成正比。
- 电流通过以下方式造成损伤：
（1）改变静息细胞膜电位，从而直接改变生理状况。
（2）电能转化为热能，从而引起大面积组织损伤，导致凝固性坏死。
（3）跌倒或肌肉强烈收缩引起继发性损伤。

四、电击伤的决定因素

- 电路类型。

- 触电时长。
- 组织电阻。
- 电压。
- 电流强度。
- 电流通路。

(一) 电路类型

电路类型有直流电、交流电。

高压直流电会引起肌肉痉挛,常常会将触电者弹离电源,而交流电的危险程度是同等电压直流电的4～5倍。交流电的频率为50Hz,相对于心肌颤动的频率是非常危险的。当交流电刺激肌纤维达40～110次/s时,可引起肌肉持续收缩或强直。

(二) 触电时长

大于"摆脱阈值"(6～9mA)的电流会使触电者不能摆脱电源,从而延长了接触电流的时间。接触高压电流的时间越长,电热温度越高,组织受破坏的程度就越大。

(三) 组织电阻

电阻是导体对电流阻碍作用大小的指标。不同组织的电阻不同,取决于组织的水分含量、温度和其他物理性质。组织对电流的阻力越高,电能转化为热能的潜力越大[5]。

神经可以传递电信号。肌肉和血管电解质含水量高,电阻低,传导性好。而骨骼、肌腱和脂肪含有大量的惰性基质,电阻高,容易产生热能,进而发生凝固性坏死,而不是传导电流[5]。羊水含水量高,电阻小,是很好的电流导体。

人体组织的电阻情况[6]:

- 电阻最小:神经、血液、黏膜、肌肉、羊水
- 中等电阻:干燥皮肤
- 电阻最大:肌腱、脂肪、骨骼

(四) 电 压

电压是两点间的电位差,由电源决定。电击伤分为高电压击伤或低电压击伤,以500伏或1000伏作为分界线。目前尚无接触低压电话线(65V)造成死亡的记录。

(五) 电流强度

电流的基本单位是安培,安培是流经物体的电流量。

在50～60Hz频率下的不同电流强度下所引起的身体反应(表28.1)。

表28.1　不同电流强度下所引起的身体反应

身体反应	毫安(mA)
刺痛感	1～4
儿童摆脱电流的阈值	4
女性摆脱电流的阈值	7
男性摆脱电流的阈值	9
被电路吸住	10～20
胸部肌肉强直收缩,呼吸停止	20～50
心室颤动	60～120
心跳停止	>2A

（六）电流通路

在大多数情况下,电流会从一只手传递到另一只手(图28.1),如果电流持续时间短,强度低,则不会对胎儿造成影响。若电流从手传到脚(图28.2),通过子宫,就很可能造成胎儿发病或死亡[2]。

手是最常见的接触交流电源的部位,手腕的收缩可以把交流电源拉得更靠近身体[6]。电流通过胸部或心脏可以导致心律失常或心肌损伤。电流通过大脑会导致呼吸停止、癫痫发作和瘫痪(图28.3和图28.4)。

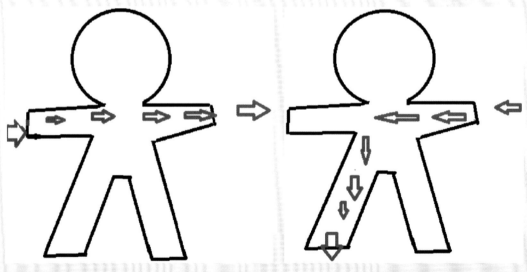

图28.1　电流传导从一只手到另一只手　　　图28.2　电流传导从手到脚

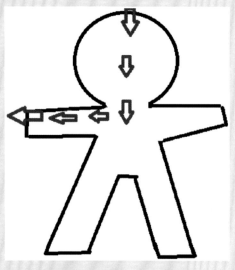

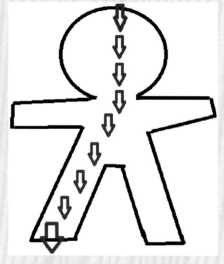

图 28.3　电流传导从头到手　　　　图 28.4　电流传导从头到脚

五、妊娠期触电

对母体造成最小伤害的电流可能会对胎儿造成严重伤害,因为胎儿皮肤的抵抗力比新生儿皮肤的抵抗力低200倍。因此,即使是较低的电流对胎儿来讲也是致命的。电流的通路也很重要,如果电流通路穿过子宫,则会造成胎儿受到严重伤害[7]。

胎儿可能会发生心搏骤停,宫内生长受限、羊水过少等并发症,甚至胎动减少导致流产[7]。

六、闪　电

闪电是由云层向大地放电引起的,电压可达10亿伏或更高。闪电既不是直流电,也不是交流电。它是单向的大电流脉冲,因此被归类为电流现象。闪电可以通过直击、侧击或利用另一物体导电(接地电流或跨步电压)使人受伤或死亡,而不仅仅是造成钝性创伤。闪电击中人的身体后,电流首先在内部传输,然后击穿皮肤,最后出现外部闪络。

因此,被闪电击中后,通常不会出现烧伤和肌红蛋白尿性急性肾衰竭,而是出现心脏或呼吸停止、血管痉挛、神经损伤和自主神经不稳定等症状。闪电会引起心搏停止而不是心室纤颤。

七、院前急救管理

- 应立即关闭电源,使用非导电物体(例如橡胶、木材)将触电者与电源分开。在关断电源之前,应避免接触触电者。

- 立即进行心肺复苏。
- 心律失常最常见,应尽早除颤。
- 由于患者通常会受到钝性创伤和烧伤,应给予基本的创伤护理。
- 对于所有因导电而受伤的患者,应至少开通一个大口径静脉通路。
- 应将电击伤视为挤压伤而非热烧伤。

八、管　理

(一) 采集病史

孕产妇入院进行治疗,应首先由创伤小组评估孕产妇身体状况并给予复苏,并简单地询问病史:

- 电击源。
- 电压。
- 环境。
- 是否出现手足抽搐。
- 当时是否有意识丧失。
- 是否发生烧伤。
- 电流通路(进出标志)。

(二) 体格检查

检查损伤情况,包括鼓膜损伤、周围神经损伤和血管损伤。

如果有以下情况,建议进行连续心电监护[9]:

- 意识丧失或精神状态改变。
- 心律失常。
- 12导联心电图异常。
- 心血管病史。
- 体格检查发现有烧伤或组织损伤。
- 缺氧。
- 胸痛。
- 心搏骤停。

(三) 实验室检查

- 全血细胞检查,包括血清肌红蛋白。
- 尿常规,肌红蛋白。

- 电解质。

- 肾功能。

- 心电图。

- 超声检查胎儿健康情况和其他腹腔内损伤。

- 如果腹腔内疑似有严重损伤,则应进一步检查:

(1) 胰酶、肝转氨酶水平。

(2) 凝血功能。

(3) 颈椎、胸和骨盆影像。

- 如果需要呼吸机支持,则检查:

(1) 动脉血气分析。

(2) 血肌酸激酶和肌钙蛋白。

九、治 疗

(一) 轻微电击

受轻微电击时,患者无症状,心电图正常。如果胎儿超声也确定正常,则患者可出院[7]。

1. 受轻微电击的患者进行初步CTG 4h后,符合以下出院指征即可出院:

- 没有胎儿受伤迹象。

- 无子宫收缩。

- 无胎膜早破。

- 无阴道出血。

- 无母亲胎儿出血的证据。

- 正常超声表现。

- 确保所有腹部创伤Rh阴性血型的孕产妇已注射抗-D抗体。

2. 出院后,出现以下情况,应立即就医:

- 任何早产迹象。

- 腹痛或阴道流血。

- 胎动变化。

(二) 轻度至中度电击

发生心律失常和神经系统后遗症的患者可以先给予观察,可能会自行缓解。给予止痛药缓解肌肉疼痛[7]。

（三）严重电击

- 稳定任何危及生命的心律失常。

- 输注晶体液，维持中心静脉压、脉搏和血压。

- 查血气分析、肾功能和凝血功能。

- 心电图。

- 颈椎、胸部、骨盆和四肢的影像学检查。

- 根据患者的临床指征预防性使用抗生素。

- 伤口和烧伤处护理。

- 对于所有电击伤患者均应留置大口径静脉置管，低血压患者应给予20mL/kg等渗溶液。

- 患者出现血尿，如考虑肌红蛋白尿，则予碱化尿液，以增加肌红蛋白溶解度和清除率。尿量应保持在1～1.5mL/(kg·h)，直到所有肌红蛋白被清除[7]。

十、胎儿监护

- 确认胎心活动存在。

- 如果孕周＞24周，则应对所有轻微电击伤的孕产妇进行4h CTG。

- 如果有以下情况，应持续24h CTG：

（1）孕产妇心电图异常。

（2）孕产妇有意识丧失病史。

（3）孕产妇有心血管疾病史。

（4）每15min宫缩次数＞1次。

（5）子宫压痛。

（6）胎儿有不良迹象。

（7）阴道出血和胎膜早破。

（8）K-B试验阳性。

（9）超声提示胎盘或脐带异常。

（10）孕产妇严重受伤。

（11）超声提示羊水过少、胎儿宫内生长受限。

若发生上述情况，即使孕产妇幸存，胎儿或新生儿的死亡率仍较高（约50％）[8]。

应告知妊娠早期患者有发生自然流产的可能性，以及在出现先兆流产后采取相应治疗措施，之后患者可出院。如果电击伤属于轻度至中度损伤，则需密切随访。妊娠中晚期患者即使发生轻微的钝挫伤，其妊娠过程仍有较高风险，应接受胎儿监护。

十一、并发症

1. 孕产妇
- 心律失常。
- 肌肉收缩。
- 骨折。
- 神经损伤。
- 胎盘早剥。
- 电击伤转化为热烧伤。
- 丧失意识。
- 横纹肌溶解症。
- 组织坏死。
- 手足抽搐。
- 呼吸停止。
- 心搏骤停。

2. 胎 儿
- 胎儿烧伤。
- 胎动减少。
- 流产。
- 心搏骤停。

十二、结 论

受电击后的所有孕产妇均应视为高危孕产妇直至分娩。

参考文献

[1] Jex-Blake AJ. The Gulstonian lectures of death from electricity in the late nineteenth century. Med Instrum. 1975, 9: 26. PUBMED Abstract.

[2] Muench MV, Canterino JC. Trauma in pregnancy. Obstet Gynecol Clin North Am. 2007, 34: 555-583.

[3] Price TG, Cooper MA. Electrical and lightning injuries. In: Marx JA, Hockberger RS, Walls RM, editors. Rosen's Emergency Medicine: Concepts and Clinical Practice. Philadelphia, PA: Mosby-Elsevier, 2006. p. 2267-2278.

［4］ Hettiaratchy S, Dziewulski P. ABC of burns: pathophysiology and type of burns. BMJ. 2004, 328: 1427-9.

［5］ Baker MD, Chiaviello C. Household electrical injuries in children: epidemiology and identification of avoidable hazards. Am J Dis Child. 1989, 143: 59. PUBMED Abstract.

［6］ Cameron P, Jelinek G, Kelley A-M, Murray L, Brown AFT, Heyworth J. Chapter 27. 6: Electric shock and lightning injury. In: Textbook of adult emergency medicine. 2nd ed. Churchill Livingstone, UK: Postgraduate textbook, 2004.

［7］ Cooper MA, Edlich RF. Lightening Injuries. Medscape. March 2010.

［8］ Price TG, Cooper MA. Electrical and lightning injuries. In: Marx JA, Hockberger RS, Walls RM, editors. Rosen's emergency medicine concepts and clinical practice. Philadelphia: Mosby-Elsevier, 2006. p. 2267-2278.

［9］ Andrews CJ, et al. The pathology of electrical and lightning injuries. In: Wecht CJ, editor. Forensic sciences. New York: Mathew Bender, 1995.

第二十九章　妊娠期精神疾病

一、引　言

虽然妊娠期曾一度被认为是妇女情感健康的时期,但是最近的研究表明,在妊娠期超过20%的妇女经历了心境障碍或焦虑。妇女在妊娠期首次遭受精神疾病并不罕见。在妊娠期和产褥期,妇女出现的精神问题可能与生理、心理与社会因素之间的相互作用有关。

抑郁症孕产妇体内的雌激素水平对神经递质系统起重要的影响作用。该理论的支持研究结果表明,产褥期补充雌激素,可以延缓雌激素水平的下降,进而缓解抑郁症状。另外,已在围产期人群中特别研究过激素、神经递质系统和抑郁症所涉及的神经递质如单胺氧化酶(Monoamine oxidases, MAOs,如MAO-A和MAO-B)、5-羟色胺、去甲肾上腺素等。根据下丘脑-垂体-皮质轴理论,胎盘本身可分泌一系列激素(如促肾上腺皮质素释放激素、ACTH和皮质醇),通过反馈机制调节,使下丘脑和垂体前叶的自身受体下调。而受体下调和激素水平的改变则被认为是妊娠期心境障碍易发的理论之一。

免疫理论认为,在围产期由于过度用力和组织损伤而产生疼痛,从而促进了促炎因子的产生,这与下丘脑-垂体-肾上腺轴活动相关。促炎因子也与非妊娠患者的心境障碍相关。

二、孕期精神疾病类型

- 抑郁障碍。
- 双相障碍。
- 焦虑障碍。
- 精神病。

(一) 抑郁障碍

妊娠期轻型抑郁症和抑郁症的发病率高达10%。大约有1/3的孕产妇是第一次发作抑郁症。抑郁孕产妇会出现多种临床表现和症状,如睡眠障碍、食欲不振、意志活动减退、自罪感、无希望感、有自杀倾向等。在所有抗抑郁药物中,氟西汀(百忧解)是被研究最多的抗抑郁药。2500例的病例数据显示,使用氟西汀不增加胎儿的主要先天性畸形疾病的发生率。

（二）双相障碍

3.9％～6.4％的女性会受到双相障碍或躁狂抑郁性精神病影响。双相障碍应与抑郁症进行鉴别诊断;1/4的抑郁症最终会被诊断为双相障碍。有复发倾向的女性更容易出现抑郁发作或同时出现躁狂和抑郁症状的混合性心境障碍。产褥期复发率为32％～67％。大约33％的双相障碍的女性患者会在妊娠期发作一次。妊娠期使用锂可能会增加先天性心脏畸形的发生率,尤其是Ebstein畸形、新生儿心律失常、低血糖、肾源性尿崩症、早产、婴儿松弛综合征。新生儿锂中毒症状包括肌肉松弛、嗜睡、吸乳反射差,这些症状可能会持续一周。

计划妊娠的双相障碍女性可采用锂治疗,指南如下:

1. 轻度或频繁发作的女性,孕前锂治疗应逐渐减量。

2. 严重发作的女性有中度短期复发风险,因此孕前锂治疗应逐渐减量,胎儿器官形成后可重新使用。

3. 严重频繁发作的女性,应在整个妊娠期持续进行锂治疗,并给予相关生育风险的告知。

4. 使用锂治疗的孕产妇,妊娠早期可考虑使用胎儿超声心动图评估胎儿情况。

一些抗惊厥药如丙戊酸钠、卡马西平、拉莫三嗪,当前也用于治疗双相障碍。胎儿丙戊酸综合征是使用丙戊酸钠后出现的,以胎儿生长受限、面部畸形、四肢和心脏缺陷为特征的综合征。妊娠期使用卡马西平也会出现卡马西平综合征,表现为胎儿面部畸形、指甲发育不全。越来越多的生育安全性研究证实,妊娠期使用拉莫三嗪更安全,可作为心境稳定剂的替代药物。对该类患者,推荐孕前和妊娠早期补充四氢叶酸4mg/d。

（三）焦虑障碍

妊娠期某些焦虑障碍（包括惊恐障碍）的发生可能减少,但也会诱发强迫症（Obsessive compulsive disorder, OCD）。然而,也有研究表明,孕产妇的惊恐障碍和OCD都有增加。有焦虑障碍的孕产妇更容易患产后抑郁症。因此,对孕产妇焦虑障碍的识别和治疗显得尤为重要。治疗该类患者,可选择氟西汀或三环类抗抑郁药。若这些抗抑郁药对患者无效,可考虑使用苯二氮卓类药物。中度到重度OCD患者需要维持治疗。

（四）精神病

推荐治疗患精神疾病孕产妇采用高效的抗精神病药,如氟哌啶醇、奋乃静、三氟拉嗪,而不推荐低效的药物。

现在使用非经典抗精神病药治疗一系列精神疾病,包括精神分裂症、双相障碍,也可治疗难治性抑郁症和焦虑障碍。一项以151例女性患者为研究对象的前瞻性研究,将服用奥氮平(再普乐)、利培酮、喹硫平或氯氮平的患者分为一组;以未暴露于已知致畸物的孕产妇为对照组,比较两组的妊娠结局。结果发现主要畸形风险、产科或新生儿合并症发生率均无组间差异。

关于这些药物在妊娠期和哺乳期应用的安全性上,尚无足够的数据;因此目前已成立国家妊娠期登记,收集了妊娠期使用这些新型的非经典抗精神病药出生的婴儿数据。

FDA更新了全部抗精神病药的说明,包括妊娠期使用经典或非经典抗精神病药的警告内容。新的药物说明包括异常肌肉活动风险(锥体外系征)和妊娠晚期暴露于这些药物的新生儿所出现的戒断症状。

产褥期精神病也是需要进行急诊治疗的情况,因为产褥期精神病会增加杀婴和自杀的风险,因此需要维持治疗以防止急性发作。与治疗患者的医生进行有效沟通是至关重要的,同时应监测药物对婴儿的副作用,包括实验室检查。

大部分药物可经乳汁分泌,但大部分药物在乳汁中的浓度极低,不会对新生儿造成临床影响。美国精神病医师学会和WHO的药物与人类泌乳工作组总结认为,大部分经典抗精神病药可用于母乳喂养的患者。非经典抗精神病药如奥氮平,目前还没有充分数据证明其作用与老一代抗精神病药相似,但是有导致婴儿锥体外系副作用的可能。关于卡马西平、丙戊酸盐、拉莫三嗪的副作用未见报道。

三、急性精神病

精神病是一种与真实世界失去联系,产生幻觉、妄想、思维混乱的精神障碍。精神病发作最多见于精神分裂症或分裂性情感障碍、双相障碍和抑郁症。每年,妊娠期发生严重精神疾病的风险大约为7.1/万。

原有精神疾病的女性,若在妊娠期中断药物治疗,可出现病情加重,其出现急性精神发作的风险会更高。妊娠期出现过精神病史的患者,其复发率高。妊娠期新出现的精神病者,应考虑完善病史和临床检查以了解是否存在潜在的医学因素或药物因素。

韦尼克脑病由硫胺素(维生素B1)缺乏导致,是妊娠剧吐的并发症,临床表现为典型的三联症:精神障碍、眼球运动障碍、共济失调步态。

妊娠期急性精神病发作的风险因素有:

- 既往有妊娠期精神病发作史。
- 原有精神病或心境障碍。
- 精神病家族史。

（一）病史采集和检查

经神经科医生和精神科医生诊断后,应进行多学科会诊。全面采集病史有助于排除医学或药物因素。体格检查和细致的神经专科检查也是重要的评估。对一些病例可以建议其行MRI检查。

实验室检查包括血电解质、血常规、肝功能、肾功能、凝血功能、动脉血气分析、甲状腺功能、白蛋白、尿常规、血清和尿液的药物浓度等。血清或血浆检测(即红细胞转酮醇酶活性、硫胺素焦磷酸化、硫胺素焦磷酸在血浆或全血中的浓度)对怀疑韦尼克脑病的诊断很有帮助,尤其是对妊娠剧吐的患者。

（二）急诊处理

在妊娠期或产褥期,任何原因导致的精神病都应被视为急症。不管精神病发作是何原因,应给予胎儿或新生儿适当的监护。建议孕产妇转入精神科病房。

若无明显临产或分娩征兆,患者可在内科病房或精神科病房接受治疗。为了防止发生产科并发症或孕产妇临产,应持续密切监护,同时给予适当关怀。

（三）急性精神病发作的药物治疗

1. 非经典抗精神病药:阿立哌唑、氯氮平、奥氮平、帕利哌酮、喹硫平、利培酮、齐拉西酮等。

2. 经典抗精神病药:氟哌啶醇、奋乃静。

妊娠期急性精神病是临床急症,需要立即住院。过去常使用氟哌啶醇来治疗妊娠剧吐,大量的生育安全数据表明,氟哌啶醇是妊娠期最安全的药物。因此,它是治疗妊娠期新发精神病的经典药物。

急性精神病发作时,为治疗患者的躁动或好斗,可将劳拉西泮与氟哌啶醇联合使用。然而,劳拉西泮不能缓解精神病本身,其随意使用有时会加重患者混乱或抑制症状。因此,建议大多数妊娠患者服用更新的非经典抗精神病药。

虽然非经典抗精神病药可减少迟发性运动障碍,降低锥体外系副作用的发生风险,对于治疗精神分裂症的阴性症状有更好的疗效而用于长期治疗,但妊娠期使用非经典抗精神病药的安全性和有效性的相关数据仍很少。怀孕后,若改变用药不但会增加胎儿暴露于另一种抗精神病药的风险,也会造成母体精神疾病的失代偿。因此,患者应接受同一种药物。

四、电休克疗法

电休克疗法(Electroconvulsive therapy, ECT)常作为治疗的选择方法之一。有急性自杀倾向或精神病的严重抑郁患者可能需要电击疗法。妊娠期使用ECT是安全有效的。妊娠期给予ECT的注意事项包括盆腔检查、停用非必需的抗胆碱药、胎心监测和静脉补液。

有多种药物可用于治疗精神疾病，尽管他们的疗效还在研究中。作为需要多学科联合治疗的急症，在权衡母胎风险后，应及时给予患者有效的治疗。

参考文献 》》

［1］ National Institute of Mental Health（US）. The numbers count: mental disorders in America. Bethesda: NIMH/NIH Publication, 2008. Available at: http: //www. nimh. nih. gov/publicat/numbers. cfm. Accessed 12 Jan 2012.

［2］ Chrousos GP, Torpy DJ, Gold PW. Interactions between the hypothalamic-pituitary-adrenal axis and the female reproductive system: clinical implications. Ann Intern Med. 1998, 129: 229-240.

［3］ Yim IS, Glynn LM, Dunkel-Scheter C, et al. Risk of postpartum depressive symptoms with elevated corticotrophin-releasing hormone in human pregnancy. Arch Gen Psychiatry. 2009, 66: 162-169.

［4］ Robertson E, Grace S, Wallington T, et al. Antenatal risk factors for postpartum depression: a synthesis of recent literature. Gen Hosp Psychiatry. 2004, 26: 289-295.

［5］ Lorenzetti V, Allen NB, Fornito A, et al. Structural brain abnormalities in major depressive disorder: a selective review of recent MRI studies. J Affect Disord. 2009, 117: 1-17.

［6］ Belmaker RH, Agam G. Major depressive disorder. N Engl J Med. 2008, 358: 55-68.

［7］ Sacher J, Wilson AA, Houle S, et al. Elevated brain monoamine oxidase A binding in the early postpartum period. Arch Gen Psychiatry. 2010, 67: 468-474.

［8］ Doornbos B, Fekkes D, Tanke MA, et al. Sequential serotonin and noradrenalin associated processes involved in postpartum blues. Prog Neuropsychopharmacol Biol Psychiatry. 2008, 32: 1320-1325.

［9］ Practice Bulletin ACOG. Use of psychiatric medications during pregnancy and lactation. Obstet Gynecol. 2008, 111: 1001-1019.

第三十章　妊娠期肿瘤

一、引　言

妊娠合并恶性肿瘤并不常见,其发病率为 1/1000[1,2]。在 Van Calsteren K 等人的一项研究中发现,妊娠期最常见的肿瘤是乳腺癌和血液系统恶性肿瘤。宫颈癌是妊娠期最常见的妇科恶性肿瘤,而恶性黑色素瘤、脑肿瘤、甲状腺癌、卵巢癌和结肠癌的发病率较低[3]。

当决定放弃妊娠或胎儿成熟时,肿瘤的治疗会相对较容易。这些情况下,可以先终止妊娠,再治疗肿瘤。若妊娠离足月时间较长,选择合适的治疗方案就会比较困难,需权衡继续妊娠和治疗恶性肿瘤的利弊。

妊娠早期后进行化疗的安全性正在评估中。在做好有效防护的同时,可以给予放疗,并且在妊娠早期之后,许多化疗药物的对症使用是安全的[4,5]。妊娠期肿瘤与非妊娠期肿瘤的进程是相同的。

(一) 妊娠期放疗

如果对骨盆区域进行放疗,将会造成胎儿损伤。若可能,应等待胎儿成熟和分娩之后再进行放疗。但是,在做好腹部防护的情况下,可以在骨盆以外的其他部位进行放疗[6]。

(二) 妊娠期化疗

在妊娠 14 周后,大多数化疗药物的使用不会对胎儿造成太大的损伤。可使用的化疗药物有多柔吡星、烷化剂、环磷酰胺、顺铂和卡铂。致畸作用包括脑室扩大和大脑萎缩。但是,这些情况的发生率很低(<10%)[7-13]。

(三) 妊娠期手术

妊娠期手术与胎儿先天性畸形的发生率无关,但有增加早产的风险,应预防性使用宫缩抑制剂。孕 26～28 周的孕产妇可选择使用腹腔镜,手术通过左上腹部进入腹腔,这样可以减少对子宫的损伤。

二、乳腺癌

乳腺癌是妊娠期间最常见的肿瘤。妊娠期的生理变化会给疾病的诊断造成困难,常在妊娠后期发现乳腺癌[14]。因此必须对乳房内的可疑肿块进行活检。由于乳房在妊娠期会发生生理性改变,利用细针穿刺细胞学检查并对其结果进行解读是有难度的,因此不推荐行穿刺细胞学检查。利用胸部X线、MRI和超声检查可对疾病进行分期。若延迟治疗至分娩后,则患者无生存获益,因此,不应推迟治疗[15]。患者有终止妊娠、治疗肿瘤的选择权。但是,终止妊娠不会改变肿瘤的预后[16]。由于放疗会对胎儿造成不利影响,因此应在分娩后进行。在妊娠期间,进行手术治疗是相对安全的。

孕14周后可以给予患者细胞毒性药物,但已有用药后发生胎儿宫内生长受限、死胎和早产的报道[4]。可在孕14周后使用的药物是表柔吡星或多柔吡星联合环磷酰胺和紫杉醇。他莫昔芬会改变激素环境,不适合在妊娠期使用。曲妥珠单抗可引起羊水过少,不应长时间使用。如果不是乳腺癌晚期,患者应先接受手术,然后进行化疗,并在孕35～37周分娩。对于晚期乳腺癌,应先行新辅助化疗,再进行手术,并在孕35～37周分娩。分娩前3～4周不应进行化疗,以避免发生暂时性化疗相关的骨髓抑制。

三、宫颈癌 》》

(一) 宫颈癌前病变

因为妊娠期的生理改变,给解读宫颈涂片的结果带来了困难[17]。在许多没有常规进行宫颈癌筛查的国家,怀孕可能为妇女提供了筛查的机会。若妊娠期发现异常涂片结果,应行阴道镜检查,并进行组织活检。妊娠期禁忌采取宫颈管内膜刮取术,而阴道镜直视下活检最常见的并发症是出血。出血可通过加压、填塞治疗,很少需结扎血管。妊娠期上皮内瘤变进展为浸润癌的风险很低,因此,癌前病变的治疗可推迟到分娩后。如果采取微创手术的方法进行治疗,必须行锥切活检或环形电切术。高龄患者发生出血、胎膜早破和早产的风险高于低龄患者[18,19]。在行环形电切术和锥切活检后,可行宫颈环扎术,以避免早产。如果接近足月,环形电切术或锥切活检可以推迟到胎儿成熟。

(二) 侵袭性宫颈癌

手术、术前新辅助化疗、放化疗可用于治疗宫颈癌。妊娠期70％的宫颈癌为临床Ⅰ期。妊娠期宫颈癌可表现为出血,因此,妊娠期发生与妊娠无关的出血应引起医师警惕。妊娠期的生理改变会使医师低估宫旁组织浸润的情况。怀孕不会影响宫颈癌的预后。过去曾提倡终止妊娠,先行治疗宫颈癌,但目前的治疗方案已经发生改变。妊娠使宫颈癌的临床分期难度加大,采取MRI检查对妊娠期疾病进行分期是常用的方法,且是对肿瘤进行分期的最好方法[20]。但是,通过MRI检查并不能检测到所有增大的淋巴结,而评估淋巴结最好的方法是淋巴结切除术和组织病理学检查。腹腔镜淋巴结切除术已成功应用于孕产妇[21]。宫颈癌治疗方法取决于疾病的分期、淋巴结转移情况和妊娠阶段。对于孕14～20周ⅠA1期的鳞状细胞宫颈癌,行保留胎儿的锥形切除术是安全的。目前,早期宫颈癌(未及ⅠB期)的治疗方案是,根据MRI检查进行分期后,再行腹腔镜淋巴结切除术[22,23]。如果淋巴结活检结果呈阴性,可在分娩后行放化疗或手术治疗。对于较晚期的宫颈癌(超过ⅠB期)或淋巴结受累,可先予新辅助化疗,并在胎儿成熟后分娩。大多数研究发现,每3周使用顺铂进行一次新辅助治疗[24],并未对胎儿造成显著的不利影响。在患者分娩后,应立即进行合适的治疗。

如果妊娠期的患者不强烈要求继续妊娠,则可以进行放化疗,但是通常在3周内会流产。如果孕周接近足月,可在剖宫产后开始行放化疗。在疾病早期,行剖宫产的同时可行根治性子宫切除术。

四、卵巢癌

妊娠期发现的卵巢肿物绝大多数是良性的。常在常规产检时发现附件肿块,且一些肿块有扭转或出血的倾向。若肿块直径>6cm,形态学提示恶性,且存在卵巢外浸润时,则需考虑恶性可能[25]。依靠肿瘤标志物进行预测可能是不可靠的,因为在妊娠期肿瘤标志物一般都会升高。但是,LDH不受影响。虽然在妊娠期甲胎蛋白水平增高,但若甲胎蛋白水平异常增高,则提示内胚窦瘤的可能。直径<6cm的卵巢囊肿的恶性可能性较低。妊娠中期仍存在的卵巢包块和复杂性回声的卵巢包块需要进一步检查。妊娠期禁忌进行CT检查,可利用MRI检查进行妊娠期良恶性肿瘤的鉴别。最常见的妊娠期恶性肿瘤是生殖细胞肿瘤,其次是上皮性交界性肿瘤和恶性上皮细胞肿瘤[26]。妊娠期腹腔镜手术是标准的治疗措施。切除受累的卵巢,并制作标本进行冰冻切片,进一步的治疗方法取决于冰冻切片的报告。

(一)低度潜在恶性肿瘤

对于低度潜在恶性肿瘤,应行患侧卵巢切除术和肿块切除术。如果肿瘤呈黏液型,则可同时行阑尾切除术。术后无需化疗。如果妊娠期间未进行手术,需仔细观察,分娩后3周再进行手术。

(二)生殖细胞肿瘤

患者发生生殖细胞肿瘤,需要对其进行详尽的分期。手术应该保留患者的生育能力。常规的淋巴结切除不是必须的,但是必须清扫可疑淋巴结。90%生殖细胞肿瘤在疾病的Ⅰ期可被发现。患者需要术后化疗,常使用博莱霉素、依托泊苷和顺铂联合化疗。术后化疗的适应证与非妊娠患者一致[27]。孕14周后,进行化疗是相对安全的。

(三)上皮性卵巢癌

上皮性卵巢癌患者需进行化疗。在妊娠期,大多数卵巢癌被发现时已是晚期。上皮性卵巢癌预后不佳。需要和患者讨论保留妊娠和新辅助化疗的利弊。若肿瘤处于

ⅠA和ⅠB期,组织学为1级和2级,可采取保守手术并可继续妊娠。在孕24周前,诊断为侵袭性肿瘤且分期超过Ⅱ期的患者,需终止妊娠,并在完整分期后进行化疗。孕24周后才发现的肿瘤,可以进行新辅助化疗,并继续妊娠,在孕32~34周行剖宫产。化疗和剖宫产之间应该间隔3~4周的时间。在妇科肿瘤医生的帮助下,在剖宫产的同时,进行完整的手术分期[27]。

五、妊娠期恶性血液病

霍奇金淋巴瘤是妊娠期最常见的血液系统恶性肿瘤。妊娠期霍奇金淋巴瘤的预后与非妊娠期相似[28]。多柔吡星、博莱霉素、长春花碱和氮烯唑胺(Doxorubicin, bleomycin, vinblastine, and dacarbazine, ABVD)是霍奇金淋巴瘤的标准化疗方案。但是,在妊娠早期进行化疗可导致胎儿的先天畸形,因此,妊娠早期的标准方法是终止妊娠后化疗。若在妊娠早期之后发现霍奇金淋巴瘤,可予ABVD方案,并可在34周终止妊娠[29]。

六、妊娠期恶性黑色素瘤

发生在妊娠期的恶性黑色素瘤预后差[30],其不良预后可能跟妊娠期诊断延迟有关。妊娠期恶性黑色素瘤更易侵犯深部组织。手术是妊娠期黑色素瘤的标准治疗措施。对于疾病晚期患者,可在妊娠早期之后可予全身化疗。但是,全身化疗对转移性黑色素瘤效果较差。患黑色素瘤的女性不应再妊娠,这是因为50%的黑色素瘤会在3年内复发[31],且黑色素瘤可以转移到胎儿和胎盘。

七、结 论

妊娠合并恶性肿瘤是罕见的。在妊娠期诊断为乳腺癌,早期可行手术,晚期联合行新辅助化疗和手术。宫颈癌早于ⅠB期,可行腹腔镜淋巴结切除术,如果活检发现淋巴结阳性,可在分娩后采取恰当的治疗;若患者为宫颈癌晚期,可在分娩后行新辅助化疗和确切的放化疗。卵巢交界性肿瘤可给予保守治疗;生殖细胞肿瘤先保守治疗,随后行化疗;妊娠期ⅠA和ⅠB期的卵巢上皮癌可采取保守治疗;如果组织学为1级和2级,不需要术后化疗;孕周<24周、恶性上皮性卵巢癌的患者需终止妊娠,根据手术分期随后予化疗;孕24周后发现的上皮肿瘤,可以先进行新辅助化疗,孕34周左右终止妊娠,并在分娩后进行完整的分期。在妊娠早期以后发生的霍奇金淋巴瘤,可保留妊娠予ABVD化疗。妊娠期发生的黑色素瘤需行手术治疗。

参考文献))

[1] Pavlidis NA. Coexistence of pregnancy and malignancy. Oncologist. 2002, 7: 279-287.

[2] P ereg D, Koren G, Lishner M. Cancer in pregnancy: gaps, challenges and solutions. Cancer Treat Rev. 2008, 34: 302-312.

[3] Van Calsteren K, Amant F, De Smet F, et al. Cancer during pregnancy: an analysis of 215 patients emphasising the obstetrical and neonatal outcome. J Clin Oncol. 2010, 28(4): 683-689.

[4] Cardonick E, Iacobucci A. Use of chemotherapy during human pregnancy. Lancet Oncol. 2004, 5: 283-291.

[5] K al HB, Struikmans H. Radiotherapy during pregnancy: fact and fiction. Lancet Oncol. 2005, 6: 328-333.

[6] Woo SY, Cundiff BS, Fredrick B, et al. Radiotherapy during pregnancy for clinical stages IA-IIA Hodgkin's disease. Int J Radiat Oncol Biol Phys. 1992, 23: 407-412.

[7] Karimi ZM, Behtash N, Modares GM. Good pregnancy outcome after prenatal exposure to bleomycin, etoposide and cisplatin for ovarian immature teratoma: a case report and literature review. Arch Gynecol Obstet. 2008, 277: 75-78.

[8] K im DS, Park MI. Maternal and fetal survival following surgery and chemotherapy of endodermal sinus tumor of the ovary during pregnancy: a case report. Obstet Gynecol. 1989, 73: 503-507.

[9] Kim JH, Kim HS, Kim CH, et al. Docetaxel, gemcitabine, and cisplatin administered for non-small cell lung cancer during the first and second trimester of an unrecognized pregnancy. Lung Cancer. 2008, 59: 270-273.

[10] Machado F, Abad L, Leon J, et al. Ovarian cancer during pregnancy: analysis of 15 cases. Gynecol Oncol. 2007, 105: 446-450.

[11] Malhotra N, Sood M. Endodermal sinus tumor in pregnancy. Gynecol Oncol. 2000, 78: 265-266.

[12] tton G, Higgins S, Phillip KA,et al. A case of early-stage epithelial ovarian cancer in pregnancy. Int J Gynecol Cancer. 2001, 11: 413-417.

[13] P alaia I, Bellati F, Graziano M, et al. Neoadjuvant chemotherapy plus radical surgery in locally advanced cervical cancer during pregnancy: a case report. Am J Ob-

stet Gynecol. 2007, 197: e5-6.

[14] Ulery M, Carter L, Giurgescu C, et al. Pregnancy-associated breast cancer: signifi-cance of early detection. J Midwifery Womens Health. 2009, 54: 357-363.

[15] L oibl S, Amant F, Kaufmann M. 313 patients with breast cancer during pregnan-cy—a prospective and retrospective registry (GBG- 20/BIG02- 03). San Antonio Breast Cancer Symposium, San Antonio, 8-12 Dec 2010. Abstract S6-2.

[16] Cardonick E, Dougherty R, Ghaffar S, et al. Breast cancer during pregnancy: mater-nal and fetal outcomes. Cancer J. 2010, 16: 76-82.

[17] Morimura Y, Fujimori K, Hashimoto T, et al. Cervical cytology during pregnancy—comparison with nonpregnant women and management of pregnant women with ab-normal cytology Fukushima. J Med Sci. 2002, 48: 27-37.

[18] Robinson WR, Degefu S, O'Quinn AG, et al. Management of cervical intraepithelial neoplasia during pregnancy with LOOP excision. Gynecol Oncol. 1997, 64: 153-155.

[19] Seki N, Kodama J, Hiramatsu Y, et al. Complications and obstetric outcomes after laser conization during pregnancy. Eur J Gynaecol Oncol. 2010, 31: 399-401.

[20] Doyle S, Messiou C, Rutherford JM, et al. Cancer presenting during pregnancy: ra-diological perspectives. Clin Radiol. 2009, 64: 857-871.

[21] A louini S, Mathevet P, Rida K. Cervical cancer complicating pregnancy: implica-tions of laparoscopic lymphadenectomy. Gynecol Oncol. 2008, 108: 472-477.

[22] Ishioka S, Endo T, Ezaka Y, et al. Outcomes of planned delivery delay in pregnant patients with invasive gynecologic cancer. Int J Clin Oncol. 2009, 14: 321-325.

[23] Lee JM, Cho CH, Choi HS, et al. Cervical cancer associated with pregnancy: results of a multi center retrospective Korean study(KGOG-1006). Am J Obstet Gynecol. 2008, 198: 92. e1-6.

[24] Caluwaerts S, Amant F, Calsteren K, et al. Neoadjuvant chemotherapy followed by radical hysterectomy for invasive cervical cancer diagnosed during pregnancy: re-port of a case and review of the literature. Int J Gynecol Cancer. 2006, 16: 905-908.

[25] Pentheroudakis G, Hoekstra HJ, Orecchia R, et al. Cancer, fertility and pregnancy: ESMO Clinical Practice Guidelines for diagnosis, treatment and follow-up. Ann On-col. 2010, 21 suppl 5: v266-273.

[26] Hoover K, Jenkins TR. Evaluation and management of adnexal mass in pregnancy.

Am J Obstet Gynecol. 2011, 205: 97-102.

[27] Marret H, Canis M, Golfier F, et al. Guidelines for the management of ovarian cancer during pregnancy. Eur J Obstet Gynecol Reprod Biol. 2010, 149: 18-21.

[28] Lishner M, Degendorfer P, Koren G, et al. Maternal and foetal outcome following Hodgkin's disease in pregnancy. Br J Cancer. 1992, 65: 114-117.

[29] El-Hemaidi I, Robinson SE. Management of haematological malignancy in pregnancy. Best Pract Res Clin Obstet Gynaecol. 2012, 26: 149-160.

[30] Slingluff CL, Reintgen DS, Seigler HF, et al. Malignant melanoma arising during pregnancy. A study of 100 patients. Ann Surg. 1990, 211: 552-557.

[31] Mackie RM. Pregnancy and exogenous female sex hormones in melanoma patients. In: Balch CM, Houghton AN, Sober AJ, Soong S-J, editors. Cutaneous melanoma. 3rd ed. St Louis: QMP Publishing, 1998. p. 187-93.

第三十一章　流产后并发症

一、引　言

自古就存在非意愿妊娠和流产。中国、希腊、罗马文化都发展建立了各自处理非意愿妊娠的医疗体系,以调整人口增加。埃及是最先使用流产术的国家,并且在他们最早的医学文献中也有过流产术的相关描述和报道[1]。

"流产(Abortion)"一词来源于拉丁词汇"Aboriri",意思是"从正常位置分离"。WHO、CDC、国家卫生统计中心(National Center for Health Statistics, NCHS)对"流产"的定义:当胎儿无生机时终止妊娠;或孕20周前终止妊娠;或胎儿出生体重<500g时终止妊娠。

"小产(Miscarriage)"或自然流产是指在妊娠的前几个孕周,不存在人为终止妊娠的干预手段的情况下,宫内妊娠物(如受精卵、胚胎或胎儿)提前排出。"堕胎(Induced abortion)"或人工流产是指在胎儿有生机前,人为终止妊娠。不管技术是否熟练,人工终止妊娠都会危害人体健康,增加母体并发症发病率和死亡率,尤其是在卫生条件差的情况下。安全流产是在卫生条件合格的情况下,由受过培训的医护人员实施的操作。早期采取药流(使用药物终止妊娠)的措施对健康的影响较小。

由于不安全堕胎一直存在,因此预防其发生对女性的生活和生育都有重要影响[2]。WHO在2007年发布了不安全堕胎的定义,由缺乏专业技术的人员操作,或在不符合基本医疗条件的环境下,或两者都存在的前提下,终止非意愿妊娠的过程。"流产合并感染"是指自然流产、治疗性流产或人工流产,同时合并盆腔感染。不安全堕胎最容易引发并发症,如败血症、(需要输血的)大出血、子宫和肠道穿孔、盆腔脓肿、内毒素性休克、肾功能衰竭,甚至死亡。远期并发症包括异位妊娠、慢性盆腔疼痛和不孕,可对女性生殖健康造成严重影响。尽管现在有多种安全有效的方法可以预防非意愿妊娠,但令人担忧的是不安全堕胎导致女性生殖功能丧失或死亡的事情仍在发生。

不安全堕胎是孕产妇发病和死亡的主要原因之一。1998年WHO认为在发展中国家,孕产妇不安全堕胎的死亡风险较安全正规的流产高几百倍。

二、发病率

2004年,据WHO估计,全球每年约有2.1亿女性怀孕,而其中8000万是非计划妊娠[4]。然而,每年近2000万女性会冒着生命健康风险经历不安全堕胎,其中25%的女性将面临终身后遗症,而近6.65万女性会死亡。2007年WHO通过调查发现,经历过不安全堕胎的女性大部分生活在发展中国家,并且其中一半的死亡患者年龄<25岁[1]。97%的不安全堕胎发生在发展中国家,其中一半以上(55%)发生在亚洲,尤其是中亚和南亚。全世界约13%的非法堕胎发生在印度[4]。

从全球范围看,估计500万女性因流产相关并发症而住院。每年会有6.79万名女性因不安全堕胎而死亡,占母体死亡情况的13%。在发展中国家,每8分钟就有一名女性因不安全堕胎导致的并发症而死亡[4]。

根据2008年印度全国医学流产共识,印度平均每年有1100万流产发生,每年约2万名妇女因流产相关并发症而死亡,且大部分流产相关的死亡是非法堕胎造成的[3]。

三、不安全堕胎的原因

医疗条件差;缺乏训练有素的能够处理流产的医护人员;缺乏设备设施;缺乏安全流产的宣传信息;其他相关社会因素。

四、流产并发症

流产并发症取决于孕周、流产方式和流产过程。越早流产孕妇越安全。晚期流产发生并发症的概率会增加4倍(图31.1,表31.1)。

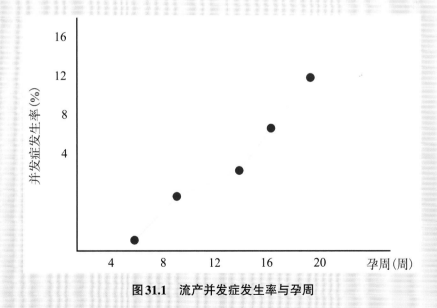

图31.1 流产并发症发生率与孕周

表 **31.1**　流产并发症

急性并发症		远期并发症
1. 宫颈损伤(宫颈裂伤) 2. 血管迷走性休克(宫颈性休克) 3. 出血和休克 4. 妊娠物残留 5. 感染 6. 子宫穿孔 7. 肠道、膀胱损伤 8. 流产后三联症 9. 血栓形成和栓塞 10. 宫腔积血	妇科疾病: 1. 月经紊乱 2. 盆腔炎 3. 不孕 4. 切口子宫内膜异位症 5. 切口疝 6. 宫腔粘连导致继发性闭经	产科疾病: 1. 宫颈机能不全导致反复妊娠中期流产 2. 异位妊娠 3. 早产 4. 增加围产儿死亡风险 5. 子宫破裂 6. Rh同种免疫 7. 胎盘早剥 8. 流产失败,继续妊娠 9. 胎盘粘连

(一) 急性并发症

● 宫颈损伤(宫颈裂伤):人流过程中有时会发生宫颈撕裂伤。扩宫和刮宫最常发生的并发症是宫颈裂伤,需要进行缝合处理[5],但大多数情况下,撕裂伤程度轻微,不处理也能迅速愈合。

● 血管迷走性休克(宫颈性休克):在扩张宫颈管时,若刺激到神经,引起血管迷走神经性昏厥。一般能自行恢复。

● 创伤、不全流产、宫缩乏力或凝血功能障碍(DIC)导致的出血和休克:很少发生由于子宫出血过多而需要治疗的病例。出血过多需要输血的发生率<1/1000。发生出血,需要使用药物进行治疗时,主要以促进宫缩为主,采取再次吸宫术或刮宫术,而极少数需要采取手术方式纠正出血。

● 妊娠物残留:药物流产可以引起子宫收缩,导致胎儿组织和宫内血块自然剥脱排出。然而,有时这一过程可引起不全流产和感染、出血,尤其是发生胎儿组织仍留在宫腔内的情况。流产手术不能完全去除增厚的子宫内膜,因此在恢复期间,子宫内膜自然剥脱而出现流血和排出组织是正常的。这一过程可能导致感染、出血。清除残留组织,需要重复使用米索前列醇或采取吸宫术。在极少数情况下,需要住院治疗或手术治疗。

● 感染:细菌可经阴道、宫颈上行至子宫引起感染,也可于扩张宫颈时引起感染。若患者存在淋病、梅毒、衣原体感染,可发生严重的输卵管感染。早期采取药物流产引起感染的风险很低。通常此类感染抗生素治疗有效,但在某些情况下,必须住院治疗,甚至需要手术治疗。遵守随访医嘱,回院复查是至关重要的,目的是将感染风险降至最低。某些严重病例甚至可导致流产合并感染和腹膜炎。

- 子宫穿孔和(或)肠道、膀胱损伤:很少发生器械穿透子宫肌壁的情况,其发生率约为1/1000。为了观察患者的病情或人工结束妊娠,通常需要进行住院治疗。利用腹腔镜检查,可以观察子宫情况。若损伤严重,需要行开腹修补手术治疗,包括子宫切除术。

- 流产后三联症(腹痛、出血和低热)是由于宫腔血块或妊娠物残留引起。

- 血栓形成和栓塞。

- 宫腔积血:由妊娠物残留或宫缩乏力引起。子宫内膜因积血扩张,造成子宫不能收缩,从而无法排出宫腔内容物。

- 不同治疗药物的副作用:①前列腺素:呕吐、腹泻、发热、腹痛、宫颈子宫损伤。②缩宫素:水中毒、痉挛。③子宫切除术:出血、休克、麻醉并发症、腹膜炎、肠梗阻。④生理盐水:高钠血症、肺水肿、内毒素性休克、DIC、肾衰竭、脑水肿。

(二)远期并发症

- 妇科疾病:①月经紊乱。②盆腔炎:5%人工流产患者会发生盆腔炎,而盆腔炎可引起发热或不孕。③发生宫角阻塞,从而导致不孕。④切口子宫内膜异位症,尤其是子宫切除的患者,其子宫内膜异位症的发生率为1%。⑤切口疝。⑥宫腔粘连导致继发性闭经。

- 产科疾病:①宫颈机能不全导致反复中期流产。②异位妊娠:研究表明发生过一次流产的患者,异位妊娠风险将增加30%;发生过2次以上流产的患者,异位妊娠风险是普通妇女的4倍。③早产。④围产儿死亡风险增加。⑤子宫破裂。⑥若Rh阴性妇女未予免疫球蛋白行预防性保护,则可发生Rh同种免疫。⑦胎盘早剥:可导致危及生命的严重出血。有流产史的患者发生胎盘早剥的风险将增加6倍。⑧流产失败是指在48h内不能终止妊娠。有些情况下,早期流产不能成功终止妊娠,但其发生率<1/1000。在此类病例中,建议行其他流产方式来终止妊娠,因为首次流产措施会对正常妊娠发育造成不利影响。这也可能是输卵管妊娠的征兆,需要住院,并采取手术治疗。⑨胎盘粘连。

- 心理创伤:50%的流产妇女都经历过心理创伤,可持续数月或数年。包括悲伤感、抑郁、愤怒、害怕、对下次妊娠的忧虑、噩梦、性功能障碍、夫妻关系破裂、情感冷漠、酗酒、药物滥用、饮食障碍、焦虑、对堕胎的恐怖回忆、自杀倾向等。

流产并发症的严重程度是对女性健康造成影响的重要衡量指标,有如下表现可以认为是有严重并发症:发热体温>38℃;脏器功能衰竭;弥漫性腹膜炎;脉搏>120次/min;休克;有宫内异物存在的证据;机械损伤。

除了上述危及生命的并发症外,还有因子宫穿孔导致的出血、严重败血症、腹膜炎、内脏损伤、出血性休克、感染性休克、肾功能衰竭、DIC、肝功能衰竭、肝性脑病等。

五、死亡率

早期流产是最安全的。早期流产的女性死亡率最低(0.6/10万),而中期流产的死亡率将增加5~6倍。

六、病理生理过程

发生流产后并发症主要是由于以下3个因素:因子宫排空不全和宫缩乏力导致出血;感染;操作时器械损伤。

流产合并感染,通常在开始时发生子宫内膜炎,炎症涉及子宫内膜和妊娠物残留。若不及时治疗,感染可能会进一步扩散入子宫肌层和宫旁组织。宫旁组织炎症可进一步导致腹膜炎。在流产合并感染病程的任一阶段,患者都有可能发生菌血症和败血症。盆腔炎是流产合并感染的最常见并发症。

七、并发症的预防

(一) 一级预防

一级预防包括避孕、流产合法化、使用更安全的方法、提高医护人员技术水平,以减少不安全堕胎。通过安全、有效的避孕方法能大幅减少流产的发生,但不能完全避免。

对于所有流产患者,不管是需要治疗并发症,还是需要选择性人工流产,都应提供给患者避孕咨询和合适的避孕方法。在津巴布韦,与未接受避孕咨询服务的流产患者相比,接受避孕咨询服务的患者能减少1年内50%的非意愿妊娠和重复流产。

20世纪60年代出现的负压吸引术彻底改变了发展中国家对流产并发症的初级预防。负压吸引术比直接刮宫更安全,WHO推荐孕12周前使用负压吸引术。该方法更快、更安全、更舒适。与刮宫术相比,负压吸引术的留院观察时间更短,适合门诊操作,镇痛或麻醉要求更少,并且若在门诊操作,所需的费用也更低。

米非司酮和米索前列醇联合使用是WHO推荐的早期药物流产的标准治疗方案,且比每种药物单独用药的效果要好。单独使用米索前列醇的流产方案变化很大,据报道成功率为87%~97%。米索前列醇的使用增加与发展中国家妊娠妇女健康得到改善有关。有关研究正在改进单独使用米索前列醇的流产方案。

(二) 二级预防

二级预防必须快速有效地治疗并发症,包括对不全流产及时采取清宫措施等。WHO已发布关于安全流产和流产并发症的临床指南。米索前列醇可用于治疗不全流产;负压吸引术比刮宫术更好。

流产后关爱已得到了普及,包括流产后评估、诊断、清宫操作和技巧、疼痛管理、预防感染、并发症治疗、推荐转诊到其他女性生殖医疗机构、避孕咨询、随访。

干预包括对医生和助产士的临床技能培训,提供手动的负压吸引器及其他设备,协调机构,提高服务能力,对相关医疗机构进行监管,妥善保管医疗文书。

(三) 三级预防

三级预防是为了减少远期损伤。迅速送至医院是可以挽救生命的。迅速修复子宫损伤可以保留生育功能。不安全堕胎引起的急性肾衰竭和破伤风仍是死亡和远期致残的重要原因。通过对肠瘘、膀胱瘘的修复可以使患者恢复正常生活。

(四) 医疗或法律隐患

1. 避免低估出血量和出血速度。患者处于仰卧位时,即使在未见严重外出血情况下,也可能已发生出血,因为阴道可能容纳500mL以上的出血量。因此对流产后出血的患者应行盆腔检查。

2. 无法进行有效止血时,尽管看似出血不多,仍应开通两路静脉通路和给予吸氧,以稳定病情,密切监测患者生命体征。

3. 若漏诊子宫穿孔,可能会导致患者出现致命的并发症:流产后,患者出现盆腔以外的疼痛,应怀疑发生穿孔,需立即评估肾、输尿管、膀胱,行立位X线检查和盆腔超声检查。若高度怀疑子宫穿孔,可行腹腔镜检查。

4. 漏诊异位妊娠:一直以来都存在漏诊异位妊娠的可能。不要认为刚流产的患者肯定是宫内妊娠,也可能是发生了异位妊娠。

5. 未能及时使用广谱抗生素可能会导致并发症的发生,包括败血症和感染性休克。若患者流产后有严重感染征象,则不要延误使用抗生素的时间。在完成检查前,应使用广谱抗生素。

6. 未能获得最近流产史的详细信息可能导致错误诊断或延误治疗。

7. 未能清空残留妊娠物可能导致治疗失败和产生并发症。

8. 未能诊断肠道损伤可能导致危及生命的并发症发生。

八、并发症的诊断

通过病史、体格检查和辅助检查来诊断并发症。

(一) 病　史

患者的临床表现取决于发生了何种并发症。虽然术中和早期术后并发症极少见,但有些患者发生并发症时需要急诊处理。

- 局部麻醉:宫旁阻滞是流产麻醉的常用方法。出现麻醉意外,发生血管内注射是危及生命的并发症,可导致癫痫,心搏、呼吸骤停和死亡。

- 全身麻醉:全身麻醉的并发症可导致宫缩乏力,进而发生严重出血。

- 宫颈性休克:宫颈扩张时会刺激到宫颈管,从而产生血管迷走神经性晕厥,需要立即处理。

- 流产后三联症:疼痛、出血和低热是最常见的主诉。流产后三联症通常是由妊娠物残留引起的。

- 出血:流产时或流产后大量出血表明可能出现宫缩乏力、宫颈裂伤、子宫穿孔、宫颈妊娠、孕周较大或凝血功能障碍。

- 宫腔积血:妊娠物残留或其他原因导致的宫缩乏力。子宫因积血不能有效宫缩,因此无法排出宫腔内容物。患者常表现为下腹痛,阴道出血减少或无阴道出血,同时患者存在血流动力学障碍。这可能在流产后迅速发生,或隐匿发生。

- 子宫穿孔:若在操作时未发现子宫穿孔,则患者通常会表现为腹痛增加、出血(可能少量或没有出血)和发热等急症。若穿孔导致大血管损伤,患者可表现为失血性休克。

- 肠道损伤:合并子宫穿孔。最初可能无法识别,若患者表现为腹痛、发热、便血、恶心呕吐等,则需考虑该诊断。

- 膀胱损伤:合并子宫穿孔或宫颈穿孔。患者表现为耻骨上疼痛和血尿。

- 流产合并感染:合并子宫内膜炎,患者可有发热、寒战、腹痛、阴道分泌物恶臭、阴道出血,并且存在停经史。

- 流产失败(持续宫内妊娠或异位妊娠):妊娠早期(孕周<6周)流产失败相对常见。此类患者有继续妊娠的表现,如妊娠剧吐、腹围增大、乳腺肿胀。另外,误诊的异位妊娠在流产后的表现与普通异位妊娠相似。

- DIC:严重流产后大出血者,尤其是妊娠中期人工流产者,应怀疑DIC。

(二) 体格检查

- 生命体征:

(1) 对流产后出现并发症的患者,监测其生命体征是必要的。

(2) 体温持续增加是感染加重的征兆。

(3) 心动过速和低血压是大出血或感染性休克的征象。

- 腹部检查:

(1) 流产后常见耻骨上的腹部压痛,而明显压痛不常见,可能是宫腔积血、膀胱穿孔和肠道损伤的征兆。

（2）腹部其他部位出现压痛（如反跳痛、腹肌紧张）表明患者出现的并发症是医疗器械造成的损伤，如子宫穿孔、肠道损伤、膀胱损伤。

（3）耻骨上触摸到包块并且患者有疼痛表现，这表明可能发生了宫腔积血。

（4）肠鸣音减少或消失是腹膜炎的征象。

- 阴道检查：

（1）评估出血量和速度：检查阴道或宫颈是否损伤；明确出血来源（如子宫、宫颈口、外阴病变、阴道、宫颈阴道部）。

（2）双合诊时，患者出现宫颈举痛可能是盆腔感染或异位妊娠。

（3）子宫增大且有压痛是宫腔积血的征兆。

（4）附件区压痛或触诊包块表明可能发生异位妊娠、盆腔炎、附件区囊肿或血肿。

- 直肠检查：

（1）怀疑肠道损伤时，应行直肠检查。

（2）出现直肠压痛和出血（或大便隐血试验阳性）有助于肠道损伤的诊断。

（三）辅助检查

- 实验室检查：

（1）血常规：反复进行血常规检查有助于评估出血程度。

（2）血型和交叉配型。

（3）生化全套，包括肝功能、肾功能。

（4）β-HCG：定量检测有助于后期治疗的对比。

（5）凝血功能：包括PT和APTT、INR。

（6）尿常规。

（7）考虑DIC时应检查纤维蛋白原、纤维蛋白分解产物、D-二聚体。

（8）红细胞沉降率有助于评估感染进展情况。

（9）宫颈分泌物培养（如有氧、厌氧、淋球菌、衣原体）和革兰氏染色。

（10）若患者发热，则考虑发生了全身性感染，应行血培养。

- 影像学检查：

（1）为了检查肠道穿孔后是否出现游离气体，应行立位胸片或立位腹部平片。腹部的卧位和立位平片有助于查看游离气体或腹腔异物。

（2）超声检查：经阴道超声检查排除异位妊娠、宫腔内妊娠物残留、附件包块、子宫直肠陷凹积液和宫腔积血。

（3）若盆腔超声不能诊断，可使用腹部和盆腔CT来评估急性腹部和盆腔情况。

九、并发症的治疗

(一) 一般治疗

- 院前治疗:

(1) 监测生命体征。

(2). 若患者血流动力学不稳定,予静脉输液,以稳定病情(如生理盐水、乳酸林格氏液)。

(3) 给氧。

- 急诊治疗:

(1) 所有出现流产后并发症的患者均应筛查Rh因子。若结果表明患者Rh阴性、未致敏,可使用Rh免疫球蛋白。

(2) 患者出现流产后三联症(腹痛、出血、低热),若口服抗生素和麦角制剂有效,应立即使用这些药物。但在大多数情况下,血凝块和残留妊娠物需采取清宫术,并且手术可能需要静脉麻醉,此时可予胃肠外给药。

(3) 出血或宫腔积血:①监测生命体征和出血速度。给予输液、输血、输血制品。②静脉给予缩宫素,以治疗宫缩乏力。③宫缩乏力的其他替代治疗:宫颈内注射血管升压素或卡前列素氨丁三醇、双手按摩子宫。④若持续出血,检测凝血功能或DIC指标,准备转手术室行二次刮宫,必要时可行子宫切除术。

(4) 子宫穿孔、肠道损伤、膀胱损伤。若考虑此类并发症,处理如下:①稳定患者血流动力学。②放置Foley管止血。③转运至手术室,行腹腔镜手术或开腹手术。

(5) 流产失败、持续妊娠和异位妊娠:①若患者病情稳定,行超声检查和检测β-HCG水平,以明确诊断,再决定下一步治疗方案。②若患者病情不稳定,可转运至手术室行刮宫术或采用腹腔镜手术、开腹手术。

(6) 流产合并感染:①大口径静脉通路输液。②若患者病情不稳定,应给氧,并放置Foley管。③通过革兰氏染色,可指导早期抗生素使用,但推荐采取经验性广谱抗生素治疗。④推荐采用刮宫术清除残留宫腔的组织。若不能立即行刮宫术,则可使用大剂量缩宫素。⑤若上述措施无效,可行腹腔镜手术。⑥发生子宫穿孔、肠道损伤、子宫肌炎、盆腔脓肿时,可能需行子宫切除术。

- 特殊治疗:若诊断肠道或膀胱损伤,可请外科医生和泌尿外科医生会诊。

(二) 药物治疗

药物治疗的目的是控制感染,降低发病率,避免并发症的发生。可在疾病早期进行积极的抗生素治疗,通过控制感染源而防止患者死亡。

- 抗生素:应立即使用广谱抗生素治疗流产后严重感染的患者。

(1) 头孢西丁:治疗由革兰氏阳性球菌和革兰氏阴性杆菌引起的感染。对革兰氏阴性细菌导致的感染,使用有些头孢菌素类和青霉素会发生耐药,而使用头孢西丁有效。

(2) 多西环素:治疗由革兰氏阴性和革兰氏阳性细菌引起的感染,还包括立克次体、衣原体、支原体引起的感染。

(3) 庆大霉素:氨基糖苷类抗生素主要是覆盖革兰氏阴性菌,可联合使用抗革兰氏阳性菌药物和抗厌氧菌药物。若患者发生由葡萄球菌和革兰氏阴性菌引起的混合感染,在具有临床指征时,如果使用青霉素或其他毒性小的药物存在禁忌,则可使用庆大霉素。基于肌酐清除率和分布容积调整用药剂量,可静脉给药或肌肉注射。

(4) 替卡西林和克拉维酸:作用机制是抑制细胞壁肽聚糖的合成,作用于细菌活跃增生期。在明确病原微生物前,可先经验性用药。

(5) 氨苄西林和舒巴坦:β内酰胺酶抑制剂和氨苄西林联合使用,可覆盖皮肤、肠道菌群和厌氧菌。对院内感染病原菌,这两种药物联用则不是理想的选择。

(6) 亚胺培南和西司他丁:治疗多重细菌感染,当难以覆盖其他抗生素或存在潜在毒性禁忌时,可使用该类药物。

(7) 哌拉西林和他唑巴坦:治疗革兰氏阳性菌和革兰氏阴性菌引起的败血症。

(8) 克林霉素:可能通过阻断肽酰tRNA从核糖体解离,引起RNA依赖性蛋白合成受阻,从而抑制细菌生长。治疗需氧链球菌和大部分葡萄球菌的感染。

(9) 头孢噻肟:阻止细菌细胞壁合成,抑制细菌生长。治疗由链球菌、金黄色葡萄球菌、大肠杆菌和克雷白杆菌引起的败血症。用于生殖泌尿系感染,如盆腔炎性疾病、子宫内膜炎、盆腔蜂窝组织炎。

(10) 万古霉素:可覆盖革兰氏阳性菌和肠球菌。可有效治疗败血症和皮肤感染。可用于青霉素类和头孢菌素类无效的患者或耐药性葡萄球菌感染的患者。为避免毒副作用,推荐第四次用药前半小时测量万古霉素的谷浓度。根据肌酐清除率,调整剂量和用药间隔时间。

(11) 头孢曲松 第三代头孢菌素有广谱抗革兰氏阴性菌的活性,但是抗革兰氏阳性菌效果稍差,对耐药菌有较好的效果。通过结合青霉素结合蛋白抑制细菌生长。

- 合成的垂体后叶激素:当不能及时行刮宫术时,可使用这些激素促进宫缩,有助于排空残留妊娠物。

(1) 缩宫素:可产生节律性宫缩,还有抗利尿作用,可以治疗流产后出血。

(2) 卡贝缩宫素:合成的长效拟缩宫素效应的八肽,可通过静脉给药治疗流产后出血。

（3）麦角生物碱类

麦角衍生物对子宫平滑肌可以起到类似缩宫素的作用,可治疗流产后宫缩乏力和出血。甲基麦角新碱对子宫平滑肌有直接作用,能产生快速有效的强直性宫缩,以减少出血。

- 麦角新碱注射液:是缩宫素和甲基麦角新碱的复合物。
- 前列腺素类:

（1）PGE1或米索前列醇:多用于宫腔妊娠物残留。

（2）15-甲基前列腺素F2α或卡前列素:注射剂型,可用于妊娠物残留,也可用于流产后出血。

（三）住院治疗

- 治疗流产后并发症的住院患者的方法包括:再次刮宫,腹腔镜、开腹手术(用于治疗如子宫穿孔、肠道或膀胱损伤、顽固性出血等并发症)。
- 流产合并感染的进一步住院治疗包括:

（1）尽快排空宫腔妊娠物残留。

（2）积极抗生素治疗。

（3）监测患者体温、阴道分泌物和出血。

（四）门诊治疗

- 若患者已出院,则由原主管医师在2d内安排随访。
- 给予避孕指导。
- 一旦出现月经未来潮,及时就诊。
- 若出现月经紊乱,建议患者记录月经状况。
- 出院带药:口服铁剂3个月。

十、病案报道

（一）病案1

患者女性,21岁,孕3产2,最近一次分娩是10个月前,因"子宫穿孔"从私人医院转入本院。主诉:反复呕吐和腹胀2天。2天前由无资质人员行孕10周流产。入院时的临床表现为脱水、面色苍白、心动过速、血压90/60mmHg。超声提示子宫穿孔。立位腹部平片提示肠梗阻。考虑子宫穿孔合并肠梗阻,行剖腹探查。

术中可见子宫后壁裂开,小肠管由裂口嵌顿于宫腔而坏死,切除坏死小肠,两端吻合,并行子宫裂口缝合术。术后恢复顺利,术后8天患者出院(图31.2和图31.3)。

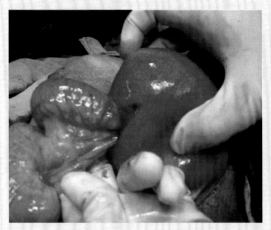 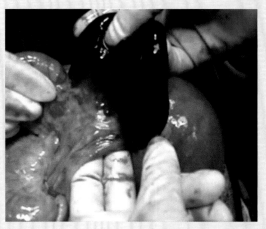

图31.2 流产后子宫后壁裂开,小肠管嵌顿于宫腔　　**图31.3 坏死肠管**

（二）病案2

患者女性,24岁,初产妇,孕12周在私人医院行人工流产术,因严重腹痛、出汗、头晕来我院急诊科。查体:面色苍白、心动过速、低血压、腹肌紧张、强直。经阴道检查发现前穹隆有压痛性包块。超声提示子宫前壁血肿,大小约10cm×10cm。输2U悬浮红细胞之后,行剖腹探查清除血肿,术中见子宫穿孔,予以修复。术后8天患者顺利出院图31.4和图31.5。

十一、总　结 》》

1. 合法的人工流产是最安全的。虽然不能完全避免并发症的发生,但可以通过仔细评估、合理的药物或手术治疗,最大限度地减少并发症的发生。

2. 流产前先确认孕周。

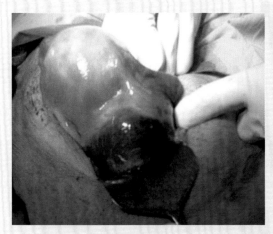 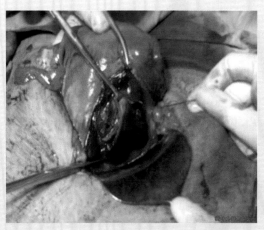

图31.4 子宫前壁血肿　　　　　**图31.5 子宫前壁裂口**

3. 严格无菌操作。

4. 采取简单的麻醉和清宫治疗方案。

5. 由有经验的医生行手术操作。

6. 避免过度刮宫。

7. 充分扩张宫颈有利于手术操作。

8. 孕周＞12 周宜行钳刮术。

9. 合理使用宫缩药可预防和治疗宫缩乏力。

10. 高度警惕隐匿性损伤和潜在的医源性并发症。

11. 围流产期使用抗生素预防感染。

12. 仔细检查组织,确认妊娠物,排除不全流产或葡萄胎。

13. 术后监护。

14. 一旦发生流产后并发症可电话联系临床医生 。

15. 适当的急诊咨询,必要时转诊。

参考文献 》》

[1] Kumar A, Hessini L, Mitchell EM. Conceptualising abortion stigma. Cult Health Sex. 2009, 11(6): 625-639.

[2] Ibrahim IA, et al. Complicated Unsafe Abortions, Niger Health J. 2011, 11(4): 112-116.

[3] Maharana B. Correlates of Spontaneous and Induced Abortion in India: An Investigation using a Nationwide Large Scale Survey Data.

[4] Islam N, Akter Chowdhury S. The impact of imposing time limits on access to safe abortion care in Bangladesh. In: Reproductive laws for the 21st century papers center for women policy studies, July 2012.

[5] Berek JS. Berek & Novak's Gynecology South Asian edition. 15th ed. Lippincott Williams and Wilkins. Philadelphia, United States, 2011.

第三十二章 卵巢过度刺激综合征

一、引 言

卵巢过度刺激综合征(Ovarian hyperstimulation syndrome, OHSS)是在黄体期或妊娠早期,由于刺激卵巢而引起的医源性并发症。

最常见于使用氯米芬或促性腺激素、促性腺激素释放激素激动剂(Gonadotropin release hormone agonist, GnRHa)或拮抗剂进行医疗性诱导刺激卵巢,之后再用HCG诱发排卵后的几天内发生。在受孕周期发生OHSS更常见且更严重,多胎妊娠的发生率高于单胎妊娠。

二、发生率

据报道,重度OHSS的发生率为0.5%~5%。

据Schenker和Weinstgein报道,使用氯米芬可以促进卵泡生长,从而导致OHSS,轻度OHSS的发生率是13.5%,中重度OHSS偶发[1]。

1998年Serour等在体外受精的病例中发现,中度OHSS发生率是3%±6%,重度OHSS发生率是0.1%±2%[2]。

2004年ESHRE报道,欧洲辅助生殖技术的所有卵巢刺激周期中,OHSS的发生率是1.2%[3]。

三、分 类

- 根据症状和体征的出现时间,OHSS分为早发型和晚发型(表32.1)。

表32.1 OHSS分型

分型	症状和体征	
早发型	与卵巢增大相关 促性腺激素刺激而发生的反应	主要与胎盘HCG的分泌相关
晚发型	在注射HCG诱发排卵后的10d内	注射HCG10d后

早发型病例在妊娠后会出现病情加重和病程延长。

- 另一分类方法是根据症状、临床表现的严重程度和超声检查结果。

1. 轻度:腹胀,轻微腹痛,卵巢直径<8cm。

2. 中度:中度腹痛,恶心或伴呕吐,超声发现腹水,卵巢直径在8~12cm。

3. 重度：腹水，有时会出现胸水；少尿；血液浓缩，血细胞比容＞45％；低蛋白血症；卵巢直径＜12cm。

4. 危重：大量腹水或胸水；血细胞比容＞55％；白细胞计数＞$25×10^9$/L；少尿或无尿；血栓栓塞；急性呼吸衰迫综合征。

- 发生OHSS的高危因素[4]：

（1）多囊卵巢综合征。

（2）抗苗勒氏管激素水平高。

（3）卵巢体积增大。

（4）超声探查发现窦卵泡数（Antral follicle count, AFC）高。

（5）年龄＜30岁。

（6）低体重指数。

（7）既往有OHSS病史。

（8）刺激卵巢时行大剂量卵泡刺激素（Follicle-stimulationg hormone, FSH）。

（9）募集大量卵母细胞数（＞25）。

（10）雌二醇水平上升过快或过高（17000 pmol/L）。

四、诊 断

- 病史：症状的性质、持续时间、严重程度，有无高危因素。既往有无重大疾病史，有无过度刺激病史。

- 体检：体重和体重指数、腹围、心率、血压、心血管系统、呼吸系统、腹部检查。避免盆腔检查，以防卵巢囊肿破裂。

- 实验室检查：

（1）血常规：白细胞计数和血细胞比容。

（2）尿素、肌酐和电解质（低钠血症、高钾血症）。

（3）肝功能检测：白蛋白水平降低。

（4）凝血功能检查：纤维蛋白原升高、抗凝血因子Ⅲ减少。

（5）HCG：取卵术后10d。

- 影像检查：盆腔超声检查卵巢大小、有无腹水。若怀疑卵巢扭转，查卵巢血管超声。

- 其他：动脉血气分析有助于诊断呼吸衰竭；D-二聚体；心电图、超声心动图有助于诊断心包积液；胸片有助于诊断胸腔积液、肺水肿；CT下肺动脉造影或通气血流比例的核素扫描，以鉴别诊断肺栓塞。

五、OHSS 与妊娠期并发症

1. 妊娠早期：卵巢扭转，多见于孕6～10周和多胎妊娠；流产；双胎流产；腹痛腹胀；胸腔积液导致呼吸窘迫；脱水和少尿。

2. 妊娠中期：妊娠期高血压疾病、糖耐量异常和妊娠期糖尿病（Gestational diabetes mellitus, GDM）。

3. 妊娠晚期：早产、胎盘早剥。

4. 出生低体重儿伴 Apgar 评分低。

2011年，Blandine Courbiere 等发表的研究表明[5]，在患 OHSS 的孕产妇中，因 OHSS 住院的发生率占1.14%。早发型占所有患者的22.5%，晚发型占77.5%。10% OHSS 患者会发生血栓栓塞并发症。OHSS 组与体外受精（In vitro fertilization, IVF）对照组的流产率相似。OHSS 组的卵巢扭转发生率更高，并且需要进行更多的腹腔镜手术。出现腹痛加剧和局部腹膜刺激征的患者应行腹腔镜手术，在体格检查、临床判断和彩超的共同提示下，发现动静脉血流减少或消失而做出临床措施。双胎妊娠较单胎妊娠发病率高3.5倍。大部分患者在行卵巢复位之后，可以平稳度过妊娠期。腹腔镜下卵巢复位术现已常规开展。若继续妊娠，OHSS 组的患者妊娠期高血压疾病和早产的发生率明显增加。

解释胎盘着床不充分的一种假说的具体内容是全身血管功能障碍合并血液浓缩、低氧血症、电解质紊乱和微血栓事件[6]。

Kamada 等观察到 IVF 妇女的卵泡液中含有高浓度的内皮素1（Endothelin-1, ET-1）[7]。ET-1是具有强烈缩血管作用的物质，可能与血管性疾病的病因病理学有关，如妊娠期高血压病[8]。

在单胎妊娠中，OHSS 组妊娠期高血压病发生率明显高于对照组。早产的发生率也更高，但这受患者子宫畸形和存在低 BMI 偏倚的影响。其他研究也报道了较高的早产发生率：Mathur 和 Jenkins 报道为25%[9]，Abramov 等报道为44.1%[10]。Bastek 等提示，炎症、胎盘功能异常与早产有关联[11]。2014年，Haas J 的对照研究结果认为，重度 OHSS 孕产妇的早产发生率明显升高，并且胎儿体重更小。然而，这一结果只能说明单胎妊娠的情况[12]。多胎妊娠的 OHSS 患者分娩的新生儿平均出生体重比对照组更低，可能是 OHSS 导致妊娠期高血压病和胎盘形成异常，进而导致胎儿生长受限。

有研究报道显示，OHSS 患者的 GDM 发生率并未增加，并且与总体人群发生率一致，均为2.5%[13]。

2005年，A Wiser 等发表了关于重度 OHSS 的妊娠结局的研究，通过在妊娠中期之后进行随访发现,GDM和妊娠期高血压病是妊娠后半期主要的并发症,并且单胎妊娠与双胎妊娠的发生率相同,而双胎妊娠的早产发生率较对照组高。出生体重与Apgar评分无明显差异。对照组中有两例患者发生胎盘早剥。

六、治 疗

总之,症状严重者需要住院治疗,病情轻微者可在门诊治疗,定期报告临床症状,每2~3天随访一次。

(一) 门诊治疗

液体平衡,每天检查体重和腹围,常规血液检查和超声检查。

* 镇痛:使用对乙酰氨基酚或可待因;避免使用其他非甾体类抗炎药,可能会影响肾功能。

* 黄体支持:使用孕酮,而不是HCG。

补液:口渴可适量饮水,但不要摄入过量液体。

* 运动:避免剧烈运动和性生活,以免发生增大后的卵巢受损或扭转。

* 每次门诊行抽血检查。

* 腹水:出现大量腹水应行叩诊检查。必须利用超声检查以明确诊断。可考虑经阴道引流。若症状不缓解,重度OHSS病情进展,需考虑住院治疗。

(二) 住院治疗

* 住院指征:不能耐受口服补液;呕吐或腹泻;低血压;呼吸困难,呼吸音减弱;腹部膨胀或腹膜炎;血栓栓塞事件;卵巢扭转可疑。

* 支持治疗直到病情自行缓解。

* 监测以下指标:

(1) 住院每日测量腹围和体重。

(2) 每4小时测血压、脉搏、呼吸频率。

(3) 液体出入量,留置尿管。

(4) 每日抽血检查血常规、凝血功能、尿素和电解质、肝功能。

(5) 盆腔超声检查卵巢大小和腹水。

(6) 超声评估妊娠状况。

(7) 糖耐量和GDM的筛查。

* 支持治疗:

(1) 预防血栓栓塞:住院的OHSS患者应使用抗血栓弹力袜,通过使用低分子量肝素行预防性抗凝治疗,具体剂量应根据患者体重来决定。

（2）补液：由于毛细血管渗漏，重度 OHSS 患者行液体治疗时需慎重。原则是对能饮水的妇女，鼓励其通过饮水来消除口渴感，但不能过量。若不能耐受口服补液，则可以开始静脉补液，如静脉输注生理盐水。血细胞比容可反应容量状态，以此来决定液体管理。过量静脉补液可能加重病情，必须持续监测出入量，使之维持平衡。值得注意的是，当出现血液浓缩时，禁忌使用利尿药，因其可诱发危重 OHSS。利尿药只可用于血细胞比容正常而尿量减少时。重度血液浓缩的妇女（血红蛋白浓度＞14g/dL；血细胞比容＞45%）需要立即静脉补液。血浆扩容剂如 6% 的羟乙基淀粉等渗氯化钠溶液，一天可用的最大量为 33mL/kg，一般每天 250～500mL，给药速度要慢，以避免肺充血。

（3）白蛋白：一旦证实患者有低白蛋白血症，在治疗后期可使用白蛋白[4]，但有感染肝炎、过量白蛋白超负荷、肾功能损害和潜在的病毒感染风险。在引流腹水时，使用白蛋白是尤其重要的。根据低白蛋白血症和总的腹水引流量，可每日给药 25～75g。

（4）必要时考虑穿刺：①穿刺指征：重度腹部膨胀；呼吸困难；肾损害（充分补液仍少尿）。②穿刺导致静脉回流增加，心排血量增加，利尿和改善肾功能、肺功能。③引流应遵循以下内容：a. 在超声引导下行经腹腔或阴道引流。b. 引流速度要慢，以防止心血管系统衰竭。c. 持续监测血压和脉搏。d. 使用猪尾巴管和抗生素。

（5）疼痛缓解：可常规给予对乙酰氨基酚或阿片制剂（口服或静脉给药）治疗疼痛。可用止吐药治疗恶心呕吐。

（6）腹腔镜：若患者发生卵巢扭转，可考虑使用腹腔镜手术治疗。出现急性和严重腹痛症状的患者应收入院。通过临床检查发现腹膜刺激征以及利用彩超检查可以明确诊断。对于大多数病例，只要卵巢组织还有活性，通过复位治疗就可以达到要求。极少数需要行卵巢切除术，除非是发生卵巢组织坏死或卵巢破裂导致的严重出血。

- 因此，在综合性医院需要入住 ICU 行重症监护的指征有：

（1）肾功能损害（少尿），或补液治疗无效，或穿刺后患者需要透析。

（2）利尿或穿刺后发生呼吸功能受损的患者可能需要辅助通气。

（3）出现急性呼吸窘迫综合征的临床表现。

（4）血栓栓塞。

（5）大量腹水或胸水。

（6）血细胞比容＞55%。

（7）白细胞计数＞25×10^9/L。

七、OHSS的预防

如今OHSS是完全可以预防的。当患者对卵巢刺激有过度反应时,可以实施以下预防措施。

1. 患多囊卵巢疾病的患者可服用二甲双胍联合治疗。

2. 原有OHSS病史的患者开始治疗时应用低剂量FSH。

3. 取消周期治疗,用GnRHa扳机或GnRH拮抗剂降调。

4. 滑行治疗(在结束促排卵前停Gn),监测卵泡发育和雌二醇水平。若雌二醇在正常范围,则用小量HCG触发。

5. 若卵巢反应明显(卵泡数和雌二醇浓度),则停止用HCG诱发排卵。

6. 减少诱发排卵的HCG剂量,用5000IU代替标准的10000IU。

7. 通过使用GnRH拮抗剂降调,使用GnRHa诱发,这样可比使用HCG安全,并且可以大幅降低OHSS的发生风险。若卵泡数不是太多,可在诱发排卵日增加小剂量HCG1500IU,以改善妊娠结局。

8. 2012年Cochrane综述总结认为,取卵术后每天使用卡麦角林0.5mg可减少OHSS的发生,并且不会影响妊娠。

9. 黄体期支持使用孕酮而不是HCG。

10. 高风险者如雌二醇水平明显升高或原有OHSS发作病史的患者,在募集卵母细胞时,可预防性静脉补充25%白蛋白(20~50g)。然而,对这种预防性用白蛋白的方法尚有争议。使用重组HCG或LH并不会降低OHSS的发生率。

11. 实施冷冻保存胚胎可能让辅助生殖技术更安全。这可常规用于潜在高风险的OHSS患者,减少晚发型OHSS(妊娠导致)的发生。使用GnRHa代替HCG诱发排卵和全胚冷冻可以预防OHSS的发生。在周期晚期移植胚胎可增加受孕机会。

12. 在拾卵当日及其后3d注射100mL生理盐水(含10%葡萄糖酸钙),与安慰剂组相比,可以使OHSS的发生率从23%降低至7%;使重度OHSS的发生率从4%降低到0%。

13. PCOS患者行体外成熟,可完全避免OHSS的发生[15]。

通过以上措施,我们能预防OHSS的发生,减少患者就诊。根据OHSS的发病率和潜在致死率及其发病的渐进性,书面告之辅助生殖的妇女有关OHSS的风险、症状表现,还应提供24h咨询的电话号码,这样就能快速联系到诊断和治疗OHSS的专家。尽管已发生OHSS,妊娠仍可以正常继续,没有证据证明OHSS的发生会增加先天性畸形的发生风险。

参考文献)))

［1］ Shenker JG, Weinstein D. OHSS. A current survey. Fertil Steril. 1978; 30: 255-268.

［2］ Serour GI, Aboulghar M, Mansour R. Complications of medically assisted conception in 3500 cycles. Fertil Steril. 1998; 70: 638-642.

［3］ Nyboe A. ESHRE report on ART in Europe found an incidence of OHSS of 1.2 % of all stimulated cycles. Hum Reprod. 2004; 23: 756-771.

［4］ Institute Obstetricians & Gynaecologist. Royal College of Physicians of no. 9; rev Ireland. Directorate of Strategy & Clinical Programmes. Health Service Executive; Ovarian hyperstimulation Syndrome Diagnosis & Management; version 1; guideline. Clinical practice guidelines. 2014.

［5］ Courbiere B, Oborski V, Braunstein D, et al. Obstetric outcome of women with in vitro fertilization pregnancies hospitalized for ovarian hyperstimulation syndrome: a case-control study. Fertil Steril. 2011;95:1629-1632. 2011 by American Society for Reproductive Medicine.

［6］ Rizk B, Aboulghar M, Smitz J, et al. The role of vascular endothelial growth factor and interleukins in the pathogenesis of severe ovarian hyperstimulation syndrome. Hum Reprod Update. 1997;3:255-266.

［7］ Kamada S, Kubota T, Taguchi M, Aso T. High levels of immunoreactive endothelin-1 in human follicular fluids. Hum Reprod. 1993; 8: 674-677.

［8］ Rogers RG, Thorp Jr JM. Pregnancy-induced hypertension: genesis of and response to endothelial injury and the role of endothelin 1. Obstet Gynecol Surv. 1997; 52: 723-727.

［9］ Mathur RS, Jenkins JM. Is ovarian hyperstimulation syndrome associated with a poor obstetric outcome? Br J Obstet Gynecol. 2000; 107: 943-946.

［10］ Abramov Y, Elchalal U, Schenker JG. Obstetric outcome of in vitro fertilized pregnancies complicated by severe ovarian hyperstimulation syndrome: a multicenter study. Fertil Steril. 1998; 70: 1070-1076.

［11］ Bastek JA, Brown AG, Anton L, et al. Biomarkers of inflammation and placental dysfunction are associated with subsequent preterm birth. J Matern Fetal Neonatal Med. 2011; 24（4）: 600-605. DOI: 10.3109/14767058.2010.511340. Epub 2010 Sep 7.

［12］ Hass J, Bavem M, Meridor H. In severe OHSS associated with adverse pregnancy outcomes? Evidence from a case control studies. Reprod Biomed Online. 2004; 29 （2）: 216-221.

［13］ Xiong X, Saunders LD, Wang FL, et al. Gestational diabetes mellitus: prevalence, risk factors, maternal and infant outcomes. Int J Gynaecol Obstet. 2001; 75: 221-228.

［14］ Wiser A, Levron J, Kreizer D, et al. Outcome of pregnancies complicated by severe ovarian hyperstimulation syndrome （OHSS）: a follow- up beyond the second trimester. Hum Reprod. 2005; 20(4): 910-914.

［15］ Das M, Son WY, Bucket W. In vitro maturation versus IVF with GnRH antagonist for women with PCOS, treatment outcome and rates of OG + HSS. Reprod Biomed online. 2014; 29(5): 545-551.

第三十三章　产科肥胖患者

一、肥胖与妊娠

肥胖已经成为当代社会一个重要的影响健康的问题,在全球范围内呈增长趋势,尤其是在西方国家[1,2]。肥胖通常用体重指数(Body mass index, BMI)表示。

体重指数＝体重(kg)/身高的平方(m²)

虽然BMI是流行的测量工具,与肥胖的健康风险相关,但它不能解释脂肪分布变化,也不能反应不同个体间的肥胖程度。WHO对肥胖的分类(表33.1)主要是基于BMI和健康受到损害之间的关系。

表33.1　WHO对肥胖的分类

分类	BMI(kg/m²)	发病风险
过轻	<18.5	低
正常	18.5～24.9	平均水平
超重	≥25	
肥胖前期	25～29.9	增加
Ⅰ度肥胖	30～34.9	中等
Ⅱ度肥胖	35～39.9	严重
Ⅲ度肥胖	≥40	极为严重

肥胖危重症患者的生理变化

1. 呼吸系统

- 肺容量减少。
- 肺不张和通气血流比例失衡。
- 呼吸运动和耗氧量增加。
- 气道阻塞性疾病(机械性和哮喘)。
- 阻塞性睡眠呼吸暂停。
- 肥胖性低通气综合征。

2. 心血管系统

- 冠心病。
- 高血压。
- 左室收缩和舒张功能障碍。

- 肺动脉高压。
- 肥胖性仰卧位死亡综合征。

3. 其 他

- 糖尿病。
- 增加静脉血栓栓塞的发生风险。
- 增加胃酸误吸的发生风险。
- 药代动力学改变。
- 建立静脉通路困难。
- 增加肾衰竭的发生风险。
- 增加褥疮的发生风险。

WHO认为,肥胖是大范围流行的健康问题,且女性较男性普遍[3]。

几乎所有脏器都直接或间接会受到肥胖影响。肥胖的程度与持续时间是肥胖损害人体的决定因素。孕产妇超重是妊娠期糖尿病和妊娠期高血压疾病的危险因素,显性肥胖者的风险更高。与正常体重相比,孕产妇超重将增加剖宫产分娩的风险,也会增加麻醉和术后并发症的发生率。

二、麻醉医师的挑战

肥胖不仅增加内科和外科疾病,也增加产前疾病的发生率。全面了解生理学、病理生理学、妊娠相关情况及其并发症、镇痛麻醉意义,可使麻醉医生更好地处理这些患者。肥胖患者人数增加将会增加重症监护病房的收住概率。重症监护医师在管理此类患者时将面临挑战。同样,也会增加麻醉医生给肥胖患者实施麻醉的难度。

麻醉考虑因素

肥胖被认为是麻醉相关的导致孕产妇死亡的重要危险因素[4,5]。不管择期还是急诊都会增加手术机会,同时相关并发症风险也增加。术后并发症如切口感染、深静脉血栓形成、肺不张和胸腔感染也很常见[5-7]。除了相关医学问题,麻醉医生在处理该类患者时,对患者的气道管理和麻醉方式的选择也是很大挑战。对于严重肥胖患者,任何麻醉方式都有风险。

三、气 道

产科患者的气管插管失败率是1/280,普外科的失败率是1/2230[8-10]。而肥胖患者插管困难可高达15.5%。显而易见,肥胖孕产妇的气管插管困难或失败的概率非常高,因此强调要正确评估和管理气道。

尽管怀孕和非怀孕人群、肥胖和非肥胖患者之间没有骨骼差异,但肥胖患者体内脂肪沉积和怀孕期间软组织的变化确实会影响气道。头部定位不良、环状软骨受压和患者焦虑有时则会增加操作难度。另外,妊娠期高血压疾病、上呼吸道感染、喘鸣和声音改变提示可能出现气道水肿。患者妊娠期体重增加超过15kg与喉镜不能达到最佳视角有关[13]。

不管急诊手术还是择期手术,都应事先计划麻醉方式,这样有助于胎儿安全娩出。

四、呼吸系统

有可能发生阻塞性睡眠呼吸暂停(Obstructive sleep apnoea, OSA),但在生育年龄的女性经常会被漏诊[14]。妇女主诉睡眠困难和白天疲乏很常见,但是无法确定是否患OSA。认真采集病史有助于诊断OSA。通过睡眠监测仪可以快速诊断,通过持续气道加压可以进行治疗。诊断OSA需排除肺源性高血压和右心衰竭[15,16]。不管坐位或仰卧位,在正常潮气量通气时,通过测量脉搏氧饱和度能判断气道是否关闭,也可判断患者术后是否需要氧供。

五、心血管系统

肥胖患者的心血管合并症以高血压、缺血性心脏病和心力衰竭多见。近40%的肥胖患者无冠心病,却有心绞痛表现[17]。因此,常规心电图可能有助于诊断。对于有症状的肥胖孕产妇,应请心脏病专家及时介入,以改善病情。

六、胃肠道和内分泌系统

胃食管反流和糖尿病是最常见的疾病[18]。应注意实验室检查如空腹血糖肝功能。若有肝功能异常,需排除HELLP综合征。虽然提倡所有行剖宫产的孕产妇采取预防胃酸误吸的侵入性措施[19],但是对于产程中是否禁食和采取预防措施尚缺乏结论性证据。

七、术后并发症

肥胖孕产妇的术后并发症发生风险增加,如低氧血症、肺不张、肺炎、深静脉血栓形成和肺栓塞、肺水肿、产褥期心肌病、术后子宫内膜炎、切口感染和裂开等[6,7]。早期活动、预防血栓形成、积极胸部物理治疗和充分的疼痛控制是产后有效护理的关键。

在复苏室,肥胖患者急性呼吸事件(如氧饱和不足、低通气、气道阻塞)的发生率是非肥胖患者的2倍[20]。CT检查表明肥胖患者本身易出现肺不张,尤其是全麻术后[21]。

然而,椎管内麻醉后对患者呼吸功能的影响是与BMI呈正相关的。因此,急性呼吸事件会导致不良预后,可能导致术后肺脏疾病的发生。半卧位和供氧可以减少急性呼吸事件的发生。术后早期活动能改善呼吸参数[22]。

在英国,血栓栓塞仍是孕产妇的主要死因。肥胖是目前已知的深静脉血栓的独立危险因素。可同时使用药物治疗和物理治疗来预防血栓,推荐足量的抗凝剂维持治疗一段时间[23]。肥胖症患者的心肌病已得到广泛承认,至少有3例关于肥胖患者的围产期心肌病的报道[24,25]。肥胖可能是围产期心肌病的危险因素[25],但未明确。肥胖患者的切口问题较非肥胖患者多见,经常导致恢复时间延长。腹中线切口较横切口愈合时间增加[26]。因病理性肥胖,产前合并症和术后并发症的发生率增加,从而明显延长了住院时间。不管经阴道分娩还是剖宫产,病理性肥胖患者的住院时间和成本均增加[27]。

参考文献 》》

[1] Seidell JC. Epidemiology of obesity. Semin Vasc Med. 2005, 5(1): 3-14.

[2] Garrow JS. Obesity and related diseases. London: Churchill Livingstone, 1988.

[3] World Health Organization. Obesity: preventing and managing the global epidemic. Report on a WHO consultation, WHO Technical Report Series 894. Geneva: WHO, 2000.

[4] Endler GC, Mariona FG, Sokol RJ, et al. Anesthesia related maternal mortality in Michigan, 1972-1984. Am J Obstet Gynecol. 1988, 159: 187-193.

[5] Cooper GM, McClure JH. Anaesthesia. In: Why Mothers Die, 2000-2. Sixth report on confidential enquiries into maternal deaths in the United Kingdom. London: RCOG press, 2004. 122-133.

[6] Jordan H, Perlow MD, Mark A, et al. Massive maternal obesity and perioperative cesarean morbidity. Am J Obstet Gynecol. 1994, 170: 560-565.

[7] Hood DD, Dewan DM. Anesthestic and obstetric outcome in morbidly obese parturients. Anesthesiology. 1993, 79: 1210-1218.

[8] Hawthorne L, Wilson R, Lyons G, et al. Failed intubation revisited: a 17-yr experience in a teaching Maternity unit. Br J Anaesth. 1996, 76: 680-684.

[9] Barnardo PD, Jenkins JG. Failed tracheal intubation in obstetrics: a 6 year review in a UK region. Anaesthesia. 2000, 55: 685-694.

[10] Samsoon GL, Young JR. Difficult tracheal intubation: a retrospective study. Anaes-

thesia. 1987, 42: 487-490.

［11］ Juvin P, Lavaut E, Dupont H, et al. Difficult tracheal intubation is more common in obese than lean patients. Anesth Analg. 2003, 97: 595-600.

［12］ Noguchi T, Koga K, Shiga Y, et al. The gum elastic bougie eases tracheal intubation while applying cricoid pressure compared to a stylet. Can J Anesth. 2003, 50: 712-717.

［13］ Sankar KB, Krishna S, Moseley HSL. Airway changes during pregnancy. Anesthesiology. 1997, 87: A895.

［14］ Lefcourt LA, Rodis JF. Obstructive sleep apnea in pregnancy. Obstet Gynecol Surv. 1996, 51: 503-506.

［15］ Lewis DF, Chesson AL, Edwards MS,et al. Obstructive sleep apnea during pregnancy resulting in pulmonary hypertension. South Med J. 1998, 91: 761-762.

［16］ Roush SF, Bell L. Obstructive sleep apnea in pregnancy. J Am Board Fam Pract. 2004, 17: 292-294.

［17］ Lean ME. Obesity and cardiovascular disease: the waisted years. Br J Cardiol. 1999, 6: 269-273.

［18］ Weiss JL, Malone FD, Emig D, et al. Obesity, obstetric complications and cesarean delivery rate - a population based screening study. Am J Obstet Gynecol. 2004, 190: 1091-1097.

［19］ Roberts RB, Shirley MA. Reducing the risk of acid aspiration during cesarean section. Anesth Analg. 1974, 53: 859-868.

［20］ Ross DK, Cohen MM, Wigglesworth DF, et al. Critical respiratory events in the postanesthesia care unit. Anesthesiology. 1994, 81: 410-418.

［21］ Eichenberger AS, Proietti S, Wicky S, et al. Morbid obesity and postoperative pulmonary atelectasis: an underestimated problem. Anesth Analg. 2002, 95: 1788-1792.

［22］ von Ungern-Sternberg BS, Regli A, Bucher E, et al. Impact of spinal anaesthesia and obesity on maternal respiratory function during elective caesarean section. Anaesthesia. 2004, 59: 743-749.

［23］ Drife J. Thrombosis and thromboembolism. In: Why Mothers Die, 2000-2. Sixth Report on Confidential Enquiries into Maternal Deaths in the United Kingdom. London: RCOG press, 2004. p. 61-78.

［24］ Kaufman I, Bondy R, Benjamin A. Peripartum cardiomyopathy and thromboembolism, anesthetic management and clinical course of an obese, diabetic patient. Can J Anesth. 2003, 50: 161-165.

[25] Shnaider R, Ezri T, Szmuk P, et al. Combined spinalepidural anesthesia for cesarean section in a patient with peripartum dilated cardiomyopathy. Can J Anesth. 2001, 48: 681-683.

[26] Wall PD, Deucy EE, Glantz JC, et al. Vertical skin incisions and wound complications in the obese parturient. Obstet Gynecol. 2003, 102: 952-956.

[27] Galtier-Dereure F, Montpeyroux F, Boulot P, et al. Weight excess before pregnancy: complications and cost. Int J Obes Relat Metab Disord. 1995, 19: 443-448.

第三十四章　理化因素导致的严重母胎并发症

一、引言

每一位女性有3%～5%分娩出生缺陷胎儿的可能。药物对胎儿和新生儿有多种有害影响。妊娠期禁忌药物见表34.1。

二、沙利度胺

沙利度胺是一种免疫调节镇静剂,降低了人体血管生长的能力,是第一批被公认的,能引起出生缺陷的药物之一。妊娠早期沙利度胺暴露的致畸风险最高。孕产妇摄入沙利度胺会造成40%的胎儿和婴儿死亡。如果在妊娠早期母体摄入沙利度胺,那么婴儿的出生缺陷风险可达20%以上,比如身体极短或四肢发育不全、缺耳、耳聋等。另外,心脏缺陷、肾脏畸形、缺眼或小眼、面瘫,胃肠道畸形、泌尿道畸形、生殖道畸形、生长发育不良、智力低下也时常发生。

三、四环素

四环素、米诺环素、多西环素和土霉素是同一类的抗生素。严重出生缺陷的风险主要发生在妊娠早期应用四环素的孕产妇群体中;四环素也会轻度增加轻微出生缺陷风险,如腹股沟斜疝。妊娠中晚期应用四环素可能影响胎儿的骨骼和牙齿的发育。另外,妊娠第4个月四环素暴露可能导致牙齿变色,并且妊娠4个月后也应避免使用。

四环素的使用甚至可能导致骨骼和牙齿的钙化和生长抑制。尽管牙齿变色是永久性的,但是在四环素暴露结束后,骨骼生长可以恢复正常。

四、丙戊酸

丙戊酸可用来控制癫痫发作、双相情感障碍和偏头痛。长期使用会造成月经异常和怀孕困难。

由丙戊酸暴露而导致的主要出生缺陷,如心脏缺陷或唇裂。丙戊酸使用剂量越高,引起的相关风险发生率就越大,联合使用抗癫痫药物的风险大于单药。研究发现在妊娠早期使用丙戊酸,胎儿神经管畸形发生的风险可达1%～2%,其中以脊柱裂最常见。在丙戊酸暴露的某些情况下可以观察到轻微的出生缺陷,如面部的异常,上唇菲薄,扁平脸,朝天鼻。

五、泼尼松龙

泼尼松龙或强的松是皮质类固醇。妊娠期长期使用与早产或低出生体重儿有关。

有研究发现,在妊娠早期使用强的松,将使得唇裂的发生风险轻度增加,风险通常约为1‰。另有文献报道,如果妊娠早期使用了强的松后,唇裂的发生风险为3‰~6‰。

六、甲氨蝶呤

甲氨蝶呤可以阻止细胞生长并且干扰免疫系统。通过减少叶酸的分解并干扰其代谢,从而使叶酸水平降低。在妊娠早期使用会增加流产的风险。在妊娠早期使用甲氨蝶呤后,最常见的出生缺陷是胎儿的头部、面部和骨骼畸形。在有些病例中可能出现生长受限和发育迟缓。

七、酒 精

长期酗酒可能会导致妇女的生育问题。因此,建议女性通过戒酒来治疗生育问题。对于妊娠期饮酒的妇女,其流产率和死胎率较高。长期酗酒会导致胎儿精神发育迟缓和胎儿酒精综合征,其中出生缺陷包括头小、体型小、特定的面部特征、学习或行为问题发生等。若在妊娠期定期大量饮酒,则会加重酒精综合征的严重程度。

胎儿酒精综合征会对胎儿造成终生影响。判断力差、理解困难、社会关系差、学习记忆障碍,这些都是胎儿酒精综合征会造成的终身后果,甚至出现药物滥用、精神健康问题、在校期间也会有违规和旷课等情况。

八、复方磺胺甲恶唑

使用复方磺胺甲恶唑类的药物治疗细菌感染,通常为联合应用,以治疗多种感染,包括泌尿道感染。由于此类药物暴露而导致的出生缺陷包括心脏畸形、神经管畸形、唇裂或腭裂、尿道缺失等。据报道甲氧苄啶会降低母体的叶酸水平,因此会增加出生缺陷的发生风险,甚至由于孕产妇的叶酸水平降低,也会增加子痫前期、胎盘早剥和胎儿宫内生长受限的发生风险。在妊娠期接触这些药物容易导致早产。

九、苯二氮卓类

苯二氮卓类的药物可以用来治疗焦虑症、癫痫、失眠、肌肉痉挛和酒精戒断。此类药物包括安定、阿普唑仑、氯硝西泮、劳拉西泮等。妊娠早期使用此类药物会轻度增加唇裂或腭裂的发生风险。妊娠期使用这些药物会使得早产和低体重儿的发生概率增加。孕产妇在分娩前期服用苯二氮卓类药物会造成婴儿出现戒断症状，如呼吸困难、肌无力、震颤、易怒、哭闹、睡眠障碍和神经过敏。

十、卡马西平

卡马西平是用来控制癫痫发作、双相情感障碍、精神分裂、三叉神经痛和疼痛性疾病的药物。长期使用卡马西平与月经异常、不孕和激素紊乱相关。卡马西平可以通过胎盘屏障，已有研究表明，如果妊娠早期使用卡马西平，会导致1%的胎儿发生神经管畸形。通过一些研究发现，使用过卡马西平的孕产妇，其婴儿会发生鼻骨和上唇畸形及小指甲。已经发现孕产妇使用卡马西平后，会导致出生缺陷的发生风险增加2～3倍，如心脏畸形和唇裂。在一项研究中发现，小头畸形和生长受限的发生率增加。

十一、长效醋酸甲羟孕酮

长效醋酸甲羟孕酮是用来避孕的药物，药效可持续90d之久，但是也发现该激素用药90d后血药浓度仍呈高水平。因此，即使在血药浓度处于较高水平时，患者也可能怀孕。使用这种药物可导致胎儿外生殖器畸形，外阴性别不明情况严重。

十二、苯海拉明

苯海拉明是一种抗组胺药物，用来治疗过敏症状，以及恶心、呕吐、失眠、晕车和帕金森氏病。体内苯海拉明水平高可引起子宫过度刺激，影响胎儿发育，并可能导致严重的后果，包括子宫破裂和胎盘早剥。若整个妊娠期每天使用苯海拉明，婴儿可能出现戒断症状，如呼吸困难、肌无力、震颤、激惹、哭泣、睡眠障碍和神经紧张。替马西泮和苯海拉明联合使用可能增加死产和婴儿出生后不久死亡的风险。因此，避免在妊娠期联合使用苯二氮卓类药物和苯海拉明。

十三、依那西普

依那西普是一种治疗自身免疫性疾病（如类风湿性关节炎、强直性脊柱炎、银屑病、银屑病关节炎和幼年型类风湿性关节炎）的药物，被称为肿瘤坏死因子抑制剂，可以结合并阻断肿瘤坏死因子。据报道该药可导致的出生缺陷有VACTERL综合征，这是一种可累及脊椎、肛门、心脏、气管-食管（颈部结构）、肾脏和四肢（手臂和腿）的出生缺陷综合征。如果一个婴儿身上发现上述两个或两个以上的结构缺陷，则可诊断为VACTERL综合征。

十四、氟康唑))

氟康唑是一种抗真菌药物,用来治疗多种真菌感染。单次剂量的氟康唑不会引起早产和低体重儿的发生风险增加。然而,据报道,有4位使用了高剂量的氟康唑的母亲所生育的5个孩子均发生了头部、面部、骨骼或心脏的其中一种畸形。

十五、碳酸钙))

碳酸钙是一种保健品,有助于促进骨骼、神经、肌肉和心脏健康。推荐孕产妇和哺乳期妇女钙的剂量为1000mg。如果服用过多,则可能会出现低体重儿。发生乳-碱综合征也与服用碳酸钙有关,这是由于血液中的钙水平升高引起的,并且可能导致其他身体部分钙分解和肾衰竭。

十六、一氧化碳))

一氧化碳气体来自汽车、煤炉、加热器或使用燃料燃烧的设备。由于吸烟、着火或二氯甲烷导致一氧化碳暴露浓度足够高时,可能会引起血液向各器官运输氧的能力下降,从而导致相应器官发生损伤。头痛、恶心、呕吐、头晕、神经错乱、胸痛、蹒跚或跌倒、嗜睡、意识丧失等都是一氧化碳中毒的症状。严重中毒还可能导致死亡。

一氧化碳可通过胎盘,屏障损伤胎儿正在发育的大脑,引起胎儿损害或死亡。吸烟会导致低体重儿。有研究表明,若母亲严重缺氧,最终会影响胎儿大脑和其他器官发育,甚至导致胎儿死亡。

十七、氟西汀))

氟西汀是一种治疗抑郁症的药物,属于选择性5-羟色胺再摄取抑制剂。研究表明,妊娠早期使用氟西汀会增加早产儿和低出生体重儿的发生概率,从而使新生儿在NICU的治疗时间延长。另一项研究表明,若孕产妇在妊娠中期使用氟西汀,其肺动脉高压的发生风险将增加。如果从妊娠晚期直至分娩前一直使用氟西汀,可能导致胎儿出现戒断症状,如神经过敏、肌张力增高、呼吸困难、易怒、进食困难、睡眠模式改变和震颤。

十八、吸 烟))

若母亲吸烟,那么其分娩出的新生儿在婴儿期和儿童期患呼吸系统感染、哮喘和支气管炎的风险将增加。妊娠期吸烟可能增加婴儿猝死综合征的发生风险;新生儿唇腭裂的风险轻度增加；如果母亲吸烟，并且在其家族中已经有过此类异常，则风险更大。一项研究表明，除上述出生缺陷之外，其他的出生缺陷也略有增加。早产儿或低出生体重儿与母亲吸烟有关。吸烟女性在妊娠时还可能发生的相关合并症，如胎盘早剥、前置胎盘、出血和死胎等。

十九、舍曲林

舍曲林是治疗抑郁症、惊恐性障碍、强迫症、创伤后应激障碍的药物，它是一种5-羟色胺再摄取抑制剂。据报道，通过观察2000名以上妊娠早期使用舍曲林的孕产妇发现，妊娠期使用舍曲林与特殊的出生缺陷有关，提示舍曲林可能使出生缺陷风险增加3%～5%。在一些研究中观察到，低出生体重和早产的发生与舍曲林服用有关。另一些研究甚至发现，肺动脉高压的风险增加。

二十、布洛芬

布洛芬是一种非甾体类抗炎药，用来治疗头痛、关节炎、肌肉酸痛、发烧和痛经。一些研究中已经观察到，妊娠早期使用非甾体抗炎药是导致某些出生缺陷发生的低风险因素，妊娠早期使用布洛芬会使腹裂的风险轻度增加，并且妊娠早期使用非甾体类抗炎药可导致胎儿心脏缺陷。

二十一、碘

人体需要碘来维持甲状腺功能。女性甲状腺激素水平低会产生生育问题和激素紊乱。妊娠期甲状腺激素水平低会导致流产风险增加，而过高可能导致甲状腺功能亢进，在许多研究中发现过低或过高都会导致母胎健康出现问题。

妊娠期碘过低导致早产的婴儿，其生长发育情况均小于胎龄。已经证实严重碘缺乏的婴儿伴有学习问题。

二十二、异维甲酸

异维甲酸来自维生素A。妊娠早期使用异维甲酸的妇女的流产率高达40%。婴儿的出生缺陷有小耳或无耳、听力和视力障碍等。其他可能的出生畸形有小颌、小头、腭裂等，有些胎儿出生后可能为小胸腺或无胸腺。异维甲酸暴露的婴儿中约50%患有严重的心脏缺陷和脑积水。未来可能的风险是生长发育到儿童时期可发生中度到重度精神发育迟滞。

二十三、铅

妊娠期铅过量可导致流产、死产、低出生体重儿和早产儿。母亲铅过量可导致孩子的学习和行为问题,婴儿期微量的铅暴露则会造成未来学习受影响。

二十四、锂

一项研究报道显示,妊娠期使用过锂制剂预示孕产妇可能发展为甲状腺肿,如果忽视这一情况,则可能导致出生的婴儿发生甲状腺肿。在妊娠早期,胎儿心脏还在形成时使用了锂制剂,将增加心脏缺陷的发生概率。已经发生过非常罕见的心脏畸形(三尖瓣下移畸形,又称Ebstein畸形,其中控制血液流入心脏的瓣膜处于异常位置)。这种罕见的心脏畸形在锂暴露后的发生率为1%～5%。

二十五、甲基安非他命

在妊娠期,若婴儿暴露于冰毒,会导致早产、发育不良和终生存在呼吸障碍、听力障碍、视力障碍和学习障碍。甲基安非他命也会增加婴儿猝死综合征的发生概率。高剂量可能导致流产、早产和新生儿期问题(如神经过敏、睡眠和进食困难),影响胎儿神经系统(如震颤和肌张力高)。如果母亲暴露于甲基安非他命,则孩子以后将面临教育和行为问题。

二十六、甲硝唑

以往的研究表明,甲硝唑会增加各种出生缺陷的发生风险。现在的一些研究依然指出,此药不适用于妊娠早期或整个妊娠期。

二十七、对乙酰氨基酚

高剂量的对乙酰氨基酚可能导致母亲肝损害、肾损害和贫血;对于胎儿或婴儿也会造成同样的问题。

二十八、帕罗西汀

帕罗西汀可治疗抑郁症、强迫症、社交焦虑障碍和惊恐障碍。一些研究表明,使用该药后流产的发生风险将增加约2%。在一项研究发现,肺动脉高压的发生风险增加。

二十九、阿片类药物))

在一些研究中发现妊娠早期阿片类药物暴露会增加婴儿心脏疾病和其他出生缺陷的发生率。婴儿出现戒断症状很常见,包括呼吸困难、极度嗜睡、易怒、出汗、进食不足、震颤、呕吐和腹泻。未处理的严重病例可发生癫痫和死亡,较罕见。

三十、伪麻黄碱))

在妊娠早期使用伪麻黄碱会增加腹裂的发生率。一项研究发现,孕产妇使用伪麻黄碱可能轻度增加胎儿的某些出生缺陷的发生风险。因此,应该在妊娠早期避免使用。伪麻黄碱和吸烟都可以使血管收缩。这样,当一个母亲吸烟并且用伪麻黄碱,其发生腹裂的风险可能大于单个暴露因素。

表34.1　妊娠期禁忌药物表

序号	药物名称	药物类型/作用
1	阿维A	维生素A衍生物
2	金刚烷胺	抗病毒/抗帕金森病
3	西立伐他汀	降血脂
4	鹅去氧胆酸	胃肠道用药
5	可卡因	拟交感
6	香豆素衍生物	抗凝
7	达那唑	雄激素
9	茴茚二酮	抗凝
10	阿托伐他汀	降脂
11	苄非他明	减食欲
12	卡巴胂	抗阿米巴药
13	双烯雌酚	雌激素
14	已烯雌酚	雌激素
15	强力霉素	抗生素
16	麦角胺	抗偏头痛
17	艾司唑仑	催眠
18	雌二醇	雌激素

续表

序号	药物名称	药物类型/作用
19	结合雌激素	雌激素
20	乙醇	镇静
21	炔雌醇	雌激素
22	炔孕酮	孕激素
23	炔诺醇	孕激素
24	阿维A酯	维生素/补骨脂
25	芬氟拉明	减食欲
26	氟胞嘧啶	抗真菌
27	氟甲睾酮	雄激素
28	氟伐他汀	降血脂
29	异维A酸	维生素A异构体
30	卡那霉素	抗生素(氨基糖苷类)
31	来氟米特	免疫剂(治疗风湿病的)
32	来那度胺	免疫调节剂
33	洛伐他丁	降脂药
34	利奈孕酮	孕激素
35	麦角酸二乙基酰胺	致幻剂
36	大麻	致幻剂
37	甲氯芬那酸	非甾体抗炎药
38	甲羟孕酮	孕激素
39	炔雌醇甲醚	雌激素
40	马来酸甲麦角新碱	促宫缩
41	米非司酮	抗孕激素药物
42	米索前列醇	胃肠道药,促宫颈成熟
43	壬苯醇醚-9/辛苯聚醇-9	阴道杀精剂
44	炔诺酮	孕激素
45	羟炔诺酮	孕激素
46	甲基炔诺酮	孕激素

续表

序号	药物名称	药物类型/作用
47	口服避孕药	雌/孕激素
48	甲乙双酮	抗惊厥
49	苯环己哌啶	迷幻剂
50	芬特明	减食欲
51	普达非洛	角质软化剂
52	普伐他汀	降血脂
53	利巴韦林	抗病毒
54	瑞苏伐他汀	降血脂
55	辛伐他汀	降血脂
56	碘化钠	抗甲状腺
57	他扎罗汀	皮肤科用药
58	水合萜二醇	祛痰
59	睾酮	雄激素
60	四环素	抗生素
61	沙利度胺	免疫剂
62	三甲双酮	抗惊厥
63	米噻吩	降压
64	麻疹疫苗	疫苗
65	流行性腮腺炎疫苗	疫苗
66	风疹疫苗	疫苗
67	水痘疫苗	疫苗
68	大多数抗肿瘤药物	抗肿瘤

参考文献

［1］Patel DA, Patel AR. Clorazepate & congenital malformations. JAMA. 1980, 244（2）: 135-136.

［2］Yaffe SJ. Drugs in pregnancy & lactation. London, UK: Elsevier, 2005.

［3］Shepard TH. Catalog of teratologic agents. 6th ed. The Johns Hopkins University

Press. Philaldelphia, USA: Lippincott Wilinams Wilkins 1989. ISBN 0: 0801838363 / ISBN 13: 9780801838361

[4] Game E, Bergman U. Benzodiazepine use in pregnancy and major malformations or oral clefts. BMJ. 1999, 319: 918.

[5] Product information: Prozac. Dista Products, 2000. NDC Code(s): 0777-3104-02, 0777-3105-02, 0777-3105-07, 0777-3105-30

[6] Organisation of teratology information specialists. http: //www. teratology. org/

[7] Shuey DL, Sadler TW, Lauder JM. Serotonin as a regulator of craniofacial morphogenesis. Teratology. 1992, 46: 367-378.

[8] Product Information, GSK, 2004. https: //www. gsk. com/media/279898/annual- report-2004. pdf

[9] Somers GF. Thalidomide and congenital abnormalities. Proc R Soc Med. 1965, 58: 491-2, Lancet 1962, 1: 912-913.

第三十五章 产科危重患者的麻醉与镇痛

一、麻醉前评估

- 在进行麻醉管理之前,先进行重点病史询问和体格检查:孕产妇的健康状况和麻醉史;相关孕产史;气道和心肺检查;基础血压测量;当计划或实施椎管内麻醉时,需要对孕产妇进行背部的体格检查。

- 应建立有效的沟通机制,这样有利于产科医师、麻醉师和其他多学科团队成员之间保持早期、及时和持续的沟通。

- 根据患者的病史、体格检查和临床症状决定是否检查血小板计数;健康孕产妇分娩时无需常规检查血小板计数。

- 根据孕产妇的病史、可能导致出血的并发症(如前置胎盘患者胎盘植入、既往子宫手术史)和当地机构政策,来决定孕产妇是否行血型筛查或交叉配血试验;健康和无并发症的分娩者无需常规行交叉配血试验。

- 若分娩需实施椎管内麻醉,则在麻醉前后,应由专业人员监测胎心;无需对每个临床患者持续电子胎心监护;在椎管内麻醉操作的同时持续行电子胎心监护并不现实。

二、预防误吸

- 允许无并发症的分娩孕产妇摄入适量的流质。

- 无并发症的择期剖宫产孕产妇在麻醉诱导前2h禁饮。

- 若摄入半流质,则半流质对患者的影响(如发生误吸)大于摄入液体量对患者的影响。

- 存在误吸额外危险因素(如病理性肥胖、糖尿病、困难气道)的患者或手术分娩风险增加的患者(如不容乐观的胎心率)应进一步限制饮食摄入,具体应视个体情况而定。

- 分娩患者禁止摄入固体食物。

- 择期手术(如择期剖宫产或产后输卵管结扎术)的患者术前禁食6~8h,禁食时间根据摄入食物的类型(如脂肪等)而定。

- 术前(如剖宫产、产后输卵管结扎术)及时服用非特异性制酸剂、H2受体拮抗剂和(或)甲氧氯普胺来预防误吸的发生。

三、分娩期麻醉管理 》》

(一) 椎管内麻醉技术:资源配置

- 选择椎管内麻醉(包括局部麻醉)时,应配备治疗并发症(如低血压、全身毒性、高位脊髓麻醉)的必需物品。

- 如果麻醉时加用了阿片类药物,应配备治疗相关并发症(如瘙痒、恶心、呼吸抑制)的药物。

- 在椎管内镇痛或麻醉开始之前建立静脉通路,并在整个镇痛或麻醉期间保持持续静脉输注。

- 在椎管内镇痛前不必静脉输注固定量的液体。

(二) 椎管内镇痛的时间和分娩方式

- 不管宫颈扩张到何种程度都可实施椎管内镇痛,并需要根据个体化的要求进行。

- 采取椎管内镇痛不会增加孕产妇剖宫产的风险,因此可放心应用。

(三) 选择椎管内镇痛的临床情况

- 有剖宫产史、尝试阴道分娩的孕产妇应当选择椎管内镇痛。

- 对此类孕产妇,应提早留置一根麻醉导管,可用于后续分娩镇痛或剖宫产麻醉。

(四) 存在并发症的孕产妇应早期放置硬膜外导管

- 当孕产妇存在产科指征(如双胎或子痫前期)或麻醉指征(如预计困难气道或肥胖),并且有分娩镇痛的要求时,可提前置入硬膜外导管,一旦需要急诊手术,这一措施可有效降低全身麻醉的使用概率。

(五) 持续硬膜外输注镇痛

- 根据患者的需求和偏好、麻醉师的擅长或技术,以及可利用的物品设备选择镇痛药和麻醉方式。

- 分娩和生产时可采用持续硬膜外输注进行有效镇痛。

- 当选择局麻药进行CIE镇痛时,可适量加入阿片类药物降低局麻药的浓度,改善镇痛效果,并且可尽可能减少运动阻滞。

- 对于无并发症的分娩和生产应给予充分的镇痛,利用低浓度局麻药联合阿片类行麻醉镇痛,可以达到运动阻滞最小化的目标。
- 应当输注最小浓度的局麻药,以保证患者充分镇痛和舒适化。

(六) 椎管内单次注射阿片类药物,合用或不合用局麻药

- 无论是否合用局麻药,椎管内单次注射阿片类药物都可为阴道分娩提供有效的短期镇痛。
- 如果预计分娩时间会长于所选用药物的作用时间,或患者极有可能需要通过手术分娩,则应考虑利用导管法替代单次注射法。
- 阿片类药物可合用局麻药进行椎管内注射,以延长镇痛时间,改善镇痛效果。

(七) 笔尖式脊麻针

- 应该用笔尖式脊麻针替代斜坡式脊麻针,这样可以降低硬脊膜穿破后头痛的发生风险。

(八) 腰-硬联合麻醉

腰-硬联合麻醉法能为分娩提供有效的镇痛,并且起效迅速。

(九) 患者自控的硬膜外镇痛

- 患者自控的硬膜外镇痛(Patient-controlled epidural analgesia, PCEA)是维持分娩镇痛的一种有效和灵活的方法。
- 与恒速的CIE相比,PCEA提供的麻醉干预较少,并且可以减少局麻药的用量,减轻运动阻滞。
- PCEA可以选择用或不用背景输注。

四、胎盘残留清除术

- 总体上来说,尚没有较好的麻醉方法可用于残留胎盘清除术。如果已置入硬膜外导管,且患者血流动力学稳定,最佳的麻醉选择是硬膜外麻醉。
- 进行椎管内麻醉前应评估血流动力学状态。
- 应预防误吸。
- 由于产后即刻存在发生呼吸抑制和误吸的风险,需小心调整镇静或镇痛。
- 孕产妇出现大出血时,全身麻醉下进行气管插管优于椎管内麻醉。
- 清除胎盘残留松弛子宫可选择使用硝酸甘油来替代硫酸特布他林或卤素类的气管内全麻药。初始治疗通过静脉或舌下(即计量喷雾)给予加量的硝酸甘油,这样可

使子宫充分松弛,同时可以将并发症(如低血压)最小化。

五、剖宫产术的麻醉选择))

1. 产房与产科手术室应当配备与主手术室相当的仪器、设备和人员。

- 产房与产科手术室都应配备处理潜在并发症(如插管失败、镇痛不全、低血压、呼吸抑制、瘙痒、呕吐)的物品。

- 配备适当的仪器和人员,以监护椎管内麻醉或全麻后复苏的产科患者。

2. 应做到麻醉方式的个体化决策,这取决于麻醉药品供应、孕产妇或胎儿的危险因素(如择期或急诊)、患者的偏好和麻醉师的判断。对大多数剖宫产术来说,椎管内麻醉优于全身麻醉。

3. 对于急诊剖宫产,留置硬膜外导管的麻醉起效时间和椎管内麻醉相同。

4. 椎管内麻醉应使用笔尖式脊麻针代替斜坡式脊麻针。

5. 在某些情况下(如明显的胎心减慢、子宫破裂、严重出血、重度胎盘早剥),全身麻醉是最合适的选择。

6. 不论实施何种麻醉,应保持子宫侧位(通常左侧位)直至分娩。

7. 预先静脉补液可降低剖宫产椎管内麻醉后的孕产妇发生低血压的风险。

8. 无需为补至固定的液体量而推迟椎管内麻醉的开始时间。

9. 椎管内麻醉中静脉使用麻黄碱和去氧肾上腺素均可治疗低血压。在无心动过缓的情况下,对于无并发症孕产妇,选择静脉使用去氧肾上腺素能改善胎儿的酸碱平衡状态,是更优的选择。

10. 对于椎管内麻醉的剖宫产术后镇痛患者,阿片类硬膜外用药效果更优于间断胃肠外用药。

六、产科和麻醉紧急情况的管理))

1. 有产科监护的医院应具有处理出血的急救条件。

- 在急救中,能提供特殊血型或抗O阴性血型的血液。

- 当库存血液不足或患者拒绝输注库存血而出现难治性出血时,可考虑自体输血技术。

- 应当实施个体化有创血流动力学监测,根据临床指征包括患者的病史和心血管风险因素来决定。

2. 产房和手术室应配备处理紧急气道的专业人员和设备,包括脉搏氧饱和度、定性二氧化碳监测仪。

- 应用椎管内麻醉时,配备随时可用的基础气道管理设备。
- 手术分娩室应具备处理困难气道的便携式设备。
- 麻醉师应预先制定困难气道插管应对策略。
- 当气管插管失败时,应采用面罩和环状软骨按压通气、喉罩通气或声门上气道装置通气,以维持气道通畅和肺通气。
- 如通气失败或患者不清醒,则考虑气管切开术。

4. 产房和手术室的手术区内应配有基础和高级生命支持设备。

5. 分娩时一旦出现心搏骤停,应立即实施标准化的心肺复苏术。

- 应尽量保持患者子宫处于侧位(通常左侧位)。
- 如果4min内孕产妇循环仍未恢复,产科团队应立即实施剖宫产。

第三十六章　产科危重症患者的转运

一、引　言

由于危重症患者的生理储备缺乏或减小,并且转运会造成患者发生不良事件的风险增加,因此需要做出医学判断:转运风险是否超过患者在到达目的地接受治疗的潜在益处。

生理监测和触发系统应用于监测所有产前和产后的入院患者[1]。英国改良版产科预警评分(表36.1)[2]可应用于所有孕产妇,并且有助于出现不良状况时更加及时的识别、治疗,以及出现危重症时辅助及时转运。

大约3/4的ICU产科患者是产后入住的。出血和高血压是从产科病房转到ICU的最常见原因[3]。

二、转运的分类[4]

危重症患者的转运按环境可分为三类:院前、院内和院间转运。

院前转运:危重症患者从他们的所在地(家中或其他地方)转运至医院。

院内转运:危重症患者因诊断或治疗原因,从医院的一个地方转运到院内其他地方。

院间转运:危重症患者因原医疗机构缺乏设备、人员、临床专家,为了得到更安全有效的治疗而转运至上级医疗机构或专科医院。

三、转运医院的作用[5]

转运医生应熟悉转运团队,包括如何获得和使用转运服务。转运医生有责任评估患者的病情,使之在转运团队到达前稳定病情。

若转运的患者是孕妇,治疗前评估包括胎儿评估;胎位;若有子宫收缩,应检查孕妇宫颈。

在转运前,有必要稳定孕妇病情。正如非妊娠的危重症患者,妊娠患者初始评估和复苏的关键在于气道、呼吸和循环。产科患者对氧有更多的需求,更易发生急性氧饱和度降低。另外,可以在转运医院,根据病情实施初始的静脉补液、维持血压用药和抗惊厥药的应用。胎儿监测是产科危重症患者的必需项目[6]。

根据血流动力学不稳定的病因来选择最好的复苏液体。大出血需要补充血液制品;其他休克原因需要选用合适的晶体液或胶体液,或两者联合。总之,考虑到液体过量的有害作用和非心源性肺水肿,产科危重症患者处于相对的容量不足状态会更有利。若缺乏明显的合并症,危重症患者更容易耐受容量不足状态[6]。

四、启动和响应

在需要转运危重症患者的所有情况中,转运系统的快速反应和延迟的最小化是最为重要的。在急诊院间转运等待明确接收医院时,不应该延迟医疗转运队伍到转运医院的调度。在印度,通常由医生启动转运系统并进行安排。队伍可能来自接收单位的ICU,或使用商用转运急救车来转运患者。最理想的情况是,转运医生只需一个电话就可以启动接收和转运患者。

五、协调和沟通

1. 协调集中针对危重症患者的转运队伍资源,以确保其得到最佳使用[4]。

2. 在转运队伍和转运医院、接收医院之间,应有全天候的可靠沟通[4]。

3. 重要的是优化关键信息沟通,必须包括患者的监护、安全与风险管理。ISBAR是改善团队内沟通的工具[7],运用ISBAR需要个人和组织进行大量培训。

- 身份(Identification):在他人沟通交流时,让对方明白自己的身份角色。
- 情况(Situation):对患者的具体情况进行描述,包括名字、就诊医生、患者位置、生命体征、复苏状态和其他具体问题。
- 背景(Background):交代患者背景,包括入院日期、诊断、当前用药、过敏史、实验室检查结果、入院后的其他相关信息。
- 评估(Assessment):包括评估病情、临床表现、详细的问题。
- 建议(Recommendation):包括治疗计划、监护建议、检查要求的细节和预期的时间。

六、人员和设备

转运团队掌握必要的专业技能,可应对各种很可能发生于女性的紧急情况,并提供支持性监护。团队成员包括产科医生、内科医生、护士、急诊医疗技术人员、呼吸治疗师。团队组成应满足转运患者的医疗要求。

转运成员应非常熟悉转运设备,以确保即使没有医院的维修人员在场,依然能够处理任何故障。

（一）人员配备

1. 院内转运[8]

转运团队应包括有资质护士、有专业技能和经过培训的高年资临床医生。

绝大多数院内转运不是由专门的团队负责,转运原则同院间转运。

每一团队必须熟悉转运用的设备,转运人员需有足够的经验,以确保气道、肺通气、复苏和其他可能的急诊处理[8]。

2. 院间转运[8]

危重症患者的院间转运应由有资质的转运团队完成,包括有经验的临床医生。该团队应熟悉转运设备,尤其是电源和限制供氧设施。团队需要足够的临床经验了解患者医学情况和潜在的转运合并症。同时也应意识到在转运前和转运时可优先选用的治疗措施。

人员安全和保护是雇用机构的责任,应采取适当的保险措施以确保在转运患者过程中的突发事件能得到及时地处理,也应为人员提供人身保护的设备设施。

（二）设 备

转运设备应专用于转运。

1. 转运团队需要以下设备

● 监测生理功能的设备:包括心率、血压、体温(皮温、腋温)、呼吸频率、无创的血氧饱和度监测。

● 复苏和支持设备:静脉泵、吸痰装置、机械通气设备。

选择设备应注意其大小、重量、体积、电池使用寿命、氧气消耗和持续时间,以及在转运条件下的操作可行性。

实际应用中,在院内转运中利用呼吸球囊通气是最常应用的。

便携式医用通气也很流行,它们可以更可靠地管理每分通气量和所需的吸入气中氧浓度分数(Fraction of inspired O_2, FiO_2)。

设备的电池寿命必须满足转运的时间要求。

2. 必需的设备

● 呼吸支持设备[8]。

● 吸氧管路、氧气、面罩和雾化器。

● 简易人工呼吸球囊。

● 氧气瓶。

● 吸引器。

● 便携式呼吸机。

- 不同型号的气管插管及气管插管的设备。

- 急诊气管切口手术包。

- 氧供应超过最大可能的转运时间。

- 呼气末二氧化碳分压监测(对机械通气患者)。

3. 循环支持设备

- 无创血压监测设备,袖带大小合适。

- 多参数监测设备,包括母体脉搏、血压、氧饱和度、心电图和CTG。

- 除颤仪。

- 微量注射泵。

- 血管留置针,包括外周和中心静脉血管留置针。

- 输液和加压装置,输液器和针头。

- 输液器。

- 锐器盒和氧气袋。

4. 其他设备

便携式吸引器、鼻胃管、导尿管、缝线、敷料、消毒药水、手套、剪刀、手电筒、护目镜等。

七、备忘录

所有设备都应检查,准备好病历和影像学资料。

- 监测仪器功能完好,报警临界值设置恰当。

- 手动复苏装置功能完好。

- 呼吸机功能完好,呼吸变量和报警设置恰当。

- 吸引器功能完好。

- 氧气瓶满瓶。闲置氧气瓶可用。

- 气道和插管装置可用。

- 抢救药品,包括静脉补液(晶体液、胶体液)、宫缩药、高血压药(拉贝洛尔、肼曲嗪)、抗过敏药(氢化过的松、氯苯那敏)、抗癫痫药(硫酸镁、碳酸钙)、正性肌力药(多巴胺、肾上腺素)、气管解痉药(茶碱、止痛药、镇静药、肌松药)等。

- 备用静脉补液:正性肌力药物。

- 备用电池。

- 患者病历、影像学资料和其他告知书(尤其是知情同意书)。

八、患者状态

在转运前应重新对患者进行评估,尤其是带上监护仪和呼吸机后。应重视患者的基本监护。

- 确保孕妇侧卧,以防发生仰卧位低血压[9]。
- 确保气道安全。
- 氧气瓶供氧充足。
- 及时评估呼吸道阻塞情况,必要时使用吸引器吸除气道分泌物。若出现真空吸引器故障,可使用足控吸引器。
- 充分通气,呼吸参数适合。
- 所有仪器的报警监测打开。
- 患者血流动力学相对稳定。
- 生命体征能显示于监测器,且转运人员方便看到。
- PEEP/CPAP 和 FiO_2 水平正确。
- 所有引流(尿道、切口)都确保正常。
- 静脉通路良好:在转运期间,良好的静脉通路是急诊用药的必要条件,急诊托盘应包括所有抢救生命的药物。
- 静脉输液和输液泵运行正常。
- 确保患者在推车上安全。

九、离 开

在离开时,应完成所有检查清单。最重要的沟通之一是告知接收团队,转运团队即将起程。明确确切的检查目的地和如何在医院内通向病房(如经过急诊病房或主入口)也很重要。转运和检查清单,提供充分准备的记录,交接到接诊医院后再完成转运的文书记录。

必须通知目的地的接收人员,明确到达时间。

十、转运时注意事项

避免高速行驶,除非非常必要。蓝色灯光和警笛有助于交通堵塞时的开路。

患者监护:

- 应持续观察患者。
- 监测和记录生命体征。

- 监测孕妇宫缩情况和胎心率情况。
- 给予静脉内输液,要求监测和记录。
- 在急诊情况下,转运团队应知道当患者病情恶化时该联系哪位医生。
- 患者家属或朋友在场不仅能确保医疗的透明度,也能让他们理解在转运时的突发事件。

十一、到达后流程

转运人员仍应陪护患者,直到接收团队完全接手监护并将患者和资料完整交接于接收团队负责人。

接收人员应通知家属,告知患者到达接收医院时的情况及患者可能后续情况。

完成患者转运后,转运团队应将设备及转运车迅速恢复,以便迎接下一次呼叫。

最可能发生意外的情况如下:

- 将患者从医院病床移至急救推车的过程中。
- 将患者从急救推车移至急救车的过程中。
- 在接收医院,将急救推车从急救车推下的过程中。

在这些间隙过程中,需要额外警惕,防止设备断开、功能障碍和留置导管脱落。

转运记录(表36.3)[10]:转运医院和转运团队应在转运前、中、后记录患者的临床状态,相关的医学情况、治疗和操作。对于院内转运,这种记录是住院病历的一部分。

在转运团队移动患者前,应签署转院或转运的知情书。完整的同意书应由父母、监护人或目击者签字,并将复印件存放于患者医疗文书中。

十二、挑　战

在印度,缺乏设备齐全的急救车[11],缺乏有组织的政府资助的医疗转运团队,这就为转运工作提出了挑战。多数急救车在运输途中缺乏基本的监护装置,如血氧饱和度监测、心电图、无创血压监测等。

由于出生率的增加和产科人口的变化(如孕妇年龄、合并症、肥胖症和辅助生殖),高危孕妇的数量也在增加,导致医疗转运团队的工作量增加。在许多国家的剖宫产率增加导致胎盘异常(胎盘粘连、植入和穿透),以及后续产后出血的发生率增加。

所有孕产妇病房都应有复苏、稳定和转运危重症患者的设备和人员。

应发展危重症监护转运系统,以确保对产科患者的监护安全。

所有对孕妇提供监护的人员都应有监护资质,包括早期识别妊娠期的危重症疾病。多学科培训计划应在全国推广,以促进危重症患者转运。

为对患者转运过程中的安全性进行客观、有效的评价,可通过改良版产科预警评分系统[12],见表36.1,评估患者病情严重程度,每一参数都被评分,根据总分采取相应的措施,见表36.2。转运过程中应做好转记录。

表36.1　改良版产科预警评分系统

项目	3	2	1	0	1	2	3
呼吸频率(次/min)		≤8		9~18	19~25	26~30	>30
脉搏(次/min)		<40	40~50	51~100	101~110	111~129	>129
收缩压	<70	70~80	81~100	101~159	160~199	200	>200
舒张压				<95	95~109	≥110	
意识	无反应	对疼痛有反应	对声音有反应	清楚	激惹		
尿量(mL)	0	<40或24h尿量<720	<45或24h尿量<1000	多于前者的尿量			

表36.2　改良版产科预警评分系统评分后的相应措施

总分	相应措施
0	临床条件许可,反复观察,至少每日一次
1	病情有恶化可能,至少4h观察一次
2	通知助产士、产科医生,至少1h观察一次
3	通知助产士、产科医生、麻醉医生,至少半小时观察一次
≥4	除了上述人员,通知产科主任、麻醉主任或者抢救团队

1. 转运细节

- 患者姓名、地址、出生日期。
- 最近的亲属,他们所给的相关信息,明确给予信息的人员与患者的关系。
- 转运医院、病房和联系电话号码。
- 转运医生的姓名和联系电话号码。
- 接收医院、病房和联系电话号码。
- 接收医生的姓名和联系电话号码。
- 护送人员的姓名和级别。

2. 医疗摘要

- 入住转运病房的主要原因。
- 病史和既往史。
- 入院、分娩、手术、操作日期。
- 插管史、呼吸支持。
- 心血管情况包括强心药和血管加压药。
- 其他药物和液体。
- 插管的类型和日期。

参考文献 》》

［1］ Singh S, McGlennan AP. Validation of the CEMACH recommended modified early warning system（MEOWS）. Int J Obstet Anesth. 2010, 19: S11. http: //www. oaaan-aes. ac. uk/assets/_managed/editor/File/Surveys/2010_IJOAsuppl_Newcastle. pdf.

［2］ Recognition, high dependency care, and transfer of critically ill maternity patients policy（CG489）NHS. 2013.

［3］ Guideline summary NGC-7086 AHRQ US. http: //f. imd. com/medinfo/material/55c/4eb1368444ae4ffe12a8155c/4eb1369d44ae4ffe12a8155f. pdf.

［4］ Hong Kong College of Anaesthesiologists HKCAP9v3 Guidelines for Transport of the Critically Ill. 2014. http: //www. hkca. edu. hk/ANS/standard_publications/guidep09. pdf.

［5］ Interhospital care of perinatal patient chap. 3（aap&acog2008）. http: //www. acog. cl/descargar. php?9cafffa6a93d33b8a8c90a4adc70fcef.

［6］ Obstetric critical care clinical problems 2013 ESICM. http: //pact. esicm. org/media/Obstetric%20critical%20care%2030%20April%202013%20final. pdf.

［7］ Guidelines for the critically ill woman in obstetrics version 1. 1 13th August 2014 obstetric & gynaecology, anaesthetic and critical programmes clinical strategy & programmes division health service executive www. hse. ie. http: //www. rcpi. ie/content/docs/000001/2976_5_media. pdf.

［8］ Guidelines for Transport of Critically Ill Patients ANZCA PS52 2013 /P03 by ACEM and IC- 10 by CIC. http: //www. anzca. edu. au/resources/professional- documents/pdfs/ps52-2015-guidelines-for-transport-of-critically-ill-patients. pdf.

［9］ ATOTW 310 - Maternal Critical Care 27/10/2014.https: //www. aagbi. org/sites/default/files/310%20Maternal%20Critical%20Care. pdf.

［10］ Intensive Care Society. Guidelines for the transport of the critically ill adult. 3rd ed. 2011. http: //www. ics. ac. uk/EasysiteWeb/getresource. axd?AssetID＝482&.

［11］ Bajwa SK, Bajwa SJ. Delivering obstetrical critical care in developing nations. Int J Crit Illn Inj Sci. 2012, 2(1): 32-39. http: //www. ncbi. nlm. nih. gov/pmc/articles/ PMC3354375/.

［12］ Morgan RJM, Williams F, et al. "An early warning system for detecting developing critical illness. " Clin Intensive Care. 1997, 8(2): 100

第五部分

第三十七章 双胎输血综合征

一、引 言 》》

　　双卵双胎是由两个卵子和两个精子分别受精而形成的。单卵双胎是由一个受精卵在受精后14d内分裂形成。卵细胞分裂的时间决定了双胎植入子宫内膜时他们是否共享一个羊膜、绒毛膜和胎盘[1]（图37.1）。

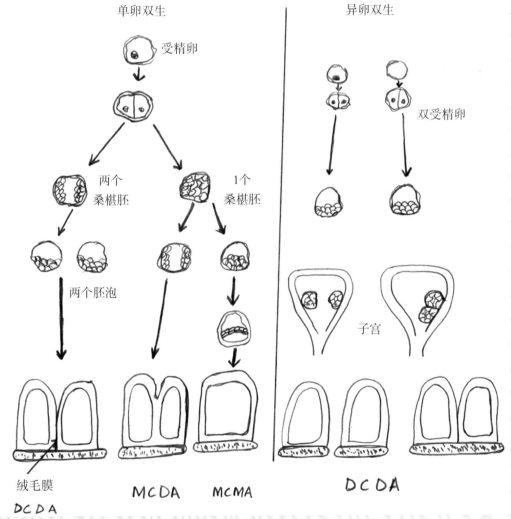

注：形成"T"字征，则提示单绒毛膜；形成"λ"，则提示双绒毛膜。

图37.1　胎膜在胎盘插入点

受精卵在受精后 3d 内分裂成两个胚胎,形成的是双绒毛膜双羊膜囊双胎(Dichorionic diamniotic, DCDA)。DCDA 发生在几乎所有的双卵双胎和 25% 的单卵双胎中。如果受精卵在受精后 4~8d 的早期囊胚期发生分裂,就会形成单绒毛膜双羊膜囊双胎(Monochorionic diamniotic twin, MCDA);如果在受精后 8~12d 的晚期囊胚期发生分裂,则形成单绒毛膜单羊膜囊双胎(Monochorionic monoamniotic twin, MCMA);如果在受精 13d 之后发生分裂,则会导致联体双胎[1]。

二、发生率和定义

约 15% 的自然双胎妊娠和 5% 的辅助生殖双胎妊娠会形成 MCDA[1],而在形成的 MCDA 中,有 15%~20% 的将并发双胎输血综合征(Twin to twin transfusion syndrome, TTTS)[1]。

TTTS 是 MCDA 的一种特殊并发症,是由于双胎共享胎盘造成血流分配不均,从而使一个胎儿成为供血儿,另一个胎儿成为受血儿。血液通过共用胎盘上的吻合血管,从一个胎儿(供血儿)流向另一个胎儿(受血儿)。这种情况对两个胎儿的生命都有威胁,如果未经治疗,围产儿的死亡率接近 90%[2-4]。

三、病理生理学

发生 MCDA 时,由于脐带插入胎盘的情况不同,从而引起两个胎儿间血流分布不均,这是 TTTS 的病理基础。实际上,双胎之间血管吻合(图 37.2)存在于所有 MCDA 中。在 MCDA 胎盘上可以看到动静脉吻合(图 37.2 标 1 处)、动脉-动脉吻合(图 37.2 标 2 处)或静脉-静脉吻合。动静脉吻合经常位于胎盘深处。双向血管吻合(动脉-动脉吻合、静脉-静脉吻合通常位于胎盘表面)可以协助调节血流的分配不均。单向血流见于动静脉吻合,可预防 TTTS。浅表血管的血栓形成可造成 TTTS[2-4](图 37.3)。

双胎之间供血儿和受血儿的双向不对称的血流和生化成分的交换,可引起严重的

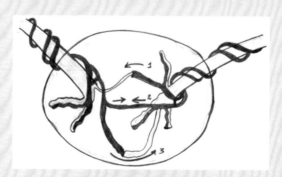

图 37.2　深色血管表示动脉;浅色血管表示静脉

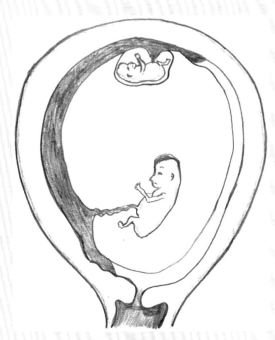

图37.3　双胎输血综合征

血流动力学、渗透压及生理变化,从而导致供血儿肾脏的结构和功能异常、受血儿的心血管异常(图37.4和37.5)[5]。

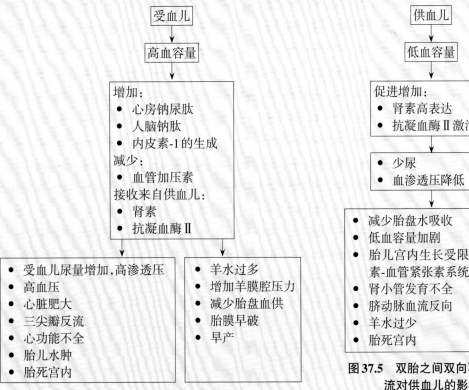

图37.4　双胎之间双向不对称血流对受血儿的影响

图37.5　双胎之间双向不对称血流对供血儿的影响

四、产前诊断 》》

典型的超声表现有助于TTTS产前诊断。随着超声技术的进步和妊娠早期筛查的普及,TTTS在妊娠早期就可明确诊断。产前诊断的第一步是早期、准确测定绒毛膜(图37.6)。

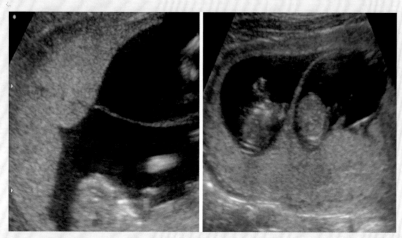

图37.6　胎膜在胎盘插入点(形成"T"字征提示单绒毛膜;形成"λ"提示双绒毛膜)

(一) 妊娠早期超声诊断标准

- 颈项透明层厚度的增加:患TTTS的风险增加[6]。
- 双胎颈项透明层厚度的差异(图37.7)[6]。
- 顶臀长的差异。
- 任一胎儿中出现静脉导管a波反向。
- 胎盘脐带插入的差异:边缘和帆状(图37.8)。
- 腹围、羊水最大暗区、膀胱大小的差异。
- 双胎中任一胎儿出现三尖瓣关闭不全。

(二) 妊娠中期超声诊断标准

- 膜折叠:双胎的羊水不一致。
- 羊水量的差异:羊水过多和羊水过少;受血儿最大羊水深度(Deepest vertical pockets, DVP)>8cm,供血儿DVP<2cm(图37.9)。
- 腹围差异(图37.10)。
- 膀胱大小差异(图37.11)。
- 脐动脉、大脑中动脉收缩期峰值流速和静脉导管差异。

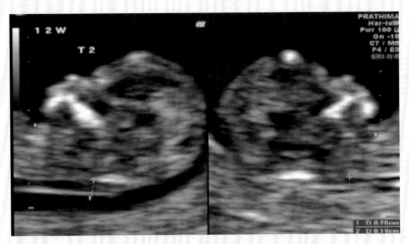

图 37.7　孕 12 周 MCDA 颈项透明层厚度的差异

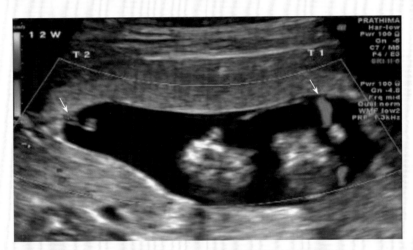

图 37.8　孕 12 周 MCDA 胎盘脐带插入（箭头所示）

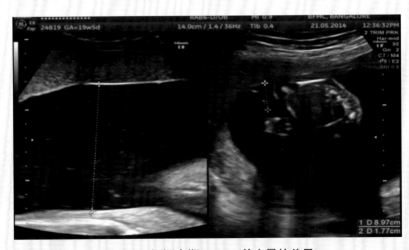

图 37.9　妊娠中期 MCDA 羊水量的差异

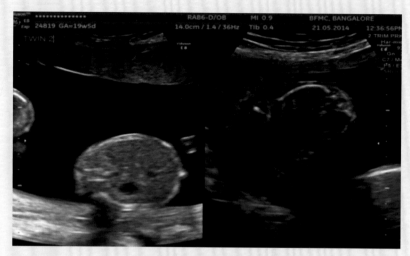

图 37.10　妊娠中期 MCDA 腹围的差异

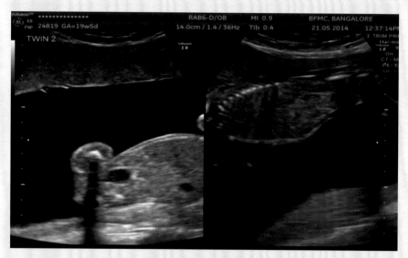

图 37.11　妊娠中期 MCDA 膀胱大小的差异

　　所有的单绒毛膜双胎妊娠被认为是"高风险",需要加强监护。Lewi 等基于超声图像,推荐了一种针对单绒毛膜妊娠风险分层的方法。

　　在妊娠早期,如果两个胎儿羊水量有差异且顶臀长(Crown-rump length, CRL)相差≥12mm,则归类为"高风险"。如果单绒毛膜妊娠的羊水量无明显差异且 CRL 相差＜12mm,则认为"低风险"[7]。

　　在妊娠中期(16 周后),羊水量的差异和脐带插入的差异提示着不良预后,提示高风险。另外,对于只有羊水量的差异,但无脐带插入的差异的患者,可以根据腹围的差异来预测腹围差异＞6mm,提示预后不良。如果羊水量无差异,而脐带插入有差异,则根据腹围差异来预测,腹围差异＞13mm,提示预后不良。最后,若羊水量和脐带插入的无差异,而腹围差异＞24mm,提示预后不良[7]。

这种高危妊娠患者如果不治疗,不良结局的风险＞70％,患者生存率＜70％。因此,这种高危妊娠的患者需要在三级医疗中心,每周进行监护,并提供侵入性的胎儿治疗[7]。

根据一家三级医疗中心随访2周的结果[7]发现,"低风险"妊娠存活率＞90％,而相关并发症的发生率＜10％。

TTTS是动态发展的,有时可能无变化,有时也可能进展缓慢或进展迅速,因此对双胎妊娠的持续监护尤为重要,最好在有母胎医学的医疗单位进行。

五、TTTS临床分期

(一)分 期

目前,国际公认的TTTS临床分期是1999年提出的Quintero分期。它有助于早期诊断和适当的转诊治疗,主要的局限性是对进展和结局的预测。通过静脉导管多普勒可以间接了解受血儿的心血管变化。

Ⅰ期:供血儿DVP＜2cm,受血儿DVP＞8cm。

Ⅱ期:超声下未见供血儿的膀胱。

Ⅲ期:多普勒超声发现脐动脉、静脉导管或脐静脉血流异常。

ⅢA:脐动脉舒张末期供血儿血流缺失或反流。

ⅢB:供血儿静脉导管内血流缺失或反流。

ⅢC:受血儿脐静脉内出现波动性血流。

Ⅳ期:出现胎儿水肿。

Ⅴ期:一胎或双胎死亡[8]。

针对Quintero分期的局限性,提出了新的分期系统(Cincinnati分期系统、心血管评分系统、费城儿童医院评分系统)。新系统结合了超声心动图评判标准,但更复杂,所以没有在当前临床实践中得到广泛应用[9]。Quintero分期认为妊娠作为一个整体,具有其特有的风险。而新的分类可以显示每个胎儿各自的风险,同时它也最大限度地减少观测者之间的差异。但是,需要牢记一点:患儿从一个阶段到另一个阶段的变化可能很迅速,但不一定会与Quintero提出的发展顺序相一致。

(二)鉴别诊断

TTTS的鉴别诊断包括子宫胎盘功能不全;由于脐带异常插入导致其中一个胎儿发生胎儿宫内生长受限;双绒毛膜双胎妊娠中胎盘融合,会造成其中一个胎儿生长受限;宫内感染;其中一个胎儿出现未足月胎膜早破;其中一个胎儿发生先天性感染;两个胎儿的染色体或结构存在异常。

六、妊娠期管理))

一旦在超声上确立绒毛膜性质,两个胎儿详细的解剖检查必须遵循超声心动图。两个胎儿都应测量DVP;比较腹围和膀胱的大小;彩色多普勒超声观察供血儿和受血儿的脐动脉、大脑中动脉和静脉导管血流的模式;记录胎盘脐带插入点。在考虑进行胎儿治疗前,必须进行侵入性检查以确定胎儿染色体核型。上述这些妊娠管理最好在能提供胎儿治疗的三级医疗中心进行,或者至少在与这些中心保持密切联系的医疗机构进行。

经妊娠早期超声明确诊断后,对于存在MCDA的患者,应从孕16周开始每两周检查一次超声,监测DVP、游离漂浮的胎膜、胎儿大小的差异(腹围、膀胱大小)和进行胎儿多普勒检查[10]。

通过MRI对胎儿大脑进行评价可能有效,这是因为通过检查发现高达8%的TTTS患儿存在缺血性脑损伤的迹象。通常在TTTS有创治疗后或发生双胎中的一胎死亡后检查是否存在中枢神经系统缺血性或出血性损伤[11]。

超过3/4的TTTS Ⅰ期的胎儿无需进行有创干预即可保持病情稳定,其围产期存活率约为86%。孕26周以前确诊的较高分期患者,如Ⅲ期及以上的TTTS患者,其预后较差,据报告,此类患者围产期胎儿丢失率为70%~100%。对于孕26周以前确诊为Ⅱ、Ⅲ、Ⅳ期的TTTS的孕妇,若希望继续妊娠,可考虑使用胎儿镜激光电凝术,这是目前最为有效的治疗办法。对于Ⅲ期及以上的TTTS和进行侵入性干预的孕妇应考虑使用促胎肺成熟的类固醇激素[12]。

七、治 疗))

在被诊断为TTTS的胎儿中,应定期超声扫描、密切监测并评估胎儿状况,及时发现病情进展迹象,给患者提供详细咨询及专业支持,包括详细的病史、治疗措施及其获益和风险。

治疗方法包括连续多次羊水减量术、羊膜造口术、脐带结扎/电凝和胎儿镜激光电凝术。

多次羊水减量术[13]是主要治疗方法,之后互通血管的胎儿镜激光消融术出现之前TTTS的主要治疗方法。多次羊水减量术不仅降低了TTTS的极早产发生率,提高胎儿生存率,还能缓解孕妇的不适。但是有证据表明,虽然多次羊水减量术与未治疗相比能提高生存率,但是它可能与幸存者的神经缺陷有关(20%)。因此,羊水减量术不再作为治疗 TTTS 的首选方案。

羊膜造口术[13]被认为可能造成单羊膜囊,从而形成脐带缠绕风险。迄今为止,与多次羊水减量术相比,羊膜造口术在 TTTS 的生存率上没有明显的优势。

1990 年,De Lia 第一次报道了胎儿镜激光电凝术[14]。其主要优点是以病理学为基础,利用激光电凝治疗 TTTS。在早期报道中,激光电凝术的生存率类似羊水减量术,但可以明显减少神经系统异常的发生。激光治疗的原理是在胎儿镜下,通过 Nd-YAG 激光电凝胎盘血管吻合支,以阻断血流[14](图 37.12)。

进行激光电凝术治疗的前提条件是受血儿羊水过多,孕 20 周前 DVP>8cm 或者孕 21 周后 DVP>10cm;供血儿羊水过少,如"贴附儿"综合征,DVP<2cm,以及在孕 16~26 周的双胎胎儿的生存力尚可[5]。

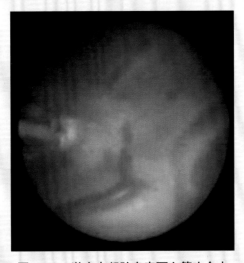

图 37.12 激光电凝胎盘表面血管吻合支

最初是非选择性凝固胎盘吻合血管,其中所有通过双胎间双膜的血管都被阻断。随后开始出现激光选择性凝固胎盘吻合血管的报道,从而发现了双胎之间的吻合血管,并阻断了这些血管。选择性胎盘血管激光电凝术是在胎盘表面消融血管吻合处,从而在供血儿和受血儿之间创建了一个相对物理分离的血管区域。这个手术被称为"所罗门技术"。选择性激光电凝术可以减少 TTTS 的复发,同时也降低了因凝集微血管吻合而导致的双胎贫血-红细胞增多序列征的发生率[15,18]。

在 Eurofetus 试验中,经中期分析发现,激光组的预后显著改善(76% vs. 56%,至少一个胎儿存活)。Cochrane 分析认为,当孕妇满足使用激光条件时,选择性激光手术是治疗 TTTS 的首选方案。若无条件,可行羊水穿刺引流术。如果 TTTS 病情进一步进展,即使一开始已使用了羊水穿刺引流术,也需考虑激光手术[16,17]。

（一）激光治疗的适应证

- 孕16～26周早发型重度TTTS。
- Quintero分期Ⅱ期～Ⅳ期。
- 超声心动图证实双胎中受血儿心功能不全。

（二）手术的风险

- 未足月胎膜早破。
- 早产。
- 早产或妊娠丢失。
- 羊水流入母体腹腔。
- 胎盘早剥。
- 宫内感染。
- 持续或复发的TTTS：14%。
- 逆转的TTTS：13%。
- 双胎贫血-红细胞增多序列征：在MCDA患者中的自然发生率约为4%；激光治疗后约为13%。
- 医源性激光并发症。

因此，建议每周进行监测。特别是在激光治疗[18,19]后最初几周，更应加强监测。

无阴道分娩禁忌证。通常发生TTTS的患者应考虑在孕34周终止妊娠。选择在孕36周前行择期剖宫产的患者应给予类固醇以促胎肺成熟。分娩后立即进行脐带血细胞比容检查，同时，应进行胎盘检查：用血管染料注入血管以标记血管吻合。胎盘也应送病理检查（图37.13）。

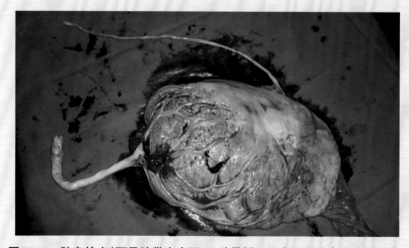

图37.13　胎盘检查（可见脐带大小不一、脐带插入距离远和胎盘分布不平衡）

（三）复发风险

到目前为止没有复发情况的相关报告。

（四）远期结果

在不同的研究中发现，在MCDA没有合并TTTS的妊娠中，严重的神经发育异常的发生率为6％。在MCDA合并TTTS的病例中，其发生严重的神经发育异常的可能性大大增加，并与早产和Apgar评分低有一定关系。研究表明，行激光术后，78％的婴儿在2岁左右即可以达到正常的发育水平；11％的婴儿在运动发育上有轻微延迟，有斜视、轻度语言发育异常的情况出现；11％有脑瘫、偏瘫、痉挛型四肢瘫痪[16,17]。

八、结　论

TTTS的临床表现可能不同。早期、准确的检测和确定绒毛膜性质，有助于确保双胎妊娠的结局良好，特别是对于单绒毛膜双胎妊娠。妊娠早期第一次超声检查后，从孕16周开始，每2周进行超声随访，这样可以确保TTTS得到早期检测和有效管理。增强夫妻双方对TTTS症状的认知（突然严重腹胀、孕妇不适、胎膜早破、早产）可能也有助于临床早期检测。激光治疗的出现革命性地改变了对TTTS的管理。对胎盘血管行选择性激光凝固术（在胎盘表面烧蚀凝固吻合血管），使得MCDA并发严重TTTS的胎儿存活率大幅度提高。

一旦确认单绒毛膜后，应立即与胎儿诊疗机构联系，并确定诊疗方案，同时早期转诊使胎儿接受治疗，这样势必会大幅度改善妊娠结局，因为大部分胎儿发育都是正常的。这也将减少不必要的流产，特别是在孕24周之前妊娠发展成严重TTTS的高危期。对于发展为严重TTTS的患者，需考虑转诊胎儿医学中心，进行产科危重症管理，以防止发生不必要的胎儿死亡。

参考文献

[1] Ohm Kyvik K, Derom C. Data collection on multiple births - establishing twin registers and determining zygosity. Early Hum Dev. 2006, 82: 357-363.

[2] Lewi L, Van Schoubroeck D, Gratacos E, et al. Monochorionic diamniotic twins: complications and management options. Curr Opin Obstet Gynecol. 2003, 15: 177-194.

[3] Fick AL, Feldstein VA, Norton ME, et al. Unequal placental sharing and birth weight discordance in monochorionic diamniotic twins. Am J Obstet Gynecol. 2006, 195: 178-183.

［4］ Lewi L, Cannie M, Blickstein I, et al. Placental sharing, birthweight discordance, and vascular anastomoses in monochorionic diamniotic twin placentas. Am J Obstet Gynecol. 2007, 197: 587. e1-8.

［5］ Tchirikov M. Monochorionic twin pregnancy: screening, pathogenesis of complications and management in the era of microinvasive fetal surgery. J Perinat Med. 2010, 38: 451-459. Copyright by Walter de Gruyter Berlin New York. DOI: 10. 1515/JPM. 2010. 069 .

［6］ Kagan KO, Gazzoni A, Sepulveda-Gonzalez G, et al. Discordance in nuchal translucency thickness in the prediction of severe twin to twin transfusion syndrome. Ultrasound Obstet Gynecol. 2007, 5: 527-532.

［7］ Lewi L. Monochorionic diamniotic twin pregnancies: Natural History and Risk Stratification Department of Obstetrics and Gynecology, University Hospital Gasthuisberg, Leuven, Belgium. Fetal Diagn Ther. 2010, 27: 121- 133. DOI: 10. 1159/ 000313300 .

［8］ Quintero RA, Morales WJ, Allen MH, et al. Staging of twin-twin transfusion syndrome. J Perinatol. 1999, 19: 550-555.

［9］ Michelfelder E, Gottliebson W, Border W, et al. Early manifestations and spectrum of recipient twin cardiomyopathy in twin to twin transfusion syndrome: relation to Quintero staging. Ultrasound Obstet Gynecol. 2007, 30: 965-971.

［10］ Sueters M, Middeldorp JM, Lopriore E, et al. Timely diagnosis of twin-to-twin transfusion syndrome in monochorionic twin pregnancies by biweekly sonography combined with patient instruction to report onset of symptoms. Ultrasound Obstet Gynecol. 2006, 28: 659-664.

［11］ Kline-Fath BM, Calvo-Garcia MA, O'Hara SM, et al. Twin to twin transfusion syndrome: cerebral ischemia is not the only MRI finding. Pediatr Radiol. 2007, 37: 47- 56.

［12］ Molina S, Papanna R, Moise Jr KJ, et al. Management of Stage I twin-to-twin transfusion syndrome: an international survey. Ultrasound Obstet Gynecol. 2010, 36: 42- 47.

［13］ Malone FD, D'Alton ME. Anomalies peculiar to multiple gestations. Clin Perinatol. 2000, 27: 1033-1046.

［14］ De Lia JE, Cruikshank DP, et al. Fetoscopic Nd: YAG laser occlusion of placental vessels in severe twin to twin transfusion syndrome. Obstet Gynecol. 1990, 75: 1046-1053.

[15] Ruano R, Rodo C. Fetoscopic laser ablation of placental anastomoses in twin-twin transfusion syndrome using 'Solomon technique'. Ultrasound Obstet Gynecol. 2013, 42: 434-439.

[16] Senat MV, Deprest J, Ville Y, et al. Endoscopic Laser surgery versus serial amnioreduction for severe twin to twin transfusion syndrome. N Engl J Med. 2004, 351: 136-144.

[17] Rossi AC, D'Addario V. Laser therapy and serial amnioreductions treatment of twin to twin transfusion syndrome: a meta-analysis and review of the literature. Am J Obstet Gynecol. 2008, 198: 147-152.

[18] Chalouhi GE, Essaoui M, Stirnemann J, et al. Laser therapy for twin-to-twin transfusion syndrome (TTTS). Prenat Diagn. 2011, 31: 637-646.

[19] Chalouhi GE, Stirnemann JJ, Salomon LJ, et al. Specific complications of monochorionic twin pregnancies: twin-twin transfusion syndrome and twin reversed arterial perfusion sequence. Semin Fetal Neonatal Med. 2010, 15: 349-356.

第三十八章　胎儿贫血

一、引　言

胎儿贫血是指胎儿循环系统中的红细胞数量不足或质量不好。在妊娠期间,正常胎儿血红蛋白浓度呈线性增长:从孕17周的10～11g/dL逐渐增加到14～15g/dL(标准差约1g/dL)[1,2]。

二、胎儿贫血的原因

胎儿贫血最常见的原因是红细胞同种免疫反应、病毒感染和慢性母胎输血综合征。其他原因包括先天性红细胞异常如α-地中海贫血、肿瘤如骶尾部畸胎瘤和胎盘绒毛膜血管瘤。

(一) 妊娠期 Rh 同种免疫

临床产科描述妊娠女性血型的标准术语是 ABO 血型和 Rh 阳性(或 Rh 阴性)。Rh 系统表示女性的红细胞中是否有 Rh(D)抗原。Rh 血液系统还包含有多种其他抗原,最常见的有 C、c、E、e 和 G。

母体的 Rh(D)同种免疫是母体免疫系统暴露在 Rh(D)阳性红细胞中的结果。孕产妇免疫可能是由于妊娠期间经胎盘胎儿输血、用沾染了 Rh(D)阳性血的针头注射,或者不经意输注 Rh(D)阳性血(包括器官移植)造成的。

(二) 妊娠期次要的红细胞抗体

次要的红细胞抗体是与红细胞抗原相关的免疫球蛋白,而不同于 ABO 和 Rh(如 C、c、D、E、e),如 Kell、Duffy、MNS、P 系统等。

三、胎儿贫血的发病机制

胎儿贫血的发病机制对于主要的和次要的红细胞抗体是一样的,主要的机制包括母体的 IgG 抗体经过胎盘通道直接作用于胎儿红细胞抗原。红细胞溶血是细胞介导的,而不是补体介导的。Kell 同种免疫除了细胞介导的溶血作用外,红细胞生成被阻断在祖细胞水平也是机制之一。因此,对于发生相同程度的贫血,发生 Kell 同种免疫的胎儿与发生 Rh(D)同种免疫的胎儿相比,前者血液循环中的网织红细胞和晚幼红细胞的数量更少[3,4]。抗 Kell 抗体的抑制作用并没有影响到胎儿粒细胞或巨核细胞祖细胞[5],并且发生血小板减少症也比 Rh(D)同种免疫要少见[6,7]。

四、实验室检查))

Rh(D)同种免疫的诊断是基于对母体血清中抗Rh(D)抗体的检测。对于Rh(D)阴性女性的抗体筛查,不仅应该于孕28周复查,还应在分娩时再次复查[8,9]。

抗D滴度阳性意味着胎儿有溶血的风险,而不是意味着溶血已经发生。各实验室的情况不同,滴度的测试结果不同是常见的现象。

(一) 临界滴度

临界滴度与胎儿水肿的发生风险有关。在大多数实验室,抗D滴度的临界范围在8~32。次要的红细胞抗体,除非与Kell致敏作用异常有关,否则很少存在于妊娠母体中,且即使存在,通常滴度也很低(≤4)。如果检测到临界滴度,则需要评估胎儿是否有溶血的发生。

(二) 胎儿贫血的评估

多年来,各种研究表明,超声评估胎儿大脑中动脉(Middle cerebral artery, MCA)、收缩期峰值流速(Peak systolic velocity, PSV)是预测高危妊娠中胎儿贫血的最好的无创方法[10]。

在同种免疫妊娠中,超声评估胎儿大脑中动脉收缩期峰值流速(MCA-PSV)是基于"维持大脑的氧气供应,贫血胎儿通过增加大脑中低黏度血的流动"的原理来完成的。然而,在生理情况下,胎儿血红蛋白浓度和血黏度之间的关系是决定MCA-PSV的主要因素[11]。

从孕18周开始,每间隔1~2周测量一次MCA-PSV。当MCA-PSV数值≥中位数的1.5倍时,则可预测胎儿贫血[12]。

五、处　理))

血细胞比容<25%或低于妊娠期平均血细胞比容的两个标准差可以定义为重度胎儿贫血。重度胎儿贫血需要干预,因为它可以导致胎儿心力衰竭和水肿。

子宫内输血通常发生在孕18~34周。需使用与母体血交叉配型,血细胞比容在75%~85%的辐照去白细胞的O型Rh阴性的红细胞悬液。子宫内输血的血液量取决于最初的胎儿血细胞比容、胎儿大小、供体的血细胞比容和预期达到的血细胞比容,可以通过指定的公式和图表来计算输注量。孕24周以后,推荐预期血细胞比容为40%~50%。平均新生儿存活率是80%[13]。操作失败率为1%~3%[14,15]。

红细胞输注一般通过腹腔或脐带或肝内的脐静脉的血管内路径。尤其是水肿的病例,血管内路径更适合。

在可以直接接触胎儿循环后，腹腔路径的使用率下降。对于非水肿病例，采取腹腔路径是有效的，并且只有在血管内路径无法使用，如因为胎儿位置无效或者有需要在孕20周前完成输血等情况才使用腹腔路径。输血量可通过公式（妊娠孕周－20）×10计算得到。

胎儿的血管内路径可以通过靠近胎盘的脐静脉、脐带的游离环或者肝内门静脉而完成。肝内路径是我们最习惯的，也是输血时采用最多的。

泮库溴铵剂量按胎儿体重0.1～0.3mg/kg肌肉注射，若注射在胎儿三角肌或臀部肌肉上，会导致胎儿麻痹。研究表明，静脉注射芬太尼（10μg/kg×1.25）对于减少胎儿应激反应有作用（因为存在胎盘纠正）。

用一支20G长腰椎穿刺针插入脐静脉或门静脉，抽取足够的血液标本用来检测血细胞比容、血红蛋白、Rh型、直接抗人球蛋白实验和进行核型分析。红细胞以2～4 mL/min的速度进行输注。输注的血液量取决于供体的血细胞比容、胎儿的血细胞比容和目前妊娠阶段胎儿胎盘的血液量[15,16]。由Macgahan等提出的另一指南[17]是：输入红细胞量＝（期望的Hct－实际的Hct）×估计的胎儿胎盘血液量×估计的胎儿体重（kg）/供体血细胞比容。

需要持续输血直至胎儿Hct达到45～50。此后需要连续两周进行随访，从而决定下一次输血情况，同时应注意，需要与第一次输血间隔2～3周。胎儿血细胞比容的下降速度为0.8～1.1/d。结合MCA超声，可以指导下一次输血的时间。如果胎儿发育良好，没有必要提前终止妊娠。

好的新生儿团队需要提前充分计划，准备分娩。进行过子宫内输血的胎儿可能需要新生儿护理，包括换血、单纯输血和高胆红素血症等处理。

子宫内输血的并发症包括早产、胎膜早破、胎心减速（经脐带输血）和绒毛膜羊膜炎等。胎盘早剥也有所报道但发生率很低。由有经验的专家操作可降低并发症的发生率，从而可以使获益大于风险。

孕18周之前，通过腹腔注射胎儿输血在技术上比血管内输血简单。若技术允许，经血管内输血更合适，因为治疗效果更快速、可靠。对于重度贫血胎儿，妊娠35周之后，胎儿宫内输血比晚期早产的风险大。

血浆净化联合静脉注射免疫球蛋白来减轻疾病的严重程度只在少数病例报道中被提及[7,13-16,18-20]，其有效性尚未得到证实[17,18,21,22]。

六、Kell致敏的妊娠

被次要的红细胞抗体复杂化的妊娠，其治疗应该与Rh同种免疫的女性一样[7,23]。

这种方法的效果已经被多篇文章所证实,且研究包括多种次要的红细胞抗体[19,24]。

七、微小病毒B19感染

微小病毒B19是一种小的无包膜DNA病毒,通常感染人类,30%~60%的成人体内有病毒B19的抗体。妊娠期间微小病毒B19感染的发生率为3.3%~3.8%[20,21,25,26]。

大多数子宫内微小病毒感染无不良后果。在极少数情况下,可引起妊娠丢失和胎儿水肿。

(一) 发病机制和临床表现

B19通过对网织红细胞的细胞毒性,可引起贫血、胎儿水肿甚至胎儿死亡[22,23]。B19可感染心肌细胞,在一些病例中,心肌损伤可能导致水肿加重和胎儿死亡[24,25]。

在妊娠前半周期,感染病毒的女性发生这些并发症的风险较高[26,27]。

母体微小病毒感染与短暂性孤立性胎儿胸腔或心包积液有关,这些可以在分娩前自然消退。胸膜炎或心肌炎症会直接促使积液形成。

微小病毒感染的胎儿伴有积液者可发生重度血小板减少症[27]。因此,在妊娠的任何阶段,应该测定血小板计数,并且有可能需要随时准备输注血小板。

(二) 实验室检查

怀疑有可能发生微小病毒感染的孕妇需要进行IgG和IgM抗体的血清学检测。微小病毒IgM阳性被认为是急性感染。如果IgG和IgM抗体全阴性,那么需要通过PCR检测母体血浆中微小病毒B19 DNA进行判断,且PCR检测更敏感[28]。

在病毒暴露后10d左右,血循环中可以出现IgM抗体,这种抗体在临床症状出现之前即可被检测出来,且可存留3个月或更久[38]。

被诊断为急性感染的孕妇需要进行连续的超声检查来评估胎儿水肿情况。无创检查诊断胎儿贫血是通过超声测定MCA-PSV。MCA-PSV≥中位数的1.5倍与重度胎儿贫血关系密切。

当超声检查发现胎儿重度贫血时,需要严密监护胎儿,并且需要进行子宫内输血,避免胎儿死于重度贫血。

羊水的PCR检测是诊断胎儿微小病毒B19感染的重要方法。

(三) 处　理

子宫内输血是为了避免胎儿死于重度贫血。通过输血治疗水肿胎儿,可提高胎儿存活率(82% vs. 55%没有输血)[24,29,30]。

免疫球蛋白:有限的数据表明,一般不推荐在妊娠过程中使用IVIG[31]。

水肿的婴儿出生后的处理应该在三级医疗中心进行。腹水或胸腔积液的引流有助于复苏。产后发生水肿的婴儿通常需要机械通气治疗。

八、母胎输血综合征 》》

大量细胞经胎盘双向流动是一个生理现象[32,33]。母体循环中通常有少量(<0.1mL)的胎儿血液。母胎输血综合征(Fetomaternal hemorrhage, FMH)是指在分娩前或分娩时胎儿血液进入母体循环增多,呈急性或慢性,血液量的绝对阈值为10~150mL[34-36]。大量FMH是指20~150mL胎儿血液进入母体,或50%胎儿血液进入母体[7]。大量的FMH可以是自发的,也可以由创伤导致。

(一)临床表现

母亲通常没有症状,但可能有输血反应(如发热、畏寒、恶心)[37]。

大量FMH的胎儿表现为胎动消失或持续的减少(最常见)、心率异常(如胎心率正弦波型)、生物物理评分低、胎儿水肿或者死胎[38,39]。

当母体感觉胎动持续减少时,要高度怀疑发生大量FMH。

当遇到无法解释胎儿贫血时,应考虑FMH。通过超声测定MCA-PSV,进而诊断胎儿贫血。MCA-PSV≥中位数的1.5倍与重度胎儿贫血关系密切[40]。

(二)诊 断

Kleihauer-Betke试验和流式细胞术有助于检测FMH。这两种检测都是基于对胎儿血红蛋白的识别。胎儿血液丢失量可通过胎儿胎盘血液量所占的百分比来计算。如果出血是慢性的或者发生多次出血,那么上述两种方法应该测量某一时刻母体循环中的胎儿血液量,但不能说明血液丢失量。

然而,孕妇红细胞中也包含胎儿血红蛋白(被称为胎儿细胞)。由于这些细胞的存在,可能导致过高估计母体血液中的母胎出血量。这一点在某些血液疾病中非常重要,如镰状细胞性贫血的孕妇体内即存在大量胎儿血红蛋白。

1. Kleihauer-Betke试验

这是检测和定量FMH的主要诊断方法[41]。抽取母体循环的红细胞固定在载玻片上,使之暴露于呈酸性的溶液里。当血红蛋白A溶解并洗脱出细胞膜之后,成人红细胞则变成空壳细胞,而此时胎儿红细胞仍然是粉红色,这是因为在这个pH范围内,胎儿血红蛋白是稳定的。

母体循环中的胎儿全部血液量(mL)是胎儿细胞(%)×[母体血细胞比容(%)/胎儿血细胞比容(%)]×母体血容量(mL)。

通常在临床中,母体血容量和胎儿血细胞比容是无法得知的,然而,大多数实验室不需要母体血细胞比容来计算。通常估计母体血容量有5000mL,以该数值计入下列公式计算母体血循环中的胎儿全部血液量(mL):胎儿细胞(%)×5000mL。因此,如果利用Kleihauer-Betke法,所得的计算结果为0.1%,那么胎儿母体出血计算值占胎儿全部血液＝(0.001×5000)＝5mL。

2. 流式细胞术

流式细胞术是检测和定量FMH的方法[42]。具体方法是:将胎儿血红蛋白的一个单克隆抗体结合荧光染料,继而检测可通过流式细胞仪孔道的细胞中胎儿血红蛋白浓度。

通过对比Kleihauer-Betke试验和流式细胞术发现,流式细胞术更精确,可重复性更高,并且工作强度更小[43]。缺陷是不能测定母体血容量,因在成人血液中的胎儿血红蛋白是不稳定的,且易受到干扰。

双参数流式细胞术能够减少某些疾病(如血红蛋白病和地中海贫血),由于母体存在胎儿细胞而导致的误差。

(三) 治 疗

供体红细胞的宫内血管内输血能够纠正胎儿贫血。其目的是延长妊娠,减少早产的发生率和死亡率。同时需要使用类固醇激素,促进胎肺成熟。

超声发现孕周≥32周的孕妇伴有重度胎儿贫血,可通过子宫内输血得到救治。

在输血之后仍持续的FMH应受到质疑,因为输注的血细胞为成人血红蛋白,而不能被Kleihauer-Betke试验和流式细胞术所检测出来。持续超声监测MCA-PSV和胎心监测是有必要的。

如果母体循环中胎儿细胞的百分比增加(Kleihauer-Betke试验和流式细胞术)或者MCA-PSV增加,需要考虑慢性FMH。在持续的FMH病例中,多次子宫内输血无效[44],因此,尽早终止妊娠可能是更好的选择。

少量FMH且胎儿轻度贫血可以在监护胎儿的情况下进行期待疗法。

(四) 预 后

围产期预后取决于出血量。一些研究表明神经系统损伤占存活婴儿的0%～35%[34,38],也有文章报道长期的神经系统后遗症与FMH无关[45]。

参考文献 ▶▶▶

[1] Nicolaides KH, Soothill PW, Clewell WH, et al. Fetal haemoglobin measurement in the assessment of red cell isoimmunisation. Lancet. 1988, 1: 1073.

[2] Forestier F, Daffos F, Catherine N, et al. Developmental hematopoiesis in normal human fetal blood. Blood. 1991, 77: 2360.

［3］Vaughan JI, Warwick R, Letsky E, et al. Erythropoietic suppression in fetal anemia because of Kell alloimmunization. Am J Obstet Gynecol. 1994, 171: 247.

［4］Weiner CP, Widness JA. Decreased fetal erythropoiesis and hemolysis in Kell hemolytic anemia. Am J Obstet Gynecol. 1996, 174: 547.

［5］Vaughan JI, Manning M, Warwick RM, et al. Inhibition of erythroid progenitor cells by anti-Kell antibodies in fetal alloimmune anemia. N Engl J Med. 1998, 338: 798.

［6］van den Akker ES, de Haan TR, Lopriore E, et al. Severe fetal thrombocytopenia in Rhesus D alloimmunized pregnancies. Am J Obstet Gynecol. 2008, 199: 387. e1.

［7］American College of Obstetricians and Gynecologists. ACOG Practice Bulletin No. 75: Management of alloimmunization during pregnancy. Obstet Gynecol. 2006, 108: 457.

［8］Rodis JF, Quinn DL, Gary Jr GW, et al. Management and outcomes of pregnancies complicated by human B19 parvovirus infection: a prospective study. Am J Obstet Gynecol. 1990, 163: 1168.

［9］Gratacós E, Torres PJ, Vidal J, et al. The incidence of human parvovirus B19 infection during pregnancy and its impact on perinatal outcome. J Infect Dis. 1995, 171: 1360.

［10］Pretlove SJ, Fox CE, Khan KS, et al. Noninvasive methods of detecting fetal anaemia: a systematic review and meta-analysis. BJOG. 2009, 116: 1558.

［11］Picklesimer AH, Oepkes D, Moise Jr KJ, et al. Determinants of the middle cerebral artery peak systolic velocity in the human fetus. Am J Obstet Gynecol. 2007, 197: 526. e1.

［12］Mari G, Deter RL, Carpenter RL, et al. Noninvasive diagnosis by Doppler ultrasonography of fetal anemia due to maternal red-cell alloimmunization. Collaborative Group for Doppler Assessment of the Blood Velocity in Anemic Fetuses. N Engl J Med. 2000, 342: 9.

［13］Fox C, Martin W, Somerset DA, et al. Early intraperitoneal transfusion and adjuvant maternal immunoglobulin therapy in the treatment of severe red cell alloimmunization prior to fetal intravascular transfusion. Fetal Diagn Ther. 2008, 23: 159.

［14］Ruma MS, Moise Jr KJ, Kim E, et al. Combined plasmapheresis and intravenous immune globulin for the treatment of severe maternal red cell alloimmunization. Am J Obstet Gynecol. 2007, 196: 138. e1.

[15] Isojima S, Hisano M, Suzuki T, et al. Early plasmapheresis followed by high-dose γ-globulin treatment saved a severely Rho- incompatible pregnancy. J Clin Apher. 2011, 26: 216.

[16] PalfiM, Hildén JO, Matthiesen L, et al. A case of severe Rh（D）alloimmunization treated by intensive plasma exchange and high- dose intravenous immunoglobulin. Transfus Apher Sci. 2006, 35: 131.

[17] Wong KS, Connan K, Rowlands S, et al. Antenatal immunoglobulin for fetal red blood cell alloimmunization. Cochrane Database Syst Rev. 2013, 5: CD008267.

[18] Schwartz J, Winters JL, Padmanabhan A, et al. Guidelines on the use of therapeutic apheresis in clinical practice-evidence-based approach from the Writing Committee of the American Society for Apheresis: the sixth special issue. J Clin Apher. 2013, 28: 145.

[19] Hughes LH, Rossi KQ, Krugh DW, et al. Management of pregnancies complicated by antiFy(a) alloimmunization. Transfusion. 2007, 47: 1858.

[20] Parilla BV, Tamura RK, Ginsberg NA. Association of parvovirus infection with isolated fetal effusions. Am J Perinatol. 1997, 14: 357.

[21] Anand A, Gray ES, Brown T, et al. Human parvovirus infection in pregnancy and hydrops fetalis. N Engl J Med. 1987, 316: 183.

[22] Enders M, Klingel K, Weidner A, et al. Risk of fetal hydrops and non-hydropic late intrauterine fetal death after gestational parvovirus B19 infection. J Clin Virol. 2010, 49: 163.

[23] Puccetti C, Contoli M, Bonvicini F, et al. Parvovirus B19 in pregnancy: possible consequences of vertical transmission. Prenat Diagn. 2012, 32: 897.

[24] De Jong EP, Lindenburg IT, van Klink JM, et al. Intrauterine transfusion for parvovirus B19 infection: long- term neurodevelopmental outcome. Am J Obstet Gynecol. 2012, 206: 204. e1.

[25] Rotbart HA. Human parvovirus infections. Annu Rev Med. 1990, 41: 25.

[26] Marton T, Martin WL, Whittle MJ. Hydrops fetalis and neonatal death from human parvovirus B19: an unusual complication. Prenat Diagn. 2005, 25: 543.

[27] de Haan TR, van den Akker ES, Porcelijn L, et al. Thrombocytopenia in hydropic fetuses with parvovirus B19 infection: incidence, treatment and correlation with fetal B19 viral load. BJOG. 2008, 115: 76.

[28] Török TJ, Wang QY, Gary Jr GW, et al. Prenatal diagnosis of intrauterine infection with parvovirus B19 by the polymerase chain reaction technique. Clin Infect Dis. 1992, 14: 149.

[29] Rodis JF, Borgida AF, Wilson M, et al. Management of parvovirus infection in pregnancy and outcomes of hydrops: a survey of members of the Society of Perinatal Obstetricians. Am J Obstet Gynecol. 1998, 179: 985.

[30] von Kaisenberg CS, Jonat W. Fetal parvovirus B19 infection. Ultrasound Obstet Gynecol. 2001, 18: 280.

[31] Selbing A, Josefsson A, Dahle LO, et al. Parvovirus B19 infection during pregnancy treated with high-dose intravenous gammaglobulin. Lancet. 1995, 345: 660.

[32] Bianchi DW, Romero R. Biological implications of bi-directional fetomaternal cell trafic: a summary of a National Institute of Child Health and Human Development sponsored conference. J Matern Fetal Neonatal Med. 2003, 14: 123.

[33] Lo YM, Lau TK, Chan LY, et al. Quantitative analysis of the bidirectional fetomaternal transfer of nucleated cells and plasma DNA. Clin Chem. 2000, 46: 1301.

[34] de Almeida V, Bowman JM. Massive fetomaternal hemorrhage: Manitoba experience. Obstet Gynecol. 1994, 83: 323.

[35] Leduc L, Moise Jr KJ, Carpenter Jr RJ, et al. Fetoplacental blood volume estimation in pregnancies with Rh alloimmunization. Fetal Diagn Ther. 1990, 5: 138.

[36] Nicolaides KH, Clewell WH, Rodeck CH. Measurement of human fetoplacental blood volume in erythroblastosis fetalis. Am J Obstet Gynecol. 1987, 157: 50.

[37] Murphy KW, Venkatraman N, Stevens J. Limitations of ultrasound in the diagnosis of fetomaternal haemorrhage. BJOG. 2000, 107: 1317.

[38] Christensen RD, Lambert DK, Baer VL, et al. Severe neonatal anemia from fetomaternal hemorrhage: report from a multihospital health-care system. J Perinatol. 2013, 33: 429.

[39] Giacoia GP. Severe fetomaternal hemorrhage: a review. Obstet Gynecol Surv. 1997, 52: 372.

[40] Sueters M, Arabin B, Oepkes D. Doppler sonography for predicting fetal anemia caused by massive fetomaternal hemorrhage. Ultrasound Obstet Gynecol. 2003, 22: 186.

[41] Kleihauer E, Braun H, Betke K. Demonstration of fetal hemoglobin in erythrocytes

of a blood smear. Klin Wochenschr. 1957, 35: 637.

[42] Dziegiel MH, Nielsen LK, Berkowicz A. Detecting fetomaternal hemorrhage by fl ow cytometry. Curr Opin Hematol. 2006, 13: 490.

[43] Bromilow IM, Duguid JK. Measurement of fetomaternal haemorrhage: a comparative study of three Kleihauer techniques and tow fl ow cytometry methods. Clin Lab Haematol. 1997, 19: 137.

[44] Sifakis S, Koukoura O, Konstantinidou AE, et al. Sonographic findings in severe fetomaternal transfusion. Arch Gynecol Obstet. 2010, 281: 241.

[45] Rubod C, Deruelle P, Le Goueff F, et al. Long-term prognosis for infants after massive fetomaternal hemorrhage. Obstet Gynecol. 2007, 110: 256.

第三十九章 新生儿复苏

一、引 言

从胎儿到新生儿的成功转变是一个非常复杂的生理过程,约90％的胎儿能够顺利转变。然而,可能存在母体、胎盘、胎儿或其他可能阻碍转变过程的因素,并且出现需要干预的信号。对于呼吸困难或哭声微弱的新生儿,迅速而熟练的复苏可以避免其死亡,并且可以防止不良后遗症的发生。

WHO估计多达10％的新生儿在出生时需要干预,而仅1％的新生儿需要更进一步的处理。国际复苏联络委员会、美国心脏病学会和美国儿科学会基于新生儿复苏项目(Neonatal Resuscitation Program, NRP)制定了2010年的新生儿复苏指南[1]。最新的2015年出台的指南是基于一些科学证据而做出的修订[2]。本文是基于印度儿科学会(Indian Academy of Pediatrics, IAP)的新生儿复苏项目黄金第一分钟(First Golden Minute, FGM)指南,其目的是为发生窒息的新生儿提供进行复苏时的固定的基本操作步骤[3,4]。

二、复苏的概述和原则

新生儿窒息是新生儿死亡的最重要的原因之一,全世界每年发生婴儿死亡的人数将近四百万,因新生儿窒息而导致死亡的约占23％。如果能采取迅速而正确的复苏方法,许多新生儿的结局将得到改善[1]。

三、胎儿生理转变

宫内胎儿通过胎盘从母体血液中得到氧气和营养。此时,胎肺还未形成气体交换,并且充满了羊水,肺血管明显收缩。来自胎儿心脏的血液绕过肺脏,通过动脉导管流向主动脉。新生儿出生后,通过啼哭可把吸入的第一口空气带入肺内[1,4,5]。与此同时会发生三大改变:

- 肺泡液清除:肺泡液被吸收,肺泡充满空气。
- 全身血管阻力升高:脐动脉收缩,剪断脐带使得脐动脉和脐静脉关闭。
- 肺血管阻力降低:肺内氧气水平的增加使得肺血管充盈。

四、宫内或围产期损伤

围产期损伤初始阶段可引起快速呼吸,紧接着发生原发性呼吸暂停(呼吸或喘息的中止)。处理新生儿原发性呼吸暂停的方法简单,如擦干身体、弹脚底、摩擦背部等。如果围产期继续刺激,新生儿原发性呼吸暂停会发展成喘息性呼吸,随后出现继发性呼吸暂停。为避免继发性呼吸暂停的发生,需要进行无创正压通气(Positive pressure ventilation, PPV)。胎儿出生后,很难去鉴别新生儿是原发性还是继发性呼吸暂停,因此,任何呼吸暂停的婴儿都要被当成是继发性呼吸暂停处理[4]。

五、新生儿复苏

预先准备充分、快速评估、迅速启动支持治疗是新生儿复苏成功的关键。

(一)复苏高危因素

了解和掌握高危因素(表39.1)可以帮助识别哪些新生儿需要复苏,但是通常需要时刻准备进行复苏,因为有些没有高危因素的新生儿也需要复苏[1,3-5]。

表39.1 产前和产时高危因素

产前因素	产时因素
孕妇糖尿病,妊娠期糖尿病	早产,急产
慢性内科疾病:心、肾、肺、神经系统疾病	急症剖宫产手术
妊娠期高血压、子痫前期、慢性高血压	产钳或真空吸引器辅助分娩
年龄<16岁或年龄>35岁	臀位或胎位异常分娩
初产妇或多产妇	巨大儿
母体感染,TORCH,性传播疾病,绒毛膜羊膜炎	胎盘早剥,脐带脱垂,前置胎盘
羊水过少,羊水过多	滞产,梗阻性分娩
妊娠中晚期出血	羊水胎粪污染
既往胎停或死胎,胎儿畸形,胎儿活力低下	产妇在应用麻醉药后的4h内分娩
多胎妊娠	全身麻醉
胎儿贫血,同种免疫	曾有胎心率改变
胎膜早破,破膜时间长	产时大出血

*TORCH: TO(Toxo plasma)弓形虫;R(Rubeua virus)风疹病毒;C(Cytomegalo virus)巨细胞病毒;H(Herpes virus)单纯疱疹。

(二)复苏的准备

1. 人 员

在任何一次分娩过程中,需要保证至少一名NRP人员在场,其主要负责新生儿处理。若存在高危因素或预知可能出现问题的分娩,则至少需要两名有经验的人员在场。在有多名产妇同时分娩时,每个新生儿都应该有独立的护理团队[1,3,4]。

2. 设 备

复苏所需的全套设备应经常检查,以确保有多种不同型号的器械可用。所需的设备如下:

- 辐射热源或其他热源。
- 有坚固台面的复苏抢救车。
- 保暖毯子、预热被子或毛巾、肩垫。
- 带有新生儿探头的听诊器。
- 氧气源,压缩空气源。
- 氧气混合器(带有流速计混合氧气和空气)。
- 吸力源,吸引导管(5、6、8、10、12F)。
- Delee黏液吸引器和胎粪吸引器。
- 脉搏血氧仪和血氧探头。
- 鼻胃管(8F)。
- 自动充气式气囊、气流充气式气囊、T-组合复苏器。
- 面罩(新生儿和早产儿型号,环形面罩)。
- 喉镜(镜柄、0号、1号喉镜片、电池),探针。
- 气管插管导管(2.5mm、3mm、3.5mm、4mm)。
- 肾上腺素(1:10000溶液)3mL或10mL安瓿。
- 扩容液体(生理盐水、林格式液、5%白蛋白、O-阴性全血(与母血交叉配血))。
- 钟表(Apgar评分时间)。
- 注射器、皮下针头和采集血液标本的试管。
- 脐带导管插入的设备。

(三) 复苏流程图

复苏该程图(图39.1)描述了是否决定复苏的必要步骤和新生儿复苏计划的全部过程[3]。

1. 初步评估

IAP NRP FGM指南指出,在婴儿出生时,只需要问一个问题,如是否存在呼吸或哭声。然后根据新生儿的具体情况,再决定是否下一步操作。

如果新生儿呼吸正常或哭声响亮,则不需要复苏,予以母婴同室并且进行常规护理。

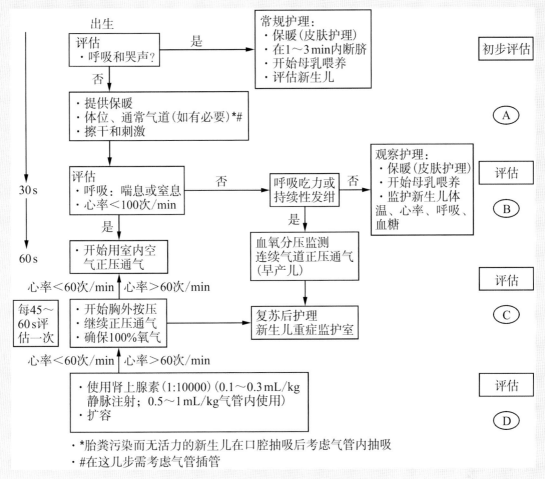

图39.1　IAP NRP FGM新生儿复苏流程

常规护理包括进一步保暖(皮肤护理);在1～3min内剪断脐带;开始母乳喂养;评估新生儿情况。

如果对于呼吸或哭声的相关问题,新生儿评估为"否",则需要重复复苏的初始步骤。

2. 步骤A(气道)

初始步骤是建立通畅气道,并开始新生儿复苏。完成这个步骤大约需要60s(FGM),再评估,如果可以,则开始通气[3]。

初步复苏:

(1) 给新生儿裹上毛巾保暖,将其放在母亲胸口,通过皮肤接触取暖。如果新生儿没有哭,则应把新生儿放到复苏台上辐射保暖。

(2) 轻轻抬起新生儿的颈部,轻度仰伸位(鼻吸气位)开放气道。

(3) 如有必要,可清理呼吸道。通过毛巾或冲洗球或吸引导管清理口鼻分泌物。

为了避免口腔内容物误吸,通常吸引是"先口(mouth)后鼻(nose)"(利用字母表中"M"在"N"前面而记住顺序)。对于羊水胎粪污染而没有活力的新生儿,清理气道包括气管内抽吸,完成胎粪清除[1]。

(4)擦干新生儿并刺激其呼吸。应该用预热的毛巾包裹新生儿,尽量减少热量散失,同时擦干新生儿,然后移到另一块干净的预热毛巾上继续擦干和刺激。触觉刺激可以采取拍打或弹双脚或轻柔的摩擦新生儿背部、躯干或四肢。

3. 评估步骤A的效果

初步复苏后评估效果,再决定进一步复苏步骤。整个复苏过程取决于初始步骤,并应该在30s内完成(除非进行了对气管内胎粪的吸引)。与此同时,应进行呼吸(呼吸暂停、喘息或呼吸困难)和心率(心率≥100次/min或心率<100次/min)的评估。

(1)呼吸:观察新生儿正常的呼吸情况。触觉刺激不久之后,应该出现呼吸频率和深度的增加。

(2)心率:心率>100次/min。检查心率的最简单方法是触摸脐带根部的搏动。如果不能触摸到搏动,则用听诊器去听诊。通过计数6s的心跳,再乘以10,之后做出每分钟心率的快速评估。

4. 步骤B(呼吸)

如果新生儿窒息或有喘息样呼吸,或心率<100次/min,应该立即采取室内空气的PPV。然而,如果新生儿可以呼吸且心率≥100次/min,但是呼吸比较费力或新生儿持续发绀,这就需要在面罩下持续气道正压通气(Continuous positive airway pressure,CPAP)。监测氧分压,需要血氧仪来判断是否需要补充氧气,推荐把探头放在新生儿右手或腕部以便监测导管前氧饱和度。

(1)正压通气:用来给新生儿进行PPV的三种设备,分别是自动充气式气囊、气流充气式气囊、T-组合复苏器[1,3]。

(2)复苏过程中的氧气浓度[1]:Meta分析表明,室内空气复苏组的新生儿死亡率和发生中枢神经系统的问题的情况都有下降。因此,推荐如下:①足月以及早产的新生儿,可以用室内空气进行复苏。②氧气逐步增加使得氧分压达到新生儿复苏的目标范围(目标的导管前氧分压是:1min 60%~65%,2min 65%~70%,3min 70%~75%,4min 75%~80%,5min 80%~85%,10min 85%~95%)。③如有必要,使用氧气混合器,使氧浓度维持在21%~100%。④如果使用低浓度氧气复苏90s后,而新生儿心率<60次/min,则增加氧气浓度到100%,直到恢复到正常心率。

(3)PPV时的复苏频率:

通过大声喊辅助维持呼吸频率在40~60次/min。当挤压充气袋或关闭T型复苏器通气阀的时候说"呼吸",然后放松时说"2,3"。具体节奏是呼吸-2-3-呼吸-2-3,也就是完成(挤压)-(放松)-(挤压)-(放松)的操作。

双侧呼吸音对称和存在胸廓运动被视为有效通气。成功PPV的重要依据是心率上升(伴随着氧饱和度的上升)。如果新生儿的心率和氧饱和度没有上升,并且没有听到双侧对称的呼吸音或没看到胸廓运动,则开始矫正通气步骤(表39.3)。可以用缩写"MRSOPA"来记忆矫正通气步骤[1,3]。

表39.3 矫正通气步骤

步骤	操作	具体方法
M	调整面罩-密封不当	调整面罩以确保空气密封
R	摆正气道-体位不当	摆正头部使新生儿处于鼻吸气位
S	吸引口鼻-气道阻塞	如有分泌物,则吸引口鼻
O	张开嘴	张开新生儿的嘴,并且向前抬起下巴
P	增加压力-压力不当	逐渐增加压力直到胸廓抬起
A	改变气道	气管插管或喉罩气道

(4)PPV有效或无需再进行PPV的表现是:①心率>100次/min;②氧饱和度改善;③开始出现自主呼吸。

(5)CPAP或增加氧气的适应证是:①呼吸困难;②咕噜样呼吸;③回缩;④中心性发绀;⑤血氧仪显示低氧血症。CPAP可以用气流充气式气囊、T-组合复苏器进行,但是不能用自动充气式气囊。

(6)气管插管适应证:①需要延长的PPV;②氧气袋和面罩无效;③胸部加压为了更好地协调;④需要气管内抽吸(如胎粪污染的羊水);⑤膈疝;⑥气管内给药。

5. 步骤B效果的评估

使用适当的通气技术,几乎所有病例的心率都会上升到100次/min以上。但是,如果心率<60次/min,则需要进行步骤C。

6. 步骤C(循环)

胸部按压支持循环。PPV作用至少30s,当心率<60次/min,则需要进行胸外按压。同时,确保供给100%纯度的氧气,并且在这个阶段也需要考虑气管插管。

(1)胸外按压:①朝脊柱方向按压心脏。②增加胸腔内的压力。③维持重要器官血液灌注。

(2)通常使用的两个方法包括:①拇指法:双手环绕躯干,拇指放在胸骨上,其余手指支撑在背部。拇指第一关节弯曲。应用拇指法的原因是因为能够更好地控制按压深度,提供一致的压力,这对产生收缩期峰值和冠状动脉灌注压力有利,操作起来也比较简单。②手指法：一手的中指和食指用来按压胸骨，另一手支撑新生儿背部。

（3）按压的位置、深度和频率：按压深度是新生儿胸部前后径的1/3。按压胸骨体的下1/3处。按压与通气的比例是3∶1（按压90次，通气30次，1min内总共120次），节奏是"1,2,3,呼吸"，念呼吸的时候不要按压。

胸外按压要确保通气的时候胸廓运动适当，需要补充氧气。拇指或手指随时都保持在胸部位置上。胸外按压和通气是协调进行的。

可触诊股动脉或脐动脉的搏动，以检查胸外按压是否适当。胸外按压时间超过30s后检查心率。若心率≥60次/min，则暂停胸外按压，继续PPV。若心率＜60次/min，如果不能更好地协调，则进行气管插管。

7. 评估步骤C的效果：如果心率仍然很低，则进行步骤D。

8. 步骤D（药物）

在进行胸外按压和持续PPV的同时，进行肾上腺素给药。肾上腺素（1∶10,000）以0.01～0.03mL/kg的剂量，经静脉注射尽快给药。若已经进行气管插管，则应当气管内给予肾上腺素，但是这种给药方式的有效性还有待研究。如果肾上腺素无效，则需要考虑血容量不足的可能。

9. 步骤D效果的评估

如果心率持续在60次/min以下，继续重复步骤C和步骤D。若心率改善且上升到60次/min及以上，则停止胸外按压。PPV一直持续到心率≥100次/min且新生儿开始有呼吸。如有必要，可供给氧气或CPAP，取决于血氧仪测量的氧饱和度，需要进行护理，以避免氧分压＞95%[1,3,5]。

胎粪污染羊水的处理方案如下。

方案1：胎粪污染且新生儿有活力

如果新生儿呼吸有力、肌张力好、心率＞100次/min，则只需要用冲洗球或大的导管来吸引口鼻（图39.2）[3]。

方案2：胎粪污染且新生儿无活力

需要在简单的口咽部抽吸后进行气管内抽吸，提供氧气并且监测心率。插入喉镜，用12F或14F导管来清理口腔和咽部，这样可直视声带。将导管插入气管内进行抽吸，导管应边退边抽吸。同时，在旁边的医护人员应注意监测心率。如有必要，可重复操作，直到几乎没有胎粪或新生儿心率需要进一步复苏为止。

（四）复苏后护理

复苏后护理有两个级别：常规护理和复苏后护理[3,6]。

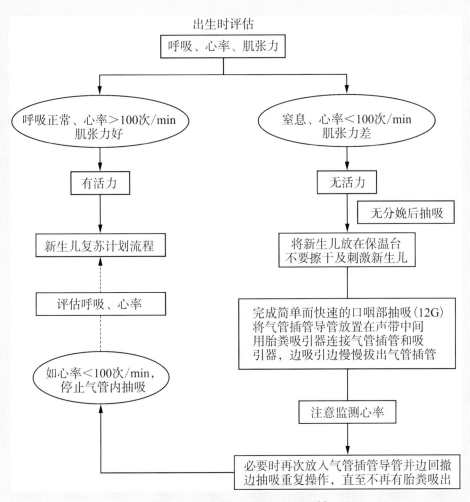

图39.2　羊水胎粪污染处理流程[3]

1. 常规护理

针对PPV时长>1min的新生儿,护理包括保暖、开始母乳喂养、监测新生儿体温、心率、呼吸和皮肤颜色(每次30s,持续2h)。

2. 复苏后护理

针对PPV时长>1min或已提供了很多额外的复苏操作(如气管插管、胸外按压)仍有恶化风险的新生儿,应在新生儿重症监护室里进行治疗。

所有需要复苏的新生儿必须密切监护是否有潜在的并发症(表39.4)[1,6]。

(五) 初步稳定和管理

早期发现和快速干预并发症可以避免进一步损伤脑组织[1,6]。

(1) 体温:应该保持在36.5～37.5℃,以避免低温或高温,因为两者都是不利的。

(2) 气道和呼吸:要保持合适体位并清理分泌物,以保持气道通畅。监测呼吸且

表39.4 复苏后可能的并发症

器官系统	潜在的并发症
大脑	呼吸暂停、癫痫
肺	肺动脉高压、肺炎、气胸、胎粪吸入综合征
心血管	低血压、休克
肾脏	急性肾小管坏死
胃肠道	坏死性小肠结肠炎
代谢	低钙血症、低血糖

在必要时给予支持。

(3)氧合作用:需要监测氧分压,使之维持在90%～94%。同时要避免氧气过高或过低。

(4)静脉输液和肠内喂养:开始静脉输液补充每日所需液体。当患儿血流动力学稳定、胎粪解除且没有腹胀后,开始肠内喂养。开始喂养奶量为30mL/(kg·d),如果患儿可以耐受,则增加至20～30mL/(kg·d)或更多。

(5)血糖:需要监测血糖至少48h。治疗低血糖用静脉输注葡萄糖。

(6)血压:对于足月儿和早产儿,应保持平均动脉压在40mmHg。平均血压(mmHg)的数值需要和胎龄的孕周数值保持一致。

(7)癫痫:首次治疗代谢引起,随后需要抗惊厥治疗。

(六)低温治疗

对孕36周以后出生的新生儿可以尝试低温治疗,使得严重的缺血缺氧性脑病趋于稳定,但是需要具有相应的人员和设备才能实施。还应根据已制定的治疗原则使用[1,3]。

(七)断脐时机

出生时不需要任何复苏的足月儿或早产儿推迟断脐1min或更久是安全的。但是,不推荐需要复苏的新生儿推迟断脐。推迟断脐与减少脑室内出血、升高血压和血容量、减少输血、减少小肠和结肠坏死发生风险有关。推迟断脐的唯一缺点是会增加新生儿黄疸的发生风险,从而需要进行光疗。

(八)复苏的阻断和终止

决定何时阻断或终止复苏是困难而复杂的。需要考虑当地新生儿数据、伦理问题,并且需要由产科医生、儿科医生、医护人员和家属组成的团队进行讨论,从而做出一个尽可能好的决定[1,3]。

1. 阻断复苏的主要标准：

- 无脑畸形。

- 孕周＜23周。

- 出生体重＜400g。

- 致死的遗传学疾病或畸形。

2. 复苏的终止：当进行持续而适当的复苏10min后，若仍未监测到心率时，需考虑终止复苏。

六、心肺复苏的指南

美国心脏病学会2015指南[2]中一些新变化包括：

1. 新生儿出生后，需要按顺序提三个问题进行评估：足月吗？肌张力好吗？有呼吸或哭声吗？

2. 对于足月儿和没有窒息的早产儿推荐推迟30s以上断脐。

3. 新指南再次强调，新生儿复苏过程中温度调节的必要性。对于没有窒息的新生儿，温度应该保持在36.5℃～37.5℃。

4. 不再推荐对于羊水胎粪污染且没有活力的新生儿进行气管内抽吸的操作。支持通气的适当干预应该尽早开始[2]。

5. 推荐在复苏过程中使用3导联心电图来评估心率。使用心电图的理由是，用听诊评估心率可能不准确；脉搏血氧仪可能低估心率。

6. 对于孕周＜35周的早产儿，从低氧分压、低氧浓度开始复苏，如从21％～30％的氧浓度逐渐上升达到导管前氧饱和度的目标值。

七、总　结

1. 时刻准备复苏。

2. 提供保暖是复苏时必需的初始步骤，并且对于正常新生儿也是有帮助的。

3. 建立有效的通气是几乎所有新生儿复苏成功的关键。

4. 用21％氧气浓度（室内空气）开始对足月儿和早产儿进行复苏。

5. 应该由脉搏血氧仪决定适当浓度的氧气供给。应该用脉搏血氧仪来评估氧合作用，这是因为评估肤色不可靠。

6. 对于出生后自主呼吸有明显阻塞或需要PPV的新生儿，予以呼吸道吸引，清除分泌物等处理。

7. 按需清理呼吸道后，擦干新生儿，移走湿纱布，调整体位，体感刺激，评估呼吸和心率(而不是肤色)。如果心率<100次/min,或新生儿发生窒息或出现喘息样呼吸,开始PPV。如果心率≥100次/min,但呼吸费力,考虑CPAP,特别是早产儿。

8. 进一步的评估和决策,取决于呼吸、心率、氧合状态(脉搏血氧饱和度)。

9. 任何可能的时候,用脉搏血氧仪测定氧饱和度,并判断是否达到了导管前氧饱和度的目标值。

10. 若有效的PPV进行了30s以上,而心率仍然小于60次/min,则需要进行胸外按压。

11. 辅助通气(最好通过气管插管)30s后,予以规范有效的胸外按压与有效通气至少45s时,若心率仍然持续小于60次/min,则需要使用肾上腺素。

12. 复苏后监护和及时治疗并发症,可以避免进一步损伤大脑,产生长期后遗症。

参考文献 》》》

［1］ Kattwinkel J, American Academy of Pediatrics and American Heart Association. Textbook of neonatal resuscitation. 6th ed. New Delhi: Jaypee brothers, 2012. p. 1-236.

［2］ https: //eccguidelines. heart. org/wp- content/themes/eccstaging/dompdf- master/pdf files/part-13-neonatal-resuscitation. pdf

［3］ Soni P. Neonatal resuscitation. In: Pejavar RK, Kulkarni A, editors. Handbook neonatology. 1st ed. Bangalore: Arrow Medical Information Services（Publication of Neonatology Chapter of Indian Academy of Pediatrics）, 2013. p. 1-13.

［4］ Gomella T, Cunningham MD, Eyal FG. Resuscitation of newborn. In: Neonatology: management, procedures, on-call problems, diseases, and drugs. 6th ed. New York: McGraw Hill, 2009. p. 15-22.

［5］ Ringer S. Resuscitation in delivery. In: Cloherty J, Eichenwald E, Hansen A, Stark A, editors. Manual of neonatal care. 7th ed. Philadelphia: Lippincott Williams & Wilkins/Wolters Kluwer（India）, 2012. p. 47-62.

［6］ Dutta A, Nangia S, Saili A, et al. Post-resuscitation management of an asphyxiated neonate. In: Facility Based Newborn Care（FBNC）training module for Doctors and Nurses. New Delhi: Ministry of health and welfare, 2014. p. 55-58.

缩略词表
（以英文缩写字母顺序排序）

缩略词	英文全称	中文全称
ABVD	Doxorubicin, bleomycin, vinblastine, and dacarbazine	多柔吡星、博莱霉素、长春花碱和氮烯唑胺
ACC	American College of Cardiology	美国心脏病协会
ACEI	Angiotensin converting enzyme inhibitor	血管紧张素转化酶抑制剂
aCL	Anti-cardiolipin	抗心磷脂
ACS	Acute chest syndrome	急性胸部综合征
ACTH	Adrenocorticotrophic hormone	促肾上腺皮质激素
AD	Aortic dissection	主动脉夹层
AFC	Antral follicle count	窦卵泡数
AFLP	Acute fatty liver of pregnancy	妊娠期急性脂肪肝
AIS	Acute ischemic stroke	急性缺血性脑卒中
AKI	Acute kidney injury	急性肾损伤
AP	Acute pancreatitis	急性胰腺炎
APCR	Activated protein C resistance	活化蛋白C抵抗
aPL	Anti-phospholipid	抗磷脂
APLA	Antiphospholipid antibody	抗磷脂抗体
APS	Antiphospholipi dsyndrome	抗磷脂综合征
APTT	Activated partial thromboplastin time	活化部分凝血酶时间
AR	Aortic regurgitation	主动脉瓣反流
ARB	Angiotensin receptor blocker	血管紧张素受体阻滞剂
ARDS	Acute respiratory distress syndrome	急性呼吸窘迫综合征
ARF	Acute renal failure	急性肾功能衰竭
ART	Antiretroviral therapy	抗逆转录病毒治疗
ART	Assisted reproductive techniques	辅助生殖技术
AS	Aortic stenosis	主动脉瓣狭窄
ASD	Atrial septal defect	房间隔缺损
AT	Antithrombin	抗凝血酶
ATN	Acute tubular necrosis	急性肾小管坏死
BMI	Body mass index	体重指数

BRCN	Bilateral renal cortical necrosis	双侧肾皮质坏死
CARPREG	Cardiac disease in pregnancy	妊娠合并心脏病
CCF	Chronic chronic cardiac failure	慢性心力衰竭
CCU	Cardiac care unit	心脏监护室
CDC	Centers for Disease Control	疾病控制中心
CHM	Complete hydatidiform mole	完全性葡萄胎
CIE	Continuous infusion epidural	持续硬膜外输注
CMV	Cytomegalo virus	巨细胞病毒
CPAP	Continuous positive airway pressure	持续气道正压通气
CRL	Crown-rump length	顶臀长
CRRT	Continuous renal replacement therapy	连续肾脏替代疗法
CT	Computerized tomography	电子计算机断层扫描
CTA	CT angiography	计算机体层血管成像
CTG	Cardiotocography	胎心宫缩监护
CUS	Compression ultrasonography	加压超声成像
CVP	Central venous pressure	中心静脉压
CVT	Cerebral venous thrombosis	脑静脉血栓形成
DCDA	Dichorionic diamniotic twin	双绒毛膜双羊膜囊双胎
DHF	Dengue haemorrhagic fever	登革出血热
DIC	Disseminated intravascular coagulation	弥散性血管内凝血
DKA	Diabetic ketoacidosis	糖尿病酮症酸中毒
DNA	Deoxyribonucleic acid	脱氧核糖核酸
DVP	Deepest vertical pockets	最大羊水深度
DVT	Deep venous thrombosis	深静脉血栓形成
E&G	Excision and grafting	切除和移植
EBV	Epstein-Barr virus	EB病毒
ECMO	Extracorporeal membrane oxygenation	体外膜肺氧合
ECT	Electroconvulsive therapy	电休克疗法
EDD	Estimated delivery date	预产期
EF	Ejection fraction	射血分数
ELISA	Enzyme-linked immunosorbent assay	酶联免疫吸附试验
ERCP	Endoscopic retrograde cholangiopancreatography	经内镜逆行性胰胆管造影术
ESRD	End-stage renal disease	终末期肾病
ET-1	Endothelin-1	内皮素-1

ETT	Epithelioid trophoblastic tumor	上皮样滋养细胞肿瘤
EUS	Endoscopic ultrasound	超声内镜
FAMA	Fluorescent anti-membrane antibody	荧光抗膜抗体
FAST	Focused Assessment Sonography Trauma	创伤重点超声评估法
FDA	Food and Drug Administration	美国食品药品监督管理局
FEV1	Forced expiratory volume in the first second	第1秒用力呼气容积
FFA	Free fatty acids	游离脂肪酸
FFP	Fresh frozen plasma	新鲜冰冻血浆
FGM	First Golden Minute	黄金第一分钟
FHF	Fulminant hepatitis failure	暴发性肝功能衰竭
FHR	Fetal heart rate	胎心率
FIGO	International Federation of Gynecology and Obstetrics	国际妇产科联盟
FiO$_2$	Fraction of inspired O$_2$	吸收气中氧浓度分数
FMH	Fetomaternal hemorrhage	母胎输血综合征
FS	Fractional shortening	短轴缩短分数
FT4	Serum free thyroxine	血清游离甲状腺素
FVC	Forced vital capacity	用力肺活量
FVS	Fetal varicella syndrome	胎儿水痘综合征
GCS	Glasgow Coma Scale	格拉斯哥昏迷量表
GDM	Gestational diabetes mellitus	妊娠期糖尿病
GFR	Glomerular filtration rate	肾小球的滤过率
GH	Growth hormone	生长激素
GnRHa	Gonadotropin release hormone agonist	促性腺激素释放激素激动剂
GTD	Gestational trophoblastic disease	妊娠滋养细胞疾病
GTN	Gestational trophoblastic neoplasia	妊娠滋养细胞肿瘤
HbSC	Haemoglobin C	血红蛋白C组合
HCG	Human chorionic gonadotropin	人绒毛膜促性腺激素
HEV	Hepatitis E virus	戊型肝炎病毒
HF	Heart failure	心力衰竭
HHV	Human herpes virus	人类疱疹病毒
HIT	Heparin induced thrombocytopenia	血小板减少症
HIV	Human Immunodeficiency Virus	人类免疫缺陷病毒
HPA	Hypothalamic-pituitary-adrenal axis	下丘脑-垂体-肾上腺轴
HPL	Human placental lactogen	人胎盘催乳素

HSV	Herpes simplex virus	单纯疱疹病毒
HUS	Hemolytic-uremic syndrome	溶血性尿毒症综合征
IAP	Indian Academy of Paediatrics	印度儿科学会
ICH	Intracranial haemorrhage	颅内出血
ICU	Intensive care unit	重症加强护理病房
IHD	Ischaemic heart disease	缺血性心脏病
INR	International standardized ratio	国际标准化比率
ITP	Idiopathic thrombocytopenic purpura	特发性血小板减少性紫癜
IVF	In vitro fertilization	体外受精
IVIG	Intravenous immunoglobulins	静脉注射免疫球蛋白
K-B test	Kleihauer-Betke test	胎儿血红蛋白酸洗脱试验
LA	Latex agglutination	乳胶凝集
LA	Lupus anticoagulant	狼疮抗凝物
LCHAD	Long-chain 3-hydroxyacyl-CoA dehydrogenase	长链-3-羟酰基辅酶A脱氢酶
LMWH	Low molecular weight heparin	低分子量肝素
LVEDd	Left ventricular end-diastolic dimension	左心室舒张末期内径
LVEF	Left ventricular ejection fraction	左室射血分数
MAOs	Monoamine oxidases	单胺氧化酶
MCA	Middle cerebral artery	大脑中动脉
MCDA	Monochorionic diamniotic twin	单绒毛膜双羊膜囊双胎
MCMA	Monochorionic monoamniotic twin	单绒毛膜单羊膜囊双胎
MMR	Measles mumps and rubella	麻疹、腮腺炎和风疹
MODS	Multiple organ dysfunction syndrome	多器官功能障碍综合征
MR	Mitral regurgitation	二尖瓣反流
MRA	Magnetic resonance angiography	磁共振血管成像
MRCP	Magnetic resonance cholangiopancreatography	磁共振胰胆管造影
MRI	Magnetic resonance imaging	磁共振成像
MS	Mitral Stenosis	二尖瓣狭窄
MVP	Mitral valve prolapse	二尖瓣脱垂
NCHS	National Center for Health Statistics	国家卫生统计中心
NICE	National Institute for Health and Care Excellence	英国国家卫生与临床技术优化研究所
NIH	National Institutes of Health	美国国立卫生研究院

NRP	Neonatal Resuscitation Program	新生儿复苏项目
NSAID	Non-steroidal anti-inflammatory drug	非甾体类抗炎药
NYHA	New York Heart Association	纽约心脏协会
OC	Obstetric cholestasis	胆汁淤积症
OCD	Obsessive compulsive disorder	强迫症
OHSS	Ovarian hyperstimulation syndrome	卵巢过度刺激综合征
OSA	obstructive sleep apnoea	阻塞性睡眠呼吸暂停
PAC	Pulmonary artery catheter	肺动脉导管
PaCO$_2$	Arterial partial pressure of carbon dioxid	动脉血二氧化碳分压
PAI	Plasminogen activator inhibitor	纤溶酶原激活抑制因子
PaO$_2$	Arterial partial pressure of oxygen	动脉血氧分压
PAOP	Pulmonary artery obstruction pressure	肺动脉阻塞压
PAPS	Protogenic antiphospholipid syndrome	原发性抗磷脂综合征
PCEA	Patient-controlled epidural analgesia	患者自控的硬膜外镇痛
PCR	Polymerase chain reaction	聚合酶链反应
PD	Peritoneal dialysis	腹膜透析
PDA	Patent ductus arteriosus	动脉导管未闭
PE	Pulmonary embolism	肺栓塞
PEEP	Positive end-expiratory pressure	呼气末正压
PEF	Peak expiratory flow	最大呼气流量
PEFR	Peak expiratory flow rate	呼气峰值流速
PEP	Post-exposure prophylaxis	暴露后预防
PF1 + 2	Prothrombin fragment	凝血酶原片段
PH	Pulmonary hypertension	肺动脉高压
PHM	Partial hydatidiform mole	部分性葡萄胎
PIH	Pregnancy-induced hypertension	妊娠期高血压
PPCM	Peripartum cardiomyopathy	围产期心肌病
PPH	Postpartum hemorrhage	产后出血
PPV	Positive pressure ventilation	无创正压通气
PRES	Posterior reversible encephalopathy syndrome	可逆性后部脑病综合征
PS	Pulmonary stenosis	肺动脉瓣狭窄
PSTT	Placental site trophoblastic tumor	胎盘部位滋养细胞肿瘤
PSV	Peak systolic velocity	收缩期峰值流速

PTCA	Percutaneous transluminal coronary angioplasty	经皮腔内冠状动脉血管成形术
PTT	Partial thromboplastin time	部分凝血活酶时间
PTU	Propylthiouracil	丙硫氧嘧啶
PVR	Pulmonary vascular resistance	肺血管阻力
RAS	renin-angiotensin system	肾素-血管紧张素系统
RCT	Randomized controlled trial	随机对照试验
RCVS	Reversible cerebral vasoconstriction syndrome	可逆性脑血管收缩综合征
RDT	Rapid diagnostic test	快速诊断检测
Rh	Rhesus Macacus	恒河猴
RHD	Rheumatic heart disease	风湿性心脏病
RHEPO	Recombinant human erythropoietin	重组人红细胞生成素
RPL	Recurrent pregnancy loss	反复妊娠丢失
RRT	Renal replacement therapy	肾脏替代治疗
r-tPA	Recombinant tissue type plasminogen activator	重组组织型纤溶酶原激活物
SAH	Subarachnoid hemorrhage	蛛网膜下腔出血
SAPS	Secondary antiphospholipid syndrome	继发性抗磷脂综合征
SCD	Sickle cell disease	镰状细胞病
SCH	Subclinical hypothyroidism	亚临床甲状腺功能减退
SIRS	Systemic inflammatory response syndrome	全身炎症反应综合征
SLE	Systemic lupus erythematosus	系统性红斑狼疮
SLED	Slow low efficiency dialysis	缓慢低效透析
SLED	Slow low efficiency dialysis	低流量透析
sTF	Soluble tissue factors	可溶性组织因子
SVR	Systemic vascular resistance	血管阻力
T3	Triiodothyronine	三碘甲状腺原氨酸
T4	Thyroxine	甲状腺素
TBG	Thyroid binding globulin	甲状腺结合球蛋白
TBSA	Total body surface area	总体表面积
TEN	Total enteral nutrition	全肠内营养
TK	Thymidine Kinase	胸苷激酶
TNF-α	Tumor necrosis factor-α	肿瘤坏死因子-α
TOE	Transoesophageal echocardiogram	经食道超声心动图
TOF	Tetralogy of Fallot	法洛四联症

t-PA	Tissue-type plasminogen activator	组织型纤溶酶原激活剂
TPN	Total parenteral nutrition	肠外营养
TPOAb	Thyroid peroxidase antibody	甲状腺过氧化物酶抗体
TRAb	TSH-receptor antibodies	促甲状腺激素受体抗体
TRH	Thyroidreleasing hormone	促甲状腺激素释放激素
TSH	Thyroid-stimulating hormone	促甲状腺激素
TTP	Thrombotic thrombocytopenic purpura	血栓性血小板减少性紫癜
TTTS	Twin to twin transfusion syndrome	双胎输血综合征
UFH	Unfractionated heparin	普通肝素
u-PA	Urokinase	尿激酶
VEGF	Vascular endothelial growth factor	血管内皮生长因子
VSD	Ventricular septal defect	室间隔缺损
VTE	Venous thromboembolism	静脉血栓栓塞症
VZIG	Varicella-zoster immune globulin	水痘-带状疱疹免疫球蛋白
VZV	Varicella-zoster virus	水痘-带状疱疹病毒
WHO	World Health Organization	世界卫生组织

索 引
（按拼音字母排序）